W9-AYF-999

Su
embarazo
y el
nacimiento
de su bebé

Mes por mes

SEXTA EDICIÓN REVISADA

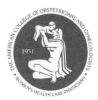

**The American College of
Obstetricians and Gynecologists**

Médicos dedicados a la atención de salud de la mujer

Su embarazo y el nacimiento de su bebé: mes por mes, Sexta Edición revisada, fue elaborado por un panel de expertos en colaboración con el personal del American College of Obstetricians and Gynecologists (Colegio Americano de Obstetras y Ginecólogos [ACOG]):

Integrantes del grupo de trabajo de redacción
Patrice Weiss, MD, *Chair*
Ann Brown, CNM, MSN
Bonnie J. Dattel, MD
Kacey Eichelberger, MD
Brian M. Mercer, MD
Patrick S. Ramsey, MD
Nancy C. Rose, MD
Dane M. Shipp, MD

Personal de ACOG
Christopher M. Zahn, MD, *Vicepresidente, Actividad profesionales*
Deirdre W. Allen, *Directora principal, Publicaciones*
Yvonne C. Dorsey, *Directora de publicaciones*
Kathleen Scogna, *Directora, Educación de pacientes*
Veronica Valderrama, *Gerente editorial, Publicaciones profesionales*
Lara Bonner, *Editora, Educación de pacientes*

También se agradecen las valiosas contribuciones de las siguientes personas:
Glenda Fauntleroy, *Writer (Escritora)*
Naylor Design, Inc., *Designer (Diseño del libro)*
Dragonfly Media Group, *Illustration (Ilustraciones)*
John Yanson, *Illustration (Ilustraciones)*
Lightbox Visual Communications, Inc., *Illustration (Ilustraciones)*

Se agradece la colaboración de Dr. Ernesto Castelazo y Verónica Valderrama en la preparación de la tradución.

Datos del catálogo de publicaciones de la Biblioteca del Congreso
Title: Su embarazo y el nacimiento de su bebé: mes por mes.
Other titles: Your pregnancy and childbirth. Spanish.
Description: Sexta edición revisada. | Washington, DC : The American College
  of Obstetricians and Gynecologists, [2016]
Identifiers: LCCN 2015050515 | ISBN 9781934984574
Subjects: LCSH: Pregnancy--Popular works. | Childbirth--Popular works.
Classification: LCC RG525 .A2618 2016 | DDC 618.2--dc23 LC record available at http://lccn.
loc.gov/2015050515

Su embarazo y el nacimiento de su bebé: mes por mes presenta información actualizada y opiniones en materias relacionadas con la salud de la mujer. La información no dicta ningún tratamiento ni procedimiento exclusivo que deba seguirse y no debe interpretarse que la misma excluye otros métodos profesionales aceptables. Puede ser adecuado considerar las variaciones que toman en cuenta las necesidades individuales de la paciente, los recursos y las limitaciones especiales de la institución o del tipo de consultorio médico. La indicación del nombre de un producto, dispositivo o medicamento en esta publicación no constituye una garantía ni endoso de la calidad o el valor de dicho producto, dispositivo o medicamento, ni tampoco de las declaraciones hechas por el fabricante.

12345/09876

Contenido

III Nutrición 343

IV **Consideraciones especiales   397**

VII   Complicaciones durante el embarazo y el nacimiento del bebé   537

Prefacio

El embarazo es una experiencia transformadora, por lo que es vital que tenga la mejor información disponible sobre este importante suceso de la vida. *Su embarazo y el nacimiento de su bebé: mes por mes* ha sido redactado por expertos del American College of Obstetricians and Gynecologists (Colegio Americano de Obstetras y Ginecólogos) (el Colegio), la autoridad preeminente sobre la salud de la mujer. Durante más de 50 años, este distinguido grupo de más de 52,000 profesionales de atención médica expertos ha brindado liderazgo y dirección sobre todos los aspectos de la salud de la mujer. *Su embarazo y el nacimiento de su bebé* deriva de este caudal de conocimientos y experiencia para proveer un recurso sobre el embarazo que es fidedigno y confiable. Se ha hecho un importante esfuerzo para crear este libro y garantizar que la información se presente de una forma alentadora, directa y fácil de entender. También fomentamos una estrategia colaboradora en lo que respecta a la atención del embarazo. La intención no es decirle lo que tiene que hacer; en lugar de ello, *Su embarazo y el nacimiento de su bebé* la anima a informarse sobre su embarazo y la habilita para colaborar con su proveedor de atención médica como participante activa durante uno de los momentos de mayor satisfacción de su vida.

Este libro se ha diseñado teniendo en cuenta sus intereses y necesidades. La primera mitad del libro ofrece una guía detallada de un mes al otro acerca de los puntos clave de desarrollo que alcanzará su bebé durante un mes en particular, los cambios que tienen lugar en su cuerpo, consejos sobre los ejercicios y la nutrición adecuados para ese mes en particular, una descripción de la visita prenatal del mes, así como un planteamiento de los temas y las decisiones que posiblemente desee contemplar en esta etapa de su embarazo. La segunda mitad del libro tiene una sección sobre el trabajo de parto, el parto y el período de postparto, desde los primeros días hasta la sexta semana y posteriormente; la nutrición y alimentación de su bebé; problemas médicos comunes que pueden afectar el embarazo y complicaciones durante el embarazo. Se ofrece además información actualizada sobre los temas de mayor interés para las mujeres embarazadas, como el aumento de peso durante el embarazo, cómo sobrellevar el trabajo de parto, consejos sobre la lactancia para las madres que trabajan, así como las diversas pruebas o exámenes que se emplean para controlar el bienestar del bebé. El libro también aborda cómo navegar el lado de la atención médica del embarazo y ofrece sugerencias para seleccionar un proveedor de atención médica para su embarazo (y para su bebé) y planificar la experiencia del parto.

Esta sexta edición revisada contiene las más recientes recomendaciones para amamantar publicadas por el Colegio en febrero de 2016, además de nuevos ejercicios para hacer durante el embarazo y recursos actualizados. El siguiente contenido que se ha incluido en el sexto ejemplar original fue creado para responder a los comentarios de los lectores:

- Un capítulo separado sobre el parto por cesárea y el parto vaginal después de una cesárea que presenta los puntos de vista más recientes del Colegio acerca de cómo lograr un parto vaginal de manera segura después de un parto por cesárea (consulte el Capítulo 15, "Parto por cesárea y parto vaginal después de una cesárea")

- La información más actualizada sobre sus opciones referentes a las pruebas genéticas antes de la concepción y en la etapa prenatal, una escala de tiempo que ilustra claramente cuándo y cómo se hacen las pruebas genéticas además de lo que indican las diversas evaluaciones acerca de su riesgo de tener un hijo con un trastorno genético (consulte el Capítulo 25, "Pruebas de detección y de diagnóstico de trastornos genéticos")

- Respuestas a sus preguntas sobre posibles peligros ambientales, por ejemplo, ¿qué sabemos sobre el origen de los defectos congénitos y cuáles medidas puede tomar una futura mamá para reducir el riesgo de tener un bebé con un defecto congénito? (Consulte el Capítulo 21, "La reducción de los riesgos de defectos congénitos")

- Información clara y directa sobre el alivio del dolor durante el trabajo de parto que explica sus opciones de medicamentos además de las opciones que no implican el uso de medicamentos (consulte el Capítulo 11, "Alivio del dolor durante el nacimiento del bebé")

Una de las muchas cosas que distingue este libro de otros que tratan sobre el embarazo es el uso de ilustraciones intercaladas en el texto. Entre ellas, hay una sección a todo color que ilustra el desarrollo del feto y los cambios que ocurren en el cuerpo de la madre. Otras ilustraciones muestran, entre otras cosas, las distintas posiciones que se pueden utilizar para amamantar, qué son los genes y lo que ocurre durante cada etapa del trabajo de parto.

A pesar de los muchos cambios que se han hecho a este libro durante el transcurso de años, lo que no ha cambiado es el compromiso del Colegio de proporcionar una guía completa y objetiva sobre el embarazo y el nacimiento de los bebés. Esperamos sinceramente que *Su embarazo y el nacimiento de su bebé* se convierta en un recurso confiable y una presencia reconfortante a la que pueda acudir durante su embarazo.

Parte I
El embarazo mes por mes

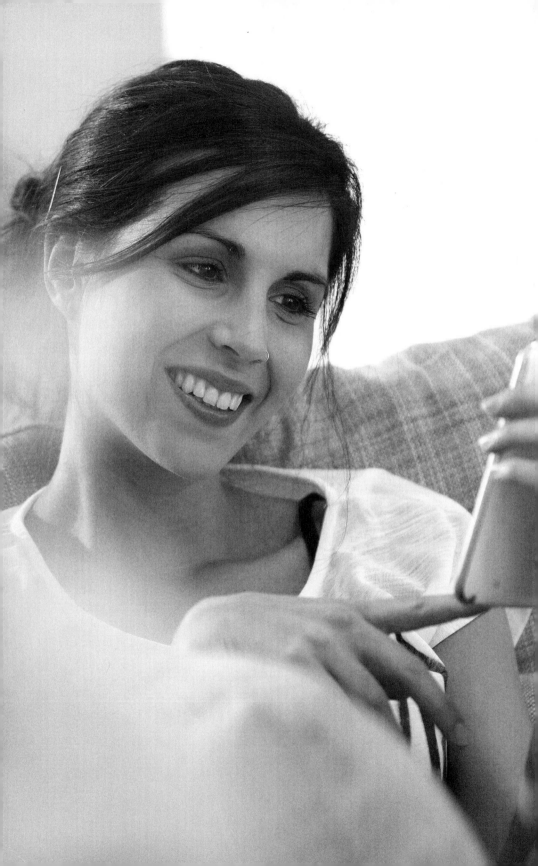

Capítulo 1
Preparativos para el embarazo

¡Felicidades! Ha decidido tener un bebé. Bienvenida a la primera parte de un recorrido que transformará su vida para siempre. Pero antes de que trate de quedar embarazada, hay algunas cosas importantes que debe saber para que tenga la mejor probabilidad de tener un embarazo y bebé sanos.

Al planificar y hacer los cambios necesarios antes de quedar embarazada, se sentirá mejor preparada. Por eso es tan importante la *atención antes de la concepción.*

La visita antes de la concepción

El primer paso para planear un embarazo saludable es realizarse un examen médico de atención antes de la concepción. El objetivo de este examen médico es detectar problemas que puedan afectar su embarazo. Identificar estos factores antes de quedar embarazada le permite tener tiempo para hacer los cambios necesarios en su salud. Durante esta visita de atención antes de la concepción, su proveedor de atención médica le preguntará sobre su alimentación y estilo de vida, su historial médico y familiar, los medicamentos que usa o toma y sus embarazos previos. También examinará su historial de inmunizaciones para asegurarse de que se haya administrado todas las vacunas recomendadas. La visita de atención antes de la concepción también es una gran oportunidad para hacer preguntas.

Infecciones e inmunizaciones

Ciertas infecciones durante el embarazo pueden causar *defectos congénitos* o enfermedades en el feto. Algunas incluso pueden dar lugar a complicaciones

3

en el embarazo. Muchas infecciones se pueden prevenir con las inmunizaciones adecuadas. Debe recibir todas las vacunas recomendadas de acuerdo con su edad antes de tratar de quedar embarazada (consulte la sección de "Recursos informativos" de este capítulo para obtener más información).

Algunas vacunas, como las que tienen organismos vivos atenuados, no se deben administrar durante el embarazo. Estas vacunas se elaboran con **virus** vivos que se han debilitado para que no causen la enfermedad. El riesgo para el feto de recibir estas vacunas durante el embarazo es muy pequeño. Entre las vacunas con organismos vivos están la ***vacuna contra el sarampión–paperas–rubéola,*** el rociador nasal de la vacuna contra la gripe (pero no la inyección de esta vacuna) y la vacuna contra la **varicela**. Si necesita vacunarse contra el sarampión–paperas–rubéola o contra la varicela, debe recibir estas inmunizaciones por lo menos 1 mes antes de quedar embarazada. Durante este tiempo, siga usando un método anticonceptivo. Si está programando un viaje fuera del país donde podría entrar en contacto con enfermedades que no son comunes en Estados Unidos, es posible que necesite otras inmunizaciones antes de quedar embarazada.

Hay otras vacunas que contienen versiones de organismos inactivados o muertos que causan enfermedades. Por ejemplo, la vacuna contra la gripe se elabora de virus de la gripe muertos. La vacuna contra la pulmonía se elabora con partes de ciertas **bacterias** que causan la pulmonía. Otras, como la ***vacuna contra el tétanos, el toxoide diftérico con concentración reducida y la tosferina acelular (Tdap, por sus siglas en inglés)*** se elaboran con la toxina inactivada que producen los organismos que causan estas enfermedades. Ninguna de estas cosas puede causar la enfermedad en sí cuando se administra como una vacuna. Estas vacunas se pueden administrar con seguridad durante el embarazo.

Es sumamente importante que las mujeres embarazadas se vacunen contra la gripe. Una mujer embarazada que contrae esta enfermedad corre un gran riesgo de que tanto ella como el feto sufran complicaciones graves. La vacuna contra la gripe los protege a ella y al feto de contraer esta enfermedad y sus complicaciones. Otra vacuna importante para las mujeres embarazadas es la vacuna Tdap. Actualmente se recomienda que todas las mujeres embarazadas reciban una dosis de esta vacuna durante el tercer **trimestre** de cada embarazo para proteger a sus bebés contra la **tosferina**.

Otras infecciones que pueden ser perjudiciales durante el embarazo son las que se transmiten por medio del contacto sexual. Estas se denominan ***infecciones de transmisión sexual***. Estas infecciones pueden afectar su capacidad para quedar embarazada y pueden infectar y ser perjudiciales para su bebé si ya está embarazada. Las siguientes son las infecciones de transmisión sexual más comunes:

- *Clamidia*
- *Gonorrea*
- *Herpes genital*
- *Virus del papiloma humano*
- *Tricomoniasis*
- *Virus de hepatitis B*
- *Sífilis*
- *Virus de inmunodeficiencia humana (VIH)*

Use un condón masculino o femenino regularmente para reducir el riesgo de contraer una infección de transmisión sexual. Cuando una mujer no usa estos métodos anticonceptivos (por ejemplo, si está tratando de quedar embarazada) corre un riesgo mayor de contraer una infección de transmisión sexual si tiene relaciones sexuales con más de una pareja o si su pareja tiene relaciones sexuales con otra persona. Las infecciones de transmisión sexual como el herpes, el VIH y la hepatitis B no se pueden curar. Muchas de las infecciones de transmisión sexual no presentan síntomas en las primeras etapas.

Hacerse pruebas que detectan infecciones de transmisión sexual antes de quedar embarazada les dan a usted y a su pareja la oportunidad de recibir tratamiento oportunamente y evitar las complicaciones que muchas de estas infecciones pueden causar durante el embarazo. Se recomiendan las siguientes pruebas de detección de infecciones de transmisión sexual antes de la concepción:

- Se debe hacer una prueba de detección de clamidia si tiene 25 años de edad o menos o si tiene más de 25 años de edad y tiene ciertos factores de riesgo (por ejemplo, si tiene una nueva pareja sexual o varias parejas sexuales).

- Se debe hacer una prueba de detección de gonorrea si tiene 25 años o menos y tiene ciertos factores de riesgo, por ejemplo, ha tenido un caso previo de gonorrea u otra infección de transmisión sexual, tiene una pareja sexual nueva o varias parejas sexuales y no ha usado condones con regularidad, si vive en un área donde la incidencia de gonorrea es alta o si su estilo de vida la expone a contraer esta infección.

- Todas las mujeres se deben hacer pruebas de detección del VIH. Saber cuál es su situación con respecto al VIH le permite tomar importantes decisiones sobre si debe quedar embarazada y familiarizarse con las opciones de tratamiento que pueden reducir la probabilidad de transmitirle la infección a su bebé.

Su historial médico familiar

Algunos problemas médicos ocurren con mayor frecuencia en ciertas familias o grupos étnicos. Estos problemas médicos se llaman trastornos genéticos o hereditarios. Si un pariente cercano padece de uno de estos problemas médicos, la probabilidad de que usted o su bebé lo padezca también es mayor. Durante la visita de atención antes de la concepción, su proveedor de atención médica le podría pedir que responda a un cuestionario completo de historial familiar (consulte "Recursos informativos" en este capítulo). Este formulario ayuda a identificar si usted y su pareja corren el riesgo de tener un hijo con un problema médico hereditario. También solicita información sobre su historial médico y el de su familia, su raza y origen étnico y si ha tenido problemas en embarazos anteriores.

En algunas situaciones, su proveedor de atención médica podría recomendar que usted y su pareja reciban asesoramiento genético. Un **consejero especialista en genética** es un profesional de atención médica especialmente capacitado para ayudar a las parejas a entender las probabilidades de tener un bebé con un trastorno hereditario. El asesoramiento genético conlleva tomar un historial familiar detallado y a veces hacer exámenes físicos y pruebas de laboratorio.

Pruebas de detección de portadores previas a la concepción

Para algunos trastornos puede haber pruebas de **portadores** disponibles (consulte la Tabla 1-1). Esta **prueba de detección de portadores** permite que usted y su pareja determinen si son portadores de ciertos **trastornos genéticos**, aun si no presentan señales ni síntomas. La prueba de detección de portadores conlleva analizar una muestra de sangre o saliva.

Esta prueba se ha recomendado tradicionalmente a las personas que tienen un riesgo mayor de ciertos trastornos genéticos por motivo de historial familiar, origen étnico o raza:

- A los descendientes de judíos de Europa oriental (judíos asquenazí) se les ofrece la prueba de detección de la **enfermedad de Tay–Sachs**, la **enfermedad de Canavan**, la **disautonomía familiar** y la **fibrosis quística**. Usted también puede preguntar sobre las pruebas de detección de otros trastornos. También hay pruebas de detección de portadores de la **mucolipidosis IV**, la **enfermedad de Niemann–Pick de tipo A**, la **anemia de Fanconi de grupo C**, el **síndrome de Bloom** y la **enfermedad de Gaucher**.

- A los descendientes de francocanadienses y cajúns se les ofrece la prueba de detección de la enfermedad de Tay–Sachs.

- A los descendientes de africanos, afroamericanos y de africanos del Caribe se les ofrece la prueba de detección de la **enfermedad de células falciformes** y de detección de trastornos de la sangre como la talasemia β a talasemia α.

- A las personas de ascendencia del sudeste de Asia se les ofrece la prueba de detección de talasemia β y talasemia α.

- A las personas de ascendencia de la región del Mediterráneo se les ofrece la prueba de detección de talasemia β.

Tabla 1-1 Algunos trastornos genéticos para los cuales se disponen de pruebas de detección de portadores*

Trastorno	¿Qué significa?	¿Quién corre peligro?	Comentarios
Fibrosis quística	Causa problemas con la digestión y respiración. Los síntomas se presentan en la niñez, a veces, inmediatamente después del parto. Algunas personas tienen síntomas más leves que otras. Con el tiempo, los síntomas tienden a empeorar y son más difíciles de tratar.	Personas blancas de ascendencia del norte de Europa	Se les ofrece a todas las mujeres pruebas de detección de portadores.
Enfermedad de células falciformes	Los glóbulos rojos tienen forma de media luna u hoz en lugar de la forma normal de rosca. Las células afectadas pueden quedar atrapadas en los vasos sanguíneos e impiden que el oxígeno llegue a los órganos y tejidos.	Afroamericanos o descendientes de africanos, griegos, italianos (particularmente los sicilianos), turcos, árabes, iraníes del sur y los indios asiáticos	Se les deben ofrecer pruebas de detección de portadores a las personas de ascendencia africana, mediterránea y del sudeste de Asia.
Talasemias	Varios tipos de trastornos de la sangre que causan anemia; algunos tipos son más graves que otros y pueden causar muerte prematura si no se tratan los mismos.	Depende del tipo de trastorno; las personas de ascendencia mediterránea, africana y del sudeste de Asia	Se les deben ofrecer pruebas de detección de portadores a las personas de ascendencia mediterránea, africana y del sudeste de Asia.

continuado

Tabla 1-1 Algunos trastornos genéticos para los cuales se disponen de pruebas de detección de portadores,* *continuado*

Trastorno	¿Qué significa?	¿Quién corre peligro?	Comentarios
Enfermedad de Tay–Sachs	Causa discapacidad intelectual, ceguera y convulsiones graves. Los síntomas ocurren por primera vez más o menos a los 6 meses de vida. Las personas mueren generalmente antes de los 5 años de edad.	Los descendientes de judíos asquenazí, francocanadienses y cajúns	Se recomiendan las pruebas de detección de portadores a los descendientes de judíos asquenazí, francocanadienses y cajúns.
Síndrome del cromosoma X frágil	Causa grados variados de discapacidades intelectuales o del aprendizaje y problemas conductuales o emocionales. Afecta a personas de ambos sexos, pero los varones generalmente se ven afectados con mayor gravedad.	Ambos sexos	Las pruebas de detección de portadores se recomiendan a aquellos con un historial familiar de trastornos relacionados con el cromosoma X frágil, discapacidad intelectual o retraso del desarrollo de origen desconocido, autismo o insuficiencia ovárica prematura (un problema médico donde el funcionamiento de los ovarios cesa antes de los 40 años de edad).
Hemofilia	Trastorno que ocurre debido a que la sangre carece de una sustancia que promueve la coagulación. Las personas afectadas reciben tratamiento con factores que permiten la coagulación de la sangre para evitar que ocurra sangrado excesivo.	Varones	Las mujeres con un historial de hemofilia pueden solicitar la prueba de detección de portadores.
Atrofia muscular espinal (AME)	Causa la degeneración de los músculos y debilidad general; en uno de los tipos (tipo 1), la persona muere antes de los dos años de edad.		Se les debe ofrecer asesoramiento genético y pruebas de detecció de portadores a aquellos con un historial familiar de AME o una enfermedad semejante.

*Las pruebas disponibles y a quiénes se les ofrecen con frecuencia cambian a medida que surgen nuevos estudios de investigación.

En los últimos años, se ha vuelto cada vez más difícil asignar a una persona a un grupo étnico o una raza en particular. Es posible que las pruebas de detección de portadores sobre la base de grupo étnico o raza no sean tan útiles como en el pasado. Por este motivo, se les ofrece a todas las personas la prueba de detección de portadores de fibrosis quística ya que es uno de los trastornos genéticos más comunes. Muchos proveedores de atención médica ahora ofrecen **pruebas ampliadas de detección de portadores** las cuales ofrecen muchas pruebas diferentes de portadores mediante una sola muestra. Si le interesa ese tipo de prueba de detección, hable con su proveedor de atención médica o consejero especialista en genética. Si desea obtener más información sobre las pruebas de detección de portadores, consulte el Capítulo 25, "Pruebas de detección y de diagnóstico de trastornos genéticos".

Puede hacerse una prueba de detección de portadores antes del embarazo o durante el embarazo. Si ya se hizo una prueba de detección de portadores en un embarazo anterior, no es necesario repetir esa prueba. Si se hace antes del embarazo, tendrá una variedad mayor de opciones y más tiempo para tomar decisiones. Podría decidir no tener hijos o tal vez adoptar. Es posible que desee explorar la opción de la **tecnología de reproducción asistida.** También puede enterarse si hay pruebas genéticas prenatales para el problema médico que le interesa. Una vez que esté embarazada, hay **pruebas de diagnóstico** que pueden indicarle si el feto tiene ciertos trastornos genéticos. Generalmente los resultados de estas pruebas tardan mucho en llegar. El embarazo podría estar bastante avanzado antes de que se obtengan los resultados. Por consiguiente, sus opciones son más limitadas.

Enfermedades preexistentes

Su proveedor de atención médica le preguntará sobre las enfermedades que ha tenido en el pasado y los padecimientos crónicos (a largo plazo) que pueda tener actualmente. Algunos problemas médicos—como la **diabetes mellitus**, la **presión arterial alta**, la **depresión** y los **trastornos convulsivos**—pueden causar problemas durante el embarazo. Algunos pueden aumentar el riesgo de que surjan problemas en el bebé, como defectos congénitos. Otros pueden aumentar el riesgo de que usted presente problemas de salud. Tener uno de estos problemas médicos no quiere decir que no pueda tener un embarazo o un bebé saludable. Sin embargo, con el tratamiento adecuado antes del embarazo se pueden reducir los riesgos relacionados con el embarazo.

Si padece un problema médico, su proveedor de atención médica le hablará sobre los cambios que podría tener que hacer para controlar su problema antes de que trate de quedar embarazada. Por ejemplo, generalmente se les aconseja a las mujeres con diabetes mantener los niveles de **glucosa** dentro de un intervalo normal por un tiempo antes de quedar embarazadas (si no se encuentran dentro de este nivel). Las primeras 8 semanas del embarazo es cuando los sistemas de los órganos principales del feto se desarrollan. Si tiene dificultad para controlar el nivel de glucosa, es mejor hacer los cambios necesarios en sus medicamentos, su alimentación y su programa de ejercicios para que dichos niveles se encuentren dentro de un nivel saludable antes de quedar embarazada.

Aun si un problema médico está bien controlado, las exigencias del embarazo pueden hacer que este empeore. Para mantenerlos bajo control, es posible que deba cambiar su estilo de vida, acudir a su proveedor de atención médica con más frecuencia o recibir otra atención especial durante el embarazo.

Medicamentos y suplementos

Algunos medicamentos, incluidos los de venta sin receta y las hierbas medicinales, pueden ser perjudiciales para el feto y no los debe tomar mientras está embarazada. Por ejemplo, la **isotretinoína** es un medicamento con receta que se usa para tratar casos graves de acné. Este medicamento puede causar defectos congénitos graves si se usa durante el embarazo. Incluso los suplementos nutricionales ordinarios pueden ser perjudiciales. Algunas multivitaminas contienen niveles elevados de vitamina A. Se ha demostrado que esta vitamina causa defectos congénitos graves si se toman altas dosis durante el embarazo. Si está tomando dos o tres suplementos multivitamínicos diariamente, podría exponer al feto a niveles perjudiciales de vitamina A.

En cuanto a otros medicamentos, es posible que no haya suficiente información disponible para determinar si son perjudiciales durante el embarazo. Los estudios de un medicamento se podrían haber realizado en animales solamente o no ser completos.

El período antes de la concepción es el momento ideal para evaluar todos los medicamentos, los remedios alternativos (como las hierbas medicinales) y los suplementos vitamínicos que toma con su proveedor de atención médica para determinar la seguridad de los mismos durante el embarazo. Dígale a su proveedor de atención médica todos los medicamentos que usa o toma. Mejor aún, lleve los frascos a la cita para el examen médico antes de la concepción. Es posible que deba suspender el uso de ciertos medicamentos o cambiar a otros medicamentos antes de tratar de quedar embarazada. Sin embargo, no deje de usar un medicamento recetado hasta que haya hablado con su proveedor de atención médica. Aunque algunos medicamentos pueden aumentar el riesgo de que ocurran defectos congénitos, los beneficios de seguir usando el medicamento durante el embarazo pueden ser mayores que los riesgos para su bebé.

Embarazos previos

Durante el examen médico antes de la concepción, su proveedor de atención médica examinará su historial obstétrico. Le preguntará sobre sus embarazos previos y si tuvo algún problema. Algunos problemas pueden aumentar el riesgo de que surja el mismo problema en otros embarazos. Estos problemas son **parto prematuro**, presión arterial alta, **preeclampsia** y **diabetes mellitus gestacional**. Recibir atención médica adecuada antes y durante el embarazo puede reducir las probabilidades de que ocurran estos problemas otra vez.

Las mujeres que han tenido un **aborto natural** o el **nacimiento de un niño muerto** a menudo temen que estos sucesos vuelvan a ocurrir. La mayoría de las mujeres que pierden un embarazo logran tener embarazos normales y bebés saludables posteriormente. Es importante, sin embargo, dejar que transcurra el tiempo necesario para recuperarse física y emocionalmente antes de tratar de quedar embarazada otra vez.

Un estilo de vida saludable

Las semanas y los meses antes de quedar embarazada son la mejor oportunidad para evaluar detenidamente su estilo de vida y tomar las medidas necesarias para lograr un mejor estado de salud. Estas medidas son, entre otras, alimentarse bien, hacer ejercicio regularmente, lograr y mantener un peso saludable, dejar de usar sustancias perjudiciales y mantener un ambiente seguro para usted.

Aliméntese bien

Alimentarse bien es importante en todo momento de la vida, pero es de vital importancia cuando se está preparando para quedar embarazada y durante su embarazo. Los alimentos que consume son la fuente principal de **nutrientes** y de energía para usted y su bebé. A medida que el bebé se desarrolla y aumentan las exigencias de su cuerpo, deberá consumir más **calorías** y nutrientes. Sin embargo, simplemente aumentar al doble los alimentos que consume—o "comer por dos"—ya no se recomienda como una estrategia nutricional saludable en el embarazo. Los expertos ahora enfatizan consumir alimentos saludables con abundantes nutrientes; aumentar la cantidad adecuada de peso y mantenerse activa para mejorar sus probabilidades de tener un embarazo saludable y un bebé sano. Poner en práctica estas recomendaciones antes de quedar embarazada le asegurará tener el mejor comienzo posible, tanto para usted como para su bebé.

Antes de la visita previa a la concepción, le conviene tomar en cuenta las necesidades alimenticias especiales que tiene y anotarlas para hablar sobre ellas con su proveedor de atención médica. Algunas de las preguntas que se puede hacer son las siguientes:

- ¿Es vegetariana? Si es así, ¿consume productos lácteos?
- ¿Es alérgica a algunos alimentos?
- ¿Tiene dificultad para digerir la leche y otros productos lácteos?
- ¿Ayuna de vez en cuando?
- ¿Tiene la enfermedad celíaca?

Si no está muy familiarizada con el concepto de alimentarse bien, o si solo desea ayuda para planificar una dieta saludable, un buen lugar para comenzar es consultando la guía "MyPlate" o "Mi plato" de planificación de comidas del Departamento de Agricultura de Estados Unidos en www.choosemyplate.gov. Esta página en Internet ayuda a todas las personas, tanto a los que llevan una dieta como a los niños y a las mujeres embarazadas, a aprender a seleccionar alimentos saludables en cada comida La página MyPlate le facilita recordar los principios principales de alimentarse bien:

- La mitad de su plato debe consistir en frutas y vegetales. En la otra mitad debe haber granos y alimentos con proteína.

- Varíe sus fuentes de proteína. Los alimentos con proteína son carne, pescado, frijoles (habichuelas) y guisantes (chícharos), nueces, semillas y huevos.

- Consuma una cantidad pequeña de productos lácteos, como leche, queso o yogur en cada comida. Beba leche con 1% de grasa en lugar de leche entera.

- Trate de que por lo menos la mitad de los granos que consuma sean granos integrales. Los granos integrales contienen el grano entero, en lugar de granos refinados que han sido procesados para extraer ciertas partes que proporcionan la *fibra dietética*. Entre los alimentos de granos integrales se encuentran el arroz integral, el trigo machucado (trigo bulgur) y la avena. Los granos integrales también se usan como ingredientes en panes y pastas. Lea las etiquetas de estos alimentos detenidamente.

- Limite los alimentos que contengan grasas, aceites, azúcares y mucha sal.

Haga ejercicio regularmente

Tener buena salud en cualquier momento de la vida implica hacer suficiente ejercicio. Eso es así en el embarazo también. Los expertos recomiendan que la mayoría de las mujeres embarazadas hagan por lo menos 30 minutos de ejercicio moderado todos o casi todos los días de la semana. El tipo y la cantidad de ejercicio que puede hacer de manera segura durante el embarazo depende de su salud y del grado de actividad que hacía antes de quedar embarazada.

Es mejor tener una rutina de ejercicio antes de quedar embarazada. Si apenas está empezando, algunas buenas opciones de ejercicio para comenzar son aquellas que quizás haya hecho antes, como caminar, nadar o andar en bicicleta. Las caminatas rápidas son una forma sencilla y económica de mantenerse físicamente activa. También es una buena manera de adelgazar. Si no está acostumbrada a hacer mucho ejercicio, hable de antemano sobre algunas pautas de seguridad a seguir con su proveedor de atención médica y empiece a hacer ejercicio gradualmente.

Tome ácido fólico

Tomar un suplemento con **ácido fólico** (que también se conoce como folato) es vital antes y durante el embarazo. Los estudios de investigación confirman que tomar 400 microgramos (0.4 mg) de esta vitamina B por lo menos 1 mes antes del embarazo y durante el embarazo reduce el riesgo de tener un bebé con defectos congénitos del cerebro y la columna vertebral, que se llaman **defectos del tubo neural**. Si bien el ácido fólico se encuentra en muchos alimentos y también se agrega como suplemento a panes, pastas y cereales, puede ser difícil recibir la cantidad recomendada de 400 microgramos al día de los alimentos solamente. Por este motivo, las mujeres capaces de quedar embarazadas deben tomar todos los días un suplemento que contenga 400 microgramos de ácido fólico. Puede recibir la cantidad recomendada en un suplemento con ácido fólico o tomando una vitamina prenatal que contenga la cantidad recomendada.

Logre y mantenga un peso saludable

Para mantenerse sana, su peso debe estar dentro del mejor nivel correspondiente a su estatura. El **índice de masa corporal (IMC)** es un número que se calcula a partir de la estatura y el peso, y se usa para determinar si su peso se encuentra por debajo de lo normal, si es normal, o si tiene sobrepeso o es obesa. Puede encontrar su IMC usando una calculadora en Internet en ciertas páginas como www.nhlbi.nih.gov/health/educational/lose_wt/BMI/ o usar la tabla de IMC que aparece en el Apéndice A.

Tener un IMC de menos de 18.5 quiere decir que su peso se encuentra por debajo de lo normal; 18.5 a 24.9 es normal, y de 25 a 29.9 es sobrepeso. Una persona con un IMC de 30 o más se considera obesa. Tener un peso por debajo de lo normal o tener sobrepeso puede causar problemas durante el embarazo; por lo tanto, la meta es lograr un peso dentro del intervalo normal.

Si su peso se encuentra por debajo de lo normal, debe tratar de aumentar de peso consumiendo más calorías cada día de las que quema. Agregue bocadillos (meriendas) saludables altos en calorías a su plan diario de comidas. Algunas opciones buenas son las nueces, las barras de granola, las batidas de reemplazo de comidas, los licuados de frutas y el yogur.

Las mujeres que tienen sobrepeso o son obesas deben adelgazar reduciendo la cantidad de calorías diarias que consumen y aumentando la actividad física. Dos maneras sencillas de reducir las calorías es evitar bebidas y alimentos con azúcar y mucha grasa, y prestar atención a la cantidad de alimentos que consume. Controlar las porciones es muy importante.

El ejercicio quema calorías y la ayuda a adelgazar. La mayoría de la gente que ha adelgazado y ha mantenido un buen peso hace de 60–90 minutos de una actividad moderada casi todos los días de la semana. Una actividad de intensidad moderada es aquella durante la cual puede conversar pero no puede cantar. Dar una caminata vigorosa y rastrillar hojas son ejemplos de actividades de intensidad moderada. Puede reducir los minutos que hace ejercicio agregando una actividad vigorosa. Una actividad vigorosa es aquella que aumenta la frecuencia (los latidos) del corazón y durante la cual es difícil hablar. Algunos ejemplos son trotar o correr, saltar la cuerda (cuica) o nadar estilo libre. No es necesario hacer todos los minutos recomendados a la vez. Por ejemplo, puede hacer de 20–30 minutos de ejercicio tres veces al día.

Asegúrese de obtener la aprobación de su proveedor de atención médica antes de comenzar un programa de ejercicio si tiene sobrepeso o es obesa. También puede ser útil consultar con un entrenador físico en su gimnasio o centro de recreación local para obtener ayuda con un programa de ejercicio.

Para algunas personas, puede ser difícil bajar de peso con dieta y ejercicios solamente. Si su IMC es de 30 o mayor, o si el IMC es de por lo menos 27 y tiene ciertos problemas médicos, como diabetes o enfermedad del corazón, es posible que con medicamentos pueda adelgazar. Estos medicamentos se deben usar junto con un plan de alimentación saludable y una actividad física regular.

La *cirugía bariátrica,* o cirugía para adelgazar, puede ser una opción para las personas muy obesas (con un IMC de 40 o mayor) o con un IMC entre 35 y 39 que también tienen problemas médicos peligrosos provocados por la *obesidad*. La cirugía bariátrica puede dar lugar a una pérdida considerable de peso, lo que podría reducir el riesgo de presentar los problemas médicos graves asociados con la obesidad. Consulte el Capítulo 20,

"La obesidad y los trastornos de la alimentación", para obtener más información sobre esta opción.

Deje de usar sustancias perjudiciales

Fumar, beber alcohol y usar otras sustancias perjudiciales durante el embarazo pueden causarle efectos graves y duraderos a su bebé, como defectos congénitos, peso más bajo del promedio al nacer y parto prematuro. El abuso de sustancias incluye consumir drogas ilegales (como heroína, cocaína, metanfetamina y marihuana) así como tomar medicamentos con receta, como oxicodona, sin motivos médicos.

¿Cuándo debe dejar de consumir estas sustancias? Lo mejor es dejar de fumar completamente antes del embarazo. Los expertos recomiendan que evite completamente consumir alcohol mientras trata de quedar embarazada y durante todo el embarazo. Debe dejar de usar otras sustancias perjudiciales antes de que quede embarazada también. Si necesita ayuda para eliminar estos comportamientos, dígaselo a su proveedor de atención médica. Dicho médico puede a menudo aconsejarle maneras para superar las primeras etapas o ponerla en contacto con consejeros y programas para el tratamiento de adicciones. Para dejar de fumar, la línea directa de ayuda del Instituto Nacional del Cáncer (1-877-44U-QUIT o 1-877-448-7848) es un lugar estupendo para comenzar una vida libre del humo de cigarrillos.

Su pareja también debe dejar de usar estas sustancias perjudiciales. Muchos estudios han demostrado que el fumar y consumir drogas también reducen la fertilidad de su pareja y afectan adversamente a los ***espermatozoides*** (consulte el cuadro "Consejos para los futuros padres"). Vivir con una persona que fuma quiere decir que es probable que usted respire, de modo pasivo, cantidades dañinas de humo. La exposición pasiva al humo contiene sustancias químicas que son perjudiciales tanto para su salud como para la del bebé en desarrollo. La exposición a este humo mientras está embarazada se ha asociado con un riesgo mayor del ***síndrome de muerte súbita del lactante*** y de tener un bebé más pequeño que el tamaño común. Si su pareja o compañeros de trabajo no están dispuestos a dejar de fumar, pídales que lo hagan afuera y no permita que nadie fume ni en su vehículo ni en su hogar.

Mantenga un ambiente seguro para usted

Las sustancias químicas nos rodean por todas partes, como en el aire, el agua, la tierra, la comida que consumimos y los productos que usamos. Antes de que quede embarazada y durante su embarazo, podría estar expuesta a estos agentes en el trabajo, el hogar o en su comunidad.

Consejos para los futuros padres

Cuando una pareja decide tener un bebé, se le da mucha atención a la futura madre. No obstante, la función del futuro padre es igual de importante. Las parejas de sexo masculino que se preparan para ser padres deben estar al tanto de varias cosas para asegurarse de que estén lo más saludables posibles para sus nuevas responsabilidades.

- Mejore su salud también: Únase a su pareja alimentándose bien y haciendo ejercicio todos los días. Por ejemplo, ella deberá reducir su consumo de cafeína y de comida rápida y poco nutritiva, por lo tanto, facilítele esa tarea haciendo usted lo mismo.

- Infecciones de transmisión sexual: Hágase una prueba y reciba tratamiento para estas infecciones. Siga protegiéndose y protegiendo a su pareja contra las infecciones de transmisión sexual cuando ella quede embarazada. Cuando una mujer está embarazada, ella y el bebé en desarrollo no tienen ninguna protección contra estas enfermedades. Si contrae una de estas infecciones mientras está embarazada, los resultados podrían ser muy graves e incluso potencialmente mortales para ella y el bebé.

- Deje de fumar y de usar sustancias perjudiciales: El hábito de fumar y el consumo de alcohol y drogas ilegales pueden reducir la cantidad de espermatozoides que produce el hombre (el recuento de espermatozoides) y la capacidad de los mismos para desplazarse. La exposición pasiva al humo también es peligrosa para las mujeres embarazadas.

- Compruebe su fertilidad: En aproximadamente un 40% de las parejas que tienen dificultad para quedar embarazadas, el problema se puede atribuir a problemas en el hombre, como un recuento bajo de espermatozoides. El origen de la infertilidad masculina se puede deber a muchas causas, como enfermedades, ciertos medicamentos y uso de esteroides. Si su pareja tiene dificultad para quedar embarazada, consulte a un urólogo para hacerse una prueba de fertilidad.

- Apoye a su pareja: Tratar de quedar embarazada o el proceso del embarazo pueden estar llenos de altibajos emocionales. Cuando llegue el momento, trate de acudir a por lo menos algunas de las muchas citas de *atención prenatal* de su pareja y haga preguntas. Dígale que se alegra de ver a su vientre crecer. Sea un hombro firme en el que ella se pueda apoyar si tiene días difíciles.

Se han identificado algunas sustancias químicas que producen efectos perjudiciales sobre un feto en desarrollo. Se desconocen los efectos de muchas sustancias químicas en el embarazo. Algunas sustancias que se encuentran en el hogar o el trabajo pueden reducir su capacidad para quedar embarazada.

Evalúe detenidamente su hogar y lugar de trabajo. Las mujeres que trabajan en la agricultura, manufactura, tintorerías, empresas de equipo electrónico o imprentas, o que trabajan con pintura o vidriado de cerámica como pasatiempo, deben asegurarse de comunicarles a sus proveedores de atención médica los posibles agentes perjudiciales para la salud a los que están expuestas.

Capacidad para quedar embarazada

Saber cómo ocurre un embarazo la ayudará a determinar cuándo está más fértil; es decir, cuándo es más probable que quede embarazada. Para mejorar sus probabilidades de quedar embarazada, debe tener relaciones sexuales alrededor del momento de la *ovulación*.

El ciclo menstrual

Los cambios que ocurren durante el ciclo menstrual se deben a niveles fluctuantes de las **hormonas** que se llaman **estrógeno** y **progesterona**. Todos los meses, las hormonas le indican al **útero** que debe producir un revestimiento de tejido con abundante sangre que se llama el **endometrio**. Estas hormonas también envían una señal que promueve la maduración de un **óvulo** dentro de un **folículo** (agrupaciones diminutas de **células** llenas de líquido en los **ovarios**). Cuando el óvulo está listo, se libera del ovario y se traslada a una **trompa de Falopio**, uno de los dos conductos que conectan los ovarios con el útero. Este proceso se denomina ovulación. Los cólicos que ocurren en la parte inferior del abdomen o la espalda son algunas de las señales de la ovulación. Tal vez perciba sensibilidad al tacto en los senos, mayor secreción vaginal o mayor deseo sexual cerca del momento en que se libera el óvulo.

En promedio, el ciclo menstrual dura aproximadamente 28 días, si se cuenta desde el primer día de un período (día 1) hasta el primer día del próximo. Los ciclos que varían desde tan solo 21 días hasta un máximo de 35 días son normales.

En un ciclo menstrual común de 28 días, la ovulación ocurre el día 14. La cantidad de días desde la ovulación hasta el comienzo del período menstrual es el período más constante del ciclo menstrual. Este período consta de 14 días en un ciclo menstrual de 28 días.

Si no ocurre un embarazo, el cuerpo absorbe el óvulo y disminuyen los niveles hormonales. Esta reducción es lo que causa la eliminación del revestimiento del útero. Esta eliminación es el período menstrual mensual.

El ciclo menstrual

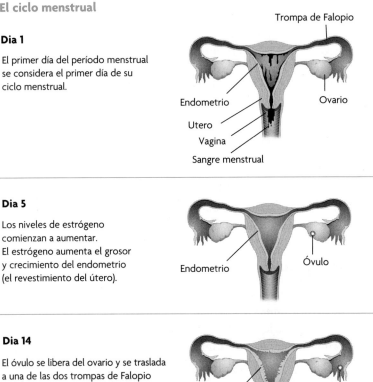

Dia 1

El primer día del período menstrual se considera el primer día de su ciclo menstrual.

Trompa de Falopio

Endometrio

Ovario

Utero

Vagina

Sangre menstrual

Dia 5

Los niveles de estrógeno comienzan a aumentar.
El estrógeno aumenta el grosor y crecimiento del endometrio (el revestimiento del útero).

Endometrio

Óvulo

Dia 14

El óvulo se libera del ovario y se traslada a una de las dos trompas de Falopio (ovulación). Después de la ovulación, los niveles de progesterona comienzan a aumentar, mientras que los niveles de estrógeno disminuyen.

Endometrio más grueso

Óvulo

Dia 28

Si el óvulo no se fertiliza, los niveles de progesterona y estrógeno disminuyen y el endometrio se elimina durante la menstruación.

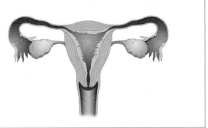

¿Cuándo está más fértil?

Para que ocurra un embarazo, debe haber espermatozoides en las trompas de Falopio y estos se deben unir a un óvulo. Cuando un hombre tiene un orgasmo durante las relaciones sexuales y eyacula, se depositan millones de espermatozoides en la **vagina** de la mujer. Después de la eyaculación, los espermatozoides se trasladan al **cuello uterino** y luego al útero y las trompas de Falopio. Los espermatozoides pueden vivir dentro del cuerpo de la mujer por 3 días y a veces hasta por 5 días. La duración de la vida de un óvulo es mucho más corta (12–24 horas solamente). Por lo tanto, un embarazo puede ocurrir si un óvulo ya está presente en las trompas de Falopio cuando tiene relaciones sexuales o puede ocurrir si ovula dentro de un período de 1 o 2 días después de tener relaciones sexuales. Esto quiere decir que estará fértil en cualquier momento desde 5 días antes de la ovulación hasta 1 día después de la misma.

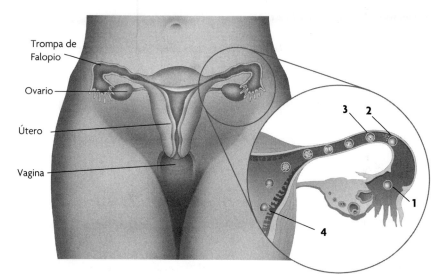

Cómo ocurre un embarazo. Todos los meses, durante la ovulación, se libera un óvulo (1) que se traslada a una de las trompas de Falopio. Si una mujer tiene relaciones sexuales alrededor de esa fecha, y el óvulo y los espermatozoides se encuentran al mismo tiempo en la trompa de Falopio (2), los dos podrían unirse. Si se unen (3), el óvulo fertilizado entonces se traslada por la trompa de Falopio hasta llegar al útero donde se adhiere para su desarrollo durante el embarazo (4).

Determinación de la fertilidad

No hay un método exacto para calcular los días de fertilidad. No obstante, hay varios métodos que pueden ayudarla a pronosticar cuándo ocurren esos días en su ciclo menstrual. Hay una variedad de aplicaciones para teléfonos inteligentes que la ayudan a dar seguimiento a su fertilidad. Muchas de estas aplicaciones incorporan uno o más de los métodos de determinación de la fertilidad que se indican a continuación.

Mantenga un registro de su ciclo menstrual. Una manera sencilla de identificar los días fértiles es mantener un calendario menstrual para determinar cuánto tiempo tienden a durar sus ciclos menstruales. Si su ciclo dura entre 26 días y 32 días, desde el día 8 hasta el día 19 son los días en que es más probable que quede embarazada. Para mejorar las probabilidades de quedar embarazada, debe tratar de tener relaciones sexuales entre el día 8 y el día 19, ya sea todos los días o cada 2 días.

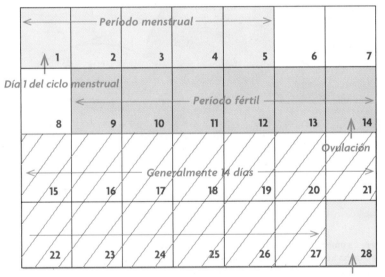

Fertilidad y ovulación. La ovulación generalmente ocurre de 11–14 días antes del comienzo del siguiente ciclo menstrual (día 1 del siguiente período menstrual). En un ciclo menstrual común de 28 días, la ovulación ocurre en el día 14. Se considera que el período fértil ocurre de 2–3 días antes de la ovulación hasta de 12–24 horas después de la ovulación.

Use un calendario menstrual

Cuando considere quedar embarazada, puede que le resulte útil dar seguimiento a su ciclo menstrual. Al llevar un registro de sus períodos menstruales en un calendario por unos meses, podrá identificar patrones en su ciclo (cuántos días duran sus períodos menstruales, por ejemplo, y si su ciclo dura generalmente 25–30 días). También podrá determinar los días en que es más fértil. Para usar el calendario, simplemente haga un círculo alrededor de los días del ciclo menstrual todos los meses. Si puede, lleve un registro de su ciclo por unos meses y lleve el calendario cuando acuda al examen médico antes de la concepción. Hay también aplicaciones para teléfonos inteligentes que le ayudan a dar seguimiento a su ciclo.

	1	2	3	4	5	6	7	8	9	10	11	12	13	14	15	16	17	18	19	20	21	22	23	24	25	26	27	28	29	30	31
Ene.	1	2	3	4	5	6	7	8	9	10	11	12	13	14	15	16	17	18	19	20	21	22	23	24	25	26	27	28	29	30	31
Feb.	1	2	3	4	5	6	7	8	9	10	11	12	13	14	15	16	17	18	19	20	21	22	23	24	25	26	27	28	29		
Marzo	1	2	3	4	5	6	7	8	9	10	11	12	13	14	15	16	17	18	19	20	21	22	23	24	25	26	27	28	29	30	31
Abril	1	2	3	4	5	6	7	8	9	10	11	12	13	14	15	16	17	18	19	20	21	22	23	24	25	26	27	28	29	30	
Mayo	1	2	3	4	5	6	7	8	9	10	11	12	13	14	15	16	17	18	19	20	21	22	23	24	25	26	27	28	29	30	31
Junio	1	2	3	4	5	6	7	8	9	10	11	12	13	14	15	16	17	18	19	20	21	22	23	24	25	26	27	28	29	30	
Julio	1	2	3	4	5	6	7	8	9	10	11	12	13	14	15	16	17	18	19	20	21	22	23	24	25	26	27	28	29	30	31
Ago.	1	2	3	4	5	6	7	8	9	10	11	12	13	14	15	16	17	18	19	20	21	22	23	24	25	26	27	28	29	30	31
Sep.	1	2	3	4	5	6	7	8	9	10	11	12	13	14	15	16	17	18	19	20	21	22	23	24	25	26	27	28	29	30	
Oct.	1	2	3	4	5	6	7	8	9	10	11	12	13	14	15	16	17	18	19	20	21	22	23	24	25	26	27	28	29	30	31
Nov.	1	2	3	4	5	6	7	8	9	10	11	12	13	14	15	16	17	18	19	20	21	22	23	24	25	26	27	28	29	30	
Dic.	1	2	3	4	5	6	7	8	9	10	11	12	13	14	15	16	17	18	19	20	21	22	23	24	25	26	27	28	29	30	31

Use un kit para predecir la ovulación. Estos se venden sin receta médica en las farmacias y miden el nivel de la *lutropina* en la orina. Cuando aumentan los niveles, quiere decir que uno de los ovarios está a punto de liberar un óvulo.

Examine el moco cervical. Observar los cambios en el moco cervical puede ser útil para reconocer cuándo se acerca la ovulación. Este método requiere examinar el moco en la abertura de la vagina cada vez que orina y evaluar los cambios a partir del primer día en que haya cesado el sangrado menstrual.

Justo antes de la ovulación, la cantidad de moco que produce el cuello uterino cambia y se vuelve más delgado y resbaladizo. El último día en que este moco delgado y resbaladizo está presente se llama el día pico. La ovulación ocurre dentro de un plazo de 24–48 horas del día pico. Inmediatamente después de la ovulación, disminuye la cantidad de moco, y se ve más denso y es menos notorio. Para promover el embarazo, debe tener relaciones sexuales todos los días o cada dos días cuando tenga moco cervical.

Lleve un registro de su temperatura. La *temperatura corporal basal* de la mayoría de las mujeres aumenta ligeramente—aproximadamente medio grado—después de que ovulan. Para usar este método, debe tomarse la temperatura a la misma hora todas las mañanas antes de levantarse de la cama. Use un termómetro que mida la temperatura en décimas de grados. Anote la temperatura en una gráfica que también muestre los días en que tiene la menstruación. Su temperatura aumentará entre las 24 y 48 horas después de ovular.

Este método de determinación de la temperatura, por sí solo, no es una buena manera de calcular el momento de tener relaciones sexuales a fin de promover un embarazo. Esto se debe a que solo muestra cuando ya ha ocurrido la ovulación, no cuando está por comenzar. Combinar los métodos puede ser la mejor opción. Por ejemplo, el método de moco cervical se puede usar para identificar el momento en que comienza su fertilidad y el método de temperatura se puede usar para identificar el momento en que esta termina.

Cese del uso de anticonceptivos

Puede comenzar a tratar de concebir inmediatamente después de dejar de usar los anticonceptivos hormonales. El riesgo de problemas en el embarazo no es mayor si queda embarazada al poco tiempo de haber dejado de usar estos métodos. Con la mayoría de los métodos anticonceptivos hormonales, como las píldoras anticonceptivas, el parche y el *dispositivo intrauterino (IUD)* hormonal, la ovulación puede ocurrir dentro de un plazo de dos semanas de haber dejado de usar el método. Este es el caso también con el dispositivo intrauterino de cobre. Sin embargo, si usa la

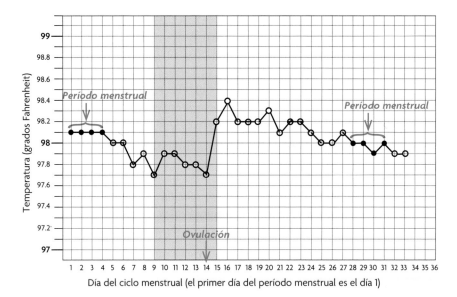

Ejemplo de una gráfica de temperatura corporal basal. Llevar un registro de la temperatura corporal basal por varios meses puede ayudarla a pronosticar cuándo ovulará. La temperatura del cuerpo aumenta entre las 24–48 horas después de la ovulación y permanece elevada durante por lo menos 3 días.

inyección anticonceptiva, la ovulación normal puede tardar 10 meses o más en reanudarse.

Si queda embarazada mientras usa un método anticonceptivo hormonal, no se preocupe. Este hecho no aumenta el riesgo de que ocurran defectos congénitos como antes se creía. Sin embargo, una vez que sepa que está embarazada, debe dejar de usar inmediatamente el método que usa. Rara vez ocurre un embarazo con el uso de un dispositivo intrauterino. Si ocurre, se debe extraer el dispositivo intrauterino si es posible hacerlo sin recurrir a una cirugía.

RECURSOS INFORMATIVOS

Los siguientes recursos ofrecen más información sobre algunos de los temas que se trataron en este capítulo:

Immunization & Pregnancy (sobre las inmunizaciones y el embarazo)
Centers for Disease Control and Prevention, CDC (Centros Para el Control y la Prevención de Enfermedades)
www.cdc.gov/vaccines/pubs/downloads/f_preg_chart.pdf
Tabla fácil de leer que muestra las inmunizaciones que debe recibir antes, durante y después del embarazo.

Immunization for Women: Pregnancy (sobre las inmunizaciones para las mujeres embarazadas y las que amamantan)

The American College of Obstetricians and Gynecologists (Colegio Americano de Obstetras y Ginecólogos)

www.immunizationforwomen.org/patients/Pregnancy/pregnancy.php

Una página dedicada a las vacunas y la salud de la mujer que detalla las inmunizaciones que las mujeres necesitan antes y durante el embarazo.

Know Your Family Health History (sobre su historial médico familiar)
Talk Health History Campaign
www.talkhealthhistory.org

Ofrece herramientas y recursos para obtener y comunicar su historial médico familiar con los proveedores de atención médica y los parientes.

My Family Health Portrait Tool (El Retrato de mi Salud Familiar)
National Institutes of Health/Department of Health and Human Services (Institutos Nacionales de la Salud/Departamento de Salud y Servicios Humanos)

https://familyhistory.hhs.gov/FHH/html/index.html?setLng=es

La ayuda a crear un informe personalizado de su historial médico familiar. Crea una ilustración de su árbol familiar y una tabla de historial médico que se basa en la información que usted ingrese.

Preconception Health and Health Care (La salud y atención médica antes del embarazo)

Centers for Disease Control and Prevention, CDC (Centros para el Control y la Prevención de Enfermedades)

www.cdc.gov/preconception/spanish/index.html

Un sitio confiable con consejos para mujeres que planean un embarazo y para los hombres que se convertirán en futuros padres. También contiene información sobre cómo hacer un "plan para una vida reproductora" que consiste en una hoja de trabajo con consejos sobre cómo lograr las metas de tener o no tener hijos.

Las siguientes ilustraciones a todo color muestran el desarrollo del feto y los cambios que ocurren en el cuerpo de la mujer durante el transcurso del embarazo. Verlas todas juntas ofrece una idea de cómo el cuerpo de la mujer se ajusta para dar cabida al bebé en crecimiento. Estas ilustraciones también se encuentran en los capítulos correspondientes a cada mes del embarazo.

La madre y el bebé: Semanas 1–8.

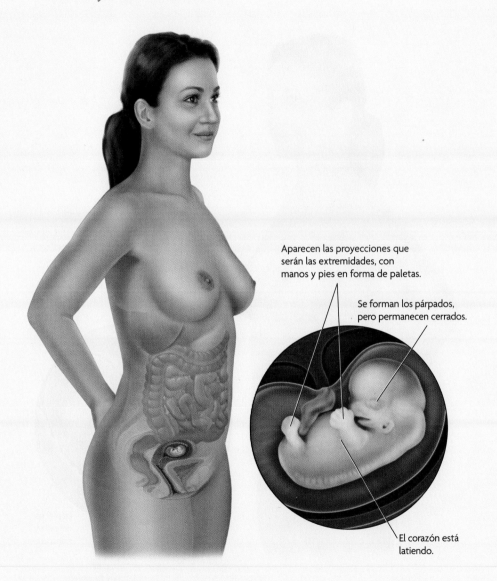

Aparecen las proyecciones que serán las extremidades, con manos y pies en forma de paletas.

Se forman los párpados, pero permanecen cerrados.

El corazón está latiendo.

Las primeras 8 semanas del embarazo son un período durante el cual el bebé crece rápidamente. Al final de las 8 semanas, casi todos los sistemas de los órganos se han comenzado a formar. El bebé mide aproximadamente ½ pulgada de largo y pesa ¼ de onza más o menos.

La madre y el bebé: Semanas 9–12.

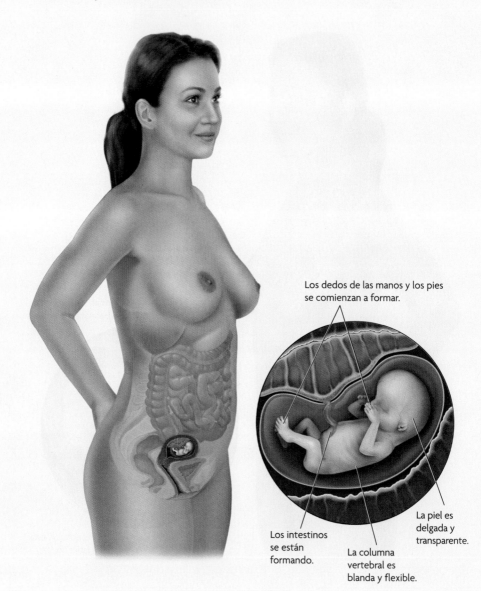

Los dedos de las manos y los pies
se comienzan a formar.

Los intestinos
se están
formando.

La columna
vertebral es
blanda y flexible.

La piel es
delgada y
transparente.

En esta etapa, el bebé pesa aproximadamente ½ onza y mide unas 2 pulgadas de largo.

La madre y el bebé: Semanas 13–16.

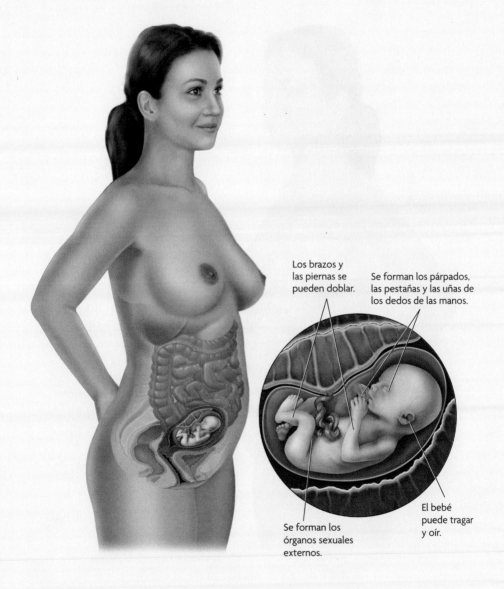

Los brazos y las piernas se pueden doblar.

Se forman los párpados, las pestañas y las uñas de los dedos de las manos.

Se forman los órganos sexuales externos.

El bebé puede tragar y oír.

El bebé pesa aproximadamente 5 onzas y ahora mide unas 5 pulgadas de largo.

La madre y el bebé: Semanas 17–20.

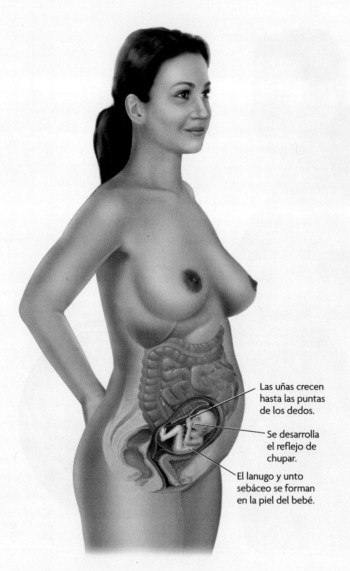

Las uñas crecen
hasta las puntas
de los dedos.

Se desarrolla
el reflejo de
chupar.

El lanugo y unto
sebáceo se forman
en la piel del bebé.

El bebé puede pesar cerca de 1 libra y medir unas 10 pulgadas de largo. Puede que sienta al bebé moverse este mes.

La madre y el bebé: Semanas 21–24.

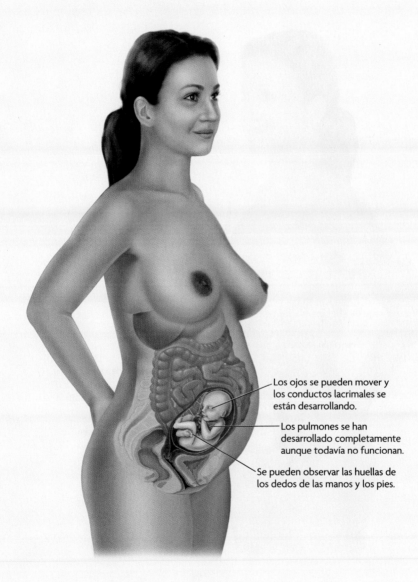

Los ojos se pueden mover y los conductos lacrimales se están desarrollando.

Los pulmones se han desarrollado completamente aunque todavía no funcionan.

Se pueden observar las huellas de los dedos de las manos y los pies.

Al final de este mes, el bebé pesa un poco más de 1 libra y mide casi 12 pulgadas de largo.

La madre y el bebé: Semanas 25–28.

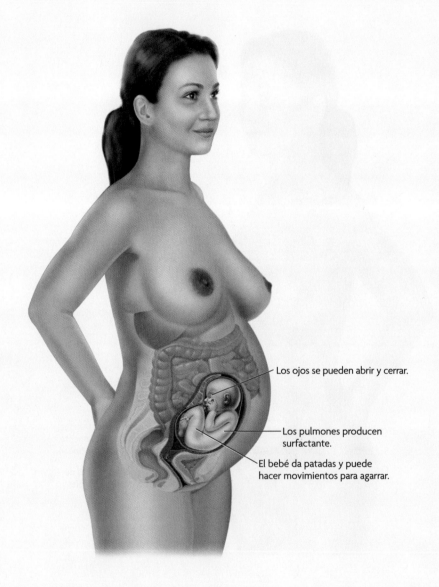

Los ojos se pueden abrir y cerrar.

Los pulmones producen surfactante.

El bebé da patadas y puede hacer movimientos para agarrar.

Al final de este mes, el bebé pesa aproximadamente 2 libras y media y mide unas 14 pulgadas de largo.

La madre y el bebé: Semanas 29–32.

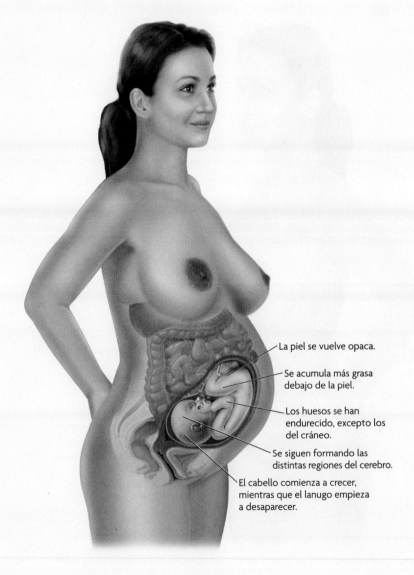

La piel se vuelve opaca.

Se acumula más grasa debajo de la piel.

Los huesos se han endurecido, excepto los del cráneo.

Se siguen formando las distintas regiones del cerebro.

El cabello comienza a crecer, mientras que el lanugo empieza a desaparecer.

Al final de este mes, el bebé pesa entre 4 libras y media y 5 libras y mide unas 18 pulgadas de largo.

La madre y el bebé: Semanas 33–36.

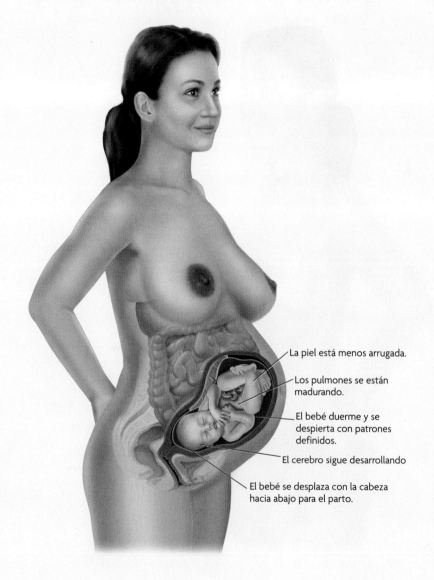

La piel está menos arrugada.

Los pulmones se están madurando.

El bebé duerme y se despierta con patrones definidos.

El cerebro sigue desarrollando

El bebé se desplaza con la cabeza hacia abajo para el parto.

Al final de este mes, el bebé pesa entre 6 y 7 libras y mide casi 20 pulgadas de largo.

La madre y el bebé: Semanas 37–40.

El bebé desciende más abajo en la pelvis.

Se acumula más grasa, especialmente alrededor de los codos, las rodillas y los hombros.

El bebé aumenta aproximadamente ½ libra a la semana este mes.

La mayoría de los bebés ahora pesan 7 libras y media y miden 20 pulgadas de largo. El bebé ahora está listo para nacer.

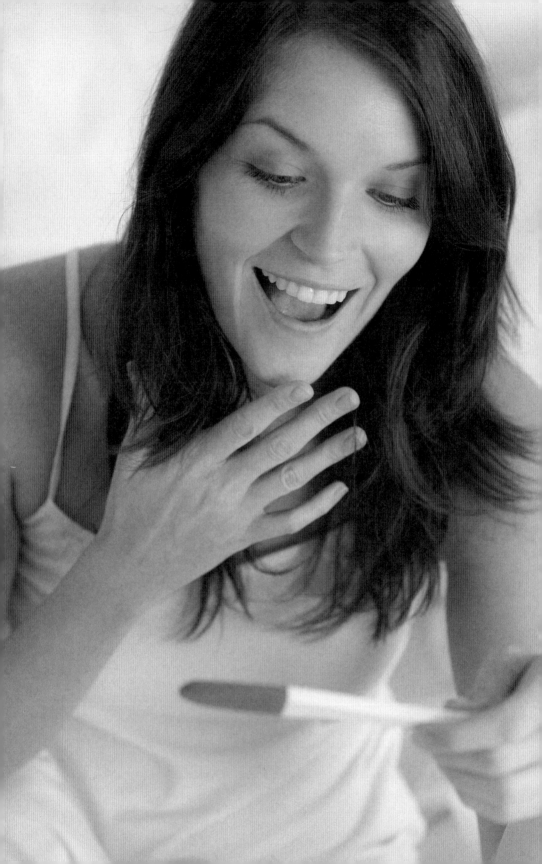

Capítulo 2

1er y 2º mes

(Semanas 1–8)

SU BEBÉ EN DESARROLLO

Semana 1

La *fertilización*, que es la unión de un *óvulo* con un *espermatozoide*, es el primer paso de una compleja serie de sucesos que da lugar a un embarazo. Cuando se unen el óvulo y el espermatozoide, forman una sola *célula* que se llama cigoto. La fertilización ocurre en una *trompa de Falopio* de la mujer. Después de que ocurre la fertilización, el cigoto se divide y forma dos células. Estas células posteriormente se dividen para formar cuatro células, entonces ocho células y así sucesivamente. A la misma vez, la masa de células divididas se desplaza hacia abajo en la trompa de Falopio hasta el *útero*.

Semana 2

Al cabo de aproximadamente 8–9 días de la fertilización, el cúmulo de células que se divide rápidamente y que ahora se llama *blastocisto*, entra en el útero. El blastocisto ha comenzado a producir una *hormona* importante del embarazo que se llama *gonadotrofina coriónica humana (hCG)*. El *endometrio*, o revestimiento uterino, se ha preparado para un posible embarazo. El blastocisto se incrusta muy adentro del revestimiento uterino en un proceso que se denomina implantación.

Semana 3

Una vez que el blastocisto se implanta en el revestimiento uterino, los niveles de hCG que este produce aumentan rápidamente. Esta hormona hCG les indica a los *ovarios* que dejen de liberar óvulos y hace que el cuerpo produzca más de las hormonas **estrógeno** y **progesterona**. El aumento en los niveles de estas hormonas permite que cesen los períodos menstruales y que comience el desarrollo de la **placenta**.

Semana 4

Algunas de las células del blastocisto se desarrollan en el **embrión** mientras que otras células comienzan a formar la placenta. Una vez que se forma totalmente, la placenta actúa como el sistema de mantenimiento vital del bebé. Provee además una ruta mediante la cual algunas sustancias perjudiciales que pueden entrar en el cuerpo de la madre, como drogas y **virus**, lleguen al bebé. A medida que se forma la placenta, le comienzan a crecer proyecciones semejantes a los dedos de las manos. En estas proyecciones, que se denominan **vellosidades coriónicas**, se forman los vasos sanguíneos. Las puntas de esos vasos se incrustan en la pared uterina. El **oxígeno**, los **nutrientes** y las hormonas que provienen del suministro de sangre de la mujer embarazada se transfieren por estos vasos sanguíneos y llegan al bebé, y los productos de

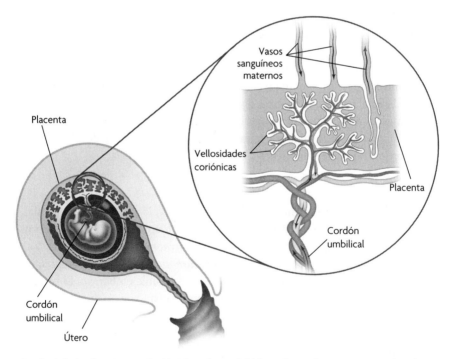

La placenta. La placenta conecta al bebé con la pared del útero. Proyecciones que se asemejan a los dedos de las manos, denominadas vellosidades coriónicas, contienen vasos sanguíneos que permiten el intercambio de nutrientes, oxígeno y productos de desecho entre el suministro de sangre de la madre y el bebé en desarrollo. El cordón umbilical actúa como un puente que conecta el flujo de sangre de la madre con el bebé y está adherido al centro del abdomen del bebé.

desecho del bebé se transfieren a la madre para eliminarlos. En el lado de la placenta más cerca del bebé, se forma el **cordón umbilical**. Esta estructura en forma de conducto está conectada al bebé en el centro del abdomen. Cuando el bebé nace, se corta este cordón y la porción restante pasa a ser el ombligo del bebé.

Semana 5

El tubo neural, a partir del cual se forman el cerebro, la médula espinal y la columna vertebral, se termina de desarrollar. Comienzan entonces a aparecer bolas de células que se llaman somitas a lo largo del tubo neural. Estas células posteriormente formarán los huesos de la columna y los músculos de la espalda. Otros órganos principales, como el corazón y los pulmones, se desarrollan durante este período. Aunque el corazón no se ha formado totalmente, comienza a latir. También están presentes el **saco amniótico**, que contiene al bebé durante el embarazo, y el **líquido amniótico**, que acojina al bebé a medida que se desarrolla.

Durante esta etapa, el bebé parece un tubo enrollado y mide aproximadamente ¼ de pulgada de largo, que es aproximadamente el tamaño de una semilla de calabaza. Comienzan a aparecer las proyecciones de los brazos y las piernas. El conducto largo que se convertirá en el aparato digestivo del bebé ya se ha formado.

Semana 6

El corazón de su bebé late aproximadamente 105 veces por minuto y es posible ver y escuchar los latidos del corazón si le hacen un **examen por ecografía (ultrasonido)**. La nariz, la boca y las orejas se comienzan a formar y se observan dedos entreconectados por membranas que sobresalen de las manos y los pies del bebé. El oído interno se comienza a desarrollar.

Semana 7

Los huesos se están formando pero no comenzarán a endurecerse por varias semanas. Los dedos de las manos y los pies están presentes. Los genitales externos del bebé se comienzan a desarrollar. Se forman los párpados, pero permanecen cerrados.

Semana 8

A las 8 semanas, el bebé mide ½ pulgada de largo más o menos. Al final del segundo mes, se han comenzado a desarrollar todos los órganos principales y los distintos sistemas del organismo. Las vías respiratorias se extienden desde la garganta a los pulmones en desarrollo. En el cerebro, las neuronas se

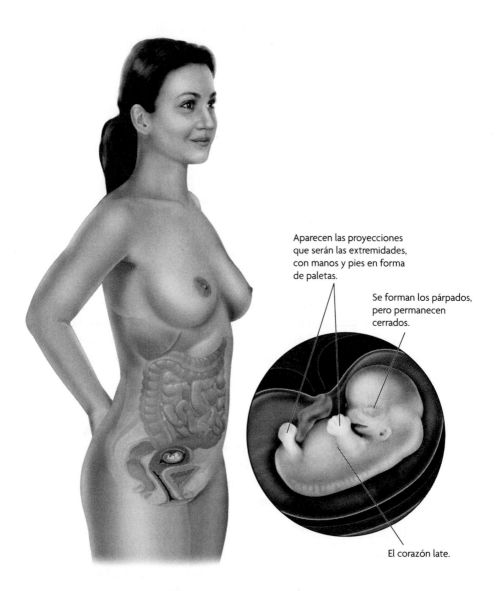

Aparecen las proyecciones que serán las extremidades, con manos y pies en forma de paletas.

Se forman los párpados, pero permanecen cerrados.

El corazón late.

La madre y el bebé: Semanas 1–8. Las ocho primeras semanas del embarazo constituyen un período durante el cual el bebé crece rápidamente. Al final de las 8 semanas, casi todos los sistemas de los órganos se han comenzado a formar.

ramifican y conectan entre sí. Hasta la octava semana de desarrollo, el bebé se denomina embrión. Esta semana marca el final de la fase embrionaria de desarrollo. Al final de la octava semana, al bebé se le llama *feto*.

SU EMBARAZO

➤ Los cambios en su cuerpo

Al final de la semana 2, es probable que no sepa que está embarazada. Es posible que observe algunas manchas de sangre. Estas manchas, que se denominan sangrado de implantación, pueden ocurrir cuando el óvulo fertilizado se adhiere al revestimiento del útero. Las manchas son muy leves y no ocurren en todas las mujeres. Algunas mujeres podrían confundirlas con el sangrado menstrual. El sangrado de implantación es normal y generalmente no quiere decir que haya algún problema.

Se cree que muchas de las señales y los síntomas del embarazo se deben a los cambios hormonales que ocurren. Algunas mujeres no perciben las primeras señales y síntomas, mientras que otras observan cambios sutiles inmediatamente.

Hormonas

Las hormonas son mensajeros químicos que dirigen las funciones del cuerpo. Las siguientes hormonas desempeñan un papel importante en la reproducción, el embarazo y el parto:

• Estrógeno y progesterona: Inicialmente producidas por los ovarios, estas hormonas son responsables del aumento del grosor del revestimiento del útero durante cada ciclo menstrual y la eliminación de dicho revestimiento si no se produce un embarazo. Después de que se fertiliza el óvulo, aumentan los niveles de estrógeno y progesterona que actúan para prevenir que los ovarios liberen óvulos durante todo el transcurso del embarazo.

• *Folitropina (FSH)* y *lutropina (LH)*: Estas hormonas las produce la glándula pituitaria (hipófisis), un órgano pequeño en la base del cerebro. La folitropina hace que un óvulo se madure en uno de los ovarios. La lutropina causa la liberación del óvulo.

- **Hormona liberadora de gonadotropina (GnRH)**: Esta hormona se produce en una parte del cerebro que se llama el hipotálamo. Le indica a la glándula pituitaria que produzca FSH y LH.

- Gonadotrofina coriónica humana (hCG): Producida por ciertas células del óvulo fertilizado a medida que se divide, la hCG promueve la producción de estrógeno y progesterona durante el embarazo. Esta es la hormona que se detecta en las pruebas de embarazo.

Señales y síntomas de un embarazo

¿Cree que está embarazada? Es posible que no presente síntomas hasta que se salte un período menstrual o incluso al cabo de 1 o 2 semanas de no haber tenido dicho período. Algunas mujeres perciben síntomas antes que otras.

La falta de un período menstrual es el indicio más obvio de un embarazo. Si sus períodos menstruales ocurren regularmente y no se le presenta un período a tiempo, es posible que sospeche que está embarazada antes de que perciba alguna señal o un síntoma. Aquí hay seis de las señales y los síntomas más comunes:

1. Senos sensibles e hinchados: Una de las primeras señales de un embarazo es la sensibilidad y la incomodidad dolorosa en los senos que ocurre debido al aumento en los niveles de las hormonas. Esta incomodidad dolorosa puede sentirse como una versión más intensa de lo que siente en los senos antes del período menstrual. El dolor y las molestias deben mejorar después de que transcurran las primeras semanas a medida que el cuerpo se adapta a los cambios hormonales.

2. Micción frecuente: Al poco tiempo de quedar embarazada, es posible que se encuentre corriendo al baño todo el tiempo para orinar. Durante el embarazo, aumenta la cantidad de sangre del cuerpo, por lo que los **riñones** procesan un mayor flujo de líquido que desemboca en la **vejiga**. Este síntoma generalmente continúa a medida que evoluciona el embarazo y el bebé en desarrollo ejerce una mayor presión en la vejiga.

3. Náuseas o vómitos: La mayoría de las mujeres no presenta malestar estomacal ni vómitos hasta aproximadamente después del primer mes del embarazo. Sin embargo, algunas mujeres comienzan a tener náuseas un poco antes, mientras que otras nunca presentan estos síntomas.

4. Agotamiento: Este es un síntoma común en las primeras etapas del embarazo. Nadie sabe con certeza lo que causa este síntoma durante esa etapa, pero un factor contribuyente a esa sensación de somnolencia puede ser el aumento acelerado en los niveles de la hormona progesterona. Su nivel de

energía deberá aumentar cuando entre en el segundo *trimestre*. Generalmente este síntoma de agotamiento puede volver a ocurrir en las últimas
etapas del embarazo cuando la carga del peso es mayor y algunas de las
molestias comunes del embarazo dificultan dormir bien por la noche.

5. Cambios en el estado de ánimo: Tal vez observe altibajos en sus emociones
   que varían de un momento al otro. Es normal sentir estos cambios en el
   estado de ánimo durante este período.

6. Distención abdominal: Los cambios hormonales que ocurren en las primeras etapas del embarazo pueden causar hinchazón abdominal, semejante a
   lo que sienten algunas mujeres inmediatamente antes del comienzo del
   período menstrual. Esta distención abdominal puede hacer que la ropa le
   quede más ajustada en la cintura, incluso al principio del embarazo cuando
   el útero todavía está bastante pequeño.

Pruebas de embarazo

Si no ha tenido su período menstrual y están ocurriendo algunos de los síntomas antes mencionados, es hora de hacerse una prueba de embarazo o
acudir a su proveedor de atención médica. Hay varias marcas de pruebas de
embarazo para hacerlas en el hogar que puede comprar. Todas ellas se
hacen fácilmente en la intimidad de su propio hogar. Los resultados están
listos en unos minutos.

Para estas pruebas de embarazo, deberá orinar en una especie de palillo
que detecta la presencia de la hCG en la orina. El blastocisto (el óvulo fertilizado que se divide al cabo de aproximadamente 6–7 días de la fertilización)
comienza a producir hCG a medida que se traslada hacia abajo por la trompa
de Falopio hacia adentro del útero. Después de que el blastocisto se
implanta en el útero, aumenta rápidamente la producción de hCG. Las
pruebas de embarazo que se hacen en el hogar pueden detectar 20 mUI/mL,
50 mUI/mL o 100 mUI/mL de hCG en la orina, según la marca. Es importante leer la etiqueta de la prueba ya que no todas las pruebas pueden detectar el mismo nivel de hCG. En términos generales, mientras más bajo sea el
nivel de hCG que pueda detectar la prueba, más precisa es dicha prueba para
identificar un embarazo en una mujer.

Muchas pruebas de embarazo que se hacen en el hogar indican tener
una precisión de un 99% para detectar un embarazo el primer día de no
haber tenido el período menstrual. Sin embargo, los estudios de investigación de estas pruebas han revelado que la mayoría de las marcas de estas
pruebas no siempre detectan un embarazo en una etapa tan temprana. Un
resultado falso-negativo es un resultado negativo que ocurre cuando en

realidad está embarazada. La mayoría de los resultados falso-negativos se deben a que la prueba se ha hecho en una fase muy temprana del embarazo cuando no hay suficiente hCG en la orina. Si recibe un resultado negativo y presenta algunos de los síntomas de un embarazo, podría considerar volverse a hacer la prueba cuando el período menstrual se haya atrasado por lo menos 1 semana. Además, asegúrese de seguir al pie de la letra las indicaciones de la prueba. De esta manera los resultados pueden ser más precisos. Por ejemplo, la mayoría de las pruebas aconsejan usar la primera orina del día, cuando los niveles de hCG son más elevados.

Las pruebas de embarazo que se hacen en el hogar también pueden arrojar resultados falso-positivos. Esto quiere decir que su resultado en la prueba es positivo aunque no está embarazada. Los motivos más comunes para resultados falso-positivos de las pruebas de embarazo en el hogar son no seguir las indicaciones de la prueba o leer los resultados incorrectamente.

Si tiene un resultado positivo en una prueba de embarazo en el hogar o si su resultado es negativo pero quiere verificarlo, puede acudir a su proveedor de atención médica para que le hagan una prueba de sangre y un examen físico. La prueba de embarazo en sangre es más sensible que la mayoría de las pruebas de orina por dos motivos: 1) puede detectar niveles de hCG de 5 a 10 mUI/mL y 2) hay más hCG presente en la sangre que en la orina. Estos dos factores permiten que la prueba de sangre detecte un embarazo de los 6–10 días después de la ovulación, que en muchas mujeres es incluso antes de que no ocurra el período menstrual.

Fecha prevista del parto

Los proveedores de atención médica tienden a referirse al embarazo en término de semanas y días de embarazo en lugar de meses. Un embarazo normal dura aproximadamente 40 semanas desde el primer día del **último período menstrual**. Las semanas del embarazo a veces se dividen en días. Por ejemplo, "36 y 3/7" quiere decir "36 semanas y 3 días de embarazo".

Las semanas del embarazo se dividen en tres **trimestres**. Cada trimestre dura aproximadamente de 12 a 13 semanas (o alrededor de tres meses):

- Primer trimestre: 0 semanas a 13 y 6/7 semanas (meses 1–3)
- Segundo trimestre: 14 y 0/7 semanas a 27 y 6/7 semanas (meses 4–7)
- Tercer trimestre: 28 y 0/7 semanas a 40 y 6/7 semanas (meses 7–9)

La fecha en que se espera que nazca el bebé se llama la **fecha calculada del parto (FCP)** (consulte el cuadro "Cómo calcular la fecha prevista del parto"). La fecha calculada del parto se usa para determinar la **edad gestacional** del bebé durante el transcurso del embarazo. Aunque solo aproximadamente

1 de cada 20 mujeres da a luz en la fecha prevista exacta, la fecha calculada del parto es útil por varias razones. Se usa como guía para dar seguimiento al desarrollo del bebé a medida que evoluciona su embarazo e influye en la fecha que se hacen ciertas pruebas prenatales de detección de **defectos congénitos**. También puede influir en ciertas decisiones de tratamiento si presenta señales y síntomas de parto **prematuro**.

La fecha prevista del parto se determina desde el primer día del último período menstrual. No obstante, es posible que algunas mujeres no sepan bien la fecha del último período menstrual. Ciertos factores, como un embarazo reciente, el uso de anticonceptivos hormonales o amamantar pueden dificultar más la determinación de la última fecha de su período menstrual. Por este motivo se podría hacer un examen por ecografía (ultrasonido) para determinar la fecha calculada del parto (consulte "Visitas de atención prenatal" más adelante en este capítulo). Si tuvo **fertilización in vitro**, la fecha calculada del parto se establece por la edad del embrión y la fecha en que el embrión se transfirió al útero.

Tal vez observe que, según el método de determinación de la fecha del último período menstrual, se incluye la fecha de su último período menstrual a pesar de que aún no estaba embarazada. Se considera que un embarazo ocurre 2 semanas después del primer día del último período menstrual. Por lo tanto, se incluyen 2 semanas adicionales al comienzo del embarazo aunque realmente no estaba embarazada. Muchas mujeres se sorprenden cuando se enteran de que el embarazo dura "oficialmente" 10 meses (40 semanas)—en lugar de 9 meses—debido a estas semanas adicionales. Además, esta técnica de estimación de la fecha se basa en un ciclo de 28 días, lo cual no aplica a todas las mujeres. Es importante tener presente que la fecha calculada del parto solo da una idea general de cuándo nacerá el bebé. Casi siempre las mujeres dan a luz aproximadamente dentro de un plazo de 2 semanas de la fecha prevista del parto, ya sea antes o después.

Cómo calcular la fecha prevista del parto

1. Piense en la fecha en que comenzó su último período menstrual normal.
2. Sume 7 días.
3. Retroceda 3 meses.

Ejemplo: Digamos que el primer día de su último período fue el 1° de enero. Sume 7 días para obtener el 8 de enero. Luego cuente hacia atrás 3 meses. La fecha prevista de su parto es el 8 de octubre.

Molestias y cómo lidiar con ellas

Las señales y los síntomas del comienzo de un embarazo pueden ser molestias leves en algunas mujeres, mientras que en otras pueden ser muy intensos. No es posible pronosticar cuáles mujeres presentarán síntomas más intensos. Además, la mujer puede presentar síntomas distintos durante cada uno de sus embarazos. Ya sean leves o intensas, hay maneras de tratar estas molestias de manera segura y eficazmente.

Náuseas del embarazo

Las náuseas del embarazo no son una sensación que solo ocurre antes del mediodía. Las náuseas y los vómitos que se conocen como náuseas del embarazo pueden ocurrir en cualquier momento del día—por la mañana, la tarde o la noche—y tal vez durar todo el día. Entre un 70% y 85% de las mujeres embarazadas sufren náuseas durante el primer trimestre del embarazo. Las náuseas por lo general comienzan entre la semana 4 y la semana 9 del embarazo. Tienden además a empeorar durante el siguiente mes más o menos. La mayoría de las mujeres que tienen náuseas y vómitos casi siempre se sienten aliviadas del todo de estos síntomas alrededor de las 16 semanas del embarazo. En algunas mujeres, sin embargo, las náuseas y los vómitos continúan por varias semanas o meses. En otras, las náuseas del embarazo duran durante todo el transcurso del embarazo.

Aunque nadie sabe con certeza lo que causa las náuseas y los vómitos, es posible que los niveles de hormonas en aumento durante el embarazo desempeñen una función. Los cambios hormonales pueden intensificar su sentido del olfato, lo que hace que perciba mucho más ciertos olores. Estos cambios también pueden afectar el sentido del gusto, por lo que podría tener un sabor amargo o agrio en la boca además de sentir que nada le sabe bien.

Si tiene náuseas del embarazo, hay varias cosas que puede probar para tratar de tolerarlas mejor y asegurarse de que reciba suficientes nutrientes y líquidos:

- Tome una multivitamina: Tomar un suplemento multivitamínico antes y durante el embarazo puede reducir el riesgo de padecer de náuseas intensas del embarazo.

- Tenga meriendas (bocadillos) cerca de la cama: Trate de comer pan tostado o galletas de soda antes de levantarse de la cama en la mañana para evitar moverse con el estómago vacío.

- Beba líquidos: El cuerpo necesita más agua durante estos primeros meses, por lo tanto, trate de beber líquido a menudo durante el día. El no hacerlo puede causar deshidratación (pérdida del líquido del cuerpo), lo que puede empeorar las náuseas. Si tiene dificultad para tomar agua porque tiene un mal sabor en la boca, pruebe masticar chicle o comer caramelos duros.

- Evite los olores que le molestan: Las comidas o los olores que no solían molestarla pueden ahora provocarle náuseas. Trate de evitar, hasta donde pueda, exponerse a ellos. Use un abanico cuando cocine. Pídale a otra persona que se encargue de la basura.

- Consuma comidas pequeñas con frecuencia: Asegúrese de nunca tener el estómago vacío consumiendo cinco o seis comidas pequeñas cada día.

- Pruebe alimentos que no sean irritantes: Una dieta para problemas estomacales (que incorpore plátanos o guineos, arroz, puré de manzana, pan tostado y té) es baja en grasa y fácil de digerir. Si no le apetecen estos alimentos, pruebe otros que lo hagan. El objetivo es encontrar alimentos que pueda comer y retener. Si puede, trate de agregar un alimento con proteína en cada comida. Algunas fuentes buenas de proteína sin carne son los productos lácteos (leche, helado o nieve, yogur), nueces y semillas (incluida la mantequilla de nueces) y los polvos y las batidas de proteínas.

- Pruebe el jengibre: La gaseosa de jengibre, preparada con jengibre auténtico, el té de jengibre preparado con jengibre fresco rayado, las cápsulas de jengibre y los caramelos de jengibre, pueden ayudarla a aliviar el malestar estomacal.

Si tiene mucho vómito, tenga en cuenta que esto puede desgastar el esmalte dental. Esto sucede porque el estómago contiene mucho ácido. Enjuagarse la boca con una cucharadita de bicarbonato de soda disuelto en una taza de agua puede ayudar a neutralizar el ácido y proteger los dientes.

Si prueba estos remedios y no le dan resultado, su proveedor de atención médica podría recomendarle un medicamento. La combinación de vitamina B_6 con o sin otro medicamento que se llama doxilamina generalmente se recomiendan primero. Si esto no diera resultado, se pueden probar otros medicamentos.

Hasta un 2% de las mujeres con náuseas del embarazo tienen una forma grave que se denomina *hiperémesis gravídica*. Nadie sabe lo que causa esta afección. Se ha sugerido que las mujeres embarazadas con más de un bebé (gemelos, mellizos, trillizos o más) son más propensas a tener náuseas y vómitos intensos que las mujeres con un solo bebé. La hiperémesis gravídica puede ser un problema médico grave si no se trata con prontitud.

Llame a su proveedor de atención médica si presenta cualquiera de estas señales o síntomas:

- No ha podido retener alimentos o líquidos por 24 horas o más.

- Tiene los labios, la boca y la piel muy resecos.

- Orina con menos frecuencia (menos de tres veces al día), no produce mucha orina o la orina es oscura y maloliente.

- No está aumentando de peso o ha bajado 5 libras o más en un período de 1–2 semanas.

Es posible que su proveedor de atención médica la examine para descartar otras causas de sus síntomas. Si la diagnostican con hiperémesis gravídica, le podrían dar medicamentos contra las náuseas y los vómitos. Si tiene un caso grave de hiperémesis gravídica, es posible que deba recibir líquidos por vía intravenosa.

Si no tiene náuseas del embarazo, no se preocupe. Cerca de un 15% de las mujeres no tienen náuseas ni vómitos durante el embarazo.

Agotamiento

Durante el primer trimestre, es probable que se sienta totalmente exhausta y extenuada. Puede que incluso le resulte difícil levantarse de la cama por la mañana. Esto es normal. El embarazo impone una carga al cuerpo entero, por lo que se sentirá muy cansada. El cuerpo está apoyando a una nueva vida en desarrollo. Los niveles hormonales han aumentado, y el *metabolismo* se ha acelerado y consume energía, incluso mientras duerme. Las mujeres pueden sentirse aún más agotadas durante los embarazos posteriores que durante el primero por la necesidad de cuidar de los otros hijos, además de las exigencias de su tiempo.

Para aliviar este agotamiento, preste atención a las señales que le envía el cuerpo. Trate de moderar su actividad y descansar lo que necesite. Pruebe acostándose antes de lo acostumbrado, o duerma una siesta de 15 minutos durante la hora de almuerzo. No olvide que durante estos dos primeros meses, es más importante descansar que terminar de hacer todo lo de la lista de cosas por hacer. Por lo tanto, si fuera necesario, deje algunas cosas sin hacer hasta que recupere la energía para hacerlas, o pídales ayuda a su pareja, sus amistades o parientes. Llevar una dieta saludable y hacer ejercicio también pueden darle más energía.

El agotamiento generalmente se alivia por completo después del primer trimestre. Para la llegada del cuarto mes, habrá recuperado gran parte de su energía. Sin embargo, muchas mujeres comienzan a sentirse cansadas otra vez en los últimos meses del embarazo.

≫ Nutrición

Para algunas mujeres, el embarazo es un suceso planeado. Han hecho ejercicios, se han alimentado bien y han tomado vitaminas por meses antes del embarazo. Para otras, el embarazo es una sorpresa. Muchas mujeres necesitan cambiar sus estilos de vida después de que quedan embarazadas. Aunque es mejor que estos cambios se realicen antes del embarazo, puede también modificar su estilo de vida en cuanto se entere de que está embarazada.

El Capítulo 17, "La nutrición durante el embarazo", contiene mucha información sobre cómo planear una dieta saludable durante el embarazo. Una de las medidas más importantes que necesita tomar al principio del embarazo (e idealmente, antes del embarazo), es asegurarse de recibir suficiente *ácido fólico*, una vitamina que ayuda a reducir el riesgo de ciertos defectos congénitos.

Enfoque en el ácido fólico

El ácido fólico, que también se llama folato, es un tipo de vitamina B. Por lo menos un mes antes del embarazo y durante el embarazo debe tomar un mínimo de 400 microgramos (0.4 mg) de ácido fólico al día para reducir el riesgo de que ocurran *defectos del tubo neural*, como *espina bífida* y *anencefalia*. Se recomienda que todas las mujeres en edad de procrear tomen un suplemento vitamínico que contenga 400 microgramos de ácido fólico al día. Los defectos del tubo neural ocurren cuando no cierra por completo el revestimiento de la médula espinal en las primeras etapas del desarrollo prenatal. Si ha tenido un hijo con uno de estos defectos o si padece ciertos problemas médicos (como la *enfermedad de células falciformes*), se recomienda que tome 10 veces esta cantidad—4 mg al día—mediante un suplemento vitamínico separado por lo menos 1 mes antes del embarazo y en los primeros tres meses del embarazo. Usted y su proveedor de atención médica pueden dialogar si necesita esta cantidad de ácido fólico conforme a su historial médico.

Actualmente, las pautas dietéticas recomiendan que las mujeres reciban 600 microgramos de ácido fólico mientras estén embarazadas. Si bien el ácido fólico se encuentra en muchos alimentos y también se agrega como suplemento a panes, cereales y pastas, es difícil recibir la cantidad recomendada de la dieta solamente. Para asegurarse de que reciba suficiente ácido fólico, puede tomar un suplemento vitamínico prenatal que contenga la cantidad recomendada. Los suplementos multivitamínicos prenatales por lo general contienen 600–800 microgramos de ácido fólico, por lo tanto, si toma una multivitamina prenatal antes del embarazo, no necesita tomar un suplemento adicional diario de ácido fólico durante el embarazo.

Suplementos multivitamínicos prenatales

Los aportes dietéticos recomendados para algunas vitaminas y nutrientes aumentan durante el embarazo. Es buena idea comenzar a tomar multivitaminas prenatales en cuanto se entere de que está embarazada, o idealmente antes del embarazo. Estos suplementos multivitamínicos están disponibles sin receta médica Contienen además los aportes diarios recomendados de vitaminas y minerales que necesitará durante el embarazo, como vitaminas A, C y D; ácido fólico; y minerales como hierro. Durante el embarazo, el uso de vitaminas prenatales puede garantizar que reciba todos los nutrientes importantes que necesita, especialmente si está combatiendo síntomas de náuseas y le resulta difícil comer todos los alimentos que necesita.

En la primera visita de *atención prenatal*, dígale a su proveedor de atención médica si está tomando vitaminas prenatales. Puede también llevar el frasco a la cita. Es importante decirle a su proveedor de atención médica si está tomando vitaminas porque el uso excesivo de algunas de ellas puede ser perjudicial.

Si el olor de las vitaminas le produce malestar estomacal o si tiene dificultad para retenerlas en el estómago, puede tomar dos vitaminas masticables para niños. Asegúrese de decirle a su proveedor de atención médica si está tomando vitaminas para niños.

Aumento de peso

Es normal aumentar algo de peso durante el embarazo. Sin embargo, aumentar demasiado o muy poco de peso puede ser un problema (consulte el cuadro "¿De dónde proviene el peso?").

Cuánto debe aumentar de peso mientras está embarazada depende de su peso antes de quedar embarazada. El *índice de masa corporal (IMC)* es una indicación que determina si su peso es ideal para su estatura. Si su IMC se encuentra entre 18.5 y 24.9, su peso es normal y saludable. Un IMC de menos de 18.5 se considera peso por debajo de lo normal, y un IMC de 25 o mayor se considera sobrepeso. La Tabla 2-1 ilustra la cantidad de peso que debe aumentar durante el embarazo según su IMC antes del embarazo.

Ahora que sabe el peso total que debe aumentar, ¿cómo se traduce esto a la cantidad de alimentos que debe consumir cada día? Una guía fácil de seguir es que si su peso era normal antes del embarazo y está embarazada con un solo bebé, necesita solo aproximadamente 300 *calorías* adicionales al día para recibir todos los nutrientes necesarios y permitir que el cuerpo funcione eficazmente para apoyar el desarrollo y crecimiento adicionales de su bebé. Si está embarazada con mellizos o múltiples bebés, necesita aproximadamente 300 calorías adicionales por cada bebé. Aunque parezca mucho, es muy fácil consumir 300 calorías adicionales; por ejemplo, es la cantidad en

¿De dónde proviene el peso?

Un recién nacido común pesa aproximadamente 7.5 libras, no obstante, se les recomienda a la mayoría de las madres futuras que aumenten 25–35 libras cuando están
embarazadas. ¿De dónde provienen las otras libras? A continuación se ofrece un
desglose del aumento de peso para una mujer con peso normal que aumenta 30
libras durante el embarazo.

- Bebé: 7.5 libras
- Líquido amniótico: 2 libras
- Placenta: 1.5 libras
- Útero: 2 libras
- Senos: 2 libras
- Líquidos corporales: 4 libras
- Sangre: 4 libras
- Depósitos de grasa, proteína y otros nutrientes de la madre: 7 libras

un plato de cereal con fruta y leche baja en grasa, una rosca de pan bagel de
trigo integral con queso crema o un huevo hervido y media docena de galletas de soda. Si para comenzar ya tiene sobrepeso, es posible que necesite
menos de 300 calorías adicionales al día.

Tenga en cuenta que su aumento de peso variará durante el transcurso de
los diferentes meses del embarazo. En los 3 primeros meses, el aumento de
peso será mínimo. De hecho, algunas mujeres bajan algunas libras por las
náuseas del embarazo. El mayor aumento de peso ocurrirá durante el segundo
y tercer trimestres, cuando el crecimiento del bebé es más acelerado. Sin
embargo, el ritmo al que aumente de peso debe permanecer dentro de cierto
intervalo.

No se preocupe de cuánto aumentan de peso otras mujeres. Además, si
está embarazada por segunda vez, su peso puede aumentar de una manera
distinta. Su proveedor de atención médica examinará cuánto ha aumentado
de peso en cada visita de atención prenatal y le dirá si este aumento sigue una
trayectoria saludable.

Ejercicio

Usted se siente cansada. Está aumentando de peso. Para muchas mujeres
embarazadas, hacer ejercicio es lo último en lo que quieren pensar. Sin

embargo, el ejercicio puede aumentar en gran medida su nivel de energía. Mantenerse activa y hacer ejercicio—incluso solo caminar—por lo menos 30 minutos casi todos los días puede ser beneficioso para su embarazo de muchas maneras:

- Alivia los dolores de espalda, el estreñimiento, la distención abdominal y otras inflamaciones
- Mejora el ánimo
- Promueve el tono, el fortalecimiento y la resistencia de los músculos
- Ayuda a que duerma mejor

La rutina ideal de ejercicio durante el embarazo promueve la capacidad de bombear del corazón, la mantiene flexible y controla el peso sin causar demasiada tensión física para usted ni su bebé. Hacer ejercicio en este período le facilita ponerse en forma otra vez después de que nazca el bebé. Algunas rutinas de ejercicio pueden ayudarla a aliviar las molestias y los dolores relacionados con el embarazo. Por ejemplo, el peso adicional que lleva influye en su postura y puede causarle molestias en la espalda. El ejercicio puede ayudarla a aliviar el dolor de espalda tonificando los músculos para fortalecerlos.

Antes de comenzar un programa de ejercicios, hable con su proveedor de atención médica para asegurarse de que no tenga ningún problema médico que pueda restringir su actividad. Si tiene alguna enfermedad cardíaca, corre riesgo de tener trabajo de parto prematuro o tiene sangrado vaginal, su proveedor de atención médica podría aconsejarle que no se ejercite. Se recomienda que las mujeres con las siguientes afecciones no se ejerciten durante el embarazo:

- Algunos tipos de enfermedades del corazón y los pulmones
- Problemas del cuello uterino
- **Embarazo múltiple** con el riesgo de inicio prematuro del trabajo de parto
- Sangrado vaginal
- Trabajo de parto prematuro durante el embarazo actual
- **Ruptura prematura de membranas**
- **Preeclampsia** o **presión arterial alta** que ocurre por primera vez durante el embarazo.

A menos que su proveedor de atención médica le indique lo contrario, debe hacer por lo menos 30 minutos de ejercicio moderado casi todos los días, si no es que todos los días. Estos 30 minutos no tienen que ser a la misma vez sino que puede ser un total de períodos distintos de ejercicio. Si no ha estado activa, comience con solo unos minutos cada día y aumente su rutina a 30 minutos o más.

Tabla 2-1 Cantidad de peso que debe aumentar durante el embarazo

Índice de masa corporal antes del embarazo	Aumento total de peso recomendado durante el embarazo	Ritmo recomendado de aumento de peso por semana en el segundo y tercer trimestres*
Bajo peso (IMC menos de 18.5)	28–40 libras	1.0–1.3 libras
Peso normal (IMC de 18.5–24.9)	25–35 libras	0.8–1 libra
Sobrepeso (IMC de 25–29.9)	15–25 libras	0.5–0.7 libras
Obesidad (IMC superior a 30)	11–20 libras	0.4–0.6 libras

*Supone un aumento de peso en el primer trimestre de entre 1.1 y 4.4 libras
Abreviatura: IMC, índice de masa corporal
Datos de Institutes of Medicine (US). Weight gain during pregnancy: reexamining the guidelines. Washington, DC: National Academies Press; 2009.

Preste atención a su cuerpo mientras se ejercita. Si presenta alguna de las señales o síntomas que se indican en el cuadro "Señales de advertencia para dejar de hacer ejercicio", deje de ejercitarse y llame a su proveedor de atención médica de inmediato.

Cambios durante el embarazo que pueden influir en su rutina de ejercicios

Algunos de los cambios que ocurren en el cuerpo durante el embarazo influyen en las actividades que puede hacer sin riesgo. Tenga en cuenta los siguientes factores cuando elija un programa de ejercicio seguro para usted durante el embarazo:

- Articulaciones: Algunas de las hormonas del embarazo hacen que se estiren los ligamentos que sostienen las articulaciones. Por consiguiente, están más propensas a lesionarse.

- Equilibrio: El peso adicional en la parte delantera del cuerpo hace que cambie el centro de gravedad para usted. Al hacerlo, se produce más tensión en las articulaciones y los músculos, principalmente los de la parte baja de la espalda y la pelvis. Puede también reducir su estabilidad y exponerla más a sufrir una caída.

- Frecuencia cardíaca: El peso adicional también obliga al cuerpo a esforzarse más que antes de quedar embarazada. Esto sucede aun si hace ejercicios a un ritmo más lento. El ejercicio vigoroso promueve el flujo de oxígeno y sangre hacia los músculos y lo aleja de otras partes del cuerpo, como del útero. Si no puede hablar normalmente durante el ejercicio, quiere decir que se está esforzando demasiado.

Señales de advertencia para dejar de hacer ejercicio

Independientemente de que sea una atleta veterana o una principiante, esté al tanto de las siguientes señales de advertencia durante el ejercicio. Si presenta cualquiera de ellos, deje de hacer ejercicio y llame a su proveedor de atención médica.

- Mareos o desmayo
- Mayor dificultad para respirar
- Latidos cardíacos irregulares o rápidos
- Dolor de pecho
- Dificultad para caminar
- Dolor o hinchazón en las pantorrillas
- Dolor de cabeza
- Sangrado vaginal
- Contracciones uterinas que continúan aun en reposo
- Secreciones que supuran o filtran de la vagina
- Disminución del movimiento del feto

Cómo empezar un programa de ejercicio durante el embarazo

Si nunca ha hecho ejercicios, el embarazo es un momento estupendo para comenzar a hacerlos. Hable con su proveedor de atención médica sobre sus planes para comenzar a hacer ejercicios. Recuerde además comenzar lentamente. Comience con solo 5 minutos de ejercicios al día y agregue 5 minutos todas las semanas hasta que llegue a un nivel de actividad de 30 minutos al día.

Muchos deportes se pueden practicar sin riesgo durante el embarazo, incluso para las principiantes.

- Caminar es un buen ejercicio para todos. Las caminatas vigorosas ejercitan todas las partes del cuerpo y no ejercen demasiada presión en las articulaciones y los músculos. Si no estaba activa antes de quedar embarazada, caminar es la forma ideal de comenzar un programa de ejercicios.

- La natación es un deporte magnífico para el cuerpo ya que ejercita muchos músculos distintos. Debido a que el agua apoya el peso, evita lesiones o torceduras de músculos. El agua también la ayuda a mantenerse refrescada y evita que las piernas se hinchen.

- El ciclismo es un buen ejercicio aeróbico. Sin embargo, el crecimiento del área abdominal puede afectarle el equilibrio y exponerla más a sufrir caídas. Es buena idea usar bicicletas estacionarias o reclinadas durante las etapas posteriores del embarazo.

Actividades que debe evitar

Aunque hay muchos deportes que puede seguir practicando mientras está embarazada, como caminar y nadar, hay ciertas actividades que debe evitar ya que son demasiado riesgosas para usted y el bebé:

- Esquí alpino: Este deporte la predispone a sufrir lesiones graves y caídas fuertes. Además, ejercitarse a alturas que sobrepasen los 6,000 pies conlleva varios riesgos. Si hace alguna actividad física a alturas elevadas, debe estar al tanto de los síntomas del mal de altura (dolor de cabeza punzante, náuseas, vómitos, mareos, debilidad y dificultad para dormir). Prepárese para descender a menor altura y obtener ayuda médica si presenta alguno de estos síntomas.

- Patinar con patines "en línea", gimnasia y equitación: Su equilibrio está afectado y corre el riesgo de chocar y caerse.

- Esquiar sobre agua, hacer surf o clavado: Chocar contra el agua fuertemente puede ser perjudicial. Caer a velocidades elevadas como estas puede ser perjudicial para usted o su bebé.

- Deportes que impliquen contacto físico: Evite practicar deportes en equipo que lleven un ritmo acelerado, como hockey sobre hielo, fútbol, baloncesto y voleibol. Los choques o las caídas pueden causarles daño tanto a usted como a su bebé.

Ejercicio del mes: Ejercicios de Kegel

El crecimiento del útero que ocurrirá en los próximos meses ejercerá una mayor presión en la vejiga. Aun si la vejiga está casi vacía, se puede sentir como si estuviera llena. El peso del útero sobre la vejiga puede incluso causar la pérdida de pequeñas cantidades de orina al estornudar o toser. Los ejercicios de Kegel pueden ayudarla a regular el funcionamiento de la vejiga. Estos ejercicios fortalecen los músculos que envuelven la entrada de la vagina. Aquí le indicamos cómo hacerlos:

- Contraiga los músculos que usa para detener el flujo de orina.
- Sostenga esta posición por 10 segundos y luego reléjese.

Repita este ejercicio 10–20 veces seguidas por lo menos tres veces al día. Los ejercicios de Kegel se pueden hacer en cualquier momento, ya sea mientras trabaja, o mientras conduce el automóvil o ve televisión.

- Buceo: El aumento de presión del agua predispone al bebé a sufrir una enfermedad por descompresión.

Evite practicar algunos deportes si nunca los ha practicado anteriormente. En los deportes con raquetas, como badminton, tenis y raquetbol, los cambios que han ocurrido en el cuerpo pueden afectar su equilibrio y aumentar el riesgo de sufrir una caída. No obstante, si tiene mucha experiencia practicando estos deportes, estará más apta para compensar por estos cambios. Si no está segura sobre su capacidad para mantener el equilibrio, tal vez deba evitar estos deportes.

Decisiones saludables

Es posible que tenga muchas preguntas por hacer y decisiones por tomar durante los 2 primeros meses del embarazo. Las decisiones que enfrenta ahora tratan sobre cambios importantes de su estilo de vida, la selección del profesional que proveerá atención médica durante el embarazo y la decisión de cuándo decirles la noticia a los demás.

Cosas que debe evitar durante el embarazo

Es perfectamente normal sentir ansiedad acerca de lo que puede y no puede hacer mientras está embarazada. Aunque la lista de lo que no debe hacer parezca larga, casi todo lo que figura en ella es fácil de recordar.

Fumar. Si fuma, es mejor dejar de hacerlo antes o en cuanto se entere de que está embarazada. El humo del cigarrillo contiene miles de sustancias químicas perjudiciales, como plomo, brea (alquitrán), nicotina y bióxido de carbono. Cuando fuma, estas *toxinas* se trasladan directamente a su bebé y aumentan el riesgo de las siguientes complicaciones:

- Sangrado vaginal
- Parto prematuro
- Bebés con peso bajo al nacer (peso por debajo de 5 libras y media)
- *Nacimiento de un niño muerto*
- *Síndrome de muerte súbita del lactante*

Es mejor dejar de fumar antes del embarazo o en cuanto se entere de que está embarazada. Dejar de fumar durante el embarazo es mejor que no dejar de hacerlo en lo absoluto. Se desconoce si reducir la cantidad de cigarrillos que se fuma brinda algún beneficio. Lo mejor para usted y su bebé es abandonar por completo el hábito. Quizás lo logre para siempre y por consiguiente, usted y su familia gozarán de mejor salud.

Si está embarazada y fuma, dígaselo a su proveedor de atención médica. De esta manera el proveedor podrá ayudarla a encontrar apoyo y programas para dejar de fumar en su localidad. También puede llamar a la línea nacional de ayuda telefónica, 1-800-QUIT-NOW. Una de las mejores medidas que puede tomar cuando deje de fumar es participar en un grupo para dejar de fumar o recibir asesoramiento individual por teléfono, en persona o por Internet. Hablar sobre sus experiencias con otras personas que tratan de dejar el hábito le ayuda a darse cuenta de que usted no está sola y que tiene personas a quienes puede acudir si enfrenta problemas. Saber que hay otros que han pasado por las mismas experiencias suyas la harán sentirse menos sola. La Sociedad Americana del Cáncer afirma que hay un vínculo estrecho entre la frecuencia y la duración del asesoramiento de ayuda (su intensidad) y la eficacia de este tipo de ayuda: cuanto más intenso sea el programa, mayor será la probabilidad de que sea eficaz. Para enterarse de los programas para dejar de fumar en su localidad, obtener información sobre este tema u obtener apoyo, consulte la sección de "Recursos informativos" de este capítulo.

Aunque muchos fumadores dejan el hábito con la ayuda de productos de reemplazo de nicotina (como el chicle o el parche de nicotina) o con medicamentos con receta, estos productos se deben usar con precaución durante el embarazo. Esto se debe a que no se han hecho suficientes estudios para determinar la seguridad de estos productos durante el embarazo. Los productos de reemplazo de nicotina sin receta médica se deben usar solamente cuando los demás intentos no han dado resultado y usted y su proveedor de atención médica han examinado bien los riesgos comprobados de seguir fumando contra los posibles riesgos de estos productos. El tabaco sin humo, los cigarrillos electrónicos y las tiras de gel con nicotina no son sustitutos seguros de los cigarrillos. Estos productos no se deben usar para dejar de fumar.

La exposición pasiva al humo—el humo de cigarrillos que fuman otras personas que están cerca—puede ser perjudicial también. Inhalar este humo durante el embarazo aumenta en hasta un 20% el riesgo de tener un bebé con bajo peso al nacer. El síndrome de muerte súbita del lactante ocurre con mayor frecuencia en los bebés con exposición pasiva al humo y con la tendencia a tener enfermedades respiratorias es mayor en estos bebés que en aquellos que no están expuestos al humo pasivo. Si vive o trabaja alrededor de fumadores, tome medidas para evitar la exposición pasiva al humo. Es buena idea pedirles a sus familiares que fuman que lo hagan afuera o que dejen el hábito por completo.

Una vez que nazca el bebé, puede ser tentador volver a fumar. Prepárese. Antes de que nazca el bebé, piense cómo enfrentará los deseos de fumar y prepare un plan para evitar hacerlo. Hable con su proveedor de atención médica sobre su plan para mantenerse alejada de los cigarrillos.

El uso de alcohol. El alcohol puede afectar adversamente la salud de su bebé. Es mejor dejar de beber antes de quedar embarazada. Si bebió algo de alcohol antes de enterarse que estaba embarazada, es muy probable que su bebé no se haya afectado. Lo importante es evitar el uso de alcohol una vez que sepa que está embarazada.

Cuando una mujer embarazada bebe alcohol, el alcohol llega rápidamente al bebé. El alcohol es mucho más perjudicial para un bebé que para un adulto. En los adultos, el hígado descompone el alcohol. El hígado de un bebé, sin embargo, no se ha desarrollado completamente y no puede descomponer el alcohol.

El término "trastornos del espectro de alcoholismo fetal" describe los diferentes efectos que pueden ocurrir en el bebé cuando una mujer bebe durante el embarazo. Estos efectos pueden ser, entre otros, discapacidades físicas, mentales, del comportamiento y del aprendizaje, que pueden durar toda la vida. El trastorno más grave es el *síndrome de alcoholismo fetal*. Este síndrome causa problemas de desarrollo, problemas mentales o del comportamiento y facciones anormales. Es más probable que ocurra en los bebés de madres que bebieron mucho (tres o más bebidas en cada ocasión o más de siete bebidas a la semana) y siguieron bebiendo considerablemente durante el embarazo, aunque también puede ocurrir con el uso de cantidades menores de alcohol. Incluso el uso moderado de alcohol durante el embarazo (que se define como una bebida alcohólica al día) puede causar problemas de aprendizaje y del comportamiento a largo plazo en el niño.

No se sabe cuál cantidad de alcohol es perjudicial para el bebé. Lo mejor es no beber nada durante todo el embarazo. Además, no hay ningún tipo de bebida alcohólica segura. Una cerveza, un trago de licor, una bebida mezclada o una copa de vino contienen aproximadamente la misma cantidad de alcohol.

Puede que sea difícil dejar de beber. Algunas preguntas que debe hacerse sobre su dependencia del alcohol se encuentran en el cuadro "¿Tiene problemas con la bebida?". Hable con franqueza con su proveedor de atención médica sobre sus hábitos de beber. Si depende del alcohol, es posible que necesite recibir asesoramiento y atención médica especializados. Su proveedor de atención médica puede ayudarla a conectarse con esos recursos.

Abuso de sustancias. El abuso de sustancias es el consumo de drogas ilegales, como la heroína, la cocaína, las metanfetaminas, la marihuana y los medicamentos con receta que se usan sin motivos médicos. El abuso de drogas es un problema generalizado en Estados Unidos. Una encuesta que se realizó en el 2011 reveló que cerca de un 5% de las mujeres embarazadas admitieron haber usado una sustancia ilegal en los 30 días previos. A menudo han usado más de una sustancia. El uso de estas sustancias durante el embarazo puede

¿Tiene problemas con la bebida?

¿Usa o abusa del alcohol? A veces es difícil determinarlo. Si no está segura, pregúntese lo siguiente:

1. En promedio, ¿cuántas bebidas de tamaño estándar que contienen alcohol bebe usted en una semana? Si respondió más de 7 bebidas a la semana, esto se considera beber de manera arriesgada.
   Nota: Si está embarazada, beber cualquier cantidad de alcohol es beber de manera arriesgada.

2. Cuando bebe, ¿cuál es la cantidad máxima de bebidas de tamaño estándar que consume a la vez? Si respondió 3 bebidas o más, esto se considera beber de manera arriesgada.
   Nota: Si está embarazada, beber cualquier cantidad de alcohol es beber de manera arriesgada.

Si bebe alcohol, responda a las siguientes preguntas:

T ¿Cuántas bebidas necesita para sentir "euforia"? (TOLERANCIA)

M ¿Se ha sentido MOLESTA por las críticas de los demás sobre su consumo de alcohol?

R ¿Ha sentido que debe REDUCIR su consumo de alcohol?

R ¿Ha bebido alguna vez una bebida alcohólica a primera hora de la mañana para calmarse los nervios o quitarse el malestar (la resaca) de una borrachera? (REVELACIÓN)

Puntuación:

- 2 puntos si su respuesta a la primera pregunta fue más de dos bebidas.
- 1 punto por cada respuesta afirmativa a las demás preguntas.

Si su puntuación total es de 2 o más, puede que tenga un problema con la bebida.

Adaptado de Sokol RJ, Martier SS, Ager JW. The T-ACE questions: practical prenatal detection of risk drinking. Am J Obstet Gynecol 1989;160:865.

provocar un parto prematuro, interferir en el desarrollo del bebé, o bien, causar defectos congénitos o problemas del aprendizaje y del comportamiento.

Ha sido difícil para los investigadores vincular un problema particular con el uso de una droga específica, ya que las mujeres que usan drogas ilegales a menudo usan alcohol y tabaco también, lo cual acarrea de por sí riesgos para las mujeres y sus bebés. Además, las mujeres que usan drogas ilegales pueden manifestar otras conductas poco sanas, como mala nutrición. Se ha demostrado que estas conductas afectan adversamente el embarazo.

Lo importante es que debe evitar el uso de todo tipo de drogas ilegales y de medicamentos con receta sin motivos médicos mientras se encuentre embarazada. Si es adicta a una de estas drogas, dígale a su proveedor de atención médica que necesita ayuda. Tratar de eliminar una adicción por su cuenta mientras está embarazada puede ser más perjudicial para usted y su bebé. Este es particularmente el caso si es adicta a un opioide como la heroína o al medicamento con receta oxicodona. Dejar de usar estas drogas abruptamente puede causar complicaciones graves, como trabajo de parto prematuro y muerte fetal. Por este motivo, muchas mujeres embarazadas adictas a los opioides reciben tratamiento de mantenimiento con otra droga para evitar las complicaciones de la abstinencia. Hay programas para el tratamiento de abuso de sustancias específicamente adaptados a las mujeres embarazadas que proporcionan atención prenatal, asesoramiento y terapia en familia, educación sobre la nutrición y otros servicios. Su proveedor de atención médica puede ayudarla a inscribirse en uno de ellos. Para encontrar uno de estos programas en su localidad, puede visitar el sitio de Internet de la Substance Abuse and Mental Health Services Administration (Administración de Servicios para el Abuso de Sustancias y de Salud Mental) en https://findtreatment.samhsa.gov/ o llamar a dicha agencia al 1-800-662-HELP (4357).

Es muy importante que sea franca y honesta con su proveedor de atención médica sobre sus problemas de abuso de sustancias. Hay ayuda disponible en forma de programas de tratamiento, especialistas en medicina de adicción y otros tipos de ayuda.

¿Qué debo hacer acerca de los medicamentos?

La mayoría de los medicamentos no son perjudiciales durante el embarazo. Sin embargo, es buena idea decirle a su proveedor de atención médica todos los medicamentos que usa o toma, incluidos los medicamentos con y sin receta médica y las hierbas medicinales. No deje de usar un medicamento recetado sin antes consultar a su proveedor de atención médica. Los riesgos de usar algunos medicamentos durante el embarazo pueden ser menores que los efectos de no usarlos. Por ejemplo, ciertas enfermedades son más perjudiciales para un bebé en desarrollo que los medicamentos que se usan para tratarlas. Si un medicamento que está usando o tomando implica algún riesgo, su proveedor de atención médica podría recomendarle otro más seguro mientras está embarazada.

Los medicamentos de venta sin receta, como las hierbas medicinales y los suplementos vitamínicos, también pueden también problemas durante el embarazo. Consulte con su proveedor de atención médica antes de usar cualquier tipo de medicamento de venta sin receta. Entre estos figuran los medicamentos para aliviar el dolor, *laxantes*, remedios para resfriados o alergias, y tratamientos para la piel. Sin embargo, usted no tiene que tolerar las molestias de los dolores de cabeza o los resfriados sin obtener alivio. Su proveedor de atención médica puede aconsejarle sobre los medicamentos que pueden usar con seguridad las mujeres embarazadas. Si desea obtener más información sobre el uso de medicamentos durante el embarazo, consulte el Capítulo 21, "La reducción de los riesgos de defectos congénitos".

La selección de un proveedor de atención médica para su embarazo

Si todavía no ha seleccionado un proveedor de atención médica, encontrar este proveedor para su embarazo es probablemente una de las decisiones más importantes que hará inicialmente. Hable con su proveedor de atención médica habitual para obtener recomendaciones, o pregunte a las mujeres que conoce acerca de sus opiniones de los proveedores de atención médica que las atendieron cuando dieron a luz a sus bebés.

Puede también encontrar un proveedor de atención durante el embarazo en la lista de proveedores de su seguro médico. Todos los planes médicos ofrecen un servicio de "búsqueda de médicos" en sus sitios de Internet, o puede llamar al proveedor de seguro directamente. El sitio de Internet del Colegio Americano de Obstetras y Ginecólogos también dispone de una función de "Búsqueda de médicos". Para acceder a esta función, visite www.acog.org.

Tipos de proveedores de atención médica. Hay cuatro tipos de profesionales que brindan atención médica durante el embarazo, el nacimiento del bebé y el período de postparto: los **obstetras–ginecólogos**, los **subespecialistas en medicina maternofetal** (obstetras de embarazos de alto riesgo), los médicos de cabecera, las enfermeras parteras certificadas y las comadronas certificadas.

1. Obstetras–ginecólogos: Los obstetras–ginecólogos son médicos que se especializan en la atención médica de la mujer. Después de concluir los estudios en un colegio de medicina, estos médicos cursan cuatro años de capacitación especializada en obstetricia y ginecología. Para recibir la certificación, un obstetra–ginecólogo debe aprobar ciertos exámenes escritos y orales para demostrar que ha recibido los conocimientos y las destrezas necesarias para brindar atención médica y quirúrgica a la mujer. El médico obstetra–ginecólogo certificado puede entonces convertirse en Miembro del Colegio Americano de Obstetras y Ginecólogos. Este grupo ayuda a los médicos a mantenerse actualizados en los últimos avances médicos.

2. Subespecialistas en medicina maternofetal: Estos médicos, que también se llaman perinatólogos, han recibido cuatro años de capacitación en obstetricia y ginecología y posteriormente dos o tres años de capacitación en obstetricia de alto riesgo. Los subespecialistas en medicina maternofetal deben aprobar exámenes escritos y orales para recibir la certificación. Las mujeres con embarazos de alto riesgo podrían ser referidas a un subespecialista en medicina maternofetal para recibir atención médica.

3. Médicos de cabecera: Los médicos de cabecera brindan atención médica general para tratar la mayoría de los problemas médicos, entre otros, los embarazos. Después de cursar estudios en una escuela de medicina, los médicos de cabecera cursan tres años de capacitación avanzada en medicina familiar (que incluye obstetricia) y obtienen la certificación con la aprobación de un examen. Están capacitados para atender embarazos y partos normales.

4. Enfermeras parteras certificadas y comadronas certificadas: Las enfermeras parteras certificadas y las comadronas certificadas han recibido capacitación especial para atender a las mujeres con embarazos de bajo riesgo y a sus bebés, desde los primeros meses del embarazo, hasta el trabajo de parto, el parto y por varias semanas después del nacimiento. Las enfermeras parteras certificadas son enfermeras diplomadas que han cursado estudios en un programa acreditado de enfermería y poseen un título de posgrado en partería. Para obtener la certificación, deben probar un examen escrito nacional que administra la Junta Americana de Certificación de Partería (American Midwifery Certification Board) y mantener una licencia activa en enfermería. Las comadronas certificadas han obtenido sus títulos en un programa de educación en partería acreditado por la División de Acreditación del Colegio de Enfermeras Parteras. Deben satisfacer los mismos requisitos, aprobar el mismo examen nacional de certificación de la Junta Americana de Certificación de Partería y se rigen por las mismas normas profesionales que se rigen las enfermeras parteras. Ambos tipos de parteras generalmente trabajan con un médico calificado que proporciona apoyo.

A las comadronas certificadas profesionales también se les llama "parteras de entrada directa certificadas", "parteras registradas" o "parteras autorizadas" y se consideran profesionales médicos legales en algunos estados de EE. UU., pero no en otros. No hay un programa de educación estándar para las comadronas certificadas profesionales. Las comadronas certificadas profesionales pueden aprender su profesión en un programa de capacitación, como aprendices o estudiando por cuenta propia, y reciben la certificación mediante el Midwife Education Accreditation Council, que es un consejo de acreditación para comadronas.

Tipos de consultorios. Otro factor que debe considerar es si el proveedor de atención médica trabaja por su cuenta, en un grupo o en un consultorio conjunto. Cuando el proveedor trabaja por su cuenta, dicho proveedor trabaja solo pero es posible que cuente con la ayuda de otros proveedores de atención médica para atender los partos. En un consultorio conjunto, dos o más proveedores de atención médica comparten los deberes para responder constantemente a las necesidades de atención médica de sus pacientes. Un consultorio conjunto reúne a un equipo de profesionales de atención médica—como enfermeras, enfermeras parteras certificadas o comadronas certificadas, *médicos laboristas*, enfermeras especializadas, auxiliares médicos y educadoras de parto—con distintos conocimientos y destrezas. Las contribuciones de cada miembro son de vital importancia para la atención de la paciente.

Otro tipo de atención prenatal que podría considerar se llama Centering Pregnancy, una forma de atención prenatal en grupo. En lugar de citas médicas individuales, un grupo de 8–12 mujeres, con fechas prevista de parto semejantes, se reúnen regularmente con un proveedor de atención médica para hacerse evaluaciones de la salud, recibir educación y apoyo. Los exámenes físicos se realizan en una sala privada. Si le atrae este modelo de atención prenatal en grupo, pídale más información a su proveedor de atención médica.

Preguntas que debe hacer. Una vez que encuentre un proveedor de atención médica que le parezca prometedor, es buena idea hacerle algunas preguntas que son importantes para usted y su pareja. No dude en crear una lista de las inquietudes que tenga y llevarla consigo a su primera visita de atención prenatal. Use esta lista para que le sirva de guía a la hora de hacer algunas de las preguntas que debe hacer:

- ¿Cómo opera su consultorio? ¿Trabaja usted por su cuenta o hay un grupo de médicos o proveedores de atención médica?

- Si se trata de un grupo, ¿con qué frecuencia me atenderé con el mismo proveedor de atención médica cuando venga a mis visitas prenatales?

- Si trabaja por su cuenta, ¿quién es la persona encargada cuando usted no está disponible?

- ¿A qué hospital iré para dar a luz?

- ¿Tiene un número después de horas laborables que pueda usar en caso de emergencia o si tengo alguna pregunta?

- ¿Quién se encarga de las llamadas después de horas laborables?

- ¿Quién me atenderá durante el parto de mi bebé?

- ¿Cuál es su opinión sobre la **anestesia** durante el trabajo de parto, la **episiotomía**, las posiciones de parto alternativas, el **parto por cesárea** y el parto instrumentado?

- ¿Quién puede estar conmigo durante el parto?

Cuándo dar la noticia

El momento para decirles a sus parientes y amistades que está embarazada es una decisión personal. Muchas mujeres optan por esperar hasta después de que hayan transcurrido las primeras 12 semanas. Otras deciden decirlo en cuanto reciben un resultado positivo en la prueba de embarazo. Aunque la decisión de cuándo revelar la noticia es muy personal, debe tener en cuenta lo siguiente:

- El riesgo de **aborto natural** es mayor durante los primeros 3 meses del embarazo. Quizá quiera esperar hasta el segundo trimestre para decirles que está embarazada a sus amistades, compañeros de trabajo y miembros de la familia extendida.

- Discriminar en contra de una mujer embarazada es ilegal. Sin embargo, es posible que desee esperar anunciarlo en el trabajo después de que haya gestionado los detalles de su ausencia por maternidad con su supervisor.

- Las mujeres que han tenido problemas en embarazos previos, especialmente en las primeras etapas del embarazo, pueden sentirse más seguras de esperar hasta el segundo trimestre para decírselo a los demás. Aunque las inquietudes de sus amistades y parientes sobre usted pueden ser genuinas, también pueden empeorar su propia ansiedad sobre el embarazo.

Otras consideraciones

Muchas mujeres embarazadas tienen trabajos fuera del hogar. A menudo ellas trabajan casi hasta el día del parto y regresan a sus trabajos al cabo de unas semanas o meses del nacimiento del bebé. Las mujeres pueden a menudo seguir haciendo sus trabajos habituales mientras están embarazadas. Sin embargo, algunos empleos no son seguros para una mujer embarazada. Además, el agotamiento, las náuseas y las demás molestias pueden dificultar las tareas del trabajo durante las primeras etapas del embarazo.

Un ambiente de trabajo seguro

La mayoría de las mujeres pueden seguir trabajando durante el transcurso de sus embarazos. Sin embargo, es posible que sea necesario hacer pequeños cambios según el trabajo que realice. Los trabajos que impliquen levantar objetos pesados, trepar, cargar o estar de pie, puede que no sean seguros durante el embarazo. El motivo de ello es que los mareos, las náuseas y el agotamiento que comúnmente aparecen durante las primeras semanas de embarazo pueden exponerla a sufrir una lesión. Posteriormente, el cambio en la forma del cuerpo puede desequilibrarla y provocarle una caída.

Algunas sustancias en el trabajo son peligrosas durante el embarazo. Aunque la exposición a sustancias dañinas en el trabajo ocurre raras veces, tiene sentido pensar sobre las cosas con las que entra en contacto durante el transcurso del día laborable. También podría entrar en contacto con estos agentes mientras realiza un pasatiempo. Los agentes peligrosos durante el embarazo se tratan más a fondo en el Capítulo 21, "La reducción de los riesgos de defectos congénitos".

Si cree que su trabajo la predispone a entrar en contracto con algo perjudicial, determínelo con certeza hablando con el personal de oficina, la clínica de empleados o su sindicato. Dígale a su proveedor de atención médica en cuanto crea que usted y su bebé corren algún peligro. Puede obtener información en los sitios de Internet de la Administración de Seguridad y Salud Ocupacional y del Instituto Nacional de Seguridad y Salud Ocupacional. También consulte, "Sus derechos en el lugar de trabajo" en el Capítulo 4, "4° mes (Semanas 13–16)".

Consejos para trabajar durante las primeras semanas del embarazo

Trabajar cuando siente las náuseas y el agotamiento de las primeras semanas del embarazo puede ser difícil. Para lidiar con esta situación, pruebe lo siguiente:

- Aproveche el tiempo flexible: Si su trabajo ofrece tiempo flexible, aproveche este beneficio. ¿A qué hora del día se siente más enérgica? Considere llegar más tarde si las primeras horas de la mañana son difíciles para usted. Si las tardes son un problema, llegue más temprano para que se pueda ir antes.

- Lleve meriendas (bocadillos): Comer meriendas saludables durante el día puede ayudarla a combatir las náuseas y brindarle energía. Las galletas de soda, las verduras frescas, o bien, las frutas y el queso son buenas opciones.

- Duerma una siesta breve, si puede: Si tiene una oficina, cierre la puerta y descanse durante la hora de almuerzo.

- Manténgase hidratada: Estar deshidratada la hará sentirse peor. Asegúrese de beber suficiente líquido durante el día.

✍ Visitas de atención prenatal

En cuanto se entere de que está embarazada, llame a su proveedor de atención médica para programar una cita y recibir atención prenatal de inmediato. Tendrá citas periódicas durante el transcurso de su embarazo. En cada visita, el proveedor de atención médica examinará su salud y el desarrollo de su bebé.

La primera o segunda visita de atención prenatal probablemente será una de las más largas. Su proveedor de atención médica necesitará hacerle muchas preguntas sobre su salud y realizar varios análisis o pruebas. Es importante responder con franqueza a todas las preguntas y dar todos los detalles que pueda. En el Apéndice B encontrará un formulario de historial médico. Puede llenar este formulario antes de la visita, o puede simplemente leerlo para que sepa las preguntas que le harán. Puede ser útil llevar a una persona que le brinde apoyo a sus visitas de atención prenatal. Durante estas primeras visitas, el proveedor de atención médica puede hacer lo siguiente:

- Preguntarle sobre su historial médico, por ejemplo, sus embarazos, cirugías o problemas médicos previos.

- Preguntarle sobre los medicamentos con y sin receta que usa o toma (llévelos, si es posible).

- Preguntarle sobre el historial médico de su familia y del padre del bebé.

- Hacerle un examen físico completo además de análisis de sangre y orina.

- Realizarle un **examen pélvico**.

- Medirle la presión arterial, estatura y peso.

- Calcular la fecha prevista de nacimiento del bebé.

Algunos proveedores de atención médica hacen un **examen por ecografía (ultrasonido)**, que es un examen que usa ondas sonoras para mostrar las estructuras del interior del cuerpo, a fin de confirmar el embarazo. Este examen se puede hacer por vía transvaginal mediante el uso de un **transductor** (el instrumento que transmite las ondas sonoras) que se coloca en la vagina. Si tiene menos de cinco semanas de embarazo, es posible que el embrión no sea visible. Si tiene más de 5 semanas de embarazo, no espere ver mucho más que una estructura pequeña y circular que representa el saco amniótico donde el bebé está creciendo. No podrá ver los brazos ni las piernas, ni tampoco ninguna otra estructura específica hasta más adelante en el embarazo.

La manera que se considera más exacta para calcular la fecha prevista del parto es mediante un examen por ecografía (ultrasonido) en el primer trimestre. La edad gestacional se puede calcular con una medida que se denomina "longitud coronilla–cóccix". Esta es la longitud del embrión o el feto que se mide desde la parte superior de la cabeza (la "coronilla") hasta la parte inferior del área que se convertirá en los glúteos (el "cóccix"). Si tiene menos de 7 semanas de embarazo, no es posible ver la coronilla ni el cóccix del embrión, por lo tanto, se mide la longitud mayor del embrión. Entonces, se usa una fórmula para calcular la edad gestacional sobre la base de esta medida. La frecuencia cardíaca también se puede detectar durante un examen por ecografía alrededor de la sexta semana del embarazo.

Situaciones especiales

Aunque es normal que las mujeres embarazadas se preocupen por las complicaciones, la mayoría de ellas tienen embarazos completamente saludables y dan a luz a bebés sanos. Sin embargo, es mejor estar atenta a las señales y los síntomas que puedan indicar la presencia de un problema. A menudo, cuanto más pronto acuda a su proveedor de atención médica, mejor será la probabilidad de tratar eficazmente las complicaciones.

Aborto natural

La pérdida del embarazo en el primer trimestre se denomina aborto natural. Alrededor de un 15 al 20% de los embarazos terminan de esta manera. Algunos abortos naturales ocurren antes de que la mujer se dé cuenta de que no ha tenido un período menstrual o incluso antes de que sepa que está embarazada.

El indicio más común de aborto natural es el sangrado. Llame a su proveedor de atención médica si presenta cualquiera de los siguientes signos de advertencia:

- Manchas de sangre o sangrado sin dolor
- Sangrado intenso o constante con dolor abdominal o cólicos
- Expulsión de un chorro de líquido de la vagina sin dolor ni sangrado
- Expulsión de tejido fetal

La mayoría de los abortos naturales se producen a causa de problemas con los *cromosomas* del óvulo fertilizado que ocurren al azar y que es probable que no vuelvan a ocurrir en un embarazo posterior. En la mayoría de los casos, la mujer y el hombre no tienen problemas de salud. La mayoría de las mujeres que tienen un aborto natural logran tener embarazos saludables posteriormente. El tema del aborto natural se trata más a fondo en el Capítulo 33 "La pérdida prematura del embarazo: aborto natural, embarazo ectópico y la enfermedad trofoblástica gestacional".

Embarazo ectópico

Un *embarazo ectópico* ocurre cuando el óvulo fertilizado se implanta fuera del útero. El óvulo generalmente se implanta en una de las trompas de Falopio, aunque también se puede implantar en otros lugares, como en el *cuello uterino* o el abdomen. Cuando el embarazo ectópico ocurre en una trompa de Falopio, pueden ocurrir problemas graves de salud. La trompa de Falopio se puede desgarrar (romper) y provocar una hemorragia interna potencialmente mortal. Aproximadamente el 2% de todos los embarazos son ectópicos.

Un embarazo ectópico puede parecer normal, con algunos de los mismos síntomas, como la falta del período menstrual y náuseas. Si presenta algún tipo de sangrado vaginal, tiene dolor en la pelvis o se siente mareada o aturdida (debido a una hemorragia interna)—especialmente si aún no ha tenido un examen por ecografía (ultrasonido) para confirmar que su embarazo ocurrió en el útero—llame a su proveedor de atención médica. El tema del embarazo ectópico se trata más a fondo en el Capítulo 33 "La pérdida prematura del embarazo: aborto natural, embarazo ectópico y la enfermedad trofoblástica gestacional".

PREGÚNTELES A LOS EXPERTOS

Me gusta tomar café, pero me preocupa la cafeína. ¿Cuánta cafeína puedo consumir sin riesgo al día?

A muchas mujeres se les ha pedido limitar el consumo de cafeína durante el embarazo debido a una posible asociación con una mayor tendencia de aborto natural, parto prematuro y **bajo peso al nacer**. Sin embargo, los estudios recientes sobre el consumo de cafeína y el riesgo de aborto natural son contradictorios. Algunos estudios indican que el riesgo de aborto natural de las mujeres que consumen 200 mg de cafeína (equivalente a una taza de 12 onzas de café) o más al día es el doble, en comparación con el de las mujeres que no consumen cafeína. Sin embargo, otro estudio no encontró ninguna relación entre el consumo de cafeína y el riesgo de aborto natural, independientemente de la cantidad consumida. Tampoco hay una prueba definitiva de que la cafeína aumente el riesgo de tener un bebé con bajo peso al nacer. Debido a estos resultados contradictorios en los estudios, no es posible dar una recomendación sobre la cantidad de cafeína que se puede consumir sin riesgo durante el embarazo. En cuanto a la relación entre el consumo moderado de cafeína y el parto prematuro, los resultados de casi todas las investigaciones revelan que el consumo de cafeína no parece influir en esta complicación.

No obstante, es posible que sea buena idea limitar el consumo de cafeína por otros motivos. El exceso de cafeína puede interferir en el sueño que es tan necesario, y contribuir a las náuseas y los mareos. El efecto diurético de la cafeína puede aumentar la producción de orina y causar deshidratación. Si decide reducir el consumo de cafeína, no piense solo en el café. Recuerde que la cafeína también se encuentra en el té, el chocolate, las bebidas energéticas y los refrescos.

¿Se pueden usar sin riesgo los lavados vaginales durante el embarazo?

No. Lo mejor es no usar lavados vaginales en ningún momento, ya sea que esté embarazada o no. Las mujeres no necesitan usar lavados vaginales para eliminar la sangre, el semen ni las secreciones vaginales. La mayoría de los expertos dicen que es mejor dejar que la vagina se limpie naturalmente. Los lavados vaginales pueden incluso incrementar el riesgo de contraer infecciones vaginales. Tenga en cuenta que aun las vaginas saludables y limpias pueden producir un olor leve.

RECURSOS INFORMATIVOS

Los siguientes recursos ofrecen más información sobre algunos de los temas que se trataron en este capítulo:

How to Survive Morning Sickness Successfully (sobre cómo lidiar con las náuseas del embarazo)
Motherisk
www.motherisk.org/women/morningSickness.jsp
Este folleto trata sobre cómo prepararse para y tratar las náuseas y los vómitos del embarazo.

Línea directa nacional de SAMHSA
Substance Abuse and Mental Health Services Administration (sobre la salud mental y el abuso de sustancias)
www.samhsa.gov/find-help/national-helpline
1-800-662-HELP (4357)
Ofrece un servicio de búsqueda de programas para el abuso de sustancias en su localidad.

Smokefree Women: Pregnancy and Motherhood (sobre el hábito de fumar en las mujeres embarazadas y las madres)
Smokefree Women
http://women.smokefree.gov/pregnancy-motherhood.aspx
Creado por varias organizaciones médicas dedicadas a ayudar a las mujeres embarazadas a dejar de fumar, este sitio de Internet ofrece información sobre fumar durante el embarazo y cómo dejar de hacerlo, mantiene información actualizada sobre líneas telefónicas y programas en Internet para dejar de fumar e incluso ofrece un servicio de mensajería instantánea.

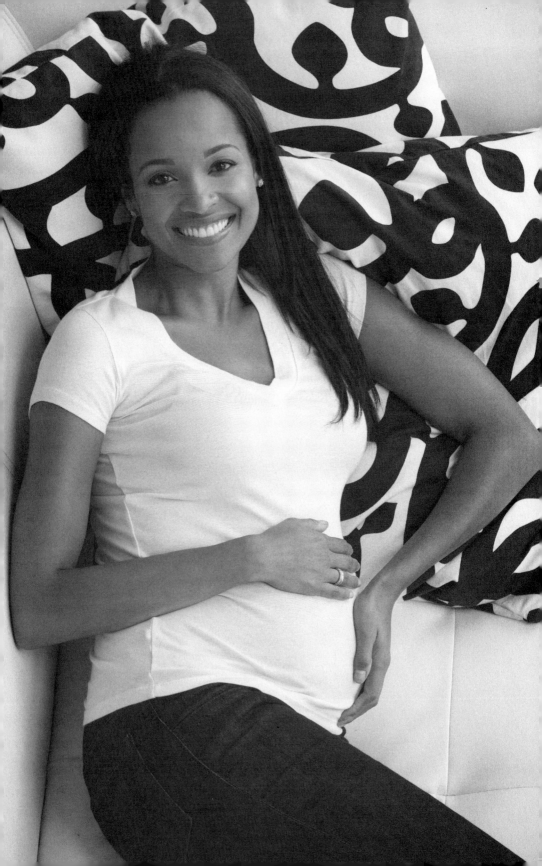

3er mes

(Semanas 9–12)

SU BEBÉ EN DESARROLLO

Semana 9

El bebé mide ahora cerca de ½ pulgada de largo. Aparecen las proyecciones de los futuros dientes, y los intestinos se comienzan a formar.

Semana 10

Los dedos de las manos y los pies siguen creciendo y se comienzan a formar uñas blandas. Durante esta semana, puede ser posible oír los latidos del corazón de su bebé con un aparato de auscultación Doppler (aunque es más posible oírlo en la semana 12 del embarazo).

Semana 11

Los huesos se comienzan a endurecer y los músculos comienzan a desarrollarse. La columna vertebral es blanda y flexible. Aunque la piel todavía es delgada y transparente, su grosor aumentará pronto.

Semana 12

En esta etapa, el bebé pesa aproximadamente ½ onza y mide unas 2 pulgadas de largo. Las manos están más desarrolladas que los pies y los brazos son más largos que las piernas. Su bebé se mueve por su cuenta ahora aunque todavía es demasiado pronto para que pueda sentir estos movimientos.

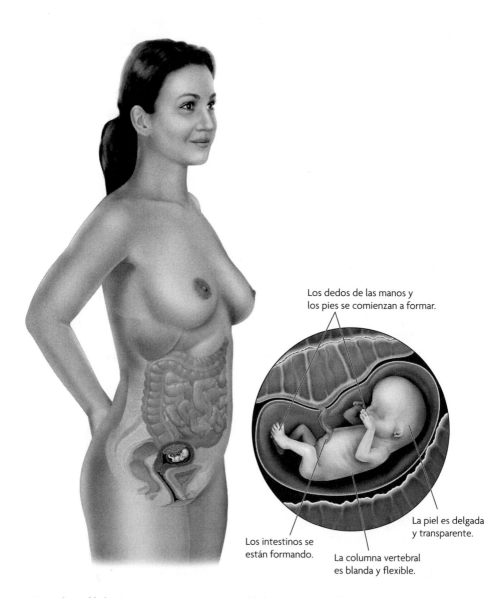

Los dedos de las manos y
los pies se comienzan a formar.

La piel es delgada
y transparente.

Los intestinos se
están formando.

La columna vertebral
es blanda y flexible.

La madre y el bebé: Semanas 9–12. En esta etapa, el bebé pesa aproximadamente ½ onza y mide unas 2 pulgadas de largo.

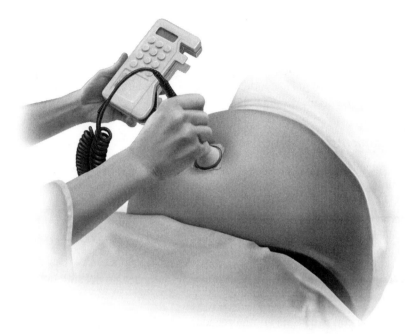

Monitorización del latido cardíaco fetal. Para detectar los latidos cardíacos de su bebé, se usa un instrumento Doppler pequeño y manual que se presiona contra el abdomen.

SU EMBARAZO

Los cambios en su cuerpo

Aunque las otras personas no se puedan percatar de que está embarazada, usted notará que la cintura se le ha agrandado un poco. Cuando no está embarazada, el útero es del tamaño de una pera pequeña. En la semana 10, es del tamaño de una naranja grande.

Molestias y cómo lidiar con ellas

A medida que comienza el tercer mes de embarazo, quizá note que las náuseas del embarazo ocurren con menos frecuencia. A la misma vez, notará cambios en los senos, la piel y la digestión. Todos estos cambios son normales durante el embarazo.

Náuseas

La mayoría de las mujeres comienza a sentir alivio de las náuseas este mes. Mientras espera que los síntomas se resuelvan, recuerde tener a la mano algunos remedios que la ayuden a aliviar el malestar estomacal y beber todo el líquido que pueda durante el día.

Agotamiento y problemas para dormir

Es probable que todavía se sienta agotada durante el día debido a todos los cambios que ocurren en su cuerpo. Sin embargo, con el paso de estos primeros meses, también se dificulta la capacidad para dormir bien por la noche. A medida que crece el abdomen, puede que le resulte difícil encontrar una posición cómoda. Para ayudarla a recibir el descanso que necesita, tal vez le resulten útiles las siguientes sugerencias:

- Trate de dormir de costado con una almohada debajo del abdomen y otra entre las piernas.
- Báñese con agua tibia en una regadera (ducha) o tina (bañera) para ayudarla a relajarse.
- El ejercicio puede promover su capacidad para dormir bien. Trate de hacer un ejercicio relajante, como yoga, antes de acostarse para iniciar un sueño apacible.
- Asegúrese de que su habitación sea un lugar placentero y relajante. La cama debe ser cómoda y la habitación no debe ser demasiado calurosa, fría ni alumbrada.

Acné

Durante el embarazo, comúnmente ocurre acné. Si tiene una mayor tendencia a tener acné, es posible que observe que este empeora durante el embarazo. Si nunca ha tenido acné, es posible que se halle lidiando con brotes de acné durante estos meses. Si comienza a tener acné durante el embarazo, tome estas medidas para tratar la piel:

- Lávese la cara dos veces al día con un limpiador suave y agua tibia.
- Si tiene el cabello grasoso, láveselo todos los días y trate de mantenerlo alejado de la cara.
- Evite manosearse o apretarse las llagas de acné para reducir la posibilidad de que se formen cicatrices.
- Elija cosméticos sin aceite.

Hay muchos medicamentos que se pueden usar para tratar el acné. Algunos están disponibles como los ingredientes activos en productos de venta sin receta. Otros solo están disponibles con receta médica. Al igual que con cualquier medicamento que tome o use durante el embarazo, hable con su proveedor de atención médica antes de probar un producto de venta sin receta para tratar el acné. Dígales a los proveedores de atención médica que la estén tratando para el acné que está embarazada.

La mayoría de los productos de venta sin receta para el acné se aplican directamente a la piel (productos tópicos). Debido a que la cantidad de medicamento que se absorbe a través de la piel es muy baja, estos productos se consideran seguros durante el embarazo, aun si no se han probado en mujeres embarazadas. Los productos de venta sin receta que contienen los siguientes ingredientes se pueden usar durante el embarazo:

* Peróxido de benzoílo tópico
* Ácido acelaico
* Ácido salicílico tópico
* Ácido glicólico

Si desea usar un producto de venta sin receta que contiene un ingrediente que no está en esta lista, comuníquese con su proveedor de atención médica.

Algunos medicamentos para el acné pueden ser muy perjudiciales para el feto. Los siguientes medicamentos no se deben usar mientras esté embarazada:

* Terapia hormonal
* *Isotretinoína*
* Tetraciclinas orales
* Retinoides tópicos

Algunos retinoides tópicos se obtienen con receta médica (la tretinoína). Sin embargo, algunos productos de venta sin receta contienen retinol. Lea detenidamente las etiquetas. Si tiene alguna duda sobre cuáles productos debe usar para tratar el acné, hable con su dermatólogo o proveedor de atención médica. Juntos pueden decidir la mejor opción para usted. Si desea obtener más información sobre el uso de medicamentos durante el embarazo, consulte el Capítulo 21, "La reducción de los riesgos de defectos congénitos".

Cambios en los senos

En las primeras semanas del embarazo, los senos comienzan a prepararse para alimentar al bebé. Para esta fecha, los senos pueden haber aumentado un tamaño de copa completo. Pueden también estar muy adoloridos. Son muchos los cambios que ocurren:

- La grasa se empieza a acumular en los senos, lo que hace que su sostén (brassiere) se sienta demasiado ajustado.

- Aumenta la cantidad de glándulas mamarias a medida que el cuerpo se prepara para producir leche.

- Se oscurecen los pezones y las aréolas (la piel rosada o de tonos morenos alrededor de los pezones).

- Los pezones pueden comenzar a proyectarse más hacia afuera y las aréolas aumentarán de tamaño.

Los senos pueden seguir aumentando de tamaño y peso durante estos tres primeros meses. Si le causan alguna incomodidad, esta la oportunidad de empezar a usar un buen sostén (brassiere) de maternidad. Estos sostenes tienen tirantes anchos, la copa ofrece más cobertura y tienen más ganchos para ajustar las bandas a medida que crecen los senos. También puede comprar un sostén especial para dormir que la apoye por la noche. Si hace ejercicio regularmente, podría considerar un sostén atlético que ofrezca el apoyo necesario.

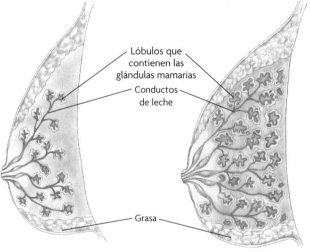

Lóbulos que contienen las glándulas mamarias

Conductos de leche

Grasa

Antes del embarazo   **Durante el embarazo**

Cambios en los senos durante el embarazo. Durante el embarazo, aumenta el grosor de la capa adiposa (de grasa) de los senos y la cantidad de glándulas mamarias. Debido a estos cambios, los senos se agrandan.

Para finales del tercer trimestre, es posible que comience a salir un líquido amarillo y denso que se llama **calostro**. El calostro contiene proteínas y **anticuerpos** que nutren al recién nacido hasta que los senos comienzan a producir leche al cabo de unos días del parto. No se preocupe, sin embargo, si no observa que sale este líquido de los senos ya que no ocurre en todas las mujeres.

Estreñimiento

Los mayores niveles de hormonas hacen que el sistema digestivo actúe más lentamente. Este funcionamiento reducido de los intestinos puede causar estreñimiento. El hierro en los suplementos vitamínicos prenatales también puede contribuir a este estreñimiento. Para ayudarla a aliviar el problema, beba mucho líquido y aumente el consumo de fibra que se encuentra en las frutas, los vegetales y los granos integrales. No obstante, un efecto secundario del aumento en el consumo de fibra es la producción de gas. Para combatir este problema, pruebe comiendo las comidas más lentamente, y evite todo lo que le haga tragar aire, como masticar chicle y las bebidas gaseosas. Poco a poco el cuerpo se adaptará a los cambios en la dieta. Hable sobre este tema con su proveedor de atención médica si estas medidas no le alivian el estreñimiento.

Nutrición

Este mes, tal vez haya comenzado a aumentar algunas libras. Su proveedor de atención médica llevará un control de su peso todos los meses. A medida que planea sus comidas, asegúrese de que reciba suficiente hierro, un mineral importante cuya cantidad debe aumentar para casi todas las mujeres durante el embarazo.

Aumento de peso

Quizá observe que la ropa le queda un poco más ajustada en el área de la cintura. Para finales de la semana 12, la mayoría de las mujeres ha aumentado entre una libra y media y cuatro libras y media, y algunas habrán adelgazado debido a las náuseas del embarazo. No se preocupe si baja 1 o 2 libras de peso; volverá a aumentarlas en los próximos meses. La tabla en la siguiente página le da una idea general del aumento de peso que se recomienda durante el embarazo.

Enfoque en el hierro

El hierro se usa para producir la sangre adicional que usted y su bebé necesitan durante el embarazo. Las mujeres embarazadas necesitan 27 mg de hierro al día (las mujeres que no están embarazadas necesitan 18 mg al día). Esta cantidad mayor se encuentra en la mayoría de los suplementos vitamínicos prenatales. Los suplementos vitamínicos con niveles elevados de hierro pueden causar problemas digestivos, como estreñimiento.

También puede consumir alimentos con una cantidad abundante de un tipo de hierro que se llama hierro hemo. El cuerpo absorbe el hierro hemo más fácilmente. Este tipo de hierro se encuentra en los alimentos provenientes de animales, como la carne roja, las aves y el pescado. El hierro que no es de tipo hemo se encuentra en los vegetales y las legumbres, como los frijoles de soya, la espinaca y las lentejas. Aunque no se absorbe tan fácilmente como el hierro hemo, es una buena manera de obtener más hierro si no consume alimentos provenientes de animales. El hierro también se puede absorber mejor cuando se consumen alimentos con abundante hierro junto con alimentos con un alto contenido de vitamina C, como en las frutas cítricas y los tomates.

Azúcar y sustitutos del azúcar (edulcorantes artificiales)

Limite su consumo diario de azúcares simples. Las azúcares simples se encuentran en el azúcar común, la miel, el almíbar, los jugos de fruta, los refrescos y muchos alimentos procesados. Aunque pueden aumentar la energía rápidamente, tienen más **calorías** que otros **nutrientes** y la energía que producen se usa muy rápido. También contribuyen a un aumento excesivo de peso.

Si normalmente usa algunos de los siguientes edulcorantes (endulzantes) artificiales, que son de 200–600 veces más dulces que el azúcar, son seguros y se pueden usar durante el embarazo siempre y cuando los use en moderación:

- Sacarina (Sweet'n Low)
- Aspartame (Equal y NutraSweet)
- Sucralosa (Splenda)
- Acesulfamo-K (Sunett)
- Estevia (Truvia y SweetLeaf)

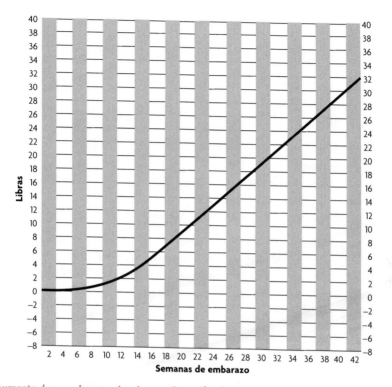

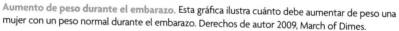

Aumento de peso durante el embarazo. Esta gráfica ilustra cuánto debe aumentar de peso una mujer con un peso normal durante el embarazo. Derechos de autor 2009, March of Dimes.

Ejercicio

Si no ha estado haciendo ejercicios regularmente, pruebe algunas alternativas sencillas—como usar las escaleras en vez del ascensor—para incorporar más ejercicio en su vida. Si ha estado haciendo ejercicios, el ejercicio de este mes puede ayudarla a tonificar músculos estratégicos en las caderas y el abdomen.

Manténgase en movimiento

Preferiblemente, las mujeres embarazadas deben hacer por lo menos 30 minutos de ejercicios que aumenten la frecuencia cardíaca, y algunos ejercicios de fortalecimiento casi todos los días de la semana. Sin embargo, puede ser difícil comenzar esta rutina si no ha hecho ejercicios regularmente. Hay maneras sencillas de añadir movimiento a su vida diaria. Trate de ir a un centro comercial local y caminar hasta el punto más lejos de donde se encuentre y

Ejercicio del mes: Posición en los cuatro puntos de rodillas

Este ejercicio fortalece y tonifica los músculos abdominales.

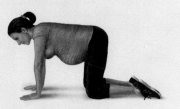

1. Póngase a gatas en el suelo. Asegúrese de que las caderas se encuentren directamente alineadas con las rodillas y los hombros alineados con las manos. La espalda debe quedar recta; no arqueada hacia arriba ni hacia abajo.

2. Inhale profundamente. Luego, exhale. A medida que exhala, contraiga los músculos abdominales. Imagínese que estuviera empujando el ombligo hacia adentro en dirección a la columna vertebral. Respire normalmente; no aguante la respiración. Asegúrese de mantener la espalda recta. Esto se llama "activar" los músculos abdominales.

3. Vuelva a la posición inicial y repita el ejercicio cinco veces.

después regresar. O bien, cuando se encuentre en la tienda de comestibles, camine varias veces alrededor del perímetro de la tienda, donde se encuentran los alimentos más sanos y menos procesados. Use las escaleras en vez del ascensor. Lo importante es moverse un poco más cada día mientras está embarazada para que el beneficio sea mayor.

🪶 Decisiones saludables

Si tuvo un *parto por cesárea* previamente, debe pensar cómo tendrá su bebé esta vez y hablar sobre sus opciones con su proveedor de atención médica. Otra decisión importante que debe considerar es si se debe hacer un examen de detección de *defectos congénitos*.

Parto vaginal después de un parto por cesárea

Si ha tenido un bebé por cesárea anteriormente, es importante hablar con su proveedor de atención médica sobre sus planes para el parto en las primeras visitas de *atención prenatal*. Muchas mujeres que han tenido un parto por cesárea pueden tratar de tener un **parto vaginal después de un parto por cesárea (PVDC)**. El parto vaginal después de una cesárea ofrece muchos beneficios para las mujeres. Las mujeres que tienen un parto vaginal después de un parto por cesárea evitan someterse a una cirugía mayor y a los riesgos que conlleva dicha cirugía. La recuperación es más corta después de un parto vaginal en comparación con un parto por cesárea. Si desea tener más hijos, el parto vaginal después de una cesárea puede ayudarla a evitar algunas de las posibles complicaciones futuras de tener varios partos por cesárea, como infección, lesión a los intestinos y a la **vejiga** o **histerectomía**.

Sin embargo, hay algunos peligros de tener un parto vaginal después de un parto por cesárea que podrían excluirlo como opción para algunas mujeres. La decisión de si debe tratar de tener un parto vaginal u otra cesárea puede ser compleja. Dígale a su proveedor de atención médica si está interesada en tratar de tener un parto vaginal después de un parto por cesárea durante este embarazo. Juntos podrán estudiar los riesgos y los beneficios que aplican en su situación particular. Si desea obtener información detallada sobre este tipo de parto, consulte el Capítulo 15, "Parto por cesárea y parto vaginal después de una cesárea".

Pruebas genéticas prenatales de detección y diagnóstico

Actualmente hay muchas maneras de detectar ciertos defectos congénitos y **trastornos genéticos** durante el embarazo y se ofrecen pruebas de diagnóstico para quienes los deseen. Hay **pruebas de detección** prenatales para ciertos defectos cromosómicos, como el **síndrome de Down** y los **defectos del tubo neural**, como la **espina bífida**. Hay **pruebas de diagnóstico** prenatales para detectar defectos cromosómicos y muchos trastornos hereditarios específicos, como la **fibrosis quística**, la **enfermedad de células falciformes**, la **enfermedad de Tay–Sachs** y las **talasemias**.

Las pruebas de detección de defectos congénitos se les ofrecen a todas las mujeres embarazadas. Las pruebas de diagnóstico también están disponibles como primera opción para todas las mujeres embarazadas, aun para aquellas que no presentan factores de riesgo. Las pruebas de detección pueden decirle si corre un riesgo mayor de tener un hijo con ciertos defectos congénitos, pero no pueden decirle con seguridad si su bebé tiene el trastorno o no. Las pruebas de diagnóstico pueden decirle si el **feto** tiene un defecto congénito específico. Los resultados son "positivos" (el defecto está presente) o "negativos" (el defecto no está presente).

La decisión de si debe hacerse estas evaluaciones y, en tal caso, qué tipos de evaluaciones debe hacerse, conlleva tomar en cuenta muchos factores diferentes. Aquí hay algunos factores importantes que debe tomar en cuenta cuando tome una decisión:

• Las pruebas de diagnóstico para los defectos del tubo neural y los trastornos cromosómicos no conllevan riesgos para el feto. Estos se hacen por medio de un **examen por ecografía (ultrasonido)** especializado que se llama **examen de detección por translucidez nucal** en una muestra de sangre. Las pruebas de diagnóstico son invasivos, lo que quiere decir que se debe obtener una muestra de **líquido amniótico** o tejido de la **placenta** mediante amniocentesis o por **muestreo de vellosidades coriónicas**. Estos procedimientos diagnósticos conllevan un pequeño riesgo de pérdida del embarazo (alrededor de una pérdida del embarazo por cada 300–500 procedimientos realizados).

• Las pruebas de detección en el primer trimestre pueden detectar aproximadamente el 85% de los casos de síndrome de Down, y las pruebas de detección en el segundo trimestre pueden detectar alrededor de los 80% de los casos de síndrome de Down. La combinación de los resultados de las pruebas de detección en el primer y segundo trimestres representa una tasa de detección del síndrome de Down de 94 a 96%. La tasa de detección de las pruebas de diagnóstico es de más del 99% para muchos trastornos.

• Las pruebas de diagnóstico para los defectos del tubo neural y los trastornos cromosómicos se pueden realizar en el primer trimestre o en el segundo trimestre. También se pueden hacer pruebas de diagnóstico en el primer trimestre (entre la semana 10 y semana 12 del embarazo por muestreo de vellosidades coriónicas) y en el segundo trimestre (entre la semana 15 y semana 20 del embarazo por amniocentesis). A muchos futuros padres les atrae la posibilidad de recibir los resultados de un procedimiento de diagnóstico en el primer trimestre porque les da más tiempo para tomar decisiones.

Su proveedor de atención médica puede explicarle todas las opciones y ayudarla a decidir cuáles pruebas se adaptan mejor a su situación en particular. Sus creencias y valores personales son factores importantes en esta decisión. La opción que es adecuada para una mujer puede que no lo sea para otra. Algunos padres desean saber con anticipación si sus hijos tendrán un defecto congénito para que puedan prepararse. Saber de antemano le da la oportunidad de obtener información sobre el trastorno y hacer las gestiones de los cuidados que su hijo necesitará. Algunos padres podrían decidir dar por terminado el embarazo en ciertas situaciones. La terminación del embarazo conlleva menos riesgos de complicaciones si se realiza antes de la semana 13 del embarazo. Este momento puede influir en las pruebas que la mujer decida hacerse.

Los **consejeros especialistas en genética** u otros proveedores de atención médica con experiencia en genética pueden ayudarla a entender si corre el riesgo de tener un niño con ciertos trastornos genéticos. Durante el asesoramiento genético, un consejero especialista en genética u otra persona con capacitación especial en genética le pide a usted y al padre del bebé un historial familiar detallado. Si un miembro de la familia tiene un problema, el consejero podría pedir los expedientes médicos de esa persona. También le puede recomendar someterse a exámenes físicos u otras pruebas. Una vez que reúna toda la información, el consejero tratará de determinar el riesgo del bebé de tener un problema. El consejero entonces le explicará las opciones de pruebas prenatales disponibles. Encontrará más información sobre todos los tipos de pruebas de detección y de diagnóstico disponibles que se ofrecen en el Capítulo 25, "Pruebas de detección y de diagnóstico de trastornos genéticos".

Otras consideraciones

Este mes, es posible que observe cambios que le produzcan cierta inquietud. Tal vez tenga alzas y bajas en el estado de ánimo de un momento a otro. Estos cambios repentinos en el estado de ánimo pueden ser desconcertantes si no los estaba esperando. También observará cambios en la piel, como una pigmentación oscura en la cara o el abdomen. Otra inquietud común es lo que debe hacer si se enferma con la gripe o influenza, con un resfriado o con diarrea. Hay medidas que puede tomar para tratar estas enfermedades de manera segura durante el embarazo.

Cambios emocionales

Si bien su cuerpo está atravesando por cambios drásticos en estos momentos, también lo hacen sus emociones. No se culpe si se siente triste o cambia de estado de ánimo. Las emociones que siente—ya sean de felicidad o tristeza— son normales. Pídales a poyo a sus seres queridos y tenga paciencia. Si sus emociones están afectando su trabajo o sus relaciones personales y esto le preocupa, hable con su proveedor de atención médica.

Cambios en la piel

Durante el embarazo su organismo produce más **melanina**, el pigmento que da color a la piel. Este aumento de pigmentación es el motivo por el cual los pezones se oscurecen, por ejemplo. También causa una afección en la piel que se llama *melasma* durante el embarazo. El melasma causa manchas de color marrón en la cara alrededor de las majillas, la nariz y la frente. Cuando aparece en las mujeres embarazadas, se le llama *cloasma* o "máscara del embarazo". El sol puede empeorar el cloasma, por consiguiente, protéjase usando bloqueador solar, un sombrero y limite su exposición al sol directo. El melasma por lo general se disipa gradualmente por su cuenta después de que nazca el bebé. No obstante, algunas mujeres pueden presentar manchas oscuras durante varios años.

Algunas mujeres también notan una línea ligeramente oscura que va desde el ombligo hasta el vello púbico. Esto se llama *línea negra*. Esta línea siempre está presente pero antes de quedar embarazada tiene el mismo color de la piel que la rodea.

Posteriormente en el embarazo pueden aparecer estrías en la piel. Estas se forman en la piel del área del abdomen y los senos y son de color marrón (café) rojizo, moradas u oscuras, según el color de la piel. También aparecen

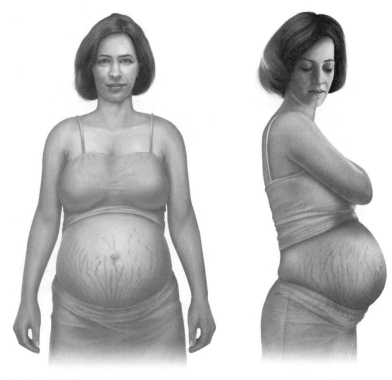

Estrías en la piel

en los glúteos, los muslos y las caderas de algunas mujeres. Las estrías en la piel se producen por cambios en el tejido de apoyo elástico que se encuentra debajo de la piel. No hay un remedio comprobado para evitar que aparezcan o desaparezcan. No obstante, mantener bien humectado el área del abdomen a medida que crece puede aliviarle el picor. Una vez que haya nacido el bebé, algunas de estas estrías perderán el color gradualmente.

Enfermándose

Las mujeres embarazadas pueden contraer resfriados o la gripe igual que cualquier otra persona. He aquí algunos consejos si acaso se enferma:

- Resfriados: Contraer un resfriado puede hacerla sentirse miserable independientemente de cuándo ocurra, pero contraer esta enfermedad durante el embarazo puede hacerla sentirse peor todavía. Pregúntele a su proveedor de atención médica sobre la seguridad de tomar o usar medicamentos de venta sin receta mientras está embarazada. Además, descanse mucho y beba una cantidad abundante de líquido.

- Gripe: Los síntomas de la gripe son más intensos que los de un resfriado. El embarazo puede aumentar el riesgo de sufrir complicaciones por la gripe o influenza, como pulmonía. Su estado general de salud y otros factores determinarán si su proveedor de atención médica le recetará un medicamento contra el virus para reducir la duración de esta enfermedad. Para que el medicamento contra el virus sea eficaz, es vital tomarlo dentro de un plazo de 48 horas del comienzo de los síntomas. Si cree que ha contraído la gripe, llame de inmediato a su proveedor de atención médica. No espere a que los síntomas empeoren (consulte el cuadro "Síntomas comunes de la gripe").

Síntomas comunes de la gripe

- Fiebre mayor de 101°F
- Molestias y dolores musculares
- Agotamiento y debilidad extrema
- Dolor de cabeza
- Tos seca
- Dolor de garganta
- Falta de apetito

Todas las mujeres embarazadas deben vacunarse contra la gripe en cuanto la vacuna se encuentre disponible (generalmente 1 o 2 meses antes de que comience la "temporada de la gripe o influenza" que es de octubre a mayo). La protección que confiere la vacuna por lo general comienza al cabo de 1 o 2 semanas de haber recibido la inyección. Esta protección dura 6 meses o más tiempo. La vacuna contra la gripe se considera segura durante cualquier etapa del embarazo. Sin embargo, la vacuna administrada por rociador nasal no está aprobada para usarse en mujeres embarazadas.

• Diarrea: Si tiene un episodio de diarrea, beba mucho líquido para evitar deshidratarse. Si continúa, llame a su proveedor de atención médica para notificarle sus síntomas y determinar si hay algún medicamento de venta sin receta contra la diarrea que deba tomar.

⟅⟆ Visitas de atención prenatal

La atención prenatal consiste en pruebas, exámenes físicos y exámenes por imágenes (como la ecografía o ultrasonido) que se hacen para evaluar su salud y bienestar y los de su bebé. También le da la oportunidad de aprender sobre su embarazo y hacer preguntas a su proveedor de atención médica. Además, las visitas prenatales le permiten a su proveedor de atención médica detectar problemas médicos o psicológicos y dar tratamiento. Algunas de las pruebas o los exámenes que se hacen durante el embarazo pueden ser exigidos por las leyes estatales. Casi siempre, las pruebas reglamentadas por el estado son aquellas que detectan ciertas *infecciones de transmisión sexual*.

La frecuencia con la que acudirá a su proveedor de atención médica para recibir atención prenatal depende de su historial médico, historial obstétrico y otros factores. Por lo general, si se trata de su primer embarazo y no tiene complicaciones, acudirá a su proveedor de atención médica cada 4 semanas en las primeras 28 semanas del embarazo, cada 2 semanas hasta la semana 36 del embarazo y semanalmente de ahí en adelante. Si ha tenido un embarazo previo sin problemas y está saludable, sus visitas programadas podrían ser menos frecuentes siempre y cuando acuda a su proveedor de atención médica cuando sea necesario.

Examen por ecografía (ultrasonido)

Una ecografía es un examen que crea una imagen de su bebé a partir de ondas sonoras. Estas ondas sonoras las produce un instrumento denominado *transductor*. Cuando el transductor se desplaza por el abdomen, se denomina exploración por *ecografía transabdominal*, mientras que cuando se coloca en la vagina, se denomina exploración por *ecografía transvaginal*. El método seleccionado depende del objetivo por el cual se realiza el examen y la *edad gestacional* del feto.

Algunas mujeres tienen un examen por ecografía en las primeras etapas del embarazo. Este examen se realiza a menudo para confirmar el embarazo y estimar mejor la edad gestacional. Otros motivos por los cuales se realiza un examen por ecografía en el primer trimestre son los siguientes:

- Determinar si el corazón del bebé está latiendo
- Determinar si hay más de un bebé
- Detectar defectos congénitos (junto con pruebas de sangre maternales)
- Examinar el útero y los *ovarios*

Examen pélvico

Su proveedor de atención médica podría hacerle un *examen pélvico* para evaluar el tamaño de la pelvis y el útero. También se puede hacer una prueba de detección de cáncer de cuello uterino para detectar los cambios en el *cuello uterino* que pueden dar lugar a cáncer, si ha llegado el momento de hacerse esta prueba.

Pruebas de laboratorio

Las siguientes pruebas y análisis se hacen en las primeras semanas del embarazo y no necesariamente en la misma visita de atención prenatal:

- *Recuento sanguíneo (hemograma) completo:* Esta prueba cuenta los números de los distintos tipos de células que componen la sangre. El número de glóbulos rojos o células sanguíneas rojas puede indicar si tiene cierto tipo de *anemia*. El número de glóbulos blancos indica cuántas células tiene que combaten enfermedades en la sangre, y el número de plaquetas puede revelar si tiene un problema de coagulación de la sangre.

- Grupo sanguíneo: En el primer trimestre del embarazo, se le hará una prueba de sangre para determinar su grupo sanguíneo y si es Rh positivo o Rh negativo. Al igual que hay diferentes grupos sanguíneos, como tipo A y tipo B, también hay un *factor Rh*. El factor Rh es una proteína que puede estar presente en la superficie de los glóbulos rojos. La mayoría de la gente tiene el factor Rh, es decir, es Rh positivo. Las personas que no tienen el factor Rh, son Rh negativo. Si el feto es Rh positivo y la mujer es Rh negativa,

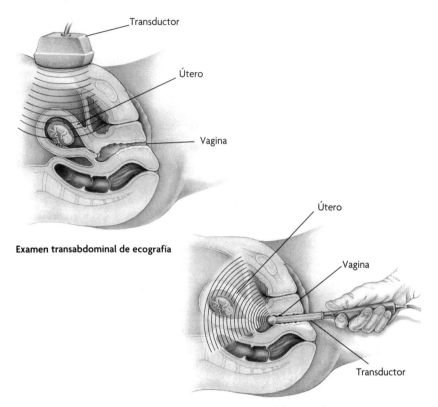

Examen transabdominal de ecografía

Examen transvaginal de ecografía

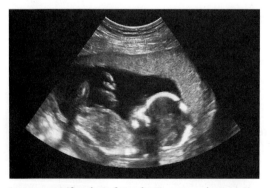

Imagen ecográfica de un feto a las 17 semanas de gestación

Examen por ecografía. Durante una ecografía (ultrasonido), se utiliza un transductor para producir ondas sonoras. Estas ondas de sonido se reflejan en el feto. Las ondas sonoras reflejadas se proyectan en una imagen que usted y su proveedor de atención médica pueden ver en una pantalla.

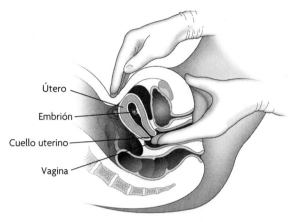

Útero

Embrión

Cuello uterino

Vagina

Examen pélvico. Durante un examen pélvico, su proveedor de atención médica le examina los órganos internos introduciendo uno o dos dedos en la vagina mientras presiona el abdomen con la otra mano.

el cuerpo de la mujer puede producir anticuerpos contra el factor Rh y afectar adversamente los glóbulos rojos del feto. Los problemas generalmente no ocurren en el primer embarazo cuando solo se produce una cantidad pequeña de anticuerpos, sino que pueden surgir en un embarazo posterior. Estos problemas se pueden evitar administrando **inmunoglobulina contra el Rh** durante el embarazo. Puede encontrar más información sobre la incompatibilidad del factor Rh en el Capítulo 28, "Incompatibilidad del grupo sanguíneo".

• Urinanálisis: Se examinará su orina para detectar la presencia de glóbulos rojos (para ver si tiene una enfermedad en las vías urinarias), glóbulos blancos (para ver si tiene una infección en las vías urinarias) y **glucosa** (niveles elevados pueden ser una señal de **diabetes**). También se medirá la cantidad de proteína. El nivel de proteína en las primeras etapas del embarazo se puede comparar con los niveles en las últimas etapas del embarazo. Los niveles elevados de proteína pueden ser una señal de **preeclampsia**, una complicación grave que generalmente ocurre en las últimas etapas del embarazo o después de que nace el bebé.

• Cultivo de orina: Esta prueba determina la presencia de **bacterias** en la orina, lo cual puede ser una señal de infección en las vías urinarias. A veces estas infecciones no producen síntomas. Se examinará la orina en las primeras etapas del embarazo y otra vez en las últimas etapas. Si la prueba indica que tiene bacterias en la orina, recibirá tratamiento con **antibióticos**. Después de que termine el tratamiento, es posible que se repita la prueba para saber si se eliminaron las bacterias.

- *Rubéola*: Se examinará la sangre para determinar si contrajo anteriormente rubéola (a veces denominada sarampión alemán) o si ha sido vacunada contra esta enfermedad. La rubéola puede causar defectos congénitos si la mujer se infecta durante el embarazo. Si contrajo esta infección anteriormente o ha sido vacunada, es poco probable que la contraiga otra vez, es decir, usted es *inmune* a la enfermedad. Si la prueba de sangre indica que no es inmune, debe evitar acercarse a las personas con la enfermedad mientras esté embarazada ya que es sumamente contagiosa. Debido a que la vacuna contiene un *virus* vivo, no se recomienda a las mujeres embarazadas. Si aún no se ha vacunado, debe hacerlo inmediatamente después de que nazca el bebé, incluso si está amamantando.

- *Hepatitis*: La hepatitis B y hepatitis C son virus que infectan el hígado. Las mujeres embarazadas infectadas con hepatitis B y hepatitis C pueden transmitirles el virus a sus bebés. A todas las mujeres embarazadas se les hace una prueba de detección del *virus de hepatitis B*. También le podrían hacer la prueba de detección del *virus de hepatitis C* si presenta factores de riesgo. Si está infectada con cualquiera de estos virus, deberá recibir atención especial durante el embarazo. Es posible que su bebé necesite recibir atención especial después de nacer. No obstante, puede aún amamantarlo si ha contraído estas infecciones. Hay una vacuna disponible que protege contra la hepatitis B. La vacuna se administra en una serie de tres inyecciones, con la primera dosis administrada al bebé al cabo de unas horas de nacido.

- Infecciones de transmisión sexual: A todas las mujeres embarazadas se les hace una prueba de *sífilis* y *clamidia* en las primeras etapas del embarazo. Las pruebas de las infecciones de transmisión sexual se pueden repetir posteriormente en el embarazo si presenta ciertos factores de riesgo. Si tiene factores de riesgo de *gonorrea* (por ejemplo, tiene 25 años o menos y reside en un área donde la gonorrea es común), también se le hará una prueba para detectar esta infección de transmisión sexual.

- *Virus de inmunodeficiencia humana (VIH)*: Este virus ataca ciertas células del sistema inmunitario y causa el *síndrome de inmunodeficiencia adquirida (SIDA)*. Si está infectada con el VIH, es probable que se lo transmita a su bebé. Mientras está embarazada, puede recibir medicamentos que pueden reducir en gran medida este riesgo y atención especializada para asegurarse de que se mantenga lo más saludable posible durante su embarazo. Su bebé también puede recibir atención especializada después de nacer.

- **Tuberculosis**: A las mujeres que corren el riesgo de contraer tuberculosis (por ejemplo, las mujeres infectadas con el VIH o que residen en contacto cercano con alguien que tiene tuberculosis) se les debe hacer una prueba para detectar esta infección.

Pruebas genéticas

Las pruebas de detección de defectos cromosómicos y otros defectos congénitos del primer trimestre se podrían hacer este mes. Si ha optado por hacerse un muestreo de vellosidades coriónicas, una técnica de diagnóstico para detectar ciertos defectos congénitos, este procedimiento se hará entre la semana 10 y semana 12 del embarazo. La amniocentesis se hace más adelante, entre la semana 15 y semana 20 del embarazo.

Situaciones especiales

Es importante estar atenta a lo que pueda causar daño a su embarazo, como las infecciones de transmisión sexual y la violencia en el hogar. El reconocer estos riesgos desde un principio le permitirá recibir tratamiento o la ayuda que necesita más pronto y evitar que usted y su bebé por nacer sufran algún daño.

Infecciones de transmisión sexual

Las infecciones de transmisión sexual se transmiten de una persona a otra a través del contacto sexual. Hay muchos tipos diferentes de infecciones de transmisión sexual (consulte el Capítulo 30, "Protéjase contra las infecciones"). Algunas infecciones de transmisión sexual pueden ser perjudiciales durante el embarazo. Por ejemplo, si tiene una infección de transmisión sexual, aumenta su riesgo de tener un parto **prematuro**. Se harán pruebas para detectar infecciones de transmisión sexual en las primeras semanas del embarazo. Algunas pruebas se repiten posteriormente, según sus factores de riesgo. Por eso es importante ser honesta con su proveedor de atención médica sobre sus riesgos. No obstante, la mejor estrategia de todas para evitar las complicaciones asociadas con las infecciones de transmisión sexual es hacerse pruebas de detección y recibir tratamiento antes del embarazo.

Para algunas de estas infecciones, como la clamidia, gonorrea y sífilis, hay tratamiento disponible. Para otras, como el **herpes genital** y el VIH, no hay tratamiento, aunque a menudo es posible controlar las señales y los síntomas. Si le diagnostican una infección de transmisión sexual tratable durante el embarazo, recibirá tratamiento. Es posible que se haga la prueba nuevamente para ver si el tratamiento ha dado resultado. Su pareja o parejas sexuales también deben recibir tratamiento.

Violencia a manos de una pareja íntima

Una relación violenta es aquella en la que un miembro de la pareja somete al otro a actos de maltrato emocional, físico o abuso sexual. El maltrato emocional puede tomar la forma de insultos, críticas y celos excesivos. En el maltrato físico, su pareja pudiera empujarla, darle bofeteadas o patearla. El abuso sexual conlleva actividad sexual sin su consentimiento. Sin embargo, independientemente de que se trate de maltrato emocional, físico o abuso sexual, todos se consideran violencia a manos de una pareja íntima.

La violencia a manos de una pareja íntima (que también se llama violencia en el hogar) es un problema común y trágico en Estados Unidos. En Estados Unidos, este tipo de violencia es la causa principal de lesiones en las mujeres entre los 15 años y 44 años y se calcula que es responsable de un 20–25% de las visitas a las salas de emergencia de los hospitales por parte de las mujeres.

La violencia a manos de una pareja íntima puede ocurrir en las personas de cualquier raza, edad, orientación sexual, religión o sexo. Puede ocurrir entre las parejas casadas, las que viven juntas, las que son del mismo sexo o durante el noviazgo. Ocurre además a la gente con todo tipo de antecedente socioeconómico y educativo. El maltrato no tiene que ocurrir todos los días ni todas las semanas para que se considere violencia a manos de una pareja íntima.

El embarazo a menudo no interrumpe el maltrato. De hecho, una de cada seis mujeres maltratadas experimenta el primer acto de maltrato durante el embarazo. Más de 320,000 mujeres al año son víctimas de maltrato por parte de sus parejas mientras están embarazadas. El maltrato es arriesgado tanto para la mujer embarazada como para su bebé. El peligro de maltrato físico incluye, entre otros, *aborto natural*, sangrado vaginal, *bajo peso al nacer* y lesiones fetales.

No es fácil darse cuenta ni admitir que la persona a quien ama, o una vez amó, o quien es el padre de su hijo, es una persona que maltrata. No obstante, si se encuentra en una relación violenta, es vital que tome medidas para protegerse y proteger al bebé. Las personas que maltratan a menudo culpan a los demás por sus propias acciones. No importa lo que diga su pareja, usted no tiene la culpa. No es usted quien provoca sus acciones. La culpa de las acciones violentas la tiene la misma persona que maltrata.

El primer paso para romper con el patrón de violencia es decírselo a alguien. Dígaselo a alguien a quien le tenga confianza, ya sea una amistad allegada a usted, un pariente, su proveedor de atención médica, un enfermero, un consejero, o un miembro del clero. Hablar sobre el problema puede darle un alivio inmenso. También puede buscar recursos en su localidad, como líneas telefónicas que ofrecen ayuda durante crisis, programas antiviolencia a manos de parejas íntimas, servicios de asistencia legal y refugios de mujeres maltratadas.

Prepararse para abandonar una relación abusiva puede ser una experiencia difícil, pero estar al tanto de estos consejos puede ser útil:

- Comuníquese con su refugio local para víctimas de maltrato en el hogar y entérese de las leyes y los demás recursos que tiene disponible. Por ejemplo, algunos refugios y programas ofrecen celulares donados que le pueden permitir hacer gestiones para irse o comunicarse con la policía. La persona que maltrata no puede rastrear sus llamadas telefónicas en un teléfono donado.

- Conserve las pruebas del maltrato físico como fotos, por ejemplo, y escriba las fechas de los sucesos.

- Si se ha lastimado, vaya a la sala de emergencia y notifique lo sucedido.

- Trate de apartar dinero o pídales a sus amistades o parientes que le guarden el dinero.

Una vez que decida irse, prepárese para escapar rápidamente y de manera segura:

- Puede solicitar la presencia de la policía o una escolta policial mientras se va.

- Haga planes sobre cómo se escapará y a dónde irá.

- Esconda un juego adicional de llaves del auto.

- Empaque ropa para usted y sus hijos, y guárdela en la casa de alguna amistad o un vecino confiable. No olvide los juguetes de los niños.

- Lleve números de teléfono importantes de amistades, parientes, médicos y escuelas, así como otros artículos importantes, tales como:
  — Su licencia de conducir
  — Medicamentos que se usan regularmente
  — Tarjetas de crédito o una lista de tarjetas de crédito que sean suyas solamente o de ambos
  — Talonarios de paga
  — Chequeras e información sobre cuentas bancarias y otros activos
  — Actas de nacimiento para usted y sus hijos

Es difícil romper con el ciclo de la violencia. Sin embargo, si no hace nada al respecto, es probable que el maltrato ocurra con más frecuencia y se vuelva más intenso. Abandonar a su pareja o pedir que arresten a la persona que la maltrata durante el embarazo requiere mucha valentía. No obstante, usted tiene el deber de darle a su bebé un hogar seguro, lleno de cariño, y usted misma se merece poner fin a la violencia. Si desea obtener más información o recibir ayuda, llame a la Línea Directa Nacional de Ayuda contra la Violencia en el Hogar (National Domestic Violence Hotline) (consulte los Recursos informativos).

PREGÚNTELES A LOS EXPERTOS

¿Son seguros las saunas y los "jacuzzis"?

Algunos estudios han revelado que el uso de saunas y "jacuzzis" por un tiempo prolongado puede aumentar la temperatura central del cuerpo de una mujer y podría causar defectos congénitos en un bebé en desarrollo. El Colegio Americano de Obstetras y Ginecólogos recomienda que las mujeres embarazadas no permanezcan dentro de una sauna por más de 15 minutos y de un "jacuzzi" por más de 10 minutos a la vez. También recomiendan que las mujeres embarazadas no sumerjan la cabeza, los brazos y los hombros en el "jacuzzi" para reducir las áreas expuestas al calor.

¿Debo deshacerme de mi gato?

No. Es posible que haya oído que las heces de los gatos son una fuente principal de la infección **toxoplasmosis**, pero no es necesario regalar a su mascota. La infección está solo presente en los gatos que salen al exterior y cazan sus presas. Si su gato nunca sale, solo come comida de gatos y no caza ningún tipo de presa (por ejemplo, ratones y otros roedores), su riesgo de contraer toxoplasmosis es sumamente bajo. Esta infección puede ser muy perjudicial para las mujeres embarazadas. Si tiene un gato que sale de la casa o se podría comer sus presas, pídale a otra persona que limpie la caja de arena. (Tenga en cuenta que las cajas de arena limpias no son peligrosas; son las heces y la arena que entran en contacto con dichas heces lo que debe evitar). La caja de arena se debe cambiar todos los días. Si lo hace usted misma, use guantes desechables y lávese bien las manos cuando termine. Tenga en cuenta que la toxoplasmosis también se puede contraer al trabajar con tierra o comer carnes crudas o no bien cocidas. Es vital que use guantes cuando trabaje en el jardín y que evite las carnes crudas o casi crudas.

¿Puedo usar tinte para el cabello sin riesgo durante el embarazo?

Hay diferentes tipos de tintes para el cabello, como tintes permanentes, semipermanentes y temporales. Todos contienen diferentes tipos y niveles de sustancias químicas. Los estudios en animales indican que dosis elevadas de estas sustancias (100 veces la cantidad que usarían los seres humanos) no causa defectos congénitos graves. Además, solo una pequeña cantidad de las sustancias químicas en el tinte para el cabello se absorbe por el cuero cabelludo y llega a la sangre. La mayoría de los expertos concluyen que usar tinte para el cabello durante el embarazo no es motivo de preocupación.

RECURSOS INFORMATIVOS

Los siguientes recursos ofrecen más información sobre algunos de los temas que se trataron en este capítulo.

Línea Directa Nacional de Ayuda contra la Violencia en el Hogar
1-800-799-SAFE (7233)
http://espanol.thehotline.org/
Línea telefónica con ayuda y recursos para lidiar con la violencia y el maltrato a manos de una pareja íntima. Precaución: Es posible rastrear el uso de Internet. Si cree que la persona que la maltrata lleva un control de los sitios que visita, use mejor la línea telefónica de ayuda, preferiblemente desde un teléfono que solo usted pueda acceder.

Making Sense of Your Genes: A Guide to Genetic Counseling (Para Entender Sus Genes: Una Guía al Asesoramiento Genético)
Genetic Alliance
http://www.geneticalliance.org/sites/default/files/publicationsarchive/GuidetoGC_Spa.pdf
Este sitio en Internet trata sobre el asesoramiento genético y cómo se usa en diversas situaciones, incluso prenatalmente.

Skin and Hair Changes During Pregnancy (Cambios en el cabello y la piel durante el embarazo)
Medline Plus
https://www.nlm.nih.gov/medlineplus/spanish/ency/patientinstructions/000611.htm
Describe los cambios normales que pueden ocurrir en la piel y el cabello durante el embarazo y ofrece una guía que trata de cuándo llamar a su proveedor de atención médica.

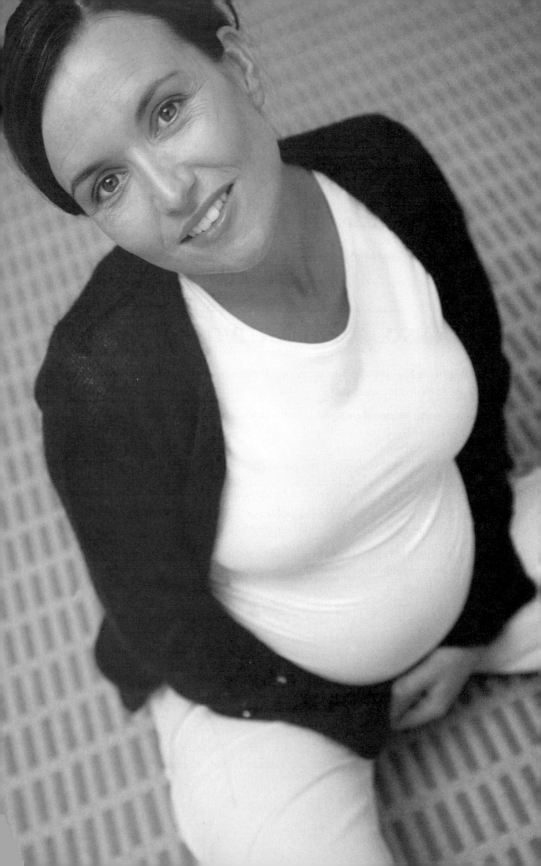

4° mes

(Semanas 13–16)

SU BEBÉ EN DESARROLLO

Semana 13

Su bebé está comenzando a crecer a un ritmo más acelerado. Los órganos, completamente formados, seguirán creciendo aun más este trimestre. Por ejemplo, el bazo ya funciona y produce las **células** de la sangre (los glóbulos rojos). Las hormonas sexuales del bebé (**testosterona** y **estrógeno**) también se están produciendo. En un examen por ecografía (ultrasonido), puede ver a su bebé haciendo movimientos semejantes a la respiración y tragando **líquido amniótico**.

Semana 14

Los ojos se comienzan a mover, y los brazos y las piernas ahora se pueden doblar. Pronto las manos se abrirán y cerrarán para formar puños, y ciertos movimientos, como ponerse las manos en la boca, ocurren con mayor frecuencia. Los órganos del gusto y el olfato se están desarrollando. Además, comienza a aumentar el grosor de la piel del bebé, y los folículos del cabello y el vello aparecen inmediatamente debajo de la superficie de la piel.

Semana 15

La actividad del bebé comienza a aumentar en el **saco amniótico**, por lo que se mueve y da vueltas de un lado a otro. El corazón bombea unas 100 pintas de sangre cada día, y los **riñones** ahora producen orina.

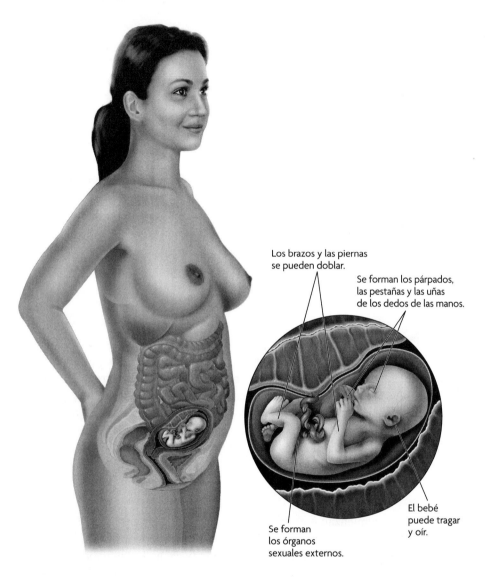

Los brazos y las piernas
se pueden doblar.

Se forman los párpados,
las pestañas y las uñas
de los dedos de las manos.

El bebé
puede tragar
y oír.

Se forman
los órganos
sexuales externos.

La madre y el bebé: Semanas 13–16. Su bebé pesa ahora aproximadamente 5 onzas y mide alrededor de 5 pulgadas de largo.

Semana 16

Su bebé pesa aproximadamente 5 onzas y ahora mide unas 5 pulgadas de largo. Se pueden ver las facciones de la cara, como los párpados, las orejas y el labio superior. El bebé ahora puede oír sonidos. El sistema digestivo está funcionando, incluso el estómago. Además, los genitales del bebé se han definido y puede verlos en un examen por ecografía.

SU EMBARAZO

⤜ Los cambios en su cuerpo

¡Bienvenida al segundo trimestre! Casi todas las mujeres se sienten mucho mejor durante los próximos 2 meses, tanto es así que el segundo trimestre se denomina el "período de luna de miel" del embarazo. Las náuseas del embarazo probablemente ya se han mejorado y su nivel de energía normalizado. Es posible que ahora se comience a ver embarazada. El segundo trimestre también marca el momento en que puede sentirse un poco menos preocupada ya que el riesgo de que ocurra un *aborto natural* ahora es menor. Además, a partir de este mes, el útero es más grande y por ello ya no se encuentra completamente en la pelvis.

⤜ Molestias y cómo lidiar con ellas

Algunas molestias de este mes pueden ser la aparición de arañas vasculares y cambios en las encías, los dientes y la boca. Incluso puede tener sueños raros. También puede percibir dolores y molestias en el abdomen, que pueden ser preocupantes. Es útil reconocer cuáles dolores son normales y cuáles no lo son. Además, debe saber cuándo debe llamar a su proveedor de atención médica.

Dolor en la parte inferior del abdomen

A medida que el útero se agranda, los ligamentos redondos (bandas de tejido que sostienen el útero a ambos lados) se extienden y estiran. Este estiramiento puede percibirse como un dolor sordo o agudo en un lado del área del abdomen. El dolor es más evidente cuando tose o estornuda. Permanecer sin moverse o cambiar de postura durante un período breve puede aliviar el dolor.

Si el dolor abdominal no se le quita o empeora, llame a su proveedor de atención médica. Puede ser la señal de algún problema.

Cambios en la boca y los dientes

Otro cambio sorprendente que quizás no esperaba durante el embarazo son los cambios en la boca, los dientes y las encías. El embarazo puede causar diversos cambios, como los siguientes:

* Las encías se pueden percibir más sensibles al usar hilo dental y cepillarse, y pueden hincharse o sangrar. Esto se denomina *gingivitis*. Si este problema

no se trata, puede resultar en una **enfermedad periodontal** en la cual la inflamación que ocurre causa que se acumule placa debajo del borde de las encías y, por consiguiente, se pueden crear focos de infección. Esta infección puede destruir los dientes, las encías y el hueso. La enfermedad periodontal se ha asociado con un mayor riesgo de parto **prematuro**. Puede reducir la irritación con enjuagues de agua salada (1 cucharadita de sal en 1 taza de agua tibia) y usando un cepillo de dientes más suave.

• Se pueden formar úlceras en la boca que se conocen como granuloma del embarazo. Estas úlceras ocurren a causa de la acción mayor del **sistema inmunitario** que actúa para deshacerse de los gérmenes que causan enfermedades en la boca. Generalmente estas desaparecen después del embarazo.

• Es posible que sienta los dientes más flojos. Esto ocurre porque durante el embarazo se produce una hormona que relaja los ligamentos de la pelvis para facilitar el parto. No obstante, esta misma hormona también podría relajar los diminutos ligamentos que sostienen los dientes. Aunque el efecto no es suficiente como para que se le caiga un diente, puede ser algo molesto.

• Podría tener erosión dental. Si ha padecido de náuseas del embarazo, el acto de vomitar frecuentemente puede exponer la dentadura a niveles de ácido mayores de lo normal, lo cual puede desgastar el esmalte dental. Este ácido también puede exponerla más a caries dentales.

Es importante seguir cuidando habitualmente de su dentadura durante el embarazo, que quiere decir seguir cepillándose los dientes, usar hilo dental y acudir a su dentista para los exámenes de rutina cada 6 meses. Tener un examen dental durante las primeras semanas del embarazo ayudará a garantizar que la boca se mantenga saludable. La Asociación Dental Americana recomienda programar los procedimientos dentales electivos durante el segundo trimestre o la primera mitad del tercer trimestre y posponer los procedimientos mayores dentales hasta después de que haya dado a luz. Si surge algún problema dental de emergencia—por ejemplo, necesita un tratamiento de conducto radicular—generalmente se recomienda que se haga el procedimiento para evitar que el problema empeore. Si necesita recibir **anestesia general** o el uso de sedantes, su dentista debe consultar con el proveedor de atención médica que atiende su embarazo.

Sueños raros

Es normal tener sueños extraños—especialmente en el último trimestre— que pueden ser intensos y atemorizantes. Los expertos creen que estos tipos de sueños pueden ofrecer a su subconsciente una manera de hacerle frente a los miedos y las dudas que tiene sobre el embarazo y de convertirse en madre.

Producción excesiva de saliva

Algunas mujeres perciben una producción excesiva de saliva durante el embarazo, especialmente cuando tienen náuseas. Esta situación es más común entre las mujeres que sufren de náuseas intensas durante el embarazo.

Aunque se desconoce la causa exacta de la producción excesiva de saliva, los cambios hormonales pueden provocarla. Además, las náuseas pueden hacer que algunas mujeres traguen menos, lo que causa una acumulación de saliva en la boca. Si este síntoma es un problema para usted, dígaselo a su proveedor de atención médica.

Arañas vasculares

Puede que tenga diminutas venas rojas que aparecen debajo de la piel del rostro o las piernas. La formación de arañas vasculares es uno de los cambios normales que ocurren en la circulación y generalmente desaparecen después de dar a luz.

✍ Nutrición

Este mes puede traer consigo deseos intensos e inesperados de consumir ciertos alimentos que pueden dificultar sus esfuerzos de llevar una dieta sana. Una medida que puede tomar para alimentarse mejor es aprender sobre los alimentos con índices glucémicos altos y bajos.

Aumento de peso

Llevar una dieta sana y tener un aumento de peso saludable durante el embarazo son importantes para su bienestar y el del bebé en crecimiento. Las distintas etapas del embarazo pueden presentar algunos desafíos en lo que respecta a alimentarse bien. En el primer trimestre, las náuseas pueden afectar sus hábitos alimenticios. Puede que tenga muchos deseos de comer ciertos alimentos o que no desee comer nada en absoluto. Sin embargo, por lo general, en el segundo trimestre aumenta el apetito. Algunas mujeres vuelven a perder el apetito en el tercer trimestre porque a veces reaparecen las náuseas del embarazo. Durante todo el transcurso de su embarazo, es importante seguir alimentándose bien para asegurarse de que usted y su bebé reciban todos los **nutrientes** que necesitan. Este es un esfuerzo difícil que requiere mantenerlo todo en equilibrio. Consulte el Capítulo 17, "La nutrición durante el embarazo", para obtener información más a fondo sobre cómo llevar una dieta saludable durante su embarazo. Además, consulte la tabla sobre el aumento de peso en el Capítulo 3, "3er mes (semanas 9–12)", para determinar si está aumentando de peso como debe.

Enfoque en los alimentos de alto y bajo índice glucémico

Mientras aprende a llevar una dieta más saludable, es buena idea familiarizarse con los alimentos con índices glucémicos altos y bajos. Los alimentos con un índice glucémico bajo forman parte de un plan de alimentación generalmente más saludable.

El índice glucémico es una clasificación que indica la medida en que los alimentos que contienen azúcares complejas, que se llaman carbohidratos, aumentan el nivel de **glucosa** (azúcar) en la sangre. Un alimento con un índice glucémico alto aumenta más rápido los niveles de glucosa en la sangre que un alimento con un índice glucémico intermedio o bajo. Los alimentos con un índice glucémico alto dan una inyección rápida de energía, mientras que los alimentos con un índice glucémico bajo lo hacen más lentamente o incluso consumen energía. Si consume alimentos con un índice glucémico bajo es posible que tenga menos hambre y podría mantener un nivel más alto de energía por un período más extenso.

Los alimentos con un índice glucémico alto tienden a ser blancos: panes blancos, papas, arroz blanco y palomitas de maíz; sin embargo, no todos los alimentos con un índice glucémico alto son blancos, por ejemplo los pretzels se encuentran en esa categoría. Los siguientes alimentos tienen un índice glucémico bajo:

- Pan 100% de trigo, integral o de centeno

- Avena (en copos o cortada a máquina), cáscara de avena y muesli

- Pasta 100% de trigo, arroz integral y cebada

- Camotes o batata dulce, maíz, habas blancas o verdes, chícharos o guisantes, y legumbres y lentejas

- Manzanas, naranjas y melocotones o duraznos

- Verduras sin almidón y zanahorias

Deseos de comer ciertos alimentos

Las mujeres embarazadas a menudo tienen antojos de consumir ciertos alimentos. A veces, está bien satisfacer esos deseos. Sin embargo, los antojos pueden causar problemas si come solo ciertos tipos de alimentos por períodos prolongados. También puede que no sean muy saludables si satisface solo sus antojos por un tipo de alimento e ignora el resto de su dieta. Consumir muchos alimentos con azúcar, por ejemplo, puede causar un aumento excesivo de peso y problemas dentales.

Algunas mujeres pueden sentir deseos intensos de consumir objetos no comestibles, como almidón para la ropa, arcilla o tiza. Este estado médico se llama *pica*. Si siente estos deseos, no ceda a ellos. Comer productos no comestibles puede ser perjudicial e impedir que obtenga los nutrientes que necesita. Llame a su proveedor de atención médica si cree que padece de pica.

Ejercicio

Es posible que se sienta mucho más enérgica este mes, por lo tanto, esta es una buena oportunidad para intensificar su rutina de ejercicios. El ejercicio de este mes tonifica los músculos de la espalda, los cuales recibirán bastante uso en los próximos meses a medida que le crece el útero.

Caminar: una gran manera de mantenerse motivada

Con el nuevo impulso de energía, es posible que se sienta más motivada a ejercitarse. Caminar es una forma excelente de ejercicio y una de las más fáciles. Lo único que necesita es un buen par de zapatos y ropa cómoda. Use zapatos para caminar o tenis que le queden bien y le ofrezcan apoyo, flexibilidad y acojinamiento adecuados.

Si necesita motivación, pídale a un amigo o una amiga que la acompañe a caminar. Si tiene otros hijos pequeños, pruebe sacándolos a caminar en el cochecito de bebé. Haga que esta caminata sea una actividad para toda la familia. Otra manera de mantenerse motivada es darle seguimiento a su progreso. Si es principiante, aumentar gradualmente el tiempo y la distancia que camina puede ser una gran motivación para seguir haciéndolo. Hay varias aplicaciones y sitios de Internet que dan seguimiento a su distancia, velocidad, *calorías* quemadas y otros factores. Algunos usan un dispositivo o brazalete de seguimiento que puede llevar puesto todo el día para llevar un control de su actividad física. Es posible que se sorprenda con el grado de actividad que realiza durante el transcurso de un día normal.

Ejercicio del mes: Equilibrio con pelota de ejercicio

Este ejercicio fortalece los músculos abdominales y mejora el equilibrio y la estabilidad.

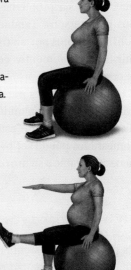

1. Siéntese en el centro de una pelota de hacer ejercicio manteniendo la columna en posición neutral. Los pies deben estar apoyados en el suelo y separados aproximadamente a una distancia igual a la amplitud de la cadera. Comience cerca de una pared para mantener mejor el equilibrio si fuera necesario.

2. Active los músculos abdominales imaginándose que estuviera empujando el ombligo hacia adentro en dirección de la columna vertebral. El hueso cerca de la parte inferior de la columna vertebral, o cóccix, debe estar relajado. No aguante la respiración. Los brazos deben estar relajados.

3. Levante el pie izquierdo del suelo extendiendo la rodilla. A la misma vez, levante el brazo derecho. Sostenga esta posición por unos segundos.

4. Vuelva a la posición inicial. Alterne el ejercicio de cuatro a seis veces.

Decisiones saludables

Algunas mujeres con padecimientos médicos pueden necesitar ausentarse del trabajo antes de que nazca el bebé. ¿Y qué pasa después de que nazca el bebé? Si trabaja fuera del hogar, esta es una buena oportunidad para empezar a pensar sobre cuánto tiempo usted o su pareja se ausentarán del trabajo para atender a la nueva llegada. También debe pensar acerca de dónde le gustaría que naciera su bebé.

Sus derechos en el lugar de trabajo

Tres leyes federales protegen la salud, la seguridad y los derechos laborales de muchas mujeres trabajadoras embarazadas. Si cree que le están negando esos derechos, comuníquese con las agencias que aparecen en las siguientes secciones. Muchos estados también tienen leyes que protegen a las trabajadoras embarazadas.

Ley Contra la Discriminación por Embarazo (Pregnancy Discrimination Act)

La Ley Contra la Discriminación por Embarazo prohíbe que los empleadores discriminen contra una mujer porque está embarazada. Dicha ley estipula que las mujeres afectadas por un embarazo, nacimiento o situaciones médicas relacionadas deben recibir el mismo trato para todos los fines relacionados con el empleo—como contratación, despido, ascensos y beneficios complementarios—que los empleados o solicitantes semejantes en lo que respecta a su capacidad o incapacidad para trabajar. Si cree que se ha discriminado contra usted por su embarazo, comuníquese con la Comisión para la Igualdad de Oportunidades en el Empleo de EE. UU. (U.S. Equal Employment Opportunity Commission) (consulte la sección de "Recursos informativos" de este capítulo). El sitio de Internet de la comisión también ofrece los detalles para presentar una reclamación.

Ley de Seguridad y Salud Ocupacional (Occupational Safety and Health Act)

La Ley de Seguridad y Salud Ocupacional exige que los empleadores ofrezcan un lugar de trabajo sin peligros conocidos que provoquen o que puedan provocar la muerte o algún daño físico grave. También les exige a los empleadores dar a los trabajadores datos sobre agentes perjudiciales. Si cree que su empleador puede estar quebrantando estas reglas, llame a la Administración de Seguridad y Salud Ocupacional (OSHA, por sus siglas en inglés), o vaya al sitio de Internet de la OSHA (consulte la sección de "Recursos informativos" de este capítulo).

El Instituto Nacional de Seguridad y Salud Ocupacional (NIOSH, por sus siglas en inglés) es la agencia que investiga los peligros laborales y hace recomendaciones para evitar lesiones y enfermedades laborales. Establecido por la OSHA, el NIOSH encuentra los peligros laborales, decide cómo controlarlos y recomienda maneras para limitar los peligros. Usted o su sindicato pueden solicitar que el NIOSH lleve a cabo una evaluación de los peligros para la salud. Llame al NIOSH o visite su sitio de Internet para hacer preguntas sobre la seguridad ocupacional y acerca de la salud (consulte la sección de "Recursos informativos" de este capítulo).

Ciertas leyes estatales y de las ciudades también les otorgan a los trabajadores y sindicatos el derecho de pedir los nombres de las sustancias químicas y otros agentes que se usan en el lugar de trabajo. Si tiene alguna pregunta o inquietud, hable con su empleador o consulte a la OSHA o al NIOSH.

Ley de Ausencia Autorizada por Motivos Familiares y Médicos (Family and Medical Leave Act)

La Ley de Ausencia Autorizada por Motivos Familiares y Médicos (FMLA, por sus siglas en inglés) otorga a los empleados que califican hasta 12 semanas laborales de ausencia autorizada sin sueldo durante cualquier período de 12 meses. Según esta ley, usted tiene derecho a regresar a su mismo trabajo o a uno equivalente al final de la ausencia autorizada. Para calificar según esta ley, debe satisfacer las siguientes condiciones:

* Trabajar para una compañía que tenga por lo menos 50 empleados que trabajan para el mismo empleador dentro de un área de 75 millas (en alguna sucursal, por ejemplo)

* Haber trabajado ahí durante por lo menos 12 meses (estos meses no tienen que ser consecutivos pero tienen que haber ocurrido en los últimos 7 años)

* Haber trabajado por lo menos 1,250 horas durante los últimos 12 meses

Durante el embarazo y después de que nazca su bebé, se puede acoger a la FMLA por los siguientes motivos:

* Citas prenatales
* Cualquier período de discapacidad debido al embarazo (como por náuseas del embarazo intensas)
* Recuperación del nacimiento
* Para cuidar de un recién nacido (hasta que el bebé tenga 12 meses de edad)

Los papás también pueden acogerse a la ley FMLA durante el embarazo para cuidar de cónyuges con una enfermedad que ocurrió a causa del embarazo y después de que nazcan los bebés para cuidar de ellos.

Las 12 semanas no se tienen que tomar todas a la vez. Se pueden tomar intermitentemente, pero su ausencia conforme a la ley FMLA no puede superar un total de 12 semanas por cada período de 12 meses. Esto quiere decir que si usa una parte de las 12 semanas para un embarazo difícil, tendrá menos de 12 semanas para tomar cuando nazca el bebé.

Puede que necesite usar sus vacaciones o ausencia autorizada personal o por enfermedad para algunos o todos los días que se ausente conforme a la ley FMLA. Si su empleador ofrece beneficios de atención médica, esta cobertura tiene que permanecer al mismo nivel durante el período de ausencia autorizada. Si cree que sus derechos en virtud de la ley FMLA han sido violados, o para presentar una queja, comuníquese con la División de Salarios y Horas Laborales (Wage and Hour Division, WHD) del Departamento del Trabajo al 1-866-487-9243 para localizar la oficina de la WHD más cercana o visite www.dol.gov/whd/america2.htm.

Muchos estados tienen leyes semejantes a la ley FMLA. En algunos casos, la ley FMLA estatal otorga más semanas de ausencia con trabajo protegido que la ley FMLA federal. Para enterarse si su estado tiene una ley semejante a la ley FMLA, visite www.dol.gov/whd/state/fmla/.

Lugares para dar a luz

El entorno donde dé a luz puede surtir un gran efecto en su experiencia. Muchos hospitales ofrecen una variedad de entornos; en otros, las opciones pueden estar limitadas. También hay centros de parto independientes ubicados fuera de un hospital. Se considera que el lugar más seguro para dar a luz es un hospital, un centro de parto dentro de un hospital que cumpla con las normas estipuladas conjuntamente por la Academia Americana de Pediatría y el Colegio Americano de Obstetras y Ginecólogos, o un centro de parto independiente acreditado que cumpla con las normas de la Asociación de Acreditación para la Atención Médica Ambulatoria (Accreditation Association for Ambulatory Health Care), la Comisión Conjunta (The Joint Commission) o la Asociación Americana de Centros de Parto (American Association of Birth Centers).

Las siguientes opciones pueden estar disponibles en el hospital según el lugar donde resida:

- Trabajo de parto y parto: el trabajo de parto ocurre en una sala y el parto en otra. La trasladarán a una sala de recuperación y después a una habitación de hospital el resto de su estadía.

- Trabajo de parto, parto, recuperación: el trabajo de parto, el parto y la recuperación ocurren en la misma sala, y entonces la trasladan a una habitación de hospital el resto de su estadía.

- Trabajo de parto, parto, recuperación, período después del parto: permanecerá en la misma habitación durante toda la estadía en el hospital.

Su decisión dependerá de lo que ofrezca su localidad, dónde atienda los partos su proveedor de atención médica y la cobertura que ofrezca su seguro médico. Su proveedor de atención médica le informará sobre las opciones disponibles. Puede visitar los hospitales en su localidad para determinar cuál centro más le agrada.

¿Qué tal dar a luz en la casa? Aunque algunas mujeres eligen esta opción, debe saber que aun en los embarazos más saludables pueden surgir complicaciones con muy poca o sin ninguna advertencia durante el trabajo de parto y el parto. Si ocurren problemas, el entorno de un hospital ofrece el personal experto y el equipo que les brindan a usted y a su bebé la mejor atención posible rápidamente. Por este motivo, el Colegio Americano de

Obstetras y Ginecólogos considera que un hospital, un centro de parto basado en un hospital o un centro de parto independiente y acreditado es el lugar más seguro para usted y su bebé durante el trabajo de parto, el parto y al cabo de 1 o 2 días del mismo.

➣ Otras consideraciones

Muchos padres tienen una gran variedad de preguntas sobre cómo la llegada del bebé afectará sus respectivas situaciones económicas. Este mes ofrece una buena oportunidad para pensar sobre asuntos financieros, y también acerca del seguro médico. Hoy en día hay muchas opciones de seguro médico (consulte la sección "Seguro médico" de este capítulo).

Asuntos financieros

No es ningún secreto el hecho de que un nuevo bebé puede alterar drásticamente la situación económica de una familia (consulte el cuadro "¿Cuánto cuesta criar a un hijo?"). Si se queda en casa en una ausencia autorizada extendida por maternidad, usted y su familia deberán adaptarse a tener un ingreso más bajo, y tendrán más gastos relacionados con la atención del bebé:

• Gastos del cuidado de hijos: El cuidado de los hijos puede ser muy costoso. Es útil hacer algunas indagaciones y comparar los costos de los distintos tipos de cuidado, como centros de cuidado de niños (guarderías), proveedores en el hogar y niñeras.

• Impuestos sobre los ingresos: Puede declarar a su bebé como nuevo dependiente en la declaración de impuestos sobre los ingresos; por ello es buena idea solicitar un número de seguro social para el niño al poco tiempo de nacer. El gobierno federal ofrece un "crédito tributario para menores" por cada hijo menor de 17 años si usted cumple ciertos criterios. También puede recibir un crédito tributario por el dinero que gaste para el cuidado del niño. Si tiene alguna pregunta, hable con un preparador de impuestos o visite el sitio de Internet del Servicio de Impuestos Internos.

• Madre o padre que se queda en casa: ¿Cuentan usted y su pareja con los medios para que uno de ustedes deje de trabajar y se quede en la casa cuidando al bebé todo el tiempo? Si bien hay otros factores que se deben tener en cuenta al tomar la decisión de quedarse en casa, las finanzas constituyen uno de los más importantes. Examine en detalle el ingreso y los gastos de su familia y analícelos ante el promedio del costo del cuidado de un niño en su localidad. Tome también en cuenta el dinero que se ahorrará al

¿Cuánto cuesta criar a un hijo?

Muchos futuros padres se preguntan cuánto cuesta criar a un hijo. El Departamento de Agricultura de Estados Unidos ofrece una útil calculadora en línea que le permite estimar los costos anuales. La calculadora se basa en un informe que se denomina *Expenditures on Children by Families (Gastos en los hijos por parte de las familias)*, que es un estudio integral sobre familias de todo el país. El estudio toma en cuenta cuántos hijos ya tiene, sus edades, su estado civil, dónde reside y su ingreso anual.

Una vez que ingrese esa información y oprima "calculate" (calcular), recibirá un informe con un desglose de sus gastos divididos en varias categorías: vivienda, comida, transporte, ropa, atención médica, cuidado de los hijos y educación, además de otros gastos. También puede ingresar sumas específicas en cada categoría. Tenga en cuenta que la calculadora aplica solo a niños menores de 18 años y no incorpora, por ejemplo, los costos de una educación universitaria. Si le interesa probar esta calculadora, vaya a www.cnpp.usda.gov/calculatorintro.htm.

quedarse en casa, como menos gastos de ropa, almuerzos para llevar, costos de transporte o lavandería.

Seguro médico

Hoy en día, hay muchas opciones de seguro médico. Si está empleada, podría tener seguro médico a través de su empleador. Los empleadores con 50 o más empleados a tiempo completo deben proporcionarles seguro médico a dichos empleados o pagar una sanción tributaria. Si no está empleada o si su empleador no ofrece seguro médico, puede comprar un plan de seguro médico a través del "Mercado de seguros". Los planes del Mercado de seguros se ofrecen por medio de "Intercambios estatales de seguros médicos". Puede visitar www.healthcare.gov para acceder a la página principal donde se adquiere seguro médico. Debe inscribirse en esta cobertura durante el período de inscripción abierta. Los planes de seguro no pueden denegarle la cobertura porque esté embarazada o tenga una enfermedad preexistente.

Excepto en algunos casos, todos los planes de seguro—ya sea que se vendan en el Mercado de seguros o los ofrezcan los empleadores—tienen que proporcionar ciertos beneficios esenciales como atención para la maternidad, atención preventiva y servicios de atención pediátrica. Todos los planes de seguro médico tienen que proporcionar apoyo, asesoramiento y equipo (como bombas sacaleches) para la lactancia materna durante el tiempo que amamante a su bebé. El tipo de bomba que se proporciona, si debe devolverla cuando termine de usarla y el momento en que recibirá la bomba difieren entre los diferentes planes de seguro. Generalmente, un plan de seguro médico sigue las recomendaciones de su proveedor de atención médica. Hable con su proveedor de atención médica sobre cómo acceder a estos beneficios y servicios. Además, consulte el Capítulo 18, "La alimentación de su bebé con leche materna o fórmula infantil" si desea obtener más información sobre la lactancia materna y cómo obtener una bomba sacaleches a través de su plan de seguro.

Se ofrecen créditos tributarios para facilitar que ciertas personas y familias que califiquen compren seguro a través del Mercado de seguros. Algunas personas con ciertos niveles de ingreso pueden calificar para la atención de salud financiada por el gobierno, como Medicaid. Cuando se inscriba para la cobertura de un seguro médico en healthcare.gov, responderá a algunas preguntas sobre sus ingresos anuales para ver si califica. La atención médica financiada por el gobierno que se ofrece en Estados Unidos incorpora los siguientes programas:

- Medicaid: Medicaid es un programa administrado por los estados pero financiado por el gobierno federal. Medicaid ofrece asistencia médica a las familias y personas individuales de bajos recursos.

- Programa Estatal de Seguro Médico Infantil: El Programa Estatal de Seguro Médico Infantil (SCHIP) ofrece cobertura médica a menores, hasta los 19 años, cuyas familias tienen ingresos demasiado altos como para calificar para Medicaid, pero no suficientes para pagar una cobertura privada. Promulgada en 1997, SCHIP proporciona fondos federales complementarios a los estados que ofrezcan esta cobertura. Los estados pueden usar estos fondos para expandir sus programas de Medicaid o pueden financiar un programa SCHIP independiente. Algunos estados hacen ambas cosas. Para enterarse más sobre el programa SCHIP de su estado, visite www.insurekidsnow.gov.

✿ Visitas de atención prenatal

Su visita de *atención prenatal* en el cuarto mes será mucho más breve que la primera visita. No obstante, deberá hacerse algunos exámenes, pruebas y procedimientos para examinar su salud y la de su bebé.

Exámenes o pruebas

Su proveedor de atención médica examinará rutinariamente su peso y presión arterial, y puede hacerle un análisis de orina para detectar la presencia de glucosa y proteína. Se pueden hacer otras *pruebas de detección* de *defectos congénitos*. Por ejemplo, si se le hará una prueba de detección de defectos congénitos en el segundo trimestre, dicha prueba se hará este mes. Si ha decidido hacerse un examen de diagnóstico por amniocentesis, esta técnica generalmente se puede hacer después de la semana 15 del embarazo.

Exámenes

Su proveedor de atención médica también examinará cómo se desarrolla el bebé. Para hacerlo, puede hacer un examen por ecografía (ultrasonido) para examinar el desarrollo del bebé.

Situaciones especiales

Dado que las infecciones de las vías urinarias y de la vagina son más comunes durante el embarazo, es importante que reconozca las señales y los síntomas de cada una. Si no reciben tratamiento, estas infecciones pueden producir complicaciones en el embarazo. Cuanto más pronto reciba tratamiento, mejor será. Otra situación especial para la mujer embarazada es el estrés. Estar consciente de su nivel de estrés y tomar medidas para mitigarlo es esencial para su salud y bienestar.

Infecciones de las vías urinarias

Las infecciones de las vías urinarias son comunes en el embarazo. Estas infecciones ocurren a causa de diferentes tipos de **bacterias**. Las bacterias en los intestinos viven en la piel cerca del **ano** o en la vagina. Estas bacterias pueden entrar en las vías urinarias por medio de la **uretra**. Si se trasladan hacia arriba por la uretra, pueden causar infecciones en la **vejiga**. Si no se recibe tratamiento, esta infección puede empeorar y causar una infección más grave en los riñones. Debe estar atenta a las señales y los síntomas de una infección de las vías urinarias y llamar a su proveedor de atención médica si presenta uno de ellos:

- Dolor al orinar
- Necesidad apremiante de orinar
- Orina turbia o con sangre
- Orina con un olor fuerte
- Fiebre
- Dolor de espalda

Si le diagnostican una infección de las vías urinarias, le recetarán **antibióticos** como tratamiento. Estos medicamentos pueden usarse de manera segura durante el embarazo.

Otro tipo de infección de la vejiga la produce ciertas bacterias que se llaman **estreptococos del grupo B (EGB)**. Es posible que no se produzcan síntomas de una infección de la vejiga a causa de estas bacterias. Sin embargo, si no se diagnostica y recibe tratamiento, pueden ocurrir problemas graves para usted y el bebé. A las mujeres se les hacen pruebas rutinarias de detección de estreptococos del grupo B en el tercer trimestre del embarazo.

Secreciones vaginales

Las secreciones vaginales a menudo aumentan durante el embarazo. Las secreciones pegajosas, transparentes o blancas son normales y no deben preocuparle. La producción mayor de secreciones se debe a los cambios normales relacionados con el embarazo que ocurren en la vagina y el **cuello uterino**. Sin embargo, cuando una secreción ha cambiado su color normal, huele mal o viene acompañada de dolor, sensación dolorosa o picazón (comezón) en el área vaginal, eso puede ser un indicio de una infección vaginal:

• La **vaginosis bacteriana** es una infección que ocurre debido a un desequilibrio en las bacterias que viven en la vagina. El síntoma principal es aumento de las secreciones con olor fuerte a pescado. El olor puede ser más intenso después de tener relaciones sexuales. Algunos estudios han asociado la vaginosis bacteriana sintomática con **bajo peso al nacer**, parto prematuro y **ruptura prematura de membranas**. Por este motivo, las infecciones sintomáticas durante el embarazo deben recibir tratamiento. Hay dos antibióticos que se usan para tratar la vaginosis bacteriana: el metronidazol y la clindamicina. Estos medicamentos pueden ser orales o introducirse en la vagina en forma de crema o gel. Ambos se consideran seguros durante el embarazo.

• La **infección por hongos** generalmente produce ciertos síntomas, como secreciones vaginales densas, blancas y espesas; picor alrededor de la vagina y micción (producción de orina) dolorosa. Se debe al crecimiento excesivo de hongo en la vagina. Las infecciones por hongos se tratan con una sola dosis de un medicamento antifúngico que se llama fluconazol o con una crema vaginal antifúngica que se aplica durante siete días. Una sola dosis de fluconazol en la dosis que generalmente se receta para tratar las infecciones por hongos (150 mg) no ha demostrado causar defectos congénitos ni otros problemas durante el embarazo. Dosis más altas durante varias semanas, que a veces se usan para el tratamiento de infecciones por hongos crónicas (de larga duración), pueden estar asociadas con ciertos tipos de defectos congénitos y probablemente se deben evitar durante el embarazo.

Si ha tenido una infección por hongos anteriormente y reconoce los síntomas, debe hablar con su proveedor de atención médica antes de usar un medicamento de venta sin receta. Si esta es la primera vez que presenta síntomas vaginales, debe acudir a su proveedor de atención médica.

Estrés asociado con el embarazo

Es perfectamente normal sentirse preocupada sobre su embarazo y de si lo está haciendo todo bien para el bebé, ya sea con respecto a lo que come, bebe y a lo que siente. Los cambios que ocurren en su vida y las ideas sobre cómo cambiará su vida cuando nazca el bebé pueden ser estresantes. Sin embargo, es importante asegurarse de que ese tipo de estrés normal no se intensifique, hasta el punto de sentir ansiedad o angustia todos los días.

Si cree que no puede hacerle frente al estrés que siente, hable con su familia, sus amistades y especialmente con su proveedor de atención médica. Necesitará recibir ayuda para calmarse los sentimientos. Una buena manera de comenzar a hacerlo es darse cuenta de que usted no puede hacerlo todo y que necesita pedir ayuda algunas veces, ya sea de su pareja, familia o sus amistades. Aquí le damos otros consejos para ayudarla a mitigar el estrés:

- Ignore los quehaceres domésticos de vez en cuando y use ese tiempo para hacer algo relajante.

- Aproveche los días por enfermedad o de vacaciones siempre que sea posible. Pasar un día, o incluso una tarde, descansando en casa la ayudará a sobrellevar una semana difícil.

- Haga ejercicios regularmente. El yoga es especialmente beneficioso para reducir el estrés.

- Acuéstese temprano. Su organismo está trabajando a tiempo extra para nutrir a su bebé en desarrollo y usted necesita todo el sueño que pueda tener.

PREGÚNTELES A LOS EXPERTOS

¿Qué sucede si necesito una cirugía mientras estoy embarazada?

Si le conviene tener una cirugía o no depende del tipo de procedimiento que sea necesario realizar y los tipos de medicamentos que se necesiten. Hable con su proveedor de atención médica sobre su situación particular. La decisión se basa en si los riesgos de tener la cirugía superan los beneficios.

¿Puedo hacerme las radiografías dentales programadas durante mi embarazo?

Sí. La cantidad de radiación de una radiografía dental es sumamente baja. La radiografía dental no conlleva riesgos siempre y cuando se realice teniendo en cuenta la seguridad de su bebé. Asegúrese de decirle a su dentista que está embarazada. El área del abdomen, la pelvis y el cuello (donde se encuentra la glándula tiroidea) estará cubierta por un delantal de plomo para protegerlos a usted y al bebé.

Tengo alergias terribles. ¿Puedo tomar un medicamento con receta? ¿Qué tal los remedios de venta sin receta?

Muchas personas con alergias dependen de medicamentos que se llaman antihistamínicos para obtener alivio. Algunos de estos se venden sin receta mientras que otros están disponibles solamente con receta médica. Dos antihistamínicos que se han estudiado extensamente y determinado que se pueden usar de manera segura durante el embarazo son la clorfeniramina y la tripelenamina. Sin embargo, estos dos medicamentos pueden causar somnolencia y podrían no ser tan eficaces como algunos de los antihistamínicos más recientes. Los antihistamínicos más nuevos que no causan somnolencia, como loratadina, cetirizina, fexofenadina y desloratadina, también se pueden considerar para las mujeres embarazadas. Los estudios que se han realizado hasta el momento han revelado que estos medicamentos son seguros durante el embarazo.

Los descongestionantes orales ayudan a aliviar la congestión nasal y pueden ser útiles para tratar alergias. Uno de los descongestionantes más comunes, la pseudoefedrina, ha estado vinculado durante el embarazo a un riesgo ligeramente mayor de defectos congénitos de la pared abdominal. Por este motivo, se recomienda que las mujeres eviten tomar este descongestionante durante los tres primeros meses del embarazo. Dado que se han realizado muy pocos estudios sobre la seguridad de otros dos descongestionantes, la fenilefrina y la fenilpropanolamina, es difícil determinar si pueden ser perjudiciales al feto.

Otros medicamentos antialérgicos disponibles por receta médica son los rociadores nasales con ***corticoesteroides***, como el propionato de fluticasona (Flonase) y el dipropionato de la beclometasona (Beconase). La mayoría de los expertos coincide que estos medicamentos son seguros durante el embarazo. Sin embargo, lo más importante que debe recordar sobre los medicamentos para las alergias (y todas las demás medicinas) es que debe consultar primero con su proveedor de atención médica antes de tomar un medicamento de venta sin receta.

RECURSOS INFORMATIVOS

Los siguientes recursos ofrecen más información sobre algunos de los temas que se trataron en este capítulo.

Family and Medical Leave Act, FMLA (Ley de Ausencia Autorizada por Motivos Familiares y Médicos)

www.dol.gov/whd/fmla/

Sitio de Internet que proporciona información detallada sobre la ley FMLA a los trabajadores y empleadores.

Healthcare.gov (Cuidadodesalud.gov)

https://www.cuidadodesalud.gov/es/

Portal del Mercado de seguros médicos que proporciona información sobre la cobertura mediante la Ley de Cuidado de Salud Asequible además de información sobre cómo inscribirse durante la inscripción abierta.

InsureKidsNow.gov (Vincular a los Niños a una Cobertura)

http://espanol.insurekidsnow.gov/

Ofrece información sobre cómo obtener cobertura de seguro médico gratuita o a bajo costo para su hijo

National Institute for Occupational Safety and Health, NIOSH (Instituto Nacional de Seguridad y Salud Ocupacional)

http://www.cdc.gov/spanish/niosh/

Parte de los Centros para el Control y la Prevención de Enfermedades que lleva a cabo investigaciones y hace recomendaciones sobre la prevención de peligros y lesiones relacionados con el empleo.

Occupational Safety and Health Administration, OSHA (Administración de Seguridad y Salud Ocupacional)

https://www.osha.gov/spanish/index.html

Agencia federal que previene las lesiones, enfermedades y muertes relacionadas con el empleo imponiendo leyes diseñadas para proteger la salud y la seguridad de los trabajadores.

U.S. Equal Employment Opportunity Commission (EEOC) (Comisión para la Igualdad de Oportunidades en el Empleo de EE. UU.)

http://www.eeoc.gov/spanish/types/pregnancy.html

Hace cumplir las leyes federales que impiden que se discrimine en contra de solicitantes o empleados por motivo de raza, color, religión, sexo, nacionalidad, edad o discapacidad. Investiga las denuncias de discriminación y puede tomar acción contra los empleadores para proteger a los empleados y al público.

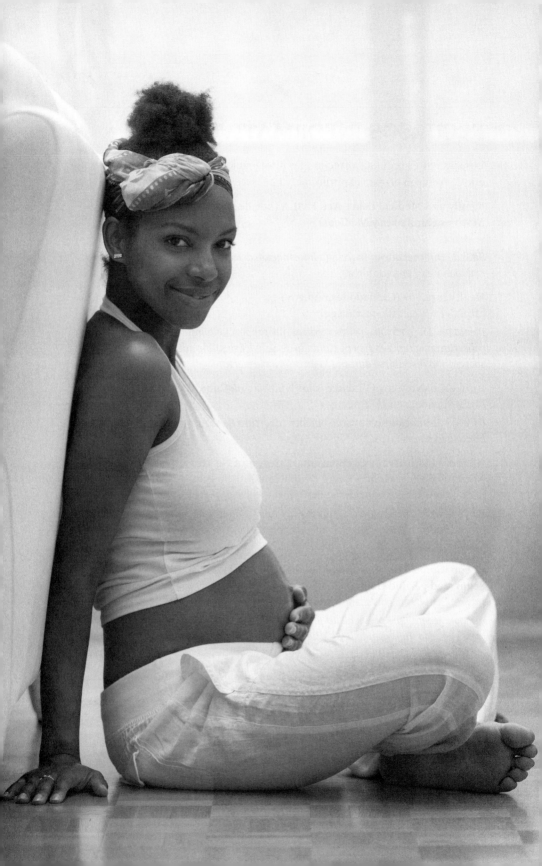

5° mes

(Semanas 17–20)

SU BEBÉ EN DESARROLLO

Semana 17

El bebé mide un poco más de 5 pulgadas de largo y pesa aproximadamente 5 onzas, pero en las próximas semanas, el peso del bebé aumentará al doble. Las glándulas en la piel comienzan a producir un material graso que se denomina **unto sebáceo**. Este material actúa como una barrera impermeable que protege la piel del bebé. La piel estará completamente cubierta por este material cuando nazca el bebé.

Semana 18

El bebé duerme y se despierta regularmente, y ahora los ruidos y sus movimientos lo pueden despertar. Un vello suave y aterciopelado, que se denomina **lanugo**, se comienza a formar y cubrirá todo el cuerpo del bebé. En las niñas, se han formado los **ovarios** que contienen los **óvulos**, y en los varones, los testículos han comenzado a descender.

Semana 19

Las patadas y las vueltas del niño ahora son más intensas. Si ya ha sentido al bebé moverse, los movimientos serán más marcados ahora. Se comienza a desarrollar el reflejo de chupar. Si una mano le llega a la boca, el bebé podría chuparse el dedo pulgar.

Semana 20

Su bebé puede pesar ahora hasta 1 libra, y medir aproximadamente 10 pulgadas de largo. El sistema digestivo produce **meconio**, un desecho verde

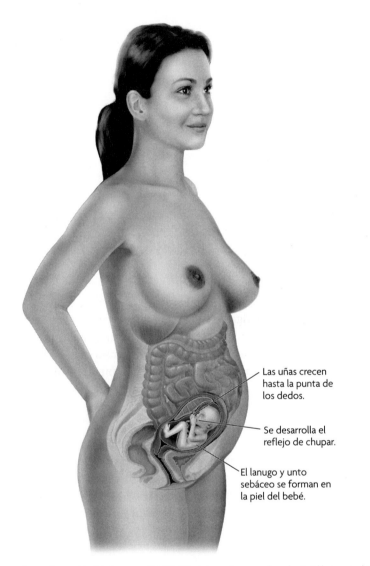

Las uñas crecen hasta la punta de los dedos.

Se desarrolla el reflejo de chupar.

El lanugo y unto sebáceo se forman en la piel del bebé.

La madre y el bebé: Semanas 17–20. El bebé puede pesar ahora hasta 1 libra, y medir aproximadamente 10 pulgadas de largo. Puede que sienta al bebé moverse este mes.

oscuro y pegajoso que es producto de la digestión. Esta sustancia se acumulará en los intestinos del bebé y la verá en el primer pañal con heces del bebé (algunos bebés excretan meconio en el útero o durante el parto). Las uñas de las manos se extienden hasta la punta de los dedos y pueden crecer tanto que es necesario recortarlas cuando el niño nazca.

SU EMBARAZO

⟿ Los cambios en su cuerpo

Pronto podrá percibir por primera vez el movimiento del bebé. Esto se denomina **primeros movimientos fetales**. Algunas mujeres, especialmente las que han tenido otro hijo, comienzan a sentir los primeros movimientos fetales en el embarazo en tan solo 16 semanas. Si este es su primer bebé, sin embargo, es posible que no perciba los movimientos de su bebé hasta aproximadamente la semana 18 del embarazo, y a veces incluso más tarde.

Otro aspecto que notará es que ahora los pies se le han agrandado. El tamaño de los pies puede seguir aumentando hasta finales del embarazo. Este crecimiento se debe en parte a su aumento de peso y la hinchazón que proviene de los líquidos adicionales que retiene su organismo mientras está embarazada, que se denomina **edema**. Otro motivo de este crecimiento es que una hormona que se llama relaxina actúa para relajar las articulaciones alrededor de la pelvis para permitir que el bebé pase por el canal de parto. La relaxina también relaja los ligamentos de los pies y hace que se ensanchen los huesos de los pies también. Para aliviar esta hinchazón, coloque los pies en agua fría y sobre una almohada para elevarlos todo el tiempo que pueda. También puede comprarse zapatos de talla más grande.

⟿ Molestias y cómo lidiar con ellas

Si no lo esperaba y tiene congestión nasal, este síntoma podría resultarle algo extraño durante el embarazo. Sin embargo, hay en efecto una explicación razonable para esta sensación de congestión. Es posible que también se sienta mareada a veces y encontrar que tiende a olvidar hasta las cosas más sencillas. Otro síntoma incómodo—uno con el que tendrá que lidiar durante el resto del embarazo—es dolor en la parte baja de la espalda.

Congestión y sangrado nasal

Durante el embarazo, aumentan los niveles de hormonas y el cuerpo produce más sangre. Ambos cambios causan que las membranas de las mucosas nasales dentro de la nariz se hinchen, sequen y sangren con facilidad. Por lo tanto, es posible que tenga congestión o goteo nasal. También puede tener sangrados nasales de vez en cuando. A continuación le damos algunos remedios:

- Use gotas o un enjuague nasal de solución salina para aliviar la congestión. (Nunca use otros tipos de gotas nasales, rociadores nasales ni descongestionantes sin la autorización de su médico).

- Beba una cantidad abundante de líquido.

- Use un humidificador para humedecer el aire en su hogar.

- Aplíquese una pequeña cantidad de jalea de petróleo alrededor de los bordes de la nariz para mantener humedecida la piel de los orificios nasales.

Dolor en la parte baja de la espalda

El dolor de espalda es uno de los problemas más comunes del embarazo, especialmente durante los últimos meses. Puede probablemente culpar al útero en crecimiento y los cambios hormonales por los dolores de espalda que siente. A medida que crece el útero, cambia el centro de gravedad y se estiran y debilitan los músculos abdominales. Este efecto hace que cambie su postura y se cree una mayor presión sobre la espalda. El peso adicional que carga implica más esfuerzo para los músculos y mayor tensión para las articulaciones, por ello, el dolor de espalda puede ser peor al final del día. A continuación señalamos algunos consejos para ayudar a aliviar el dolor de espalda:

- Use calzado de tacón bajo (pero no sin tacón) que le apoye bien el arco del pie, como zapatos para caminar o atléticos. Los tacones altos hacen que el cuerpo se incline hacia adelante y ponen tensión sobre los músculos inferiores de la espalda.

- Haga ejercicios para estirar y fortalecer los músculos de la espalda. Muchos de los ejercicios en este libro se diseñaron específicamente para esto.

- No se incline por la cintura para recoger algo. Si debe levantar algo, póngase en cuclillas, doble las rodillas y mantenga recta la espalda.

- Descanse los pies. Si tiene que estar de pie por mucho tiempo, apoye un pie en un banquillo o una caja para aliviar la tensión sobre la espalda.

- Siéntese en sillas con un buen respaldo que ofrezca apoyo o coloque una almohada pequeña detrás de la parte inferior de la espalda.

- Use una faja de sostén abdominal (a la venta en las tiendas y catálogos de maternidad). Esta prenda de vestir parece una faja y ayuda a quitar peso del vientre y de los músculos de la espalda. Además, algunos pantalones de maternidad vienen con bandas elásticas anchas que se colocan debajo de la curva del vientre para apoyar su peso.

- Use una almohadilla caliente a la temperatura más baja posible, una bolsa de agua tibia o compresas frías para aliviar el dolor. Asegúrese de envolverlas en una toalla para evitar quemaduras.

Mareos

En las primeras semanas del segundo trimestre, es normal sentirse mareada o aturdida a veces. Esto se debe a que están ocurriendo muchos cambios en la circulación del cuerpo, y por ejemplo, el flujo de sangre que llega a la cabeza y la parte superior del cuerpo se ha reducido. Para evitar sentirse mareada, muévase lentamente cuando se ponga de pie o cambie de postura. Es útil además beber mucho líquido. Evite también estar de pie por períodos extensos o sentirse demasiado acalorada. Si se siente mareada, acuéstese de costado.

Despiste

Tal vez le resulte más difícil concentrarse en el trabajo durante estos días u olvide cosas ordinarias que nunca antes había olvidado, como citas o tareas. No se alarme, porque el despiste es un síntoma común durante el embarazo. Mientras tanto, si le resulta útil, trate de hacer una lista de lo que tiene que hacer en el trabajo o la casa para complementar la memoria.

Nutrición

Tal vez haya oído que el pescado es una buena fuente de ácidos grasos omega-3, aunque quizás haya oído también que no se recomienda consumir ciertos tipos de pescado durante el embarazo. El enfoque en la nutrición de este mes tiene el objetivo de aclarar la información más reciente sobre el pescado. A medida que aumenta su apetito en el segundo trimestre, tal vez se pregunte acerca de cuáles meriendas o bocadillos saludables puede consumir, por ejemplo, cuáles de estos contienen por sí mismos la mayor cantidad de nutrición y cuáles debe evitar.

Precauciones sobre el consumo de pescado durante el embarazo

El pescado y los crustáceos son una parte importante de una dieta saludable y balanceada en cualquier momento de su vida, especialmente durante el embarazo. Ambos son buenas fuentes de proteína, ácidos grasos omega-3 y otros **nutrientes** vitales para su salud y el desarrollo de su bebé. Sin embargo, hay ciertos tipos de pescado que contienen niveles elevados de un tipo de mercurio que puede ser perjudicial para los niños pequeños y las mujeres que están o pueden quedar embarazadas, o también las que están amamantando. Los siguientes cuatro tipos de pescado contienen los niveles más elevados de mercurio y no los deben consumir los niños pequeños, las mujeres que están o pueden quedar embarazadas, o las que están amamantando:

1. Tiburón
2. Pez espada
3. Caballa gigante
4. Lofolátilo (blanquillo)

Debe consumir por lo menos de 8 onzas a 12 onzas (2–3 porciones) de pescado a la semana con un contenido bajo de mercurio, como camarones,

Enfoque en los ácidos grasos omega-3

Aunque debe limitar el consumo de alimentos con mucha grasa en la dieta, los ácidos grasos omega-3 son grasas "beneficiosas" que debe incorporar como parte de una dieta saludable. Los estudios han revelado que los ácidos grasos omega-3, especialmente el ácido docosahexaenoico y el ácido eicosapentaenoico, pueden contribuir a reducir el riesgo de presentar enfermedades cardíacas y reducir levemente la presión arterial. Los resultados de algunos estudios de investigación indican que producen además otros beneficios, como estimular el **sistema inmunitario** y aliviar los síntomas de **depresión**. Los ácidos grasos omega-3 desempeñan una función importante en el desarrollo del sistema inmunitario durante el desarrollo y a principios de la niñez.

Para recibir estos beneficios, las mujeres embarazadas deben consumir por lo menos dos o tres porciones de una variedad de pescados cada semana. Una buena fuente de ácidos grasos omega-3 es el pescado con un alto contenido de grasa, como el salmón, atún rojo y las sardinas. Aproximadamente 1 ½ onzas de pescado contienen 1 gramo de ácidos grasos omega-3.

Aun si no le gusta el pescado, puede como quiera recibir lo que necesita de otros alimentos. La linaza (ya sea en semillas enteras o en aceite) es una buena fuente, así como el aceite de canola, el brécol, el melón cantalupo, los frijoles colorados, la espinaca, la coliflor y las nueces. Un puñado de nueces, por ejemplo, tiene aproximadamente 2 ½ gramos de ácidos grasos omega-3. Aunque puede tomar suplementos, debe consultar primero con su proveedor de atención médica antes de tomar cualquier tipo de suplemento de venta sin receta. Esto se debe a que dosis elevadas pueden ser perjudiciales.

salmón, pez carbonero, tilapia, bagre (catfish) y atún claro enlatado (no atún blanco tipo albacora porque contiene niveles más altos de mercurio) mientras esté embarazada. Si desea consumir atún blanco tipo albacora, limite el consumo de este tipo de pescado a 6 onzas a la semana. Consulte los informes locales para enterarse de las advertencias sobre el contenido de mercurio u otros contaminantes en el pescado que se pesca localmente. Si no hay información disponible, limite su consumo a no más de 6 onzas de este pescado local a la semana (y limite el consumo de los niños pequeños a entre 1 y 3 onzas a la semana), y no coma ningún otro pescado esa semana. Si sigue estas pautas, usted y su bebé recibirán todos los beneficios para la salud que aporta el pescado mientras reduce su exposición y la exposición del bebé al mercurio. Si desea obtener más información sobre los informes de advertencia acerca del consumo de pescado, consulte la sección de "Recursos informativos" de este capítulo.

Meriendas o bocadillos saludables

Consumir meriendas o bocadillos es una buena manera de recibir las *calorías* adicionales que necesita durante el embarazo, siempre y cuando elija alimentos con un bajo contenido de grasa que sean beneficiosos:

• Galletas de soda, pretzels y pan crujiente de tipo escandinavo 100% de trigo
• Frutas y vegetales
• Nueces y semillas
• Queso y yogur bajos en grasa
• Batidas de fruta (por ejemplo, mezcle en una licuadora yogur congelado, un plátano (guineo), un poco de jugo de fruta y un puñado de bayas)

Recuerde contar las meriendas o los bocadillos en su recuento total de calorías del día.

Aumento de peso

Es más importante durante el segundo y tercer trimestres que ocurra un aumento constante de peso, especialmente si comienza con un peso saludable o si su peso es insuficiente. En general, debe aumentar aproximadamente un tercio del peso total del embarazo para la semana número 20 del embarazo. Si está aumentando de peso demasiado rápido, es posible que deba ajustar la cantidad de comida que consume y hacer más ejercicio.

⤳ Ejercicio

Si el ejercicio tradicional, como caminar o nadar, no le agrada mucho, puede hacer ejercicios alternativos, como el yoga o ejercicios de Pilates. Independientemente del tipo de ejercicio que elija, es de suma importancia que esté al tanto de algunos consejos de seguridad. El ejercicio de este mes es un ejercicio seguro que estira y fortalece los músculos de la espalda.

Ejercicios alternativos

El ejercicio es beneficioso tanto para usted como para su bebé. Caminar y nadar son ejercicios generalmente seguros, ¿pero qué hace si ninguno de los dos le agrada mucho? Aquí le damos otras opciones para que se mantenga en movimiento, fortalezca más los músculos y alivie el estrés:

- Yoga: Los ejercicios de yoga o de postura pueden estirar y fortalecer los músculos y contribuyen a desarrollar buenas técnicas de respiración. Esta práctica muy antigua la mantiene flexible, tonifica los músculos y mejora el equilibrio y la circulación, con poco o sin ningún impacto en las articulaciones. El yoga también es beneficioso porque le ayuda a aprender a respirar profundamente y relajarse, que puede resultarle útil durante el trabajo de parto y parto. El yoga es un ejercicio seguro para las mujeres embarazadas, con la excepción de Bikram y otras formas de yoga que se practican en entornos con calor. Además, no se recomiendan algunas posturas para las mujeres embarazadas, como aquellas en que debe acostarse boca arriba (después del primer trimestre) y las que exigen mucho estiramiento abdominal. Dígale al instructor de yoga que está embarazada. Considere afiliarse a una clase de yoga especialmente diseñada para el embarazo.

- Pilates: Debido al enfoque destinado a promover la respiración saludable y mejorar la flexibilidad, el programa de ejercicios de Pilates es una buena forma de mejorar la postura y fortalecer los músculos. Al igual que el yoga, algunos movimientos de Pilates no se deben hacer durante el embarazo. Asegúrese de que su instructor sepa que está embarazada, o participe en una clase especial para mujeres embarazadas.

- Tai Chi: El tai chi conlleva realizar una serie de posturas o movimientos de manera lenta y fluida. Cada postura fluye en la siguiente sin pausar. Cualquier persona puede practicar el tai chi, y se ha determinado que reduce el estrés, aumenta la flexibilidad y la energía, y mejora la fortaleza muscular y el equilibrio.

Ejercicio del mes: Posición de cuclillas con pelota contra la pared

Este ejercicio fortalece los en las músculos piernas y las nalgas.

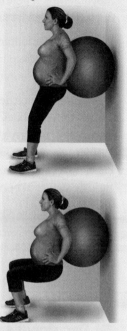

1. Coloque la pelota de hacer ejercicio contra la pared. Colóquese de pie y presione firmemente la pelota contra la pared con la parte inferior de la espalda.

2. Distribuya el peso entre los dos pies. Con un movimiento lento y controlado, póngase de cuclillas mientras ejerce presión firme sobre la pelota. No permita que las rodillas se toquen. Mantenga los pies apoyados sobre el suelo y evite levantar los talones. El pecho debe quedar erguido y los hombros no deben estar encorvados.

3. Comience a ponerse de cuclillas y baje hasta la mitad si no puede hacerlo bien hasta abajo. Precaución: Si tiene dolor de rodilla no haga este ejercicio.

4. Repita el ejercicio de cuatro a seis veces hasta lograr hacerlo de 10–12 veces.

Consejos para que el ejercicio sea seguro y saludable

Aunque es importante hacer ejercicios regularmente, es igual de importante asegurarse de que no sufra una lesión. Para comenzar, asegúrese de tener todo el equipo que necesita para hacer ejercicios sin riesgo. Use calzado bien acojinado que apoye adecuadamente los pies. Use un sostén (brassiere) especial de deportes bien entallado que le ofrezca suficiente apoyo. Aquí le damos otros consejos para que haga ejercicios de manera segura:

- Tome mucho líquido. Lleve una botella de agua para beber antes, durante y después del ejercicio. Si comienza a sentirse acalorada o sedienta, tome un descanso y beba más agua o una bebida especial para deportes.

- Comience el ejercicio con actividades de estiramiento y calentamiento durante por lo menos 5 minutos para evitar torcer los músculos. Caminar o correr despacio en bicicleta estacionaria son buenas actividades de calentamiento.

- Los ejercicios se deben hacer sobre pisos de madera o superficies con alfombra. De esta manera los pies estarán bien apoyados.

- No haga movimientos bruscos, que impliquen subir y bajar distintas partes del cuerpo repetidas veces ni de mucho impacto. Saltar, hacer movimientos repentinos o cambiar rápidamente de dirección puede producir tensión en las articulaciones y provocar dolor.

- Póngase de pie lentamente después de estar acostada o sentada en el piso. Así evitará sentirse mareada o desmayarse. Una vez que se encuentre de pie, camine brevemente en el mismo lugar.

- No haga ejercicios de cuclillas hasta llegar al piso, sentadillas que inclinen completamente hacia adelante el cuerpo (subir y bajar ambas piernas a la misma vez) ni actividades que impliquen tocarse los dedos de los pies con las piernas rectas. Después del primer trimestre, también debe evitar ejercicios que requieran acostarse boca arriba ya que esto puede bloquear el flujo de sangre al bebé.

- Después de hacer ejercicios vigorosos, haga actividades de enfriamiento durante 5 a 10 minutos. Reduzca su ritmo poco a poco y termine el ejercicio con estiramientos suaves. Sin embargo, procure no estirarse excesivamente. Los ejercicios de estiramiento intenso pueden lesionar el tejido que conecta a las articulaciones.

Decisiones saludables

¿Desea saber el sexo del bebé? Puede determinarlo durante el *examen por ecografía (ultrasonido)* de este mes. Esta es una buena oportunidad también para comenzar a pensar en seleccionar al proveedor de atención médica de su bebé.

Determinación del sexo del bebé

Si desea saber si el bebé es varón o niña, generalmente el sexo se puede determinar mediante un examen por ecografía (ultrasonido) que a menudo se realiza entre las semanas 18 y 20 más o menos. En algunos casos, es importante que el profesional médico sepa el sexo de su bebé, por ejemplo, si se sospecha que el bebé corre el riesgo de presentar ciertos problemas médicos. A veces no es posible determinar el sexo porque la posición del bebé no es la adecuada.

El Colegio Americano de Obstetras y Ginecólogos recomienda que se hagan exámenes por ecografía (ultrasonido) solamente por motivos médicos. Aunque los exámenes por ecografía generalmente se consideran seguros, no es posible descartar todos los posibles riesgos que conlleva. Por lo tanto, no se recomienda el examen por ecografía para solo determinar el sexo del bebé.

La selección del médico de su bebé

Esta es una buena oportunidad para comenzar a pensar en seleccionar al proveedor de atención médica de su bebé. El primer examen físico de los recién nacidos generalmente se hace el día que nacen, por lo tanto, tome su decisión con tiempo. La mayoría de los padres eligen a un pediatra, que es un médico que se especializa en la atención médica de los niños desde que nacen hasta que llegan a ser adultos jóvenes. O bien, tal vez desee usar un médico de cabecera que atienda a toda la familia.

Si necesita recomendaciones para un médico, hable con otros padres que conozca, con el equipo que la cuidó durante el embarazo o busque en la red de médicos de su seguro de salud. Asegúrese de que el profesional que elija acepte a nuevos pacientes y su seguro médico actual.

La mayoría de los pediatras se reúnen con los padres y los futuros padres para llevar a cabo entrevistas breves y responder a preguntas. Durante la entrevista, pregúntese si se siente a gusto con el médico. ¿Le agrada su manera y estilo de comunicación? Aquí hay otras preguntas que puede hacer:

- ¿Cuándo verá el médico a su bebé por primera vez? ¿Con qué frecuencia verá al bebé para los exámenes de rutina?

- ¿Está disponible el médico por teléfono o correo electrónico para responder a preguntas? Si no es así, ¿hay una enfermera que pueda responder a sus preguntas sin acudir al consultorio?

- ¿Responde el médico a llamadas fuera de horas laborales (por la noche o los fines de semana) o debe usted acudir a una sala de emergencias o un centro de atención urgente?

- ¿Cuáles son los cargos de las consultas por enfermedad, los exámenes de rutina y las inmunizaciones?

Si desea ver enlaces con más información sobre los pediatras y cómo seleccionar uno, consulte la sección de "Recursos informativos" de este capítulo.

∼ Otras consideraciones

El segundo trimestre es un buen período para viajar. Si está planeando un viaje, es buena idea saber cómo debe cuidarse mientras se encuentre fuera de casa. Prestar atención a cómo se siente es la mejor guía para realizar sus actividades, ya sea que esté de viajes o se encuentre en casa. El segundo trimestre es además el momento en que las mujeres comienzan a tener dificultad para encontrar una buena posición para dormir.

Cómo y cuándo viajar durante el embarazo

En la mayoría de los casos, puede viajar de manera segura durante el embarazo. Si está programando un viaje, es buena idea hablar con su proveedor de atención médica sobre las medidas de seguridad que debe tomar durante el mismo. La mayoría de las mujeres puede viajar sin riesgo hasta cerca de la fecha prevista del parto. Sin embargo, a las mujeres que han tenido complicaciones en el embarazo no se les recomienda viajar.

El mejor momento para viajar es a mediados del embarazo (entre las semanas 14–28 del embarazo). A mediados del embarazo, ha recuperado su energía, ya no tiene náuseas y todavía tiene movilidad. Después de la semana 28, a menudo es más difícil moverse o sentarse por tiempos prolongados.

Al seleccionar el modo de viajar, considere cuánto tiempo se tardará en llegar al destino deseado. La forma más rápida a menudo es la mejor. No importa si viaja por tren, avión, automóvil o barco, tome medidas para garantizar su comodidad y seguridad. A continuación ofrecemos algunos consejos para viajar de manera saludable:

- Hágase un examen prenatal antes de partir.

- Si estará lejos de casa, lleve una copia de su expediente médico.

- Sepa cómo encontrar a un proveedor de atención médica si acaso necesita uno. Si necesita atenderse con un médico mientras viaja en Estados Unidos, visite el sitio de Internet de la Asociación Médica Americana (consulte "Recursos informativos") y busque bajo "Doctor Finder" (Buscador de médicos). El sitio de Internet del Colegio Americano de Obstetras y Ginecólogos (www.acog.org) puede ayudarla a encontrar un obstetra; oprima "Find an Ob-Gyn" (Buscar un obstetra–ginecólogo). (Para viajes internacionales, consulte el cuadro "Viajes internacionales").

- Mantenga flexibles sus planes de viaje. Pueden surgir problemas con el embarazo en cualquier momento que le impiden viajar. Compre un seguro de viajes para cubrir los boletos y depósitos que no sean reembolsables.

- Lleve calzado cómodo y ropa que no sea muy ajustada. Lleve puestas varias capas de ropa ligera.

- Aparte tiempo para comer regularmente y así estimular su energía. Asegúrese de consumir mucha fibra para aliviar el estreñimiento, un problema común durante los viajes.

- Tome más líquido. Lleve jugos o una botella de agua. La cabina de un avión es muy seca. Tome agua en lugar de refrescos.

Viajes internacionales

Si está programando un viaje fuera del país, su proveedor de atención médica puede ayudarla a decidir si puede viajar al exterior sin riesgo y recomendarle ciertas medidas que puede tomar antes del viaje. Acuda a su proveedor de atención médica por lo menos de 4–6 semanas antes del viaje. Durante esta visita, puede hablar sobre sus planes de viaje, recibir consejos sobre asuntos específicos de salud (como precauciones sobre los alimentos y el agua) y recibir las vacunas recomendadas para el área al que esté viajando. El sitio de Internet para viajeros titulado "Travelers' Health" de los Centros para el Control y la Prevención de Enfermedades (consulte la sección de "Recursos informativos" de este capítulo) ofrece una gran cantidad de información útil, como consejos de seguridad, datos sobre vacunas y consideraciones especiales para las viajeras embarazadas.

Mientras esté embarazada, no debe viajar a áreas donde se exponga al riesgo de contraer malaria (paludismo), como a África, Centroamérica, Sudamérica y Asia. La malaria es un riesgo importante durante el embarazo. Si no puede evitar viajar a esas áreas, pídale a su proveedor de atención médica una receta para un medicamento antipalúdico (contra la malaria), como cloroquina o mefloquina. Las mujeres embarazadas no deben usar los medicamentos antipalúdicos atovacuona, proguanil, doxiciclina ni primaquina.

Aun si está en perfecto estado de salud antes de partir para el viaje, nunca se sabe cuándo puede surgir una emergencia. Asegúrese de tener una copia de su expediente médico para llevarla consigo. Además, antes de salir de casa, localice el hospital o clínica médica más cercanos en el lugar que vaya a visitar. La Asociación Internacional de Asistencia Médica para Viajeros (International Association for Medical Assistance to Travelers), tiene un directorio de médicos a escala mundial que ofrecen atención médica de calidad a los viajeros. Llame a esta agencia para obtener un directorio gratuito de médicos o visite su sitio de Internet (consulte la sección de "Recursos informativos" de este capítulo). Aunque debe afiliarse para ver el directorio de médicos que ofrece, la afiliación es gratuita.

Si necesita acudir a un médico que no habla español, es buena idea tener un diccionario del idioma extranjero. Al llegar, inscríbase en la embajada o el consulado de su país. Así será más fácil salir del país si tiene una emergencia.

Un problema médico que les puede ocurrir a todos los que viajan—no solo a las mujeres embarazadas—es la *trombosis venosa profunda*. Aprenda todo lo que pueda sobre este problema médico antes de embarcarse en su viaje (consulte el cuadro "Trombosis venosa profunda durante los viajes").

Viajes en automóvil

Durante un viaje en automóvil, asegúrese de que el período de viaje sea breve cada día. Pasar varias horas en la carretera es agotador incluso si no está embarazada. Trate de limitar las horas que conduzca a no más de 5 o 6 horas cada día. Pare cuando transcurran unas horas para estirarse, beber líquido y orinar. Asegúrese de llevar puesto el cinturón de seguridad siempre que viaje en un vehículo de motor, aun si el automóvil está equipado con bolsas de aire (consulte el cuadro "Abróchese el cinturón durante el embarazo"). Si tiene un accidente—por menor que sea—notifíqueselo a su proveedor de atención médica. Le podrían tener que hacer ciertos exámenes o pruebas para comprobar el estado de salud del bebé.

Viajes en avión

Para las mujeres embarazadas sanas, los viajes por avión son casi siempre seguros durante el embarazo. La mayoría de las líneas aéreas permiten que las mujeres embarazadas viajen hasta la semana 36 del embarazo, pero consulte con su línea aérea para estar al tanto de todas las reglas. (Si programa un viaje internacional, sin embargo, la fecha límite para viajar en aerolíneas internacionales es a menudo antes que la de vuelos nacionales).

Si tiene un problema médico que pueda empeorar debido a un viaje por avión o que pueda requerir atención médica de emergencia, debe evitar los viajes en avión mientras esté embarazada. Tenga en cuenta que la mayoría de las emergencias durante el embarazo generalmente ocurren durante el primer y el tercer trimestres.

Si le preocupa la presión del aire y la radiación cósmica de las altitudes elevadas, estas condiciones por lo general no causan problemas a las personas que viajan ocasionalmente. La reducción en la presión del aire durante un vuelo puede reducir ligeramente la cantidad de *oxígeno* en la sangre, pero el cuerpo se adapta a ello naturalmente. Aunque la exposición a la radiación aumenta a altitudes elevadas, el grado de exposición de una persona que viaja ocasionalmente por lo general no es preocupante. No obstante, los niveles de radiación pueden ser peligrosos para las mujeres embarazadas cuyos empleos les exigen volar a menudo (por ejemplo, mujeres pilotos, azafatas o agentes armadas a bordo). La exposición a la radiación cósmica de los viajeros frecuentes puede superar el límite establecido por el gobierno federal. La mayoría de las aerolíneas de hecho limitan los viajes por avión de las azafatas después de la semana 20 del embarazo. Algunas prohíben que las mujeres pilotos vuelen una vez que se haya confirmado el embarazo. Si viaja con mucha frecuencia, asegúrese de hablar con su proveedor de atención médica para determinar la cantidad de tiempo que puede volar sin riesgo durante su embarazo. Cuando viaje en avión, puede tomar las siguientes medidas para permitir que su viaje sea lo más cómodo posible:

- Si puede, reserve un asiento de pasillo de manera que sea fácil ponerse de pie y estirar las piernas durante un vuelo largo.

- Evite consumir alimentos que producen gas y las gaseosas antes del vuelo. El gas se expande a altitudes elevadas y puede causar molestias.

- Lleve puesto en todo momento el cinturón de seguridad ya que puede ocurrir turbulencia inesperadamente durante el vuelo.

- Mueva a menudo los pies, los dedos de los pies y las piernas. Si puede, párese y camine un poco varias veces durante el vuelo.

Trombosis venosa profunda durante los viajes

La trombosis venosa profunda (TVP) es una afección en la que se forma un coágulo de sangre en las venas de las piernas u otras partes del cuerpo. Puede causar un estado peligroso que se denomina embolia pulmonar, en la que un coágulo de sangre se traslada a los pulmones. Los estudios de investigación han revelado que todo tipo de viaje que dure cuatro o más horas—ya sea en automóvil, tren, autobús o avión—hace que aumente al doble el riesgo de presentar trombosis venosa profunda. Esto indica que el medio de transporte no aumenta la probabilidad de presentar este problema, sino el tiempo en que una persona permanece sentada sin moverse. Estar embarazada es otro factor de riesgo de trombosis venosa profunda.

Si está programando un viaje largo, tome las siguientes medidas para reducir el riesgo de desarrollar este problema:

- Beba mucho líquido sin cafeína.

- Use ropa holgada.

- Camine y estírese a intervalos regulares (por ejemplo, cuando viaje en automóvil, pare con frecuencia para que pueda salir y estirar las piernas).

Puede también usar medias especiales que compriman las piernas más abajo de la rodilla para prevenir la formación de coágulos de sangre. Sin embargo, hable con su proveedor de atención médica antes de tratar de usar estas medias ya que algunas personas no deben usarlas (por ejemplo, las personas con diabetes o problemas de circulación).

Abróchese el cinturón durante el embarazo

Para estar mejor protegida en un vehículo, use un cinturón para el regazo y hombro cada vez que viaje. El cinturón de seguridad no afectará adversamente a su bebé. Usted y su bebé tienen una probabilidad mucho mayor de sobrevivir un accidente automovilístico si están abrochados. Siga estas reglas cuando use un cinturón de seguridad:

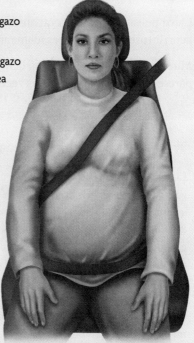

- Lleve puesta siempre la correa del regazo y la del hombro.

- Abroche la hebilla de la correa del regazo de manera que quede debajo del área de los huesos de la cadera y debajo del área abdominal.

- Nunca debe colocarse la correa del regazo atravesada en el área abdominal.

- Coloque la correa del hombro de manera que quede atravesada en el centro del pecho (entre los senos), nunca debajo del brazo.

- Asegúrese de que las correas queden bien ajustadas.

La parte superior de la correa debe quedar atravesada en el hombro sin rozar el cuello. No deslice nunca la parte superior de la correa para quitársela del hombro. Los cinturones de seguridad que quedan muy sueltos o demasiado altos en el área abdominal pueden fracturar las costillas o lesionar el área abdominal si tiene un accidente.

Viajes en barco

Si está considerando viajar en un crucero, consulte la línea del crucero para ver si aceptan pasajeras embarazadas. La mayoría de los barcos de crucero imponen restricciones a las pasajeras embarazadas después de la semana 28 del embarazo y algunos no aceptan pasajeras embarazadas después de la semana 24 del embarazo. Antes de reservar el viaje, asegúrese de que el barco cuente con un médico o enfermera a bordo. Además, verifique que las paradas programadas sean en lugares con instalaciones médicas modernas en caso de emergencia.

Si nunca ha viajado en un crucero, debe evitar programar su primer viaje en crucero mientras está embarazada. Muchos viajeros de cruceros presentan síntomas de mareo desagradables que surgen con el movimiento del barco. Los mareos ocurren cuando se envían señales conflictivas sobre la posición del cuerpo, los ojos y el oído interno (que regula la sensación de equilibrio) al cerebro. El mareo produce náuseas y vértigo, y a veces debilidad, dolor de cabeza y vómitos. Si no padece de mareos, es probable que el viaje por mar durante el embarazo no le cause malestar estomacal. Para estar segura, pregúntele a su proveedor de atención médica si hay medicamentos seguros que pueda llevar para aliviar los mareos. Aunque a algunas personas les resultan útiles los brazaletes contra el mareo, hay muy pocos estudios científicos que apoyan su eficacia. Estos brazaletes usan la acupresión para evitar el malestar estomacal. Para muchas personas, los mareos desaparecen por su cuenta al cabo de unos días a medida que el organismo se adapta al movimiento del barco.

Otro motivo de preocupación para los pasajeros de cruceros son las infecciones que produce el norovirus, que pueden causar náuseas y vómitos por 1–2 días. Esta infección la causa un virus. Este *virus* es muy contagioso y se puede propagar rápidamente por todo el barco. Las personas se infectan al consumir alimentos y bebidas o al tocar superficies contaminadas con el virus.

Aunque no hay ninguna vacuna ni medicamento que evite esta infección, puede protegerse si se lava las manos a menudo y lava las frutas y los vegetales antes de consumirlos. Si está embarazada y contrae esta infección (o cualquier otra enfermedad que produzca diarrea y vómitos), acuda a un proveedor de atención médica. La deshidratación puede causar ciertos problemas en el embarazo. Es posible que necesite recibir líquidos por *vía intravenosa* (a través de un suero).

Posiciones para dormir

Puede que le resulte difícil encontrar una posición cómoda para dormir. Dado que el vientre ha crecido, dormir boca abajo le resultará incómodo. Tampoco es bueno dormir boca arriba ya que con esta postura el peso del útero recae sobre la columna vertebral y los músculos de la espalda. En el segundo y tercer trimestres, acostarse boca arriba puede comprimir un vaso sanguíneo principal y hacerla sentirse mareada.

La mejor postura es dormir de un costado. Doble una o ambas rodillas. También puede ser útil colocarse una almohada entre las rodillas y otra debajo del abdomen, o usar una almohada de cuerpo entero.

No se preocupe si se despierta y se encuentra acostada boca arriba. Esto no es perjudicial para el bebé. Además, confíe en su cuerpo. Algunas mujeres embarazadas hallan que sus cuerpos encuentran automáticamente la mejor posición para dormir.

Visitas de atención prenatal

El programa de visitas de *atención prenatal* durante el segundo trimestre depende de su salud y de las necesidades especiales que pueda tener durante su embarazo. Las madres futuras saludables sin ningún factor de riesgo conocido a menudo necesitan menos visitas que las mujeres con problemas médicos u obstétricos.

Siempre y cuando usted y su bebé estén bien, desde la primera visita de atención prenatal hasta la semana 28 del embarazo, probablemente tendrá un examen médico cada 4 a 6 semanas. Durante las visitas del segundo trimestre, le podrían realizar los siguientes procedimientos:

- Examen por ecografía (ultrasonido): Este estudio estándar por ecografía se hace después de aproximadamente 18 semanas de gestación y ofrece información sobre la anatomía básica de su bebé. Es posible que su proveedor de atención médica pueda determinar el sexo del bebé si este se encuentra en una buena posición para ver los genitales. Se verificará la cantidad de *líquido amniótico* y se evaluará la actividad cardíaca del bebé. A pesar de todos los beneficios, un examen normal por ecografía no elimina la posibilidad de que exista alguna anomalía fetal.

- Altura del fondo uterino: A medida que crece el bebé, la parte superior del útero (el fondo) crece y se sale de la cavidad pélvica. A las 12 semanas del embarazo más o menos, se puede palpar más arriba del hueso púbico. A las 20 semanas, llega al ombligo. A partir de esta visita de atención prenatal, su proveedor de atención médica medirá la altura del fondo uterino, que es la distancia entre el hueso púbico y la parte superior del útero. Esta medida le permite al proveedor evaluar el tamaño y el ritmo del desarrollo de su bebé. Como regla general, la altura del fondo uterino (en centímetros) debe ser más o menos equivalente al número de semanas del embarazo. Por ejemplo, a las 20 semanas, la altura del fondo uterino debe ser aproximadamente de 18–22 centímetros.

- *Amniocentesis*: Si decide hacerse una amniocentesis pero no se hizo este examen el mes pasado, se lo harán este mes (consulte el Capítulo 25, "Pruebas de detección y de diagnóstico de trastornos genéticos").

〰 Situaciones especiales

La exposición al plomo puede ser una situación preocupante para algunas mujeres embarazadas, como aquellas que trabajan en ciertas industrias o viven con alguien que lo hace. Se recomienda que las mujeres que tienen por lo menos un factor de riesgo de exposición al plomo se hagan una *prueba de detección* de plomo. Otra pregunta que tienen muchas mujeres embarazadas es si es normal la cantidad de movimiento que sienten que hace el bebé.

Exposición prenatal al plomo

El plomo es un metal pesado que se usa en ciertas industrias (fábricas de baterías, construcción e imprentas) y, hasta fines de la década de 1970, fue un componente en las pinturas. En Estados Unidos hay reglamentos estrictos sobre el uso de plomo en la industria además de normas y protocolos vigentes para ayudar a reducir la exposición de los trabajadores. Sin embargo, en otras partes del mundo, no hay reglamentos tan estrictos para el uso de plomo ni para la exposición a este metal, y el plomo está ampliamente disponible en artículos como los de cerámica, las joyas e incluso en dulces. Ciertos remedios caseros y algunas medicinas que se usan en diferentes culturas también pueden tener niveles elevados de plomo.

El plomo se puede inhalar en el polvo, absorber a través de la piel o ingerir. En las mujeres embarazadas, atraviesa fácilmente la *placenta*. Los estudios han revelado que los hijos de madres que han estado expuestas a niveles elevados de plomo durante el embarazo corren un mayor riesgo de tener problemas del aprendizaje y del comportamiento. La exposición al plomo también aumenta el riesgo de ciertos problemas médicos durante el embarazo, como *aborto natural*, *bajo peso al nacer* y parto *prematuro*.

Hay una prueba de sangre que mide el nivel de plomo en el cuerpo la cual se puede usar para evaluar la cantidad de plomo al que ha estado expuesta. Las mujeres embarazadas que tienen por lo menos un factor de riesgo de exposición al plomo deben hacerse esta prueba de sangre. Si alguna de las siguientes situaciones es aplicable en su caso, dígaselo a su proveedor de atención médica:

- Emigró hace poco de un país o área donde hay concentraciones elevadas de plomo, como en países donde aún se usa la gasolina con plomo (o se dejó de usar hace poco) o donde no se controla adecuadamente la contaminación.

- Vive cerca de una fuente de plomo, como una mina de plomo, fundidora o planta de reciclaje de baterías (aun si el establecimiento ha cerrado).

- Trabaja en una industria que usa plomo (p. ej., una industria de producción de plomo, fábrica de baterías, fábrica de pinturas, construcción de barcos, producción de municiones o fábrica de plásticos), se dedica a un pasatiempo que puede exponerla al plomo (como vitrales o cerámica que emplea vidriados o pintura con plomo) o vive con alguien que trabaja con plomo o se dedica a un pasatiempo donde se podría exponer al plomo.

- Cocina, guarda o sirve alimentos en piezas de cerámica con vidriado de plomo elaboradas con un proceso tradicional.

- Tiene *pica* (un problema médico en que la mujer embarazada consume sustancias que no son alimentos, como tierra).

- Usa sustancias, hierbas o terapias alternativas o complementarias del este de la India, India, Medio Oriente e hispanas; cosméticos importados como kohl o surma, o ciertos alimentos o especias importados.

- Está renovando una casa antigua sin controles establecidos contra los riesgos del plomo.

- Su casa tiene tuberías de plomo o suministros de agua con revestimiento de plomo.

- Tiene antecedentes de una exposición previa al plomo o pruebas de niveles elevados de plomo, o reside con alguien a quien se ha identificado que tiene un nivel elevado de plomo.

Si tiene niveles elevados de plomo, es posible que se deban tomar medidas para identificar la fuente de la exposición al plomo y evitar exposiciones futuras. La cantidad de plomo que se detecte en el cuerpo determinará si podría necesitar pruebas de seguimiento de niveles de plomo con regularidad durante el resto de su embarazo o tratamiento para evitar problemas para usted y su bebé.

Evaluación de los movimientos de su bebé

Para muchas mujeres, sentir los movimientos del bebé es reconfortante y no sentir sus movimientos por un tiempo es motivo de preocupación. La disminución de los movimientos fetales no siempre es un indicio de que algo anda mal. Sin embargo, los estudios de investigación han revelado que las mujeres que notifican una disminución de los movimientos de sus bebés tienen mayor probabilidad de tener ciertos problemas. No obstante, preocuparse

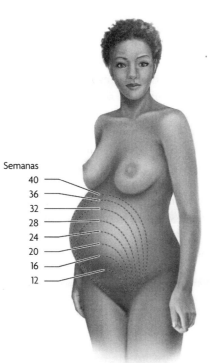

Semanas
40
36
32
28
24
20
16
12

Cambios en el tamaño del útero. El tamaño del útero puede ayudar a determinar la duración de su embarazo.

Medida de la altura del fondo uterino. A partir del quinto mes del embarazo, aproximadamente, su proveedor de atención médica medirá la altura del útero para controlar el desarrollo del bebé durante cada visita de atención prenatal.

obsesivamente sobre la frecuencia con la que se mueve su bebé no es bueno para usted ni para el bebé. Es útil saber que a medida que se desarrollan el cerebro y el sistema nervioso del bebé, la parte que regula el sueño y la vigilia también se está desarrollando. Los fetos comienzan a tener ciclos definidos de sueño y vigilia aproximadamente entre las semanas 17–20 del embarazo. Si no ha sentido a su bebé moverse por un tiempo, es posible que esté dormido. Es importante señalar que su percepción de disminución en la actividad de su bebé relativa a un grado previo es más importante que cualquier pauta que indique cuánto movimiento se considera normal.

Una manera sencilla para llevar un control de los movimientos de su bebé es usar la regla de "10 movimientos en 2 horas" para evaluar la frecuencia con que se mueve el bebé. Si puede percibir 10 movimientos definidos en un período de hasta 2 horas, es probable que todo esté bien. Una vez que haya sentido esta cantidad de movimiento, puede dejar de contar por ese día. Si no siente 10 movimientos en 2 horas, dígaselo a su proveedor de atención médica.

PREGÚNTELES A LOS EXPERTOS

¿Puedo comer sushi?

Es buena idea consumir solo sushi cocido o sushi vegetal durante el embarazo. Si bien muchos de los pescados se pueden consumir con seguridad cuando están bien cocidos, debe evitar todo tipo de pescado crudo o chamuscado mientras esté embarazada. Esto se debe a que es más probable que el pescado crudo, incluidos el sushi y el sashimi, contenga parásitos o **bacterias** y el pescado cocido no.

¿Puedo tener un masaje?

Claro. El masaje es una buena manera para ayudarla a relajar los músculos, mejorar la circulación y recibir la atención personal que bien se merece. La mejor postura para el masaje mientras está embarazada es acostarse de costado, en lugar de boca abajo. Sin embargo, algunas camas para masajes tienen un orificio para el abdomen que le permite a la mujer embarazada acostarse cómodamente boca abajo. Asegúrese de decirle a su terapeuta masajista que está embarazada si aún no muestra señales evidentes de embarazo. Muchos *spas* dedicados a la salud ofrecen masajes prenatales especiales por parte de terapeutas capacitados para tratar a mujeres embarazadas.

RECURSOS INFORMATIVOS

Los siguientes recursos ofrecen más información sobre algunos de los temas que se trataron en este capítulo:

American College of Obstetricians and Gynecologists: Find an Ob-Gyn (Colegio Americano de Obstetras y Ginecólogos: Buscar un obstetra–ginecólogo)
www.acog.org/About_ACOG/Find_an_Ob-Gyn

American Medical Association DoctorFinder (para buscar médicos de la Asociación Médica Americana)
https://apps.ama-assn.org/doctorfinder/home.jsp
Directorios de médicos en Internet en los que se pueden hacer búsquedas para encontrar médicos en Estados Unidos.

Lo que usted necesita saber sobre el mercurio en el pescado y los mariscos Environmental Protection Agency (Agencia de Protección Ambiental de Estados Unidos)
http://www2.epa.gov/choose-fish-and-shellfish-wisely/lo-que-usted-necesita-saber-sobre-el-mercurio-en-el-pescado-y-los
Ofrece información sobre advertencias acerca del pescado en su estado.

The International Association for Medical Assistance to Travelers (sobre la atención médica en los viajes)
www.iamat.org
Organización sin fines de lucro que ofrece información médica para las personas que viajan internacionalmente. La afiliación es gratuita y le permite acceder a información detallada sobre su destino, como acerca de médicos y hospitales.

Travelers' Health (sobre la salud al viajar)
Centros para el Control y la Prevención de Enfermedades (Centers for Disease Control and Prevention)
www.cdc.gov/travel
Consejos médicos confiables para personas que viajan a destinos dentro y fuera de Estados Unidos, como precauciones sobre los alimentos y el agua, información sobre brotes de enfermedades y recomendaciones de vacunas.

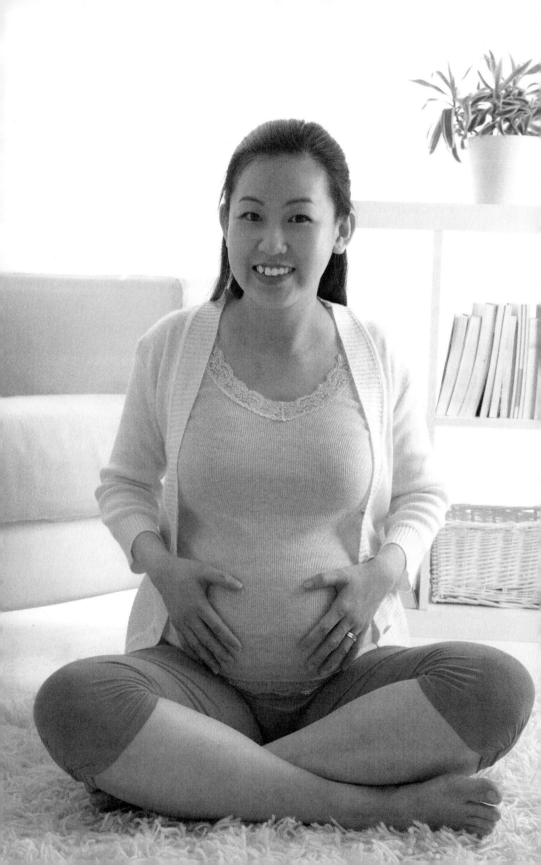

6° mes

(Semanas 21–24)

SU BEBÉ EN DESARROLLO

Semana 21

Los dedos de las manos y los pies del bebé ya se han formado completamente, incluso las huellas digitales de todos los dedos. Tal vez note algunos movimientos como pequeñas sacudidas. Es el bebé cuando tiene hipo.

Semana 22

Aunque los párpados todavía están cerrados, los ojos del bebé se mueven debajo de ellos. Los conductos lacrimales también se están desarrollando. Tal vez perciba ahora que el bebé responde a sonidos. Los sonidos altos pueden hacer que el bebé responda con movimientos sobresaltados y que contraiga los brazos y las piernas

Semana 23

El bebé puede responder con movimientos ante sonidos familiares, como el tono de su voz. Casi el 80% del sueño del bebé ahora ocurre en la fase de movimiento rápido de los ojos (o REM). Durante esta fase del sueño, los ojos se mueven y el cerebro está muy activo.

Semana 24

El bebé ha aumentado más de peso en la última semana del sexto mes. Ahora pesa un poco más de 1 libra y mide casi 12 pulgadas de largo. También el tono muscular es mucho mejor que en las primeras semanas. Los pulmones ya se han formado completamente aunque no están listos para funcionar fuera del útero.

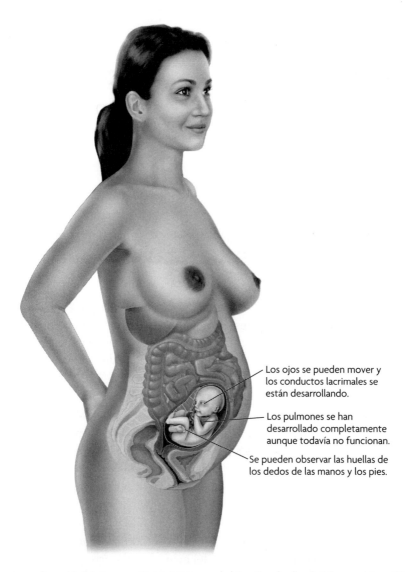

Los ojos se pueden mover y los conductos lacrimales se están desarrollando.

Los pulmones se han desarrollado completamente aunque todavía no funcionan.

Se pueden observar las huellas de los dedos de las manos y los pies.

La madre y el bebé: Semanas 21–24. Este mes, su bebé ya tiene huellas digitales y podría sentirlo cuando tiene hipo.

SU EMBARAZO

🍂 Los cambios en su cuerpo

La semana 21 marca el comienzo de la segunda mitad del embarazo. Comenzará a sentir las patadas del bebé y movimientos más fuertes mucho más ahora que antes.

🍂 Molestias y cómo lidiar con ellas

Tal vez ya haya tenido reflujo gástrico—que también se llama acidez—en las primeras semanas del embarazo. No obstante ahora, el útero es más grande y ejerce presión hacia arriba contra el estómago; por ello, puede tener acidez más a menudo. Otras molestias que ocurren son sofocos o calores (debido a las hormonas del embarazo) y ciertos dolores y malestares dolorosos (debido al aumento de peso del útero).

Acidez

La acidez es una sensación de ardor o dolor en la garganta y el pecho, y ocurre comúnmente en las mujeres embarazadas. Tener acidez no quiere decir que el corazón tenga algún problema. Las hormonas del embarazo, que relajan la válvula entre el estómago y el esófago (el conducto que va de la boca al estómago), son una de las causas principales de la acidez. Cuando la válvula entre el esófago y el estómago no se cierra, los ácidos estomacales se pasan al esófago. El útero cada vez más grande complica el problema ya que ejerce presión contra el estómago.

Si padece de acidez, pruebe estos remedios:

- Coma seis comidas pequeñas al día, en lugar de tres grandes (un patrón de alimentación de "apacentamiento").

- Coma despacio y mastique bien los alimentos.

- No beba mucho líquido con sus comidas. En lugar de ello, beba líquido entre las comidas.

- No coma ni beba nada unas horas antes de acostarse por la noche. Tampoco debe acostarse inmediatamente después de comer.

- Suba la cabecera de la cama. Colóquese varias almohadas debajo de los hombros o coloque un par de libros o bloques de madera debajo de las patas de la cabecera de la cama.

- Evite los alimentos que empeoran el reflujo gástrico, como las frutas cítricas, el chocolate y los alimentos muy condimentados o fritos.

Puede usar sin riesgo los antiácidos de venta sin receta durante el embarazo, pero solo los que no contienen aluminio ni salicilatos, como la aspirina (evite el Alka Seltzer y el Pepto Bismol). Los antiácidos que contienen magnesio o calcio son adecuados, como Tums, Rolaids o Mylanta. Lea detenidamente las etiquetas, y si tiene alguna duda, comuníquese con su proveedor de atención médica. Si ha probado estos remedios y el reflujo gástrico continúa o empeora, acuda a su proveedor de atención médica.

Sofocos (calores)

Si se siente acalorada y sudorosa aunque los demás digan que están bien, puede echarle la culpa a las hormonas del embarazo y a un *metabolismo* más acelerado. Usted está quemando más *calorías* y generando más calor. Trate de mantenerse fresca de la forma que lo haría en uno de los días más calurosos de verano: use ropa holgada, beba mucha agua y manténgase cerca de un abanico o aire acondicionado para recibir una ráfaga de aire frío.

Dolores generalizados

Es normal que el peso adicional del área abdominal cada vez más grande le produzca dolores generalizados cuando se mueve o desplaza durante el día o incluso cuando trata de descansar. Aunque no pueda tomar los medicamentos que normalmente tomaría para aliviar el dolor, podría encontrar algo de alivio en los medicamentos de venta sin receta con acetaminofeno que se pueden usar de manera segura durante el embarazo. No obstante, consulte primero con su proveedor de atención médica para asegurarse de que no esté tomando otros medicamentos que contengan acetaminofeno. La aspirina y los antiinflamatorios sin esteroides (que a veces se les llaman en inglés NSAID), como el ibuprofeno, no se encuentran entre las opciones de medicamentos que se deben usar durante el embarazo. Esto se debe a que se sospecha que hay una posible asociación con algunos *defectos congénitos* cuando se toman en el tercer trimestre.

Considere también métodos alternativos para aliviar el dolor. Si tiene los músculos adoloridos, pruebe dándose un baño de agua tibia o un masaje. Las almohadillas calientes, cuando se usan a la temperatura más baja posible, o las envolturas térmicas, pueden ser útiles. Para dolores de cabeza leves, acuéstese y colóquese una compresa fría en la cabeza. (Nota: si tiene dolores de cabeza intensos que no se alivian, llame a su proveedor de atención médica).

Nutrición

La vitamina B y la colina son importantes para el desarrollo del bebé. Aunque la vitamina B se encuentra en la mayoría de los suplementos vitamínicos prenatales, la colina no. Es buena idea identificar los alimentos con un alto contenido de colina para que pueda incorporarlos en la dieta. Este mes, aprenderá también sobre la sal y el glutamato monosódico, así como sobre los distintos tipos de envenenamiento por alimentos y cómo evitar las enfermedades transmitidas por los alimentos.

Enfoque en las vitaminas B y la colina

Las vitaminas B, como la B_1, B_2, y B_6, son **nutrientes** importantes que necesita el bebé en desarrollo. Estas vitaminas suministran energía para el desarrollo del bebé, promueven la salud de la vista y contribuyen a formar la *placenta* y otros tejidos en su cuerpo. Los suplementos prenatales proporcionan la cantidad adecuada de vitaminas B que necesita cada día, pero es buena idea también consumir alimentos con un alto contenido de estos nutrientes. Ciertos alimentos, como el hígado, el cerdo, la leche, las aves, los plátanos (guineos), los cereales de grano integral y los frijoles (habichuelas) contienen mucha vitamina B.

La colina es otro nutriente que se cree que es necesario en cantidades mayores durante el embarazo. La colina desempeña una función en el desarrollo del cerebro del bebé y puede ayudar a prevenir algunos defectos congénitos comunes. Los expertos recomiendan que las mujeres embarazadas reciban 450 mg de colina al día. Aunque el organismo produce cierta cantidad de colina por su cuenta, no elabora lo suficiente como para satisfacer todas sus necesidades durante el embarazo. Es importante recibir colina de la dieta ya que este nutriente no se encuentra en la mayoría de los suplementos vitamínicos prenatales ni en las multivitaminas que toman las mujeres embarazadas. Asegúrese de que su dieta contenga una cantidad abundante de alimentos con un alto contenido de colina, como pollo, carne de res, leche y maní (cacahuates).

Sal y glutamato monosódico

Tal vez se pregunte si puede seguir consumiendo alimentos salados mientras está embarazada. La respuesta es sí, pero hágalo en moderación. Las pautas dietéticas actuales recomiendan consumir no más de 2,300 mg de sodio al día, que equivale a aproximadamente 1 cucharadita de sal común. Los alimentos con un contenido sumamente alto de sodio son los alimentos procesados, las sopas y los caldos enlatados, y otros productos procesados.

Otro condimento que se usa mucho en los alimentos es el glutamato monosódico (MSG). Este condimento se usa para resaltar el sabor de muchos alimentos, especialmente el de las comidas asiáticas. Sin embargo, la Administración de Alimentos y Medicamentos de Estados Unidos (FDA) exige que todos los alimentos que contengan MSG deben indicarlo en sus etiquetas ya que algunas personas pueden presentar una reacción alérgica al condimento, estén o no embarazadas. No obstante, la FDA no ha comprobado que el MSG sea perjudicial para un bebé en desarrollo.

Cómo evitar el envenenamiento por los alimentos

Las mujeres embarazadas pueden envenenarse a causa de alimentos al igual que lo hace cualquier otra persona. Sin embargo, este tipo de envenenamiento en una mujer embarazada puede tener consecuencias graves en el bebé. Es importante reconocer las señales y los síntomas de las formas más comunes de envenenamiento por alimentos para que pueda recibir tratamiento lo antes posible:

- Salmonelosis: La *Salmonella* es una causa común de envenenamiento por alimentos. Estas **bacterias** a menudo se encuentran en las aves, el pescado y los huevos crudos y en la leche. La salmonelosis (infección con la bacteria *Salmonella*) produce vómitos, diarrea, fiebre y cólicos estomacales que pueden durar un par de días. Las personas con salmonelosis se pueden deshidratar debido a la pérdida de los líquidos del cuerpo. Cuando una mujer está embarazada, puede deshidratarse más rápido que una persona que no lo está. La deshidratación altera adversamente el equilibrio químico del organismo y se ha asociado con parto **prematuro** y **aborto natural**. Además, un tipo de bacteria de *Salmonella*, la *Salmonella typhi*, se puede transmitir al bebé si usted se infecta durante el embarazo. Si presenta alguna señal o síntoma de salmonelosis, acuda a su proveedor de atención médica lo antes posible. Podría recibir líquidos por **vía intravenosa** (a través de un suero) para evitar que se deshidrate. En algunos casos, es necesario también recibir tratamiento con medicamentos.

- **Listeriosis**: La listeriosis es una infección grave que la produce una bacteria, *Listeria,* que se encuentra en la leche sin pasteurizar (cruda); los quesos blandos confeccionados con leche sin pasteurizar, como el queso fresco mexicano, el *feta* y el *brie*; los *hot dogs*; los fiambres y los mariscos ahumados. La listeriosis puede causar fiebre y síntomas semejantes a la gripe (influenza), como escalofríos y dolores musculares. Aun si la infección no le produce una enfermedad grave, puede causar efectos adversos en el bebé en desarrollo. Si no se le da tratamiento inmediatamente, la listeriosis puede provocar un aborto natural y el **nacimiento de un niño muerto**. Los bebés se pueden infectar cuando pasan por el canal de parto durante el parto. Las mujeres embarazadas con listeriosis deben recibir tratamiento con **antibióticos**.

- Campilobacteriosis: Esta infección la produce una bacteria que se denomina *Campylobacter*. La mayoría de las personas que la contraen tienen diarrea, cólicos estomacales, dolor abdominal y fiebre al cabo de 2 a 5 días de haber estado expuestas a la bacteria. La enfermedad generalmente dura más o menos una semana. La mayoría de los casos de infección ocurren por comer carne de ave cruda o no bien cocida, o por contaminación de otros alimentos por la carne de ave cruda. Los animales también se pueden infectar y algunas personas han contraído campilobacteriosis al entrar en contacto con las heces de un perro o gato enfermos.

- *Escherichia coli:* E. coli abarca un grupo extenso y diverso de bacterias. Casi todas las cepas de *E. coli* son inofensivas, mientras que otras pueden enfermarla. Algunos tipos de *E. coli* pueden causar diarrea, mientras que otros causan infecciones de las vías urinarias, enfermedades respiratorias y pulmonía, así como otras enfermedades. Casi siempre, la gente se expone a *E. coli* al comer o beber alimentos contaminados, leche sin pasteurizar y agua sin desinfectar.

Para evitar contraer este tipo de envenenamiento por alimentos, adopte estos consejos:

- Lávese las manos y limpie las superficies de la cocina con agua caliente y jabón después de preparar una comida.

- Evite todo tipo de marisco crudo y los que no estén bien cocidos.

- Evite los huevos crudos, que se usan en la mayonesa y la ensalada César hecha en casa (si usted no las ha preparado, pregunte si el aderezo se preparó con huevos crudos). Evite también comer huevos que no estén bien cocidos.

- Lave bien las frutas y los vegetales crudos antes de consumirlos.

- Para no contraer listeriosis, no coma embutidos fríos, carnes en conserva ni pescado ahumado o escabechado a menos que se cuezan hasta que estén sumamente calientes.

Aumento de peso

Tal vez haya aumentado entre 10 y 15 libras para esta fecha. Si su proveedor de atención médica cree que está aumentando de peso demasiado rápido, podría tener que ajustar la cantidad de comida que consume y hacer más ejercicio. Si aumenta demasiado de peso durante el embarazo, a menudo es muy difícil adelgazar después del embarazo y el peso adicional puede tener consecuencias negativas en su salud en el futuro.

Ejercicio

Para aliviar el dolor de espalda y de la pelvis, trate de hacer el ejercicio de este mes de movimientos del arco de la espalda (estirón de gato). También debe estar consciente de cómo el crecimiento del área abdominal afecta su equilibrio.

Pérdida del equilibrio

A medida que sigue ejercitándose en el segundo y tercer trimestres, debe estar consciente de que el crecimiento del área abdominal cambia el equilibrio de su peso cuando se desplaza y mueve. El peso que adquiere en la parte delantera del cuerpo hace que le cambie el centro de gravedad. Al hacerlo, se produce más tensión en las articulaciones y los músculos, principalmente los de la parte baja de la espalda y la pelvis. Puede también reducir su estabilidad y exponerla más a sufrir una caída. Si se cae, comuníquese con su proveedor de atención médica si observa sangrado o tiene contracciones.

Ejercicio del mes: Estiramiento de los hombros con pelota de ejercicio

Este ejercicio estira la parte superior de la espalda, los brazos y los hombros.

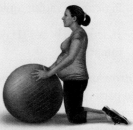

1. Arrodíllese en el suelo con la pelota de estabilidad frente a usted. Coloque las manos a ambos lados de la pelota.

2. Mueva los glúteos hacia atrás en dirección de las caderas mientras rueda la pelota frente a usted. Mantenga la vista centrada en el suelo; no incline el cuello hacia atrás o hacia adelante. Mueva los glúteos de esta manera tanto como pueda en la medida que le resulte cómodo y sienta un ligero estiramiento. Sostenga este estiramiento por unos segundos.

3. Vuelva a la posición inicial. Repita el ejercicio de cuatro a seis veces.

Decisiones saludables

Ya que le faltan 3 meses, este es un buen momento para pensar sobre el trabajo de parto y el parto así como el cuidado de su bebé cuando nazca. Son muchas las decisiones que debe tomar; por ejemplo, cómo alimentará a su bebé, si se le hará una circuncisión al bebé (si es varón), y otras decisiones importantes. Tal vez haya oído hablar sobre el **parto por cesárea** a petición y se pregunte si es adecuado para usted.

Trabajo de parto y parto: Cosas en las que debe comenzar a pensar

Es recomendable estudiar las opciones para el parto y resolver todo lo que sea posible mucho antes de dar a luz. También debe tomar decisiones sobre el nacimiento del bebé y el cuidado del niño cuando nazca. Algunas de las opciones que debe considerar con antelación son las siguientes:

*   ¿Qué tipo de preparación desea para el nacimiento del bebé y qué clases se ofrecen cerca de usted?

- ¿Desea recibir alivio para el dolor durante el trabajo de parto o intentará que el nacimiento del bebé sea natural?

- Si tiene un varón, ¿quiere que se le practique una circuncisión?

- ¿Lactará al bebé? ¿Hay clases sobre la lactancia en su localidad que pueda tomar?

Otro asunto en el que debe pensar es quién quiere a su lado durante el trabajo de parto y el parto. Es buena idea elegir una persona que pueda ayudarla a mantenerse relajada y tranquila. La pareja durante el nacimiento del bebé puede ser un cónyuge, compañero/a, pariente o alguna amistad allegada. Una tendencia cada vez mayor es usar una *doula*, que es una persona sin preparación médica que ha recibido capacitación especial para dar apoyo durante el trabajo de parto y el nacimiento del bebé (el tema de las doulas se trata más a fondo en el Capítulo 7, "7º mes [Semanas 25–28]").

Si es posible, la pareja presente durante el nacimiento del bebé debe asistir con usted a las visitas de *atención prenatal* y de pruebas prenatales. Su pareja también necesita asistir a las clases de nacimiento del bebé con usted ya que esta persona tiene que aprender casi todo lo que aprende usted. Además, la ayudará con los ejercicios de respiración o relajación. Cuando esté de parto, su pareja la asistirá con las contracciones y la ayudará a realizar lo que aprendió en la clase.

Trabajo de parto y parto en agua

Una tendencia cada vez mayor es tener el trabajo de parto y a veces dar a luz mientras la mujer se encuentra sumergida en una bañera o tina con agua. Aunque hay muchos videos en Internet y en televisión sobre mujeres que dan a luz bajo agua, no se sabe mucho sobre los beneficios y los riesgos del parto en el agua, especialmente sobre cómo el nacer bajo el agua afecta a los recién nacidos. El trabajo de parto en el agua puede ofrecer algunos beneficios para la mujer, como trabajo de parto más breve y menos dolor. Sin embargo, no se ha demostrado que el acto de pujar y dar a luz bajo agua ofrezca beneficios para el bebé y se ha asociado con varias complicaciones, como infecciones (en la mujer y el bebé) y lesiones. Una de las preocupaciones mayores es que el bebé inhale agua que le llegue a los pulmones y desarrolle problemas respiratorios graves. Hasta que se hagan más estudios, el Colegio Americano de Obstetras y Ginecólogos recomienda que la inmersión en agua se limite a la primera etapa del trabajo de parto.

Parto por cesárea a petición

Algunas mujeres piden someterse a un parto por cesárea aun cuando no hay un motivo médico para ello. Este tipo de parto se conoce como parto por cesárea a petición. Se calcula que un 2.5% de todos los partos en Estados Unidos son cesáreas a petición. Algunas mujeres piden tener un parto por cesárea porque se sienten nerviosas con el trabajo de parto y el nacimiento. A otras mujeres les preocupa desarrollar *incontinencia* después de un parto vaginal.

Si está considerando solicitar un parto por cesárea, usted y su proveedor de atención médica deben decidir si este parto es adecuado para usted. Esta decisión se basará en los posibles riesgos y beneficios de solicitar un parto por cesárea en comparación con los riesgos y beneficios de un parto vaginal. Algunos de los riesgos y beneficios dependen de su edad, su *índice de masa corporal* y si desea tener más hijos.

Los beneficios de tener un parto por cesárea programado en comparación con un parto vaginal programado son un menor riesgo de *hemorragia en el período de postparto* para la madre y menor incontinencia urinaria durante el primer año después del parto. Sin embargo, a los 2 años y 5 años después del parto, no hay ninguna diferencia entre el índice de incontinencia de las mujeres que han tenido un parto vaginal y las que han tenido un parto por cesárea.

El parto por cesárea se considera una cirugía mayor. Como todos los procedimientos quirúrgicos, conlleva riesgos, como infección, *hemorragia* y problemas relacionados con la *anestesia* que se usó. Tener varios partos por cesárea está asociado con lesiones a los intestinos y la *vejiga*, y ciertos problemas con la placenta. Con cada parto por cesárea, aumenta la probabilidad de sufrir una complicación grave, como *ruptura uterina* y la necesidad de tener una *histerectomía* en el momento del parto. Por estos motivos, el parto por cesárea a petición no se recomienda a las mujeres que desean tener más hijos.

Tener un parto por cesárea "antes de tiempo" (antes de la semana 39 del embarazo) aumenta los riesgos para la salud de los recién nacidos. Es posible que incluso los bebés que nacen solo unas semanas antes de tiempo no estén tan desarrollados como los que nacen después de las 39 semanas del embarazo. Como están menos desarrollados, podrían correr un mayor riesgo de presentar problemas de salud a corto y largo plazo, como problemas respiratorios, con la alimentación, de la audición y de la vista, además de problemas del aprendizaje y del comportamiento. Cuando no hay un motivo médico para hacerlo, tener un parto por cesárea programado antes de las 39 semanas del embarazo no se recomienda y es posible que ciertos hospitales ni siquiera lo ofrezcan.

Si está considerando tener un parto por cesárea a petición porque teme el dolor cuando nazca el bebé, hable con su proveedor de atención médica sobre las opciones disponibles para aliviar el dolor y aprenda todo lo que pueda sobre el proceso del parto. Si ha tenido una experiencia negativa previa al dar a luz, hable con su proveedor de atención médico sobre sus inquietudes. Asegúrese de contar con buen apoyo emocional durante el parto, como el de una doula.

Otras consideraciones

Una inquietud común de muchas madres futuras es si el bebé sobrevivirá si tuvieran que dar a luz prematuramente. La respuesta a esta pregunta es compleja y depende de muchos factores.

A medida que se desarrolla su bebé, podría cambiar la imagen que tiene de su propio cuerpo. Cómo se siente sobre las relaciones sexuales puede cambiar también. Además, si ya tiene hijos, tal vez se pregunte cuál sería la mejor manera de que ellos se involucren en su embarazo.

Parto muy prematuro

Un bebé se considera prematuro cuando nace antes de las 37 semanas del embarazo. Cuando los bebés nacen antes de las 32 semanas de embarazo, se consideran muy prematuros. Los bebés muy prematuros corren el riesgo de tener muchos problemas tanto a corto como a largo plazo:

- *Síndrome de dificultad respiratoria*
- Hemorragia en el cerebro
- *Parálisis cerebral* y otros problemas neurológicos
- Problemas de la vista
- Retrasos del desarrollo, como discapacidades del aprendizaje

Los bebés que nacen antes de la semana 23 del embarazo no tienen buenas probabilidades de sobrevivir. Para la semana 26, la probabilidad de supervivencia de su bebé es mayor—75%—aunque es posible que enfrente problemas médicos crónicos. Las probabilidades de que un bebé que nace con tanta antelación sobreviva dependerán de varios factores, como el tipo de hospital donde nazca el bebé, el sexo y peso del bebé, si la madre ha recibido medicamentos para promover el desarrollo del bebé y la presencia de más de un niño.

Se pueden tomar algunas medidas si corre el riesgo de tener trabajo de parto prematuro o presenta síntomas de trabajo de parto prematuro. Es importante estar al tanto de los síntomas del trabajo de parto prematuro; estos síntomas figuran en la sección de "Parto prematuro" de este capítulo.

Imagen física

Algunas mujeres se sienten muy a gusto con el aspecto de su cuerpo durante el embarazo. Otras no. Es normal tener sentimientos contradictorios sobre el cuerpo embarazado. Algunos días, le podría encantar el aspecto de su cuerpo cada vez más grande. Otros días, sin embargo, se podría sentir gorda y preguntarse si su cuerpo regresará al estado de antes.

Llevar una dieta saludable y hacer ejercicio la ayudarán a sentirse mejor sobre el aspecto de su cuerpo. Si está en buen estado físico y no aumenta más del peso sugerido durante el embarazo, se le hará más fácil adelgazar después del embarazo.

Relaciones sexuales

Si su embarazo es normal, usted y su pareja pueden seguir teniendo relaciones sexuales hasta que comience el trabajo de parto. No se preocupe; tener relaciones sexuales no le harán daño a su bebé. El *saco amniótico* y los músculos fuertes del útero mantienen protegido al bebé.

Es normal tener cólicos o manchas de sangre después de las relaciones sexuales. El *orgasmo* puede causar cólicos, y el semen contiene sustancias químicas que se llaman *prostaglandinas* que estimulan las contracciones uterinas. Si presenta cólicos persistentes e intensos, o si el sangrado es profuso (como el sangrado menstrual), llame a su proveedor de atención médica.

A medida que crece el área abdominal, necesitará encontrar la postura que le resulte más cómoda. Dígale a su pareja si algo le produce incomodidad, aun si es algo que acostumbraba a hacer todo el tiempo. Considere probar estas posiciones:

- Posición de un costado: Usted y su pareja pueden estar de frente uno al otro o la penetración de su pareja podría hacerse desde atrás.

- Posición con la mujer arriba: Con esta posición no se ejerce presión sobre el área abdominal.

- Posición con el hombre detrás: Apóyese con las rodillas y los codos para que su pareja pueda penetrarla por atrás.

Usted debe decidir si desea tener o no relaciones sexuales. Algunas mujeres las tienen, otras no. Algunas mujeres sienten cambios en la libido durante el embarazo. Durante el primer trimestre del embarazo, es posible que las náuseas y el cansancio no le permitan tener relaciones sexuales. Sin embargo, la libido podría regresar durante el segundo trimestre cuando se alivian las náuseas del embarazo y se siente enérgica otra vez. Es normal también que se reduzca su deseo sexual otra vez durante el tercer trimestre, especialmente en el penúltimo o último mes. Hable con su pareja para expresarle cómo se siente.

Si tiene alguna complicación con su embarazo o un historial de trabajo de parto prematuro, se le aconsejará limitar la actividad sexual o estar al tanto de la posibilidad de que ocurran contracciones después de las relaciones sexuales. Si no puede tener relaciones sexuales, hay otras maneras de realizar actos íntimos, como los abrazos, los besos, las caricias sexuales, el sexo oral y la masturbación mutua. En algunos casos (raros) se le podría aconsejar evitar los orgasmos. Es importante que le pregunte a su proveedor de atención médica cuáles actividades sexuales puede o no puede hacer específicamente.

Cómo involucrar a los demás hijos en su embarazo

Si ya tiene hijos, puede que tengan muchos sentimientos variados sobre su embarazo y el nuevo bebé que pronto se incorporará a la familia. Los niños pequeños pueden tener muchas preguntas sobre de dónde vienen los bebés o es posible que no deseen decir nada sobre el bebé. Algunos niños se sienten entusiasmados de ser el hermano o la hermana mayor. Otros resienten ceder su papel central al nuevo bebé. Un adolescente ocupado con sus propios pasatiempos y amigos puede mostrar poco interés en su embarazo y el nuevo bebé.

¿Cuándo es el mejor momento de anunciar su embarazo y hablar sobre los cambios que pronto ocurrirán? Realmente esto depende de su hijo. Podría decírselo a sus hijos de edad escolar antes de decírselo a alguien fuera de la familia. De esta manera puede asegurarse de que oigan la noticia de usted y no de otras personas. Con los niños pequeños, podría ser buena idea esperar hasta que pregunten sobre los cambios en su cuerpo. La idea de un bebé que crece dentro de usted puede ser muy difícil de entender para un niño antes de que pueda ver el área abdominal expandida.

Visitas de atención prenatal

Las visitas de atención prenatal de este mes estarán centradas en examinar el desarrollo del bebé y asegurarse de que usted no esté teniendo complicaciones. Se registrarán su peso y presión arterial, y también se medirá la altura del fondo uterino. Esta medida debe ser ahora más o menos entre 21–24 centímetros.

Asegúrese de decirle al proveedor de atención médica si presenta algún síntoma que le produce molestias. No dude tampoco en hacerle preguntas sobre temas de inquietud para usted.

◢◣ Situaciones especiales

Si el comienzo del trabajo de parto ocurre antes de que finalice la semana 37, puede ocurrir un parto prematuro. Es importante reconocer las señales y los síntomas de trabajo de parto prematuro. En los casos en que sea posible diagnosticarlo en sus primeras etapas, su proveedor de atención médica podría tratar de posponer el parto a fin de darle al bebé más tiempo para desarrollarse y madurar. Incluso unos pocos días adicionales en el útero pueden ser importantes para garantizar la salud del bebé. La **preeclampsia** es otro problema médico preocupante del que debe estar al tanto. Es más común en el tercer trimestre pero puede ocurrir en cualquier momento después de la semana 20 del embarazo y durante el período de postparto.

¿Se ha preguntado alguna vez sobre las instalaciones ubicadas en los centros comerciales que ofrecen imágenes de ecografía de recuerdo? Piénselo mucho antes de usar una de ellas. Además, si le preocupan los latidos acelerados del corazón, puede sentirse tranquila de que este efecto es normal durante el embarazo (aunque debe comunicarse con su proveedor de atención médica en ciertas situaciones).

Trabajo de parto prematuro

Llame a su proveedor de atención médica de inmediato si observa cualquiera de los siguientes indicios de trabajo de parto prematuro:

- Cambio en las secreciones vaginales (se vuelve aguada, tiene mucosidad o está teñida de sangre)

- Aumento en la cantidad de secreción vaginal

- Presión pélvica o en la parte inferior del abdomen

- Dolor constante y sordo en la espalda

- Cólicos abdominales leves, con o sin diarrea

- Contracciones regulares o frecuentes, u opresión uterina, que a menudo no producen dolor (cuatro veces cada 20 minutos u ocho veces por hora durante más de una hora)

- Ruptura de membranas (romper fuente, ya sea que el líquido salga a chorros o poco a poco)

El diagnóstico y tratamiento del trabajo de parto prematuro se tratan más a fondo en el Capítulo 27, "Trabajo de parto prematuro, ruptura prematura de membranas y parto prematuro".

Preeclampsia

La preeclampsia es un problema médico del embarazo que puede ocurrir después de la semana 20 del embarazo o después del nacimiento del bebé. Este problema médico puede afectar todos los órganos del cuerpo de la madre, incluidos los **riñones**, el hígado, el cerebro y los ojos. También afecta la placenta. La preeclampsia es un problema grave que se debe diagnosticar y tratar con prontitud.

Su proveedor de atención médica la diagnosticaría con preeclampsia si su presión arterial se encuentra más elevada de cierto punto y hay otras señales de lesión a los órganos, como una cantidad anormal de proteína en la orina, una cifra reducida de plaquetas, funcionamiento anormal de los riñones o el hígado, dolor en la parte superior del abdomen, líquido en los pulmones, dolor de cabeza intenso o alteraciones de la vista. La preeclampsia puede producir las siguientes señales y síntomas:

- Hinchazón en la cara o las manos
- Dolor de cabeza que no se alivia
- Ver manchas o alteraciones de la vista
- Dolor en la parte superior del abdomen o el hombro
- Náuseas y vómito (en la segunda mitad del embarazo)
- Aumento de peso repentino
- Dificultad para respirar

Si observa cualquiera de estos síntomas, llame a su proveedor de atención médica de inmediato. El Capítulo 22, "Hipertensión y preeclampsia", ofrece información más a fondo sobre cómo se diagnostica y trata la preeclampsia.

Latido cardíaco rápido o acelerado

Tal vez note que durante el embarazo el corazón le late más rápido. Esto es normal y ocurre debido a que el corazón está bombeando más sangre con mayor rapidez de lo normal. Tal vez se sorprenda al saber que a medida que progresa el embarazo, el corazón bombea hasta un 30–50% más sangre que cuando no está embarazada. Este aumento en la frecuencia cardíaca y el volumen de sangre permiten que le llegue eficazmente al bebé un suministro de **oxígeno** y nutrientes a través de la placenta. Otro motivo del aumento en el ritmo de los latidos del corazón puede ser la cafeína. Las mujeres embarazadas son más sensibles a sus efectos. Si observa que la frecuencia cardíaca permanece elevada o tiene dificultad para respirar, comuníquese de inmediato con su proveedor de atención médica.

Fotos de ecografía de recuerdo

Algunos centros ofrecen **exámenes por ecografía (ultrasonido)** para crear fotos o videos de recuerdo. Sin embargo, el Colegio Americano de Obstetras y Ginecólogos y otros expertos recomiendan que, aunque no hay pruebas confiables de daño físico al **feto** humano, el uso casual de exámenes por ecografía sin un motivo médico válido, especialmente durante el embarazo, se debe evitar. El uso de un examen por ecografía con el único objetivo de obtener una foto de recuerdo o determinar el sexo del bebé sin la orden de un médico puede incluso violar las leyes o los reglamentos estatales o locales. Este examen es un tipo de tecnología médica que solo se debe hacer por motivos médicos.

A muchos padres les gusta mucho el examen por ecografía tridimensional que usa un equipo especial para proyectar una imagen del bebé casi tan detallada como una fotografía. Sin embargo, en estos momentos, no hay pruebas que indiquen que el examen por ecografía tridimensional es mejor para diagnosticar problemas que el examen por ecografía convencional. Hasta que se haya establecido una ventaja clara, los exámenes por ecografía tridimensionales siguen siendo opcionales.

PREGÚNTELES A LOS EXPERTOS

He estado expuesta a la varicela. ¿Qué debo hacer ahora?

Si ha estado con alguien que tiene varicela, nunca ha contraído la enfermedad, y no recibió la vacuna contra la **varicela** antes de quedar embarazada, dígaselo a su proveedor de atención médica de inmediato. A veces es posible tomar medidas para evitar problemas y reducir el riesgo que correría el bebé.

Mi amiga dice que tuvo dolor de espalda durante el trabajo de parto. ¿Qué significa eso?

El dolor de espalda durante el trabajo de parto se refiere a un dolor de espalda intenso que muchas mujeres sienten durante las contracciones cuando están dando a luz. Algunas mujeres incluso sienten este dolor entre las contracciones. Este dolor se debe a la presión que ejerce la cabeza del bebé sobre la parte baja de la espalda. Durante sus clases prenatales, usted y su pareja de nacimiento pueden aprender maneras para lidiar con el dolor de espalda durante el trabajo de parto, como con masajes o cambios de postura.

RECURSOS INFORMATIVOS

Los siguientes recursos ofrecen más información sobre algunos de los temas que se trataron en este capítulo:

Food Safety for Pregnant Women (Durante el embarazo—¿Qué es una enfermedad transmitida por los alimentos?)
Administración de Alimentos y Medicamentos de EE. UU. (U. S. Food and Drug Administration)
http://www.fda.gov/food/foodborneillnesscontaminants/peopleatrisk/ucm083468.htm
Infórmese acerca de las enfermedades transmitidas por los alimentos y cómo prevenir determinados riesgos asociados con ellas durante el embarazo..

Preeclampsia Foundation (fundación para la preeclampsia)
www.preeclampsia.org
Ofrece información detallada sobre las señales y los síntomas, el diagnóstico y el tratamiento de la preeclampsia además de apoyo comunitario para las mujeres y las familias que han enfrentado este problema médico.

Preparing Your Child for a New Sibling (Cómo preparar a su hijo para la llegada de un nuevo bebé)
KidsHealth
http://kidshealth.org/parent/en_espanol/padres/sibling_prep_esp.html
Sugerencias y consejos para preparar a sus hijos para la nueva llegada.

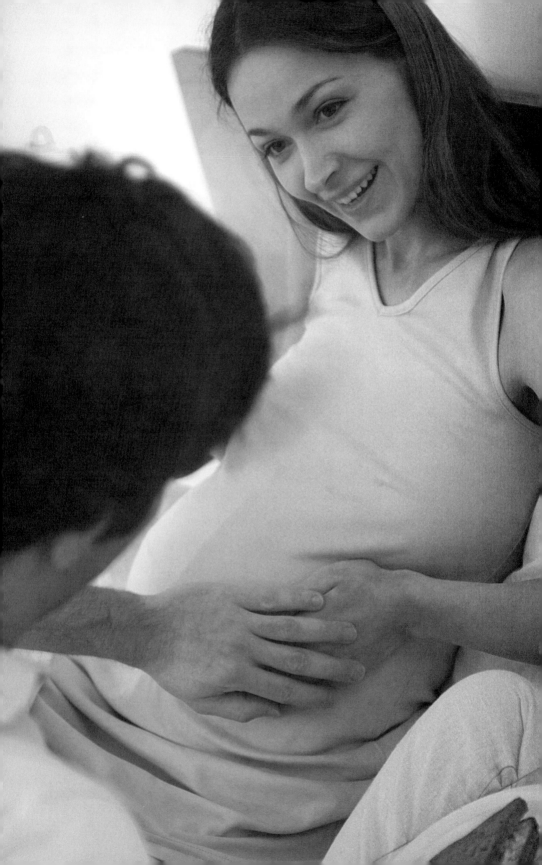

7º mes

(Semanas 25–28)

SU BEBÉ EN DESARROLLO

Semana 25

Su bebé está entrando en un período de rápido crecimiento y desarrollo, especialmente del sistema nervioso. La cantidad de grasa está aumentando también en el bebé por lo que su piel se ve más suave y menos arrugada.

Semana 26

La piel del bebé ha adquirido color debido a que el organismo ahora produce *melanina*. Los pulmones están comenzando a producir *surfactante*, una sustancia necesaria para el funcionamiento de los pulmones después de que nazca. El nivel más elevado de producción de surfactante ocurre durante el tercer trimestre.

Semana 27

El bebé da patadas y se estira, y puede hacer movimientos para agarrar. Se puede observar al bebé sonriéndose en esta etapa, especialmente durante la fase de movimiento rápido de los ojos (o REM) del sueño. Al oír el sonido de voces familiares, la frecuencia cardíaca puede disminuir, por lo que es posible que el bebé se calme con estos sonidos.

Semana 28

Los ojos se pueden abrir y cerrar y percibir cambios en la luz. Su bebé pesa ahora aproximadamente dos libras y media y mide 14 pulgadas de largo más o menos.

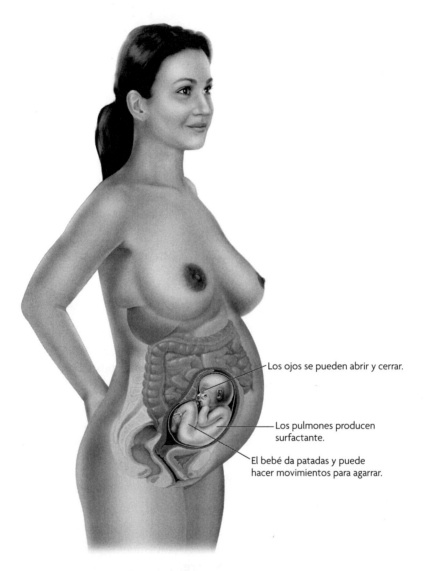

Los ojos se pueden abrir y cerrar.

Los pulmones producen
surfactante.

El bebé da patadas y puede
hacer movimientos para agarrar.

La madre y el bebé: Semanas 25–28. Para finales de este mes, su bebé pesará aproximadamente 2 libras y medirá unas 14 pulgadas de largo.

SU EMBARAZO

⤳ Los cambios en su cuerpo

A las 28 semanas de embarazo, empezarás el tercer—y último—trimestre. El fin está a la vuelta de la esquina. Esta es la oportunidad de comenzar a hacer planes acerca del nacimiento del bebé y reflexionar sobre cómo será su vida después de que nazca su bebé.

⤳ Molestias y cómo lidiar con ellas

El tercer trimestre es un período de rápido desarrollo fetal, y probablemente comenzará a notar—y a sentir—el peso adicional de su bebé. El aumento del tamaño y peso del útero puede provocar dolor en la parte baja de la espalda y otras molestias incómodas mientras su cuerpo se adapta. Podría tener problemas de estreñimiento. También puede tener "contracciones de práctica" que se llaman **contracciones de Braxton Hicks**.

Dolor en la parte baja de la espalda

Muchas mujeres embarazadas tienen dolor en la parte baja de la espalda, especialmente durante las últimas etapas del embarazo. Hay varias causas que pueden ser responsables del dolor en la parte baja de la espalda. Una de las más comunes es la relajación durante el embarazo de los ligamentos de las articulaciones sacroilíacas, las articulaciones fuertes de la pelvis que sostienen el peso corporal. Para facilitar el paso del bebé por la pelvis, una hormona que se llama relaxina relaja los ligamentos sacroilíacos, y a su vez promueve el desplazamiento y la flexibilidad de la articulación. Aunque esta relajación es normal, puede ocurrir dolor, especialmente durante ciertas actividades como al levantarse de una silla, subir escaleras o salir de un automóvil. Si tiene estos síntomas, acuda a su proveedor de atención médica. Él o ella puede recomendarle ejercicios que fortalecen los músculos alrededor de las articulaciones. Generalmente, el problema desaparece por su cuenta cuando nace el bebé. Sin embargo, cuantos más embarazos tenga una mujer, mayor será su riesgo de tener problemas con la articulación sacroilíaca.

Otra causa del dolor en la parte baja de la espalda es una afección que se llama **ciática** que se produce debido a la presión que ejerce el útero en crecimiento sobre el nervio ciático. La ciática causa un dolor irradiante en la parte

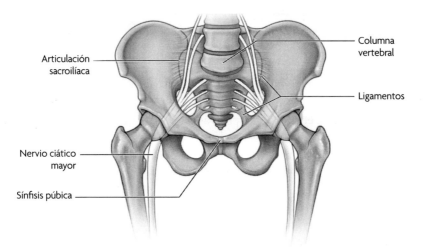

Articulación sacroilíaca

Columna vertebral

Ligamentos

Nervio ciático mayor

Sínfisis púbica

Causas de dolor durante el embarazo. Los cambios relacionados con el embarazo en la articulación sacroilíaca, el nervio ciático mayor y la sínfisis púbica pueden causar dolor durante el embarazo.

baja de la espalda y la cadera, que se desplaza por la parte trasera de las piernas. Esta afección a menudo se resuelve por sí misma cuando nace el bebé. Sin embargo, si con este dolor siente los pies entumecidos, debilidad en las piernas, o dolor intenso o sensibilidad en las pantorrillas, dígaselo a su proveedor de atención médica.

Dolor en el hueso pélvico

Las dos mitades de la pelvis están conectadas en la parte anterior por una articulación denominada sínfisis púbica, que normalmente es rígida y apenas se mueve. La hormona que relaja las articulaciones sacroilíacas también puede surtir un efecto en la sínfisis púbica, haciéndola más flexible durante e inmediatamente después del embarazo. A veces, el mayor aumento de la articulación puede causar dolor en el área pélvica. Para aliviar este dolor, trate de evitar estar de pie por un tiempo prolongado y no levantar objetos pesados. Los ejercicios para los músculos abdominales y pélvicos también pueden ser útiles.

Estreñimiento

Si no tuvo problemas de estreñimiento anteriormente en el embarazo, es más probable que los tenga ahora en las etapas posteriores. El estreñimiento ocurre cuando las evacuaciones son irregulares y las heces son firmes o duras y difíciles de eliminar. Puede ocurrir por muchos motivos. Por ejemplo, los niveles elevados de **progesterona** pueden reducir el ritmo de la digestión. El estreñimiento puede empeorar con los suplementos con hierro. Para finales del embarazo, el peso del útero presiona el **recto**, por lo que empeora el problema.

Aunque no hay una cura milagrosa para el estreñimiento, los siguientes consejos pueden ser útiles:

- Beba mucho líquido, especialmente agua y jugo de ciruelas u otros jugos de frutas.

- Consuma alimentos con abundante fibra, como frutas, vegetales, frijoles (habichuelas), pan de grano integral y cereal de salvado.

- Camine o haga otro ejercicio seguro todos los días para promover el funcionamiento del sistema digestivo.

- Consuma comidas más pequeñas con mayor frecuencia, en lugar de comidas más grandes y menos frecuentes. Puede ser más fácil digerir alimentos en cantidades pequeñas que se consumen más a menudo.

Puede preguntarle a su proveedor de atención médica sobre el uso de medicamentos de venta sin receta. Por ejemplo, los agentes formadores de masa absorben el agua y agregan humedad a las heces, lo que facilita expulsarlas. Si usa estos agentes, necesita tomar mucho líquido. Los productos que ablandan las heces agregan líquido a las heces para ablandarlas. Los estimulantes usan sustancias químicas para aumentar la actividad de los intestinos permitiendo que las heces se trasladen a través de ellos. Antes de tomar algún tipo de remedio sin receta, hable con su proveedor de atención médica para obtener su aprobación.

Contracciones de Braxton Hicks

Ya en el segundo trimestre, muchas mujeres comienzan a tener contracciones de Braxton Hicks. A veces, estas contracciones son muy leves, apenas se sienten o se percibe una leve opresión en el abdomen. Otras veces, pueden ser dolorosas. Estas contracciones ayudan a preparar el cuerpo para el parto, pero no hacen mucho por abrir el **cuello uterino**. Las contracciones de Braxton-Hicks a menudo ocurren en la tarde o la noche, después de alguna actividad física o del **coito**. Ya que tienden a ocurrir cuando está cansada o deshidratada, asegúrese de beber mucho líquido para mantenerse hidratada. Las contracciones de Braxton Hicks ocurren con mayor frecuencia y se intensifican a medida que se acerca la fecha prevista del parto.

᪥ Nutrición

Si el estreñimiento es un problema para usted, considere aumentar su consumo de agua y fibra. Si se siente preocupada o simplemente curiosa sobre si está aumentando de peso como debe, consulte la tabla sobre el aumento de peso en el Capítulo 3, "3er mes (Semanas 9–12)" donde se ilustra el promedio de aumento de peso cada semana en el embarazo. También encontrará algunos consejos sobre cómo lidiar con los comentarios bienintencionados sobre su peso.

Aumento de peso

No es poco común que la gente comente sobre la cantidad de peso que ha aumentado (o no ha aumentado). Estos comentarios la pueden hacer sentir

Enfoque en el agua y la fibra

Consumir una cantidad suficiente de agua y fibra en la dieta es vital para evitar o aliviar el estreñimiento. Sin embargo, el agua y la fibra son útiles de otras maneras. El agua desempeña las siguientes funciones:

- Permite que los **nutrientes** y productos de desecho circulen y salgan del cuerpo
- Facilita la digestión
- Contribuye a formar el **líquido amniótico** alrededor del bebé

Mientras esté embarazada, es importante beber agua durante el día, no solo cuando tenga sed. Un buen objetivo es tratar de tomar de seis a ocho vasos de 8 onzas de agua al día.

La fibra, que también se conoce como fibra dietética, se encuentra principalmente en las frutas, los vegetales, los granos integrales, los frijoles (habichuelas), y las nueces y semillas. Además del beneficio bien conocido de ayudar con el estreñimiento, la fibra también puede reducir el riesgo de padecer de **diabetes mellitus** y enfermedades cardíacas. Debe consumir aproximadamente 25 gramos de fibra en la dieta cada día. Algunas fuentes adecuadas de fibra son las frambuesas, manzanas, los plátanos (guineos), la pasta de trigo integral, los guisantes secos y las lentejas.

Unas palabras de advertencia: si la dieta que antes llevaba no incorporaba un alto contenido de fibra y de repente agrega muchos alimentos con fibra, es posible que tenga gases y distención abdominal a medida que el organismo se adapta al mayor consumo de fibra. Es preferible agregar alimentos con mucha fibra gradualmente. Si no ha estado recibiendo sus 25 gramos de fibra al día, aumente la cantidad de gramos que consume poco a poco cada día. Recuerde beber mucha agua mientras aumenta su consumo de fibra.

que no está aumentando el peso de la forma debida, y tal vez se sienta preocupada o angustiada. Para lidiar con los comentarios, entienda primero que su embarazo y peso le concierne solo a usted. Una respuesta pertinente, como "Gracias por su interés en mí" o "No me siento bien hablando sobre mi peso con usted", le dará a entender a la persona que sus comentarios no son bienvenidos. Si le preocupa su peso, hable con su proveedor de atención médica. En esta etapa del embarazo, si ha estado aumentando de peso demasiado rápido o demasiado lento, es probable que su proveedor de atención médica ya haya abordado ese tema con usted. Si no es así, presente usted misma el tema.

Ejercicio

El ejercicio puede ayudarla a aliviar algunos de los dolores y las molestias que puede estar sintiendo este mes. Algunos ejercicios beneficiosos que puede probar son la natación y los movimientos de presión contra la espalda.

Ejercicio del mes: Estiramiento en posición sentada

Este ejercicio alivia la tensión en los lados del cuerpo; estira los músculos de la cadera.

1. Siéntese erguida en el centro de una pelota de hacer ejercicio manteniendo la columna en una posición neutral, activando los músculos abdominales. Los pies deben estar apoyados en el suelo y separados aproximadamente a una distancia igual a la amplitud de la cadera. Comience cerca de una pared para mantener mejor el equilibrio si fuera necesario. Coloque la mano izquierda sobre la rodilla opuesta.

2. Levante el brazo derecho y dóblelo en dirección al lado opuesto (izquierda) hasta que sienta un leve estiramiento. Respire normalmente. Trate de no encorvar el cuerpo ni los hombros. Sostenga este estiramiento por unos segundos.

3. Vuelva a la posición inicial. Alterne el ejercicio de cuatro a seis veces.

Natación

La natación es un buen ejercicio porque usa los brazos y las piernas. Aunque es una actividad de bajo impacto, la natación ofrece buenos beneficios cardiovasculares y le permite sentirse sin peso en el agua, a pesar del peso adicional que lleva. Otro beneficio de la natación es que la mantiene fresca. Además, conlleva un riesgo mínimo de lesión. Muchas mujeres embarazadas usan la natación como una manera para ejercitarse hasta el último mes.

Decisiones saludables

A medida que se acerca la fecha prevista del parto, necesitará tomar decisiones sobre muchos asuntos diferentes. Este mes, tal vez le convenga decidir sobre cómo quiere que sea la experiencia del parto, y también si desea usar una *doula*. Otro asunto en el que debe pensar este mes es si deseará guardar en un banco la sangre del cordón umbilical del bebé.

Doulas

A medida que usted y su pareja durante el embarazo hablan sobre la función que él o ella tendrá durante el trabajo de parto, puede considerar contratar un ayudante profesional de parto o doula. La función principal de estas ayudantes de parto es asistirla durante el nacimiento del bebé y el período de postparto. También les brindan apoyo emocional a usted y a su pareja. Las doulas no han recibido capacitación médica y no reemplazan a los médicos ni las enfermeras que cuidan de usted en el hospital.

Si está interesada en contratar a una doula, pregúntele a su proveedor de atención médica o la instructora de la clase de nacimiento del bebé si pueden recomendarle algunas. Pregúnteles también a sus amistades y parientes. Puede además consultar la asociación de doulas, DONA International, que cuenta con un servicio de búsqueda en Internet (consulte la sección de "Recursos informativos" de este capítulo). La mayoría de los planes de seguro médico no ofrecen cobertura para los gastos de una doula. Las doulas cobran cuotas distintas por sus servicios, por lo tanto, asegúrese de preguntar cuánto cobran.

Plan para el parto

Algunas clases de educación para el nacimiento del bebé la ayudarán a trazar un plan para el parto, un bosquejo escrito de lo que le gustaría que ocurriera durante el trabajo de parto y el parto. El plan para el parto puede incluir el lugar donde desea dar a luz, las personas que quiere a su lado y si planea recibir medicamentos para el dolor. El plan para el parto es útil para ayudarles a su proveedor de atención médica y a las enfermeras de parto a entender sus deseos para el trabajo de parto y el parto.

Tenga en cuenta, sin embargo, que tener un plan para el parto no garantiza que el trabajo de parto y el parto seguirán dicho plan. Es posible que sea necesario hacer cambios si ocurren sucesos inesperados o según la manera en que evoluciona el trabajo de parto. Recuerde que usted y su proveedor de atención médica tienen un cometido común: el parto más seguro posible para usted y su bebé. El plan para el parto es un buen punto inicial, pero debe estar preparada para alteraciones según lo dicten las circunstancias.

Es buena idea hablar sobre su plan para el parto con su proveedor de atención médica mucho antes de la fecha prevista del parto. Su proveedor de atención médica puede decirle cómo su plan se adapta a su modo de obrar y sus normas, así como a los recursos y políticas del hospital. No todos los hospitales o centros de parto pueden cumplir con todas las solicitudes. No obstante, tener un plan puede ayudarla a expresar bien sus deseos, y hablar sobre sus expectativas de antemano puede ayudar a reducir las sorpresas y desilusiones más tarde.

Cuando escriba el plan para el parto, piense sobre cómo quiere que proceda el trabajo de parto y el parto. ¿Qué cosas desea durante el trabajo de parto y parto? ¿Qué haría que mejore su experiencia? ¿Qué la haría sentirse más cómoda? Encontrará un ejemplo de formulario que puede usar para crear su propio plan para el parto en el cuadro "Plan para el parto". Hay una sección por separado para la atención de su bebé que puede les entregar a los miembros del personal que cuidarán del bebé. Aquí le damos otros consejos:

- Manténgalo breve.
- Lleve dos o tres copias al hospital o centro de parto.
- No se sorprenda si cambian sus propios deseos mientras se encuentra en trabajo de parto. Permítase cambiar su plan.

No debe pensar que necesita tener un plan para el parto antes tener a su bebé. Esto no es un requisito. Si no le agrada la idea de crear un plan, no hay problema.

Bancos de sangre del cordón umbilical

La sangre del cordón umbilical es la sangre del bebé que permanece en el **cordón umbilical** y en la **placenta** después del parto. Esta sangre contiene ciertas **células madre** que se llaman hematopoyéticas (productoras de sangre) que se pueden usar para tratar algunos tipos de enfermedades, como trastornos de la sangre, del **sistema inmunitario** y del **metabolismo**. Para algunas de estas

Plan para el parto

Nombre: _____

Nombre del proveedor de atención médica: _____

Nombre del proveedor de atención médica de su bebé: _____

Tipo de educación para el nacimiento del bebé: _____

Trabajo de parto *(elija todas las que desee)*
❑ Quiero poder moverme libremente durante el trabajo de parto.
❑ Quiero poder beber líquidos durante el trabajo de parto.

Prefiero:
❑ Un catéter intravenoso (suero) para líquidos y medicamentos
❑ Una llave de paso de heparina o solución salina (este dispositivo provee acceso a una vena pero no está conectado a una bolsa de líquidos)
❑ Me da igual

Quiero que las siguientes personas estén conmigo durante el trabajo de parto (consulte la política del hospital sobre la cantidad de personas que puede estar en la habitación)

_____

Autorizo_____ no autorizo_____ a que estén presentes personas en capacitación (p. ej., estudiantes de medicina o residentes) durante el trabajo de parto y parto

Quisiera probar las siguientes opciones si están disponibles (elija todas las que desee):
❑ Una pelota para dar a luz
❑ Un banquillo para dar a luz
❑ Una silla para dar a luz
❑ Una barra de sujeción para cuclillas
❑ Una ducha (regadera) o bañera (tina) tibia durante el trabajo de parto (no durante el parto)

Opciones para la anestesia *(elija una):*
❑ No quiero que me ofrezcan anestesia durante el trabajo de parto a menos que lo solicite específicamente.
❑ Quiero recibir anestesia pero deseo que me informen de las opciones que tengo.
❑ No sé si quiero recibir anestesia pero deseo que me informen de las opciones que tengo.

Parto
Quiero que las siguientes personas estén conmigo durante el parto (consulte la política del hospital):

_____

Plan para el parto. Haga una copia de este plan y marque sus preferencias. Recuerde que es buena idea hablar sobre su plan para el parto con su proveedor de atención médica mucho antes de la fecha prevista del parto.

❏ Salvo si es necesario para garantizar la seguridad del bebé, prefiero no tener una episiotomía.
❏ He hecho gestiones para conservar la sangre del cordón umbilical.

Para un parto vaginal, quiero lo siguiente (elija todas las que desee):
❏ Usar un espejo para ver el nacimiento del bebé
❏ Que mi ayudante de parto me apoye durante la fase de pujar
❏ Que la habitación esté lo más callada posible
❏ Que una de las personas presentes para darme apoyo corte el cordón umbilical
❏ Reducir la intensidad de las luces
❏ Que una persona presente para darme apoyo tome un video o fotos del nacimiento. (Nota: algunos hospitales cuentan con políticas que prohíben grabar en video o tomar fotos; además, si se le permite, el fotógrafo deberá permanecer en un lugar donde no interfiera en los procedimientos de atención médica).
❏ Que me coloquen al bebé directamente sobre el abdomen en cuanto nazca
❏ Comenzar a amamantar a mi bebé lo antes posible después de su nacimiento

En caso de un parto por cesárea, quiero que la siguiente persona esté presente conmigo: _____
❏ Quiero ver a mi bebé antes de que le pongan las gotas para los ojos.
❏ Quiero que una de las personas presentes para darme apoyo sostenga al bebé después del parto si no puedo hacerlo.
❏ Quiero que una de las personas presentes para darme apoyo acompañe a mi bebé a la sala de recién nacidos.

Plan para el cuidado del bebé

Alimentación del bebé
Quiero lo siguiente (marque una):
❏ Amamantar exclusivamente
❏ Alimentar con biberón
❏ Combinar amamantar con alimentaciones con fórmula infantil

Acepto que se le ofrezca a mi bebé (marque todas las que desee):
❏ Un chupete
❏ Fórmula infantil
❏ Agua con azúcar
❏ Ninguna de las anteriores

Sala de recién nacidos y alojamiento conjunto
Quiero que mi bebé esté (marque una):
❏ En mi habitación en todo momento
❏ En la sala de recién nacidos pero que me lo traigan para alimentarlo
❏ En mi habitación excepto cuando esté dormida
❏ No sé todavía; lo decidiré después del nacimiento del bebé

Circuncisión
❏ Si mi bebé es varón, quiero que le hagan una circuncisión en el hospital o centro de parto.

enfermedades, las células madre son el único tratamiento. Para otras, el tratamiento con células madre se considera cuando otros tratamientos no han dado
resultado. Se están estudiando otros usos. Actualmente es posible obtener
parte de esta sangre del cordón umbilical para conservarla.

Algunos estados tienen leyes que exigen que los médicos les informen a
sus pacientes sobre las opciones de conservación de sangre del cordón umbilical. No obstante, antes de que tome la decisión sobre conservar sangre del
cordón umbilical de su bebé, es importante que esté bien informada.

Hay dos maneras en que se pueden usar las células madre para tratar
enfermedades. En raras ocasiones, las células madre del niño se pueden usar
para tratar una enfermedad en ese niño o en un miembro de la familia. Este
tipo de uso se llama un autotrasplante. Es más probable que las células madre
se usen para tratar a personas que no guardan ningún parentesco con el
donante de dichas células. Este tipo de uso se llama un alotrasplante.

La sangre del cordón umbilical se conserva en dos tipos de bancos: públicos o privados. Los bancos públicos de sangre del cordón umbilical funcionan como bancos de sangre. La sangre del cordón umbilical se obtiene para
que otra persona que la necesite pueda usarla en el futuro. Las células madre
de la sangre del cordón umbilical donada las puede usar cualquier persona
que sea "compatible" con estas. Los bancos públicos no cobran cargos por
conservar sangre del cordón umbilical. Es necesario evaluar a los donantes
antes del parto. Esta evaluación conlleva obtener los detalles del historial
médico de la madre, el padre y sus respectivas familias. Algunos de los
siguientes factores descartan la donación a bancos públicos:

- Viajes a ciertos países
- Exposición a algunas vacunas
- Uso de drogas ilegales
- Comportamiento sexual muy arriesgado
- Historial de cáncer de la madre, el padre o los hermanos

Muchas personas no pasan la evaluación que exige el banco público. Una
cantidad limitada de hospitales participa en la opción de conservación
pública de sangre del cordón umbilical. Para obtener más información sobre
los bancos públicos, visite el sitio de Internet del Programa Nacional de
Donantes de Médula Ósea (National Marrow Donor Program) (consulte la
sección de "Recursos informativos" de este capítulo).

La otra opción de conservación es un banco privado, que cobra un cargo
anual. Los bancos privados conservan la sangre para usarla solo en el tratamiento de su bebé y para donarla directamente a un miembro inmediato de
la familia. Algo que debe tener en cuenta es que las probabilidades de que su
hijo necesite usar su propia sangre del cordón umbilical son mínimas. Un

estimado es de aproximadamente 1 de cada 2,700 y otros estimados son más bajos aún. Además, si su bebé nace con una enfermedad genética, no es posible usar las células madre del cordón umbilical del bebé para tratarlo ya que estas contienen los mismos *genes* que producen el trastorno. Lo mismo ocurre si su hijo tiene leucemia. Sin embargo, las células madre de un niño sano se pueden usar de la misma manera que cualquier otro órgano donado para tratar la leucemia de otro niño.

La decisión de donar sangre del cordón umbilical le corresponde a usted. Hay tres opciones disponibles:

1. Donar sangre del cordón umbilical a un banco público.
2. Conservar la sangre del cordón umbilical en un banco privado.
3. No donar ni conservar la sangre del cordón umbilical.

Si decide donar o conservar la sangre del cordón umbilical, necesitará elegir un banco de sangre de cordón umbilical. A continuación figuran algunas preguntas que debe hacerse al decidir cuál banco elegir:

- ¿Qué le sucederá a la sangre del cordón umbilical si cierra el banco privado?
- ¿Puede pagar el cargo anual de un banco privado?
- ¿Cuáles son sus opciones si los resultados de las pruebas de evaluación revelan que no puede donar a un banco público?

Debe decirle a su proveedor de atención médica con bastante antelación a la fecha prevista del parto (preferiblemente dos meses) si desea que se obtenga y conserve la sangre del cordón umbilical de su bebé. Si ha elegido un banco privado, necesitará hacer las gestiones para que le envíen el equipo de obtención de sangre a su proveedor de atención médica. Además, generalmente el proveedor de atención médica cobra un cargo por obtener sangre del cordón umbilical. Este cargo casi nunca lo pagan los seguros.

Tenga en mente que aun si ha planeado donar o conservar sangre del cordón umbilical, es posible que no se pueda obtener dicha sangre después del parto. Por ejemplo, si el bebé nace prematuramente, tal vez no haya suficiente sangre del cordón umbilical para este fin. La sujeción retrasada del cordón umbilical con pinzas también reduce la cantidad de sangre en el mismo. Si usted ha contraído una infección, no se podrá usar la sangre del cordón umbilical.

~ Otras consideraciones

La *depresión* y la ansiedad son afecciones graves que pueden afectar a una mujer embarazada. Es importante reconocer las señales y los síntomas y hablar con su proveedor de atención médica si cree que padece una de ellas.

¿Sabe cuáles son las mejores posiciones para acostar a su bebé para dormir después de que nazca? Esta es una buena oportunidad para enterarse de las recomendaciones más recientes.

Depresión, ansiedad y estrés

Durante el embarazo ocurren comúnmente depresión y ansiedad. Algunas mujeres presentan depresión y ansiedad por primera vez en la vida durante el embarazo o después del parto. Si ya ha tenido depresión anteriormente, o si toma en la actualidad medicamentos para la depresión, hable con su proveedor de atención médica sobre sus opciones de tratamiento durante el embarazo. El tratamiento de depresión preexistente durante el embarazo se trata más a fondo en el Capítulo 24, "Otros problemas médicos crónicos".

Las señales de depresión pueden parecerse a los altibajos normales del embarazo. Es normal sentirse melancólica de vez en cuando. Sin embargo, podría tener depresión si se siente triste casi todo el tiempo o presenta cualquiera de estos síntomas por lo menos durante dos semanas:

- Estado de humor deprimido la mayor parte del día, casi todos los días

- Falta de interés en el trabajo u otras actividades

- Sentimientos de culpa, desesperanza o inutilidad

- Dormir más de lo habitual o dificultad para conciliar el sueño

- Falta de apetito o pérdida de peso (o comer mucho más de lo habitual y aumentar de peso)

- Agotamiento o falta de energía

- Dificultad para prestar atención y tomar decisiones

Si no se le da tratamiento a la depresión durante el embarazo, esta enfermedad puede causarles problemas a usted y su bebé después del parto. Por ejemplo, una mujer deprimida puede tener dificultad para comer o descansar suficiente. Tiene también una tendencia mayor a usar drogas o alcohol o a fumar. Por estos motivos, es importante decirle a su proveedor de atención médica si presenta alguna señal o síntoma de depresión. Durante sus visitas de *atención prenatal* su proveedor de atención médica puede también hacerle preguntas como las que aparecen en el cuadro "Prueba de detección de la depresión" para determinar si corre riesgo de presentar esta afección.

El tratamiento de la depresión consiste en medicamentos y terapia psicológica. Puede ser útil también contar con el apoyo de su pareja, sus parientes y amistades. Además de dar apoyo, estas personas pueden ayudarla a determinar si sus síntomas están empeorando, ya que es posible que usted no sea la primera en darse cuenta de ello.

Si le recetan un *antidepresivo*, su proveedor de atención médica y usted pueden determinar cuál medicamento es el mejor en su situación particular. Al igual que con los demás medicamentos, se deben sopesar los beneficios de tomar un antidepresivo durante el embarazo en contra de los riesgos. Los estudios en mujeres embarazadas que tomaron los antidepresivos conocidos como inhibidores de la recaptación de serotonina no revelaron un aumento en el riesgo de *defectos congénitos* mayor del que se detectó en la población general. No obstante, las pruebas sobre el uso de algunos antidepresivos y el potencial de que causen ciertos defectos congénitos son contradictorias. Si su proveedor de atención médica le receta un medicamento antidepresivo, el tipo y la dosis se deben adaptar a su caso en particular. Tenga en mente que el no tratar la depresión también puede causarle efectos negativos al bebé en desarrollo.

Otro problema que puede afectar a las mujeres embarazadas es la ansiedad y el estrés. Los trastornos de la ansiedad son los trastornos psiquiátricos más comunes en Estados Unidos (aproximadamente el 18% de todos los adultos padecen un trastorno de la ansiedad). El embarazo también puede provocar un trastorno específico de la ansiedad que se denomina trastorno obsesivo–compulsivo, o puede empeorar un trastorno existente obsesivo-compulsivo. La ansiedad y el estrés han estado asociados con algunos problemas del embarazo y partos más difíciles. Si tiene ansiedad y estrés, dígaselo a su proveedor de atención médica para que pueda recibir la ayuda que necesita. El tratamiento puede consistir en terapia del comportamiento dirigida a aprender estrategias para lidiar con estas situaciones, técnicas de relajación y a veces medicamentos.

Posiciones seguras para dormir

Antes de que traiga a su recién nacido a casa, usted y las demás personas que vayan a cuidar de su bebé deben enterarse de las posiciones que son seguras para acostar al bebé. Los estudios han indicado que el riesgo de que ocurra el *síndrome de muerte súbita del lactante* se puede reducir siguiendo ciertas pautas:

- Acueste siempre al bebé boca arriba para dormir por la noche, dormir siestas o siempre que deje al bebé solo en una habitación.

- Acueste al bebé en una superficie firme para dormir, como en un colchón cubierto con una sábana con elástico ajustable.

Prueba de detección de la depresión

El siguiente cuestionario se llama la *Escala de Depresión Posnatal de Edinburgh*. Este cuestionario la ayudará a determinar si tiene señales y síntomas que ocurren común- mente en las mujeres que tienen depresión después del parto o depresión durante el embarazo. El objeto del mismo no es diagnosticar la **depresión después del parto**. Solo un proveedor de atención médica puede hacerlo. Se recomienda encarecida- mente que responda a estas preguntas junto con un profesional de atención médica.

En los últimos 7 días (no solo en el día de hoy)

He podido reírme y ver el lado divertido de la vida.
- ❏ 0 Igual que siempre
- ❏ 1 Ahora no tanto como antes
- ❏ 2 Definitivamente ahora no tanto como antes
- ❏ 3 Nunca

He esperado con entusiasmo las cosas.
- ❏ 0 Igual que siempre
- ❏ 1 Ahora no tanto como antes
- ❏ 2 Definitivamente ahora no tanto como antes
- ❏ 3 Nunca

Me he culpado innecesariamente cuando las cosas han salido mal.
- ❏ 3 Sí, casi siempre
- ❏ 2 Sí, algunas veces
- ❏ 1 No muy a menudo
- ❏ 0 No, nunca

He sentido ansiedad o he estado preocupada sin ningún motivo obvio.
- ❏ 0 No, nunca
- ❏ 1 Casi nunca
- ❏ 2 Sí, a veces
- ❏ 3 Sí, muy a menudo

Me he sentido temerosa o aterrada sin ningún motivo obvio.
- ❏ 3 Sí, con mucha frecuencia
- ❏ 2 Sí, a veces
- ❏ 1 No, no mucho
- ❏ 0 No, nunca

Las situaciones de la vida me han hecho sentir mal.

- ❏ 3 Sí, casi nunca he podido enfrentar la vida
- ❏ 2 Sí, a veces no he podido enfrentar la vida como antes lo hacía
- ❏ 1 No, casi siempre he podido enfrentar bastante bien la vida
- ❏ 0 No, he podido enfrentar la vida tan bien como siempre

Me he sentido tan infeliz que he tenido dificultad para dormir.

- ❏ 3 Sí, casi siempre
- ❏ 2 Sí, a veces
- ❏ 1 No muy a menudo
- ❏ 0 No, nunca

Me he sentido triste o miserable.

- ❏ 3 Sí, casi siempre
- ❏ 2 Sí, muy a menudo
- ❏ 1 No muy a menudo
- ❏ 0 No, nunca

Me he sentido tan infeliz que me la he pasado llorando.

- ❏ 3 Sí, casi siempre
- ❏ 2 Sí, muy a menudo
- ❏ 1 Solo ocasionalmente
- ❏ 0 No, nunca

He pensado en hacerme daño.

- ❏ 3 Sí, muy a menudo
- ❏ 2 A veces
- ❏ 1 Casi nunca
- ❏ 0 Nunca

NOTA: Si ha considerado hacerse daño, es importante obtener ayuda de inmediato. Comuníquese con su proveedor de atención médica o los servicios médicos de emergencia.

Puntuación: Sume los números al lado de las afirmaciones que haya seleccionado. Una puntuación de 10 o más quiere decir que debe consultar con su proveedor de atención médica para hablar sobre sus señales y síntomas.

Cox J, Holden J, Sagovsky R. (1987) Detection of postnatal depression: development of the 10-item Edinburgh postnatal depression scale. Brit J Psychiatry 1987;150:782–86. Desarrollada como la *Escala de Depresión Posnatal de Edinburgh* y validada para usarse en el embarazo y en el período posnatal a fin de evaluar la posible presencia de depresión y ansiedad.

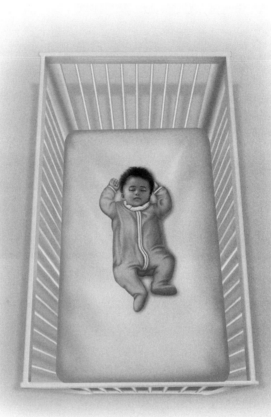

Posiciones seguras de los bebés para dormir. Acueste siempre al bebé boca arriba, en una superficie firme, para dormir siestas, dormir por la noche y siempre que deje al bebé solo en una habitación. No use protectores acolchados, animales o muñecos de peluche ni objetos blandos en la cuna.

- No use mantas, colchas ni protectores acolchados donde vaya a dormir el bebé.

- Saque los juguetes blandos y la ropa de cama suelta del lugar donde vaya a dormir el bebé.

- Vista al bebé con ropa liviana para dormir. No lo arrope con una manta y asegúrese que no haya nada tapándole la cabeza.

- No fume ni deje que nadie fume alrededor del bebé.

- No permita que su bebé duerma en una cama para adultos, en un sofá ni en una silla, ya sea solo, con usted o con otro adulto.

Usar un chupete también puede reducir el riesgo del síndrome de muerte súbita del lactante. No obstante, se recomienda que los bebés que amamantan no usen chupetes hasta que tengan aproximadamente 1 mes de edad para asegurarse de que se amamanten bien desde un principio.

Visitas de atención prenatal

Durante las visitas de atención prenatal de este mes, su proveedor de atención médica controlará el desarrollo del bebé mediante la medida de la altura del fondo uterino. Probablemente medirá entre 25 y 28 centímetros, que es más o menos equivalente a la cantidad de semanas de su embarazo.

Su proveedor de atención médica le medirá el peso y la presión arterial y podría hacerle un análisis de sangre para detectar *anemia*, un problema médico en el que la cifra de glóbulos rojos en la sangre es muy baja y puede causar agotamiento. Además de detectar la presencia de anemia, es posible que le hagan las siguientes pruebas:

- Prueba de tolerancia a la *glucosa*: Esta prueba mide la reacción de su organismo ante la glucosa (azúcar) y generalmente se hace entre la semana 24 y semana 28 del embarazo para determinar si tiene *diabetes mellitus gestacional*, un tipo de *diabetes mellitus* que se desarrolla solamente durante el embarazo. La prueba consta de dos pasos: 1) deberá tomar una solución dulce y 2) al cabo de 1 hora, se toma una muestra de sangre para medirle el nivel de azúcar. Si el resultado de la prueba es positivo, le harán otras pruebas para confirmar el diagnóstico. A las mujeres con un alto riesgo de presentar diabetes gestacional se les hace esta prueba en una etapa más temprana del embarazo. Si el resultado de esta prueba anterior es negativo, se repetirá la prueba en las semanas 24–28.

- Prueba de detección de *anticuerpos* anti-Rh: En una de las primeras visitas de atención prenatal, su proveedor de atención médica hizo un análisis de sangre para determinar si es Rh negativa o Rh positiva. Si reveló que era Rh negativa en ese momento, probablemente se le hará un análisis de anticuerpos anti-Rh este mes. Si el resultado de la prueba revela que usted no produce anticuerpos, su proveedor de atención médica recetará una inyección de *inmunoglobulina Rh* para evitar que se formen anticuerpos durante el resto del embarazo (consulte el Capítulo 28, "Incompatibilidad del grupo sanguíneo").

- Administración de la vacuna Tdap: La *vacuna contra el tétano*s, el *toxoide diftérico con concentración reducida* y la *tosferina acelular (Tdap, por sus siglas en inglés)* contribuye a evitar contraer tosferina además de *tétanos* y *difteria*. La tosferina puede ser muy peligrosa en los recién nacidos. Debe vacunarse con la vacuna Tdap durante cada embarazo aún si ha recibido esta inmunización anteriormente. El mejor momento para hacerlo durante el embarazo es entre la semana 27 y la semana 36 del embarazo. El vacunarse durante esa etapa garantiza que usted produzca suficientes anticuerpos contra la tosferina para proteger al bebé cuando nazca. Sin embargo, esta vacuna se puede administrar en cualquier momento durante el embarazo. Si no se vacuna durante el embarazo, debe hacerlo después de que tenga el bebé y antes de salir del hospital. La vacuna Tdap es una vacuna segura para las mujeres embarazadas, los fetos y las mujeres que amamantan.

Situaciones especiales

Debido a que el trabajo de parto *prematuro* es una situación grave, cada uno de los capítulos restantes que tratan del embarazo mes a mes aborda sus señales y síntomas. Otras complicaciones que pueden ocurrir durante este período son sangrado vaginal y problemas con el líquido amniótico. Recuerde, sin embargo, que la mayoría de las mujeres no presentan complicaciones durante el embarazo. No obstante, si percibe señales y síntomas raros, es mejor acudir a su proveedor de atención médica de inmediato para que se puedan diagnosticar y tratar posibles complicaciones cuanto antes.

Trabajo de parto prematuro

Un parto prematuro puede ocurrir cuando el trabajo de parto comienza antes de la semana 37 del embarazo. Si observa alguna de las señales y síntomas del trabajo de parto prematuro, llame de inmediato a su proveedor de atención médica:

- Cólicos abdominales leves, con o sin diarrea
- Cambio en el tipo de secreción vaginal (líquida, con mucosidad o hemorrágica)
- Aumento en la cantidad de secreción
- Presión pélvica o en la parte inferior del abdomen
- Dolor constante y sordo en la espalda
- Contracciones regulares o frecuentes u opresión uterina, a menudo sin dolor
- Ruptura de membranas (romper fuente, ya sea que el líquido salga a chorros o poco a poco)

Tenga en mente que las contracciones de Braxton Hicks se pueden intensificar a medida que crece el útero. Sin embargo, si ocurren a intervalos regulares—cuatro veces cada 20 minutos u ocho veces por hora durante más de 1 hora—debe comunicarse con su proveedor de atención médica.

Sangrado vaginal

Son muchas las causas que pueden provocar sangrado vaginal en el tercer trimestre del embarazo. A veces el sangrado puede volverse muy intenso y requerir tratamiento inmediato. Notifíquele a su proveedor de atención médica todo tipo de sangrado para que se puedan tomar las medidas pertinentes.

Este sangrado se puede producir por un problema menor. La mujer podría sangrar si el cuello uterino se inflama, por ejemplo. Sin embargo, algunos sangrados pueden ser muy intensos y poner en peligro a la madre o al bebé. Cuando el sangrado vaginal es intenso, supone un problema con la placenta. Los problemas más comunes son *placenta previa* y *abrupción placentaria*. En el caso de placenta previa, la placenta se encuentra en la parte inferior del útero y cubre todo o parte del cuello uterino, obstruyendo así la salida del bebé del útero. Esta afección a menudo causa sangrado vaginal sin dolor. En la abrupción placentaria, la placenta se comienza a separar de la pared uterina antes de que nazca el bebé. Esta afección a menudo causa dolor intenso y constante en el abdomen; contracciones, que pueden ser leves o intensas, y sangrado profuso. La abrupción placentaria es sumamente grave y requiere atención de inmediato.

Tanto debido a la abrupción placentaria como a la placenta previa, el bebé podría tener que nacer antes de tiempo. Si el sangrado es intenso, usted puede necesitar una *transfusión* de sangre. Puede ser necesario practicar un *parto por cesárea* por cualquiera de estas afecciones. En algunos casos, se deja de sangrar. Si es así, el embarazo puede continuar normalmente aunque se controlará su situación estrechamente.

Problemas con el líquido amniótico

La cantidad de líquido amniótico en el útero debe aumentar hasta comienzos del tercer trimestre. De ahí en adelante, disminuirá gradualmente hasta que dé a luz. A veces, no obstante, una mujer embarazada puede tener demasiado líquido amniótico, por lo que puede sentir molestias y dolor, o muy poco líquido amniótico. Cantidades anormales de líquido amniótico pueden ser una señal de un posible problema con el bebé o la placenta.

Durante sus visitas regulares de atención prenatal, su proveedor de atención médica verificará el crecimiento del útero. Si sospecha que existe un problema, es posible que necesite otro *examen por ecografía (ultrasonido)* para evaluar el tamaño fetal y la cantidad de líquido amniótico.

PREGÚNTELES A LOS EXPERTOS

¿Qué tipo de anticonceptivo debo usar después de tener el bebé? ¿Y si deseo que me liguen las trompas?

Es posible que cuente con muchas opciones de anticonceptivos. Lo que usó antes del embarazo puede que no sea una buena opción ahora. Por ejemplo, las píldoras anticonceptivas que contienen *estrógeno* pueden afectar su suministro de leche si planea amamantar. Los anticonceptivos se tratan más a fondo en el Capítulo 16, "El período de postparto").

Si está considerando un procedimiento de *esterilización*, comuníquele a su proveedor de atención médica sus deseos con anticipación. La *ligadura de trompas*, en que se bloquean o remueven las *trompas de Falopio*, se puede realizar después del parto, casi siempre mientras se encuentra todavía en el hospital. Este procedimiento requiere una incisión abdominal pequeña. La operación se puede hacer fácilmente después del parto ya que es fácil acceder a las trompas de Falopio en ese momento. La *esterilización laparoscópica*, en la que se usan instrumentos a través de pequeñas incisiones en el abdomen, o la *esterilización histeroscópica*, que no requiere incisiones, son procedimientos que se pueden realizar de manera independiente posteriormente. Si desea hacerse una esterilización histeroscópica, esta se puede realizar al cabo de tres meses del nacimiento del bebé. Este método implica introducir un instrumento, que se llama histeroscopio, dentro del útero a través de la vagina y colocar un pequeño dispositivo dentro de cada trompa de Falopio. El dispositivo promueve la formación de tejido cicatrizante que bloquea las trompas de Falopio y evita la fertilización del *óvulo*. Debido a que el tejido cicatrizante tarda 3 meses en bloquear completamente las trompas de Falopio, no quedará esterilizada inmediatamente después de este procedimiento y deberá usar otro método anticonceptivo durante este período. Un procedimiento, que se llama *histerosalpingografía*, generalmente se realiza a los tres meses para confirmar que las trompas estén bloqueadas.

No debe tener ningún procedimiento de esterilización si tiene alguna duda sobre tener otro hijo. La esterilización es permanente. Si está segura, es buena idea hablar con su pareja sobre una *vasectomía* que no es tan invasiva como la esterilización tubárica. Si no está segura, hay muchos métodos anticonceptivos que puede usar para protegerse contra un embarazo que se pueden revertir y son a largo plazo. Estos métodos son igual de eficaces que la esterilización. Algunos de estos métodos son el **dispositivo intrauterino** y el implante anticonceptivo. Asegúrese de explorar todas sus opciones para que sepa cuál está disponible y qué método puede satisfacer mejor sus necesidades.

¿Es la lactancia materna realmente el mejor método para alimentar a mi bebé?

Sí. Aunque hay algunas excepciones (por ejemplo, si está infectada con el **virus de inmunodeficiencia humana [VIH]**), amamantar es por mucho la mejor manera de alimentar a su bebé. La leche materna contiene todos los nutrientes para alimentar bien a su bebé. Contiene además anticuerpos que ayudan al sistema inmunitario del bebé a combatir enfermedades. El cuerpo del bebé aprovecha mejor las proteínas y la grasa de la leche materna que las proteínas y la grasa de la fórmula infantil. Los bebés que se alimentan con leche materna tienen menos gases, menos problemas de alimentación y, a menudo, menos estreñimiento que los que se alimentan con fórmula infantil. Además, corren un riesgo menor de presentar el síndrome de muerte súbita del lactante. La lactancia materna no solo es buena para los bebés, sino que también es buena para las madres. Es práctica, más económica que la fórmula infantil y siempre está disponible. Lactar quema **calorías**, lo que le ayuda a bajar las libras adicionales que aumentó durante el embarazo. También, al amamantar se libera la hormona **oxitocina**, que estimula la contracción del útero y ayuda a que se normalice su tamaño más rápidamente. El Colegio Americano de Obstetras y Ginecólogos recomienda amamantar exclusivamente durante los primeros 6 meses de vida de su bebé y continuar aun después de ofrecerle nuevos alimentos hasta que el bebé tenga por lo menos 12 meses de edad, o durante más tiempo si usted y el bebé están dispuestos a hacerlo.

¿Qué es una deficiencia de vitamina D? ¿Corro el riesgo de tener esta deficiencia?

La deficiencia de vitamina D ocurre cuando una persona no recibe una cantidad suficiente de la vitamina en su dieta diaria. Aunque el organismo puede producir vitamina D con la exposición a la luz solar, muchas personas no reciben suficiente vitamina D a través de la exposición solar solamente. Los alimentos que contienen vitamina D son la leche enriquecida; el pescado alto en grasa, como el salmón y la caballa (no obstante, evite consumir caballa gigante debido a los posibles niveles altos de mercurio), y los aceites de hígado de pescado. La mayoría de las vitaminas prenatales contienen 400 unidades internacionales de vitamina D, aunque el Instituto de Medicina recomienda que las mujeres embarazadas y las que amamantan reciban 600 unidades internacionales de vitamina D. Sin embargo, hasta la fecha, no hay suficientes pruebas para recomendar suplementar con vitamina D durante el embarazo a niveles mayores de lo que contienen las vitaminas prenatales.

Una deficiencia grave de vitamina D durante el embarazo puede interferir en el desarrollo del esqueleto fetal y causar trastornos esqueléticos después del nacimiento del bebé. Algunas mujeres tienen una mayor tendencia a presentar una deficiencia de vitamina D que otras, como las mujeres con exposición limitada al sol (las que viven en climas fríos o en áreas al norte) y que pertenecen a algunos grupos étnicos, especialmente los que tienen la piel más oscura. Si su proveedor de atención médica sospecha que podría tener una deficiencia de vitamina D, puede hacerle una prueba para medir su nivel. Le podrían recomendar suplementos con vitamina D si su nivel es muy bajo.

RECURSOS INFORMATIVOS

Los siguientes recursos ofrecen más información sobre algunos de los temas que se trataron en este capítulo:

Cord Blood Collection and Donation (sobre la obtención y donación de sangre del cordón umbilical)

National Bone Marrow Donor Program (programa para la donación de médula ósea)

www.bethematch.org

Ofrece información, mantiene un registro de donantes y facilita las pruebas de compatibilidad de los donantes y receptores para la donación de médula ósea y sangre del cordón umbilical.

National Cord Blood Program (programa para la sangre del cordón umbilical)

www.nationalcordbloodprogram.org

El sitio de Internet del banco público de sangre de cordón umbilical más extenso en Estados Unidos; ofrece información a los pacientes, las familias, los cuidadores, los profesionales de atención médica, los futuros padres y al público en general sobre la obtención, la conservación, los bancos y la recuperación de sangre del cordón umbilical.

Safe Sleeping (sobre cómo los bebés pueden dormir de manera segura)
Campaña de Educación Pública para Dormir con Seguridad

Eunice Kennedy Shriver National Institute of Child Health and Human
Development
P.O. Box 3006
Rockville, MD 20847
Teléfono: 1-800-505-CRIB (2742)
TTY: 1-888-320-6942
Fax: 1-866-760-5947
Correo electrónico: NICHDInformationResourceCenter@mail.nih.gov

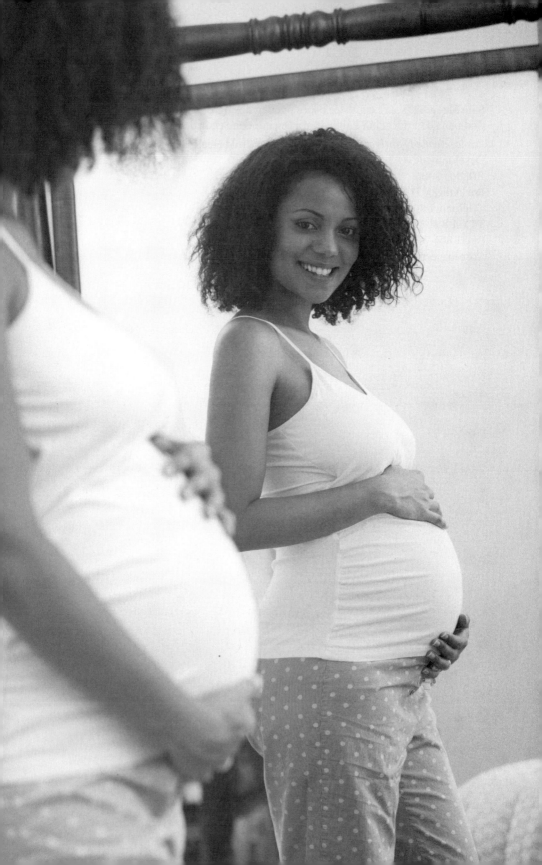

8° mes

(Semanas 29–32)

SU BEBÉ EN DESARROLLO

Semana 29

Ya que se ha terminado de desarrollar casi completamente, el bebé aumentará de peso de manera acelerada. Durante los últimos dos meses y medio del embarazo, el bebé aumentará la mitad del peso que tendrá al nacer. Su bebé necesitará muchos **nutrientes** para terminar de desarrollarse.

Semana 30

Esta semana, el vello fino que cubría el cuerpo del bebé (**lanugo**) comenzará a desaparecer. Sin embargo, algunos bebés nunca se deshacen totalmente del lanugo y nacen con él en algunas partes, como en los hombros, la espalda y las orejas. Mientras tanto, el cabello del bebé comienza a crecer y a ponerse más espeso. Algunos bebés nacen con la cabeza llena de cabello, aunque normalmente este se les cae dentro de los seis primeros meses de vida.

Semana 31

El cerebro del bebé crece y se desarrolla rápidamente. Ciertas partes del cerebro ahora pueden controlar la temperatura corporal también, por lo que el bebé deja de depender solo de la temperatura del **líquido amniótico**. Los huesos se endurecen, pero el cráneo permanece blando y flexible.

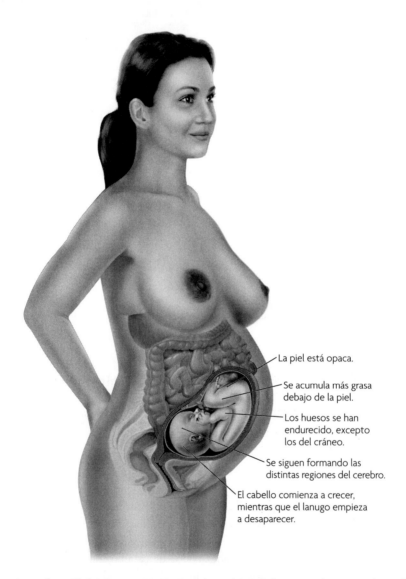

La piel está opaca.

Se acumula más grasa debajo de la piel.

Los huesos se han endurecido, excepto los del cráneo.

Se siguen formando las distintas regiones del cerebro.

El cabello comienza a crecer, mientras que el lanugo empieza a desaparecer.

La madre y el bebé: Semanas 29–32. Tras haberse desarrollado casi completamente, el peso del bebé aumentará rápidamente en los últimos 2 meses del embarazo.

Semana 32

Se acumula más grasa debajo la piel, que hace que la piel cambie de casi transparente a opaca. El bebé mide ahora unas 18 pulgadas de largo y podría pesar aproximadamente 5 libras.

SU EMBARAZO

∼ Los cambios en su cuerpo

Ya está llegando a la recta final del embarazo. Quizás se sienta emocionada pero nerviosa también. En estas últimas semanas, su organismo trabaja arduamente para ayudar a fomentar el desarrollo completo del bebé. Por consiguiente, es posible que se canse con más facilidad, igual que cuando estaba en el primer trimestre.

∼ Molestias y cómo lidiar con ellas

Para este mes, el útero se ha expandido hasta encontrarse entre los senos y el ombligo. El tamaño del útero puede ahora causarle efectos secundarios desagradables.

Dificultad para respirar

En estas últimas semanas del embarazo, puede comenzar a tener dificultad para respirar de vez en cuando. Esto se debe a que el útero ahora ocupa un espacio mayor en el abdomen, por lo que le ejerce presión sobre el abdomen y el diafragma (un músculo plano y fuerte que es importante en la respiración) y hacia los pulmones arriba. Aunque sienta dificultad para respirar, su bebé aún recibe suficiente *oxígeno*. Para ayudarla a respirar mejor, muévase más lentamente, y siéntese o póngase de pie con el cuerpo erguido para que los pulmones tengan más espacio para expandirse. Si ocurre un cambio considerable en su capacidad para respirar, o tiene tos o dolor de pecho, llame de inmediato a su proveedor de atención médica.

Hemorroides

Las mujeres embarazadas a menudo tienen hemorroides, que son várices dolorosas que producen picazón (comezón) en el área rectal. Las causas principales de hemorroides son la sangre adicional presente en el área de la pelvis y la presión que ejerce el útero en crecimiento sobre las venas de la parte inferior del cuerpo. El estreñimiento puede empeorar las hemorroides debido a que el esfuerzo excesivo durante las evacuaciones intestinales atrapa más sangre en las venas.

Las hemorroides a menudo se mejoran después de que nace el bebé. Hable con su proveedor de atención médica sobre usar cremas y supositorios de venta sin receta. Puede también probar estos consejos para obtener alivio (o evitar que se presente el problema en primer lugar):

- Lleve una dieta alta en fibra y beba una cantidad abundante de líquidos.

- Mantenga su aumento de peso dentro de los límites sugeridos por el proveedor de atención médica.

- Estar sentada por períodos prolongados ejerce presión sobre las venas del área pélvica. Levántese y camine un poco para aliviar el peso que ejerce el útero sobre esas venas.

- Si tiene hemorroides, coloque en el área una compresa helada o almohadillas impregnadas en agua de hamamelis para aliviar el dolor y reducir la hinchazón.

- Sumerja el área en una tina (bañera) varias veces al día.

Várices e hinchazón de las piernas

El peso que ejerce el útero sobre una vena principal, que se llama la vena cava inferior, puede reducir el torrente sanguíneo desde la parte inferior del cuerpo hasta el corazón. Por consiguiente, se pueden producir protuberancias de color azul que causan dolor y picazón (comezón) denominadas várices. Estas venas también aparecen cerca de la **vagina**, la **vulva** y el **recto** (consulte la sección previa, "Hemorroides"). Las várices casi nunca causan grandes problemas y son más bien un problema cosmético.

Este tipo de venas tiene una mayor tendencia a ocurrir después del primer embarazo. También tienden a ocurrir más a menudo en algunas familias. Aunque no hay nada que pueda hacer para prevenir la formación de várices, hay maneras para aliviar la hinchazón y el dolor que ocurre, y quizá evitar que empeoren:

- Si debe estar sentada o de pie por períodos prolongados, recuerde moverse de vez en cuando.

- No se siente con una pierna cruzada sobre la otra.

- Eleve las piernas, ya sea en un sofá, una silla o un banquillo, tan a menudo como pueda.

- Use pantimedias que le apoyen las piernas pero que no le aprieten los muslos ni las rodillas.

- No use medias ni calcetines con bandas elásticas que le aprieten las piernas.

Calambres en las piernas

Los calambres en la parte inferior de las piernas son otro síntoma común del segundo y tercer trimestres. Durante la última etapa del embarazo, puede sentir calambres agudos y dolorosos en las pantorrillas que hasta pueden despertarla de un sueño profundo. Nadie sabe con certeza qué causa en realidad los calambres en las piernas. Antes se creía que estos calambres estaban vinculados con una cantidad deficiente de calcio o potasio en la dieta, pero los expertos ya no creen que se deban a esas deficiencias. Los siguientes consejos pueden ser útiles:

• Estire las piernas antes de acostarse.

• Si tiene un calambre, flexione el pie hacia arriba y hacia abajo. Esto casi siempre lo alivia inmediatamente.

• Masajéese la pantorrilla con movimientos largos que se extiendan hacia abajo.

Agotamiento

Casi todas las mujeres se sienten más cansadas durante el tercer trimestre que en el segundo trimestre. Es normal sentirse cansada durante este período. Recuerde que su organismo está trabajando arduamente para apoyar el desarrollo de una nueva vida y que el aumento del tamaño de su cuerpo puede dificultarle encontrar una postura cómoda para dormir. Trate de descansar todo lo que pueda, aun si solo duerme una siesta breve de 15 a 30 minutos al día. Siga haciendo ejercicios y alimentándose bien ya que ambos aumentarán su nivel de energía.

Picazón en la piel

Algunas mujeres sienten mucha picazón (comezón) en la piel durante el embarazo, especialmente en la piel que se expande del área del abdomen y los senos. Si padece de picazón en la piel, manténgase bien hidratada. Puede que también le resulte útil aplicarse un humectante en la piel por la mañana y por la noche. Agregarle almidón de maíz al agua del baño puede también ser beneficioso. No obstante, si la picazón es intensa o tiene sarpullido, dígaselo a su proveedor de atención médica. Algunas enfermedades de la piel que ocurren durante el embarazo se deben tratar.

Enfoque en el calcio

El calcio es un mineral que se usa para formar los huesos y dientes del bebé. El aporte dietético recomendado de calcio es de 1,000 mg al día (los adolescentes menores de 19 años necesitan 1,300 mg al día). Los productos lácteos son una fuente excelente de calcio, así como los vegetales de hojas verde oscuro; los cereales, panes y jugos enriquecidos; las almendras y las semillas de sésamo. Su proveedor de atención médica también le podría recomendar tomar suplementos con calcio si la dieta no contiene suficiente de ese mineral.

Nutrición

Es importante seguir llevando una dieta sana durante estas últimas semanas de embarazo. No solo se sentirá más enérgica al alimentarse bien sino que se asegurará de que su bebé reciba los nutrientes que necesita.

Ejercicio

Aun si se siente más cansada, debe tratar de seguir haciendo su rutina de ejercicios. Manténgase atenta a cómo se siente y deje de hacer ejercicio si le falta el aliento o se siente jadeante. Puede que le resulte útil aprender algunas técnicas de relajación mientras realiza el conteo final durante estas últimas semanas.

Técnicas de relajación

Las técnicas de relajación son una manera excelente para reducir el estrés y la ansiedad durante el embarazo que pueda sentir sobre el nacimiento del bebé que pronto ocurrirá. Es importante que trate en toda la medida posible de mantenerse tranquila y no estresada para que pueda conservar energía en estas próximas semanas. Aprender algunas técnicas básicas de relajación puede mejorarle la salud de muchas maneras:

- Reduce la frecuencia cardíaca
- Reduce la presión arterial
- Reduce la frecuencia respiratoria
- Reduce su necesidad de oxígeno

Ejercicio del mes: Contacto con los talones de rodillas

Este ejercicio tonifica los músculos de la parte superior e inferior de la espalda y los músculos abdominales, además de que estira los músculos de los brazos.

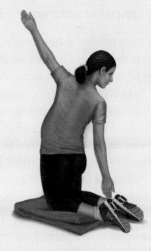

1. Arrodíllese sobre una alfombrita de ejercicios.

2. Con un movimiento lento y controlado, gire el torso hacia la derecha. Mueva la mano derecha hacia atrás y tóquese el talón izquierdo. Puede colocar un bloque de yoga al lado de cada tobillo y tratar de tocar los tobillos en vez de los talones. Suba estirado el brazo izquierdo por encima de la cabeza para mayor equilibrio.

3. Vuelva a la posición inicial. Alterne el ejercicio de cuatro a seis veces.

- Aumenta el flujo sanguíneo hacia los músculos principales
- Reduce la tensión muscular

Oír música o recibir un masaje son dos maneras sencillas para relajarse. Pruebe quemando una vela perfumada con un aroma relajante, como de lavanda, cierre los ojos y descanse. Considere buscar una clase cerca de donde reside o comprar o alquilar un DVD que enseñe técnicas relajantes de yoga, tai chi o meditación. Independientemente de la técnica que use, asegúrese de que sirva para calmarla durante parte del día, o cuando se sienta más estresada.

Decisiones saludables

Planear y tomar decisiones parecen ser lo único que hacen usted y su pareja en estos días, pero puede sentirse tranquila ya que estos planes reducirán el estrés en su vida. Si tiene un varón, usted y su pareja deberán decidir si desean que se le haga una circuncisión. También necesita decidir qué servicio de cuidado de niños usará si usted y su pareja trabajarán fuera del hogar después de que nazca el bebé. Mientras piensa sobre los arreglos de cuidado de niños, es importante que comience a prepararse también para el trabajo de parto y el parto.

Circuncisión para varones

La circuncisión implica extirpar el prepucio, una capa de piel que cubre la punta del pene. Se usará un *anestésico* para aliviar el dolor. La circuncisión por lo general se hace antes de que el bebé salga del hospital.

Para algunos padres, la circuncisión se realiza por motivos culturales o religiosos, o quizás se deba a una tradición familiar. La circuncisión también puede ofrecer beneficios médicos, como un menor riesgo de infecciones de las vías urinarias durante el primer año de vida y un menor riesgo de contraer algunas *infecciones de transmisión sexual*, como la del *virus de inmunodeficiencia humana (VIH)*, el *virus* que causa el *síndrome de inmunodeficiencia adquirida (SIDA)*. Las complicaciones más comunes que ocurren por la circuncisión son sangrado e infección, pero es probable que estas no ocurran. Si desea que se le haga una circuncisión a su hijo, dígaselo a su proveedor de atención médica con antelación. Además, consulte con su aseguradora para determinar si el procedimiento tiene cobertura.

Cuidado de niños

Si usted y su pareja están planeando trabajar fuera del hogar después de que nazca el bebé, encontrar un buen servicio de cuidado de niños será una prioridad muy importante. Dedique el tiempo necesario para determinar cuáles opciones son las mejores para su familia. Quizás quiera programar algún servicio de cuidado de niños durante estas últimas semanas antes de la llegada del bebé. Pida recomendaciones sobre el cuidado de niños a distintas personas;

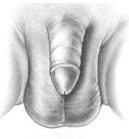

Pene circuncidado

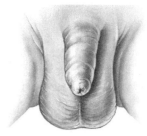

Pene sin circuncidar

Circuncisión. En este procedimiento, se extirpa el prepucio del bebé.

sus amistades, vecinos y compañeros de trabajo son buenas fuentes de información. El cuadro "Cómo encontrar un servicio de cuidado de niños adecuado" puede ayudarla a dirigir su búsqueda.

Hay tres opciones básicas en lo que respecta al cuidado de niños: 1) cuidado en su hogar, 2) cuidado en el hogar del cuidador o 3) cuidado en un centro de cuidado de niños. Si desea contratar a alguien para que cuide de su bebé en su propio hogar (como una niñera o chica au pair), comuníquese con las agencias que se dedican a la colocación de personal para el cuidado de niños. Tenga en cuenta que este tipo de atención es muy costoso. Para reducir los costos, algunos padres comparten un cuidador con otra familia. El cuidador en estos acuerdos de "cuidado compartido" recibe un sueldo por cuidar de dos bebés en el hogar de una familia.

Una opción menos costosa es permitir que un pariente o un proveedor autorizado cuide de su bebé en la casa de dicha persona. En la mayoría de los casos, estos cuidadores se encargan de más de un niño.

Los centros de cuidado de niños son también otra opción. Este tipo de entorno puede cuidar de muchos grupos de niños de todas las edades. Algunos aceptan bebés de solo seis semanas, mientras que otros no aceptan bebés hasta que dejen de usar pañales, por lo tanto, asegúrese de preguntar estos detalles cuando investigue sus opciones.

Preparativos para el parto

Es mucho lo que puede hacer para que su parto transcurra sin problemas lo más que sea posible. Puede comenzar practicando con su pareja todos los ejercicios que aprendió en las clases de nacimiento del bebé, como los de respiración, relajación, estiramiento o meditación. Puede además obtener las respuestas a las siguientes preguntas mucho antes del día del parto:

- ¿He llenado todos los documentos necesarios para que comience mi ausencia autorizada por maternidad y para recibir sueldo por discapacidad?

- ¿Necesito inscribirme en el hospital antes de dirigirme al área de partos? Si es así, ¿ya lo hice?

- ¿En qué momento durante el trabajo de parto debo salir para el hospital?

- ¿Debo dirigirme directamente al hospital o llamar primero al consultorio del proveedor de atención médica?

- ¿A qué número debo llamar si tengo preguntas?

- ¿He hecho las gestiones para el cuidado de mis otros hijos y mascotas mientras esté en el hospital?

Cómo encontrar un servicio de cuidado de niños adecuado

Obtener respuestas a las preguntas siguientes puede ayudarla a encontrar un proveedor de cuidado de niños que sea adecuado para usted y su bebé:

1. **Reúna los datos.** Haga una lista de proveedores de cuidado de niños, hogares de familia para el cuidado de niños y centros de cuidado de niños en su localidad. Entonces, investigue la siguiente información sobre cada uno de ellos:

   ¿Dónde están ubicados? _____

   ¿Cuidan de recién nacidos o bebés hasta la edad de 1 año?_____

   ¿Cuáles son las horas en que están disponibles? _____

   ¿Ofrecen cuidado de niños todo el año (trabajan durante los días festivos)? _____

   ¿Cuánto cuesta el servicio (hay cargos adicionales en ciertas circunstancias)? _____

   _____

2. **Visite los lugares.** Si está considerando un hogar de familia o centro de cuidado de niños, visítelos en más de una ocasión. Haga una cita la primera vez. Si le agrada lo que ve durante la visita, regrese sin cita previa la próxima vez. (Si las visitas sin cita previa no están permitidas, continúe buscando). Durante su recorrido, averigüe lo siguiente:

   Está el lugar limpio, seguro y bien equipado?_____

   ¿Hay suficientes proveedores (un adulto por cada tres o cuatro bebés, cuatro o cinco niños de 2 a 4 años, o seis a nueve niños preescolares)? _____

   ¿Son atentos y cariñosos los cuidadores? _____

   ¿Parecen estar contentos y bien cuidados los niños?_____

   ¿Qué se considera un día normal? _____

   ¿Qué se sirve durante las comidas o meriendas (bocadillos)?_____

3. **Programe una entrevista.** Planifique hablar con el proveedor de un hogar de familia para el cuidado de niños, niñera o director del centro. Lleve a su bebé y observe cómo responde el cuidador a él o ella. Pregunte lo siguiente:

   ¿Qué experiencia y capacitación tienen los proveedores que cuidan de los niños? _____

   _____

   Para una cuidadora individual, ¿por qué dejó su último empleo? _____

   Para un centro, ¿con qué frecuencia cambia el personal? _____

   ¿Están capacitados en primeros auxilios o reanimación cardiopulmonar (CPR) los proveedores que cuidan niños? _____

   ¿Están dispuestos a darle a su niño medicamentos recetados? _____

   ¿Qué planes tienen en vigor en caso de que surja una emergencia médica? _____

   ¿Está autorizado el hogar o centro, o está certificado el cuidador?_____

   ¿Puede visitar durante el día para amamantar? _____

Cómo encontrar un servicio de cuidado de niños adecuado, *continuado*

4. **Verifique las credenciales.** No deje nunca a su bebé con una persona hasta que haya verificado sus antecedentes. Pida lo siguiente:

   ❏ El documento que muestre que el hogar o centro está autorizado o registrado, o que el cuidador está certificado. Llame a la agencia encargada de dichas autorizaciones para preguntar si han recibido quejas.

   ❏ Normas escritas que traten de la filosofía, los procedimientos o la disciplina.

   ❏ Por lo menos tres referencias de otros padres que han usado al cuidador, el hogar o el centro

5. **Pruebe el lugar.** Una vez que haya elegido a un cuidador, "practique" varias veces usando sus servicios antes de regresar a trabajar. De esta manera si considera que algo no está bien, todavía tendrá tiempo para seguir buscando. También les ayudará a usted y a su bebé a acostumbrarse al entorno antes de que concluya la ausencia por maternidad.

- ¿Cuándo pueden visitarme mi familia y mis amistades después de tener el bebé?

- ¿A quienes de nuestras amistades y familiares necesitamos darles la noticia del nacimiento del bebé?

- ¿Tenemos sus números de teléfono o direcciones de correo electrónico?

- ¿He comprado ya un asiento de seguridad para bebés y sé cómo instalarlo?

Otras consideraciones

Las mujeres cuentan actualmente con muchas opciones con respecto a los métodos de preparación para el nacimiento de bebés. Hay algo disponible para cada persona. Este mes también es un buen momento para familiarizarse con las opciones de *anestesia* de que dispone, y hacer un recorrido del hospital puede hacerle sentirse más segura a medida que se acerca la fecha prevista del parto.

Métodos de preparación para el nacimiento del bebé

La preparación para el nacimiento del bebé es un medio para lidiar con el dolor y reducir las molestias asociadas con el trabajo de parto y el parto. Hay clases de preparación para el nacimiento del bebé disponibles que enseñan distintas técnicas. Los métodos más comunes de preparación—Lamaze,

Bradley y Read—se basan en la teoría de que gran parte del dolor del nacimiento del bebé se debe al miedo y la tensión. Aunque las técnicas específicas
varían, los métodos para el nacimiento del bebé pretenden aliviar las molestias mediante principios generales de educación, apoyo, relajación, respiración controlada y tacto. Si desea ver una descripción completa de los métodos
de preparación para el nacimiento del bebé, consulte el Capítulo 11, "Alivio
del dolor durante el nacimiento del bebé".

Con todas las opciones disponibles, es muy probable que encuentre algo
que se adapte a usted y a sus creencias individuales. Mientras estudia sus
opciones, tenga en mente los siguientes consejos:

- Comuníquese con la instructora, si es posible. El enfoque y los conocimientos de la instructora son factores importantes para determinar si la
clase es adecuada para usted. Llame o envíele un mensaje de correo electrónico a la instructora con sus preguntas para enterarse de cómo se
imparte la instrucción de la clase.

- Entérese del lugar y el horario de clases. ¿Se ofrecen clases cerca de usted?
¿Cuál es el horario de las clases? ¿Durante cuántas semanas se reúne? Es
buena idea encontrar una clase que se adapte a su estilo de vida y su horario personal.

- ¿Cuántas personas asisten a la clase? Algunas clases son pequeñas y ofrecen atención individual. Otras son más grandes. Hable con su pareja para
el nacimiento del bebé sobre si una clase pequeña o grande es más adecuada para las necesidades de ambos.

- Investigue cuánto cuesta la clase y qué se incluye en los cargos. Además,
averigüe si su póliza de seguro ofrece cobertura de todo o una parte del
costo.

No piense, sin embargo, que debe seleccionar un método de nacimiento del
bebé específico. Esto no es un requisito. Sus enfermeras y su proveedor de
atención médica le darán las instrucciones y la información que necesita mientras se encuentre en el hospital o centro de parto.

Recorrido del hospital

La mayoría de los hospitales ofrecen recorridos guiados del lugar donde
dará a luz, y es buena idea aprovechar esta oportunidad si está disponible.
De hecho, si estará tomando una clase de educación para el nacimiento
del bebé en el hospital donde dará a luz, es posible que haga este recorrido
en algún momento durante el curso. Si esa es la primera vez que visita el

hospital, hacer ese recorrido por las instalaciones le dará la oportunidad para determinar cuál es la ruta más rápida y dónde estacionar su auto cuando llegue el momento de dar a luz. El recorrido de las instalaciones es una buena oportunidad para hacer preguntas sobre las políticas del hospital acerca de si su pareja puede estar en la habitación durante el trabajo de parto y parto (incluso en los partos por cesárea), si su pareja puede pasar la noche en la habitación con usted y el bebé, y si su pareja puede tomar fotos o videos del nacimiento.

Alivio del dolor durante el trabajo de parto

Es buena idea empezar a pensar en si desea recibir medicamentos para aliviar el dolor durante el trabajo de parto y el parto. Aunque no tiene que tomar esa decisión ahora, es bueno saber cuáles son sus opciones. Aun si decide tomar ahora la decisión, puede cambiar de parecer cuando comience el trabajo de parto.

El trabajo de parto de una mujer es una experiencia individual. La cantidad de dolor que una mujer siente durante el trabajo de parto puede ser distinta a la que siente otra mujer. El dolor depende de muchos factores, como el tamaño y la posición del bebé, la intensidad de las contracciones y cómo usted sobrelleva el dolor.

Algunas mujeres toman clases para aprender técnicas de respiración y relajación dirigidas a ayudarlas a lidiar con el dolor durante el nacimiento del bebé. En otras puede ser útil usar estas técnicas junto con medicamentos para el dolor.

Hay dos tipos de medicamentos para aliviar el dolor: el *analgésico* que alivia el dolor y el *anestésico* que bloquea todo tipo de dolor y sensación. Algunas formas de anestesia, como la *anestesia general*, causan pérdida del conocimiento. Otras formas, como la *anestesia regional* (p. ej., el *bloqueo epidural* o *bloqueo cefalorraquídeo*) alivian el dolor o la sensación de dolor en ciertas partes del cuerpo mientras está consciente La anestesia general casi nunca se usa para los partos vaginales.

No todos los hospitales pueden ofrecer todos los tipos de medicamentos para aliviar el dolor. Sin embargo, en la mayoría de los hospitales, el *anestesiólogo* colaborará con su equipo de atención médica para elegir el mejor método para usted. Consulte el Capítulo 11, "Alivio del dolor durante el nacimiento del bebé" para obtener más información sobre el alivio del dolor durante el trabajo de parto.

Reposo en cama

Su proveedor de atención médica podría restringir ciertas actividades durante las últimas etapas del embarazo e incluso podría recomendarle reposo en cama o evitar que tenga *coito* en algunas circunstancias. El reposo en cama o la restricción en las actividades a veces se recomienda si muestra indicios de trabajo de parto *prematuro*, si tiene un *embarazo múltiple* o *presión arterial alta*. Sin embargo, no hay pruebas científicas de que el reposo en cama ayuda a alterar el desenlace de un embarazo. Si se le recomienda reposar en cama, hable con su proveedor de atención médica sobre si necesita permanecer en cama o si puede hacer algún tipo de actividad.

Visitas de atención prenatal

Durante el tercer trimestre, su proveedor de atención médica le pedirá que vaya más a menudo para examinarla, generalmente cada dos semanas a partir de la semana 32 y cada semana a partir de la semana 36 del embarazo. Igual que en las visitas anteriores, su proveedor de atención médica le medirá el peso y la presión arterial y le preguntará acerca de los síntomas que pueda tener.

Dicho proveedor también examinará el tamaño y la frecuencia cardíaca de su bebé. Se le podría hacer un examen vaginal para determinar si el *cuello uterino* se ha comenzado a preparar para el parto.

Situaciones especiales

Como en los meses anteriores, debe estar consciente de las señales y los síntomas de trabajo de parto prematuro. También debe estar atenta a las señales y los síntomas de *ruptura prematura de membranas*, una situación que puede ocurrir en casi 1 de cada 10 embarazos.

Trabajo de parto prematuro

El trabajo de parto prematuro es un problema al que debe estar atenta durante este mes de embarazo, aunque los bebés que nacen ahora tienen un mejor desenlace que los que nacen antes. Si observa cualquiera de las señales y síntomas de trabajo de parto prematuro (consulte el Capítulo 27, "Trabajo de parto prematuro, ruptura prematura de membranas y parto prematuro"), llame a su proveedor de atención médica o vaya al hospital de inmediato. Las *contracciones de Braxton Hicks* pueden comenzar a intensificarse a medida que se acerca la fecha prevista del parto. Es normal tener estas contracciones durante las últimas etapas del embarazo. Sin embargo, si se vuelven regulares, persistentes o están asociadas con sangrado vaginal, presión pélvica o un cambio en las secreciones vaginales, estos son indicios de que debe comunicarse con su proveedor de atención médica.

Ruptura prematura de membranas

En la mayoría de los casos, al rompimiento de fuente le siguen otros indicios de trabajo de parto. Cuando los médicos mencionan que ha ocurrido el rompimiento de fuente, se refieren a la ruptura del **saco amniótico** que contiene el líquido amniótico. Cuando se desgarran las membranas en un embarazo que ha llegado a término pero antes de que comience el trabajo de parto, se denomina ruptura prematura de membranas. Cuando se desgarran las membranas antes de la semana 37 del embarazo, se denomina **ruptura pretérmino de membranas**.

Si observa alguna salida de líquido de la vagina, debe ir al hospital. El proveedor de atención médica querrá examinarla para confirmar si las membranas se han desgarrado. Otros motivos de salida de líquido es la pérdida accidental de orina, salida de moco cervical, sangrado vaginal o una infección vaginal. La ruptura prematura de membranas se diagnostica sobre la base de su historial médico, los resultados del examen físico y los resultados de un análisis de laboratorio. Se confirma cuando se detecta líquido amniótico en la vagina. El trabajo de parto a menudo comienza después del desgarramiento de las membranas. Si no es así y el embarazo está a término, a menudo se provoca o induce el trabajo de parto. Si el embarazo no está a término, se necesita tomar una decisión sobre si el bebé debe nacer. Puede encontrar más información sobre la ruptura prematura de membranas en el Capítulo 27, "Trabajo de parto prematuro, ruptura prematura de membranas y parto prematuro".

PREGÚNTELES A LOS EXPERTOS

¿Hay alguna señal o síntoma en particular que me pueda avisar el momento en que debo llamar al proveedor de atención médica?

Si tiene 8 meses de embarazo, debe estar atenta a los indicios de trabajo de parto prematuro y ruptura prematura de membranas y llamar a su proveedor de atención médica o ir al hospital si presenta cualquiera de ellos. Además, vaya al hospital o llame al proveedor de atención médica si tiene algún tipo de sangrado vaginal, fiebre, dolor abdominal intenso o dolor de cabeza agudo. Siempre es buena idea ser precavida, por lo que si presenta algún síntoma que le preocupe, no dude en llamar a su proveedor de atención médica.

¿Qué quiere decir sujeción retrasada del cordón umbilical con pinzas?

La sujeción retrasada del cordón umbilical con pinzas es la práctica de esperar un período breve (generalmente de por lo menos un minuto) antes de cortar el *cordón umbilical*. De esta manera, la sangre del cordón umbilical, junto con el hierro adicional, las *células madre* y los *anticuerpos* fluyen de nuevo hacia el bebé. Un posible beneficio de la sujeción retrasada del cordón umbilical con pinzas es un menor riesgo de *anemia* durante el primer año de vida. Sin embargo, esta práctica conlleva algunos riesgos, como el mayor riesgo de *ictericia* en el recién nacido, que requiere tratamiento. Debido a que la anemia en bebés saludables a término es rara en Estados Unidos, no hay una causa justificada para recomendar la sujeción retrasada del cordón umbilical con pinzas para la sangre del cordón umbilical. Los beneficios de esta práctica en bebés prematuros (aquellos que nacen entre la semana 24 y semana 36 del embarazo) pueden ser mayores, como una menor necesidad de sangre para *transfusión*. Si está considerando conservar la sangre del cordón umbilical de su bebé en un banco de sangre de cordón umbilical, la sujeción retrasada del cordón umbilical con pinzas puede interferir en este proceso y es posible que no haya una cantidad suficiente de esta sangre para conservarla.

Soy *intolerante a la lactosa*. ¿Cómo puedo recibir todo el calcio que necesito si no puedo consumir productos lácteos?

La intolerancia a la lactosa también se denomina deficiencia de lactasa y quiere decir que no puede digerir completamente el azúcar (la lactosa) de la leche en los productos lácteos. Las mujeres embarazadas con esta afección aún necesitan recibir la cantidad diaria de calcio en la dieta para nutrir los músculos y órganos en desarrollo del bebé. Los siguientes consejos pueden ayudarla a reducir los síntomas de intolerancia a la lactosa sin limitar su consumo de calcio:

• Pruebe distintos tipos de productos lácteos. No todos los productos lácteos contienen la misma cantidad de lactosa. Por ejemplo, los quesos duros como el suizo o cheddar contienen pequeñas cantidades de lactosa y generalmente no producen síntomas.

- Compre productos sin lactosa, como Lactaid. Estos contienen todos los nutrientes de la leche y los productos lácteos regulares.

- Obtenga calcio de otros alimentos. Algunas fuentes adecuadas son el salmón rosado enlatado; las almendras; los vegetales de hoja verde oscuro como la espinaca, la col rizada y la berza; la melaza, y los panes y jugos enriquecidos con calcio.

RECURSOS INFORMATIVOS

Los siguientes recursos ofrecen más información sobre algunos de los temas que se trataron en este capítulo:

Childbirth Education (sobre la educación para el nacimiento del bebé)
International Childbirth Education Association
www.icea.org
Busque clases para el nacimiento del bebé o educadores o doulas en su área.

Circuncisión
HealthyChildren.Org
American Academy of Pediatrics (Academia Americana de Pediatría)
https://www.healthychildren.org/spanish/ages-stages/prenatal/decisions-to-make/paginas/circumcision.aspx
Describe los riesgos y beneficios de la circuncisión en los hombres, cómo se realiza el procedimiento y qué se puede esperar después del procedimiento.

Lactose Intolerance (sobre la intolerancia a la lactosa)
National Institute of Diabetes and Digestive and Kidney Diseases, National Institutes of Health (Instituto Nacional de la Diabetes y Enfermedades Digestivas y de los Riñones, Institutos Nacionales de la Salud)
www.niddk.nih.gov/health-information/health-topics/digestive-diseases/lactose-intolerance/Pages/facts.aspx
Ofrece información detallada sobre el origen, las señales y los síntomas, el diagnóstico y el tratamiento de la intolerancia a la lactosa.

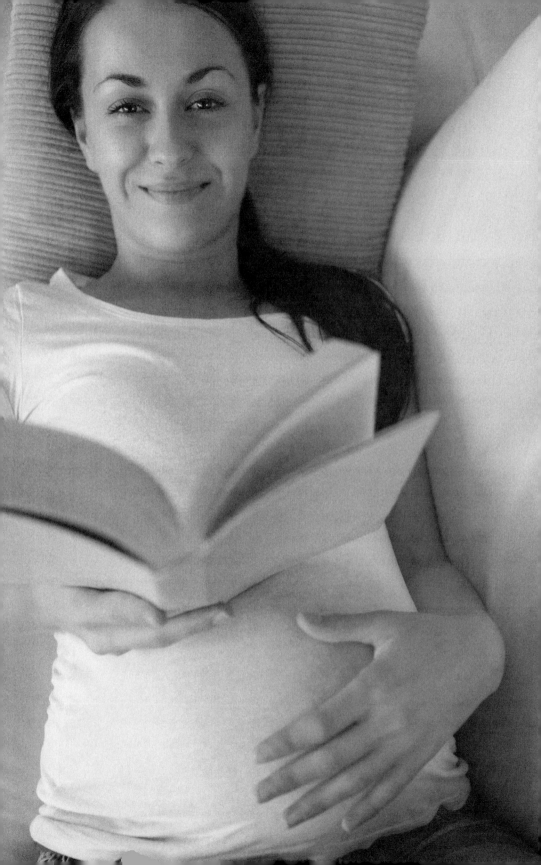

9º mes

(Semanas 33–36)

SU BEBÉ EN DESARROLLO

Semana 33

El bebé está aumentando de peso más rápido—aproximadamente ½ libra a la semana—y se prepara para nacer dentro de unas semanas. Pesa ahora más o menos cinco libras y media y mide unas 20 pulgadas de largo. Los bebés en esta etapa no crecerán mucho más de 20 pulgadas, pero seguirán aumentando de peso.

Semana 34

La piel se le observa menos arrugada debido a la grasa que se ha acumulado debajo de esta. Durante estas semanas, la mayoría de los bebés se desplazan con la cabeza hacia abajo para el parto.

Semana 35

Los pulmones se siguen desarrollando al igual que el cerebro y el sistema nervioso. El sistema circulatorio y el sistema musculoesquelético están completamente formados.

Semana 36

El bebé probablemente pesa alrededor de 6–7 libras y ocupa mucho del espacio en el *saco amniótico*. Ya no tiene mucho espacio para dar vueltas hacia adelante y hacia atrás. Seguirá sintiendo sus patadas y movimientos fetales.

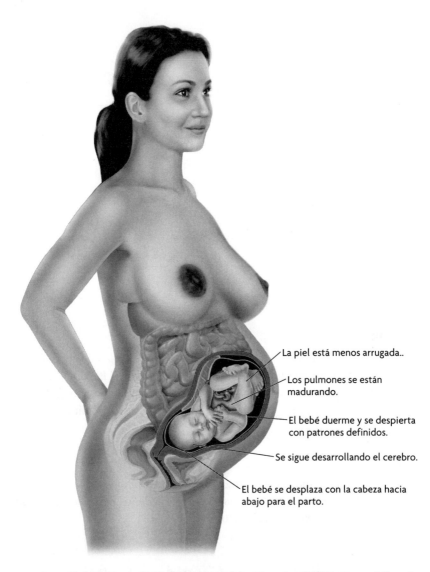

La piel está menos arrugada..

Los pulmones se están
madurando.

El bebé duerme y se despierta
con patrones definidos.

Se sigue desarrollando el cerebro.

El bebé se desplaza con la cabeza hacia
abajo para el parto.

La madre y el bebé: Semanas 33–36. Este mes, su bebé aumentará probablemente unas 2 libras de peso pero no crecerá mucho más de 20 pulgadas de largo.

SU EMBARAZO

﹌ Los cambios en su cuerpo

Hoy comienza el noveno mes de embarazo. Este es probablemente un período muy ajetreado para usted mientras prepara su vida, hogar y familia para dar la bienvenida al bebé.

﹌ Molestias y cómo lidiar con ellas

Este mes, la intensidad de las molestias del embarazo ha llegado a un punto máximo. Recuerde cuidarse y descansar mucho durante estas últimas semanas.

Micción frecuente

En las últimas semanas del embarazo, sentirá una mayor presión sobre la *vejiga* a medida que el bebé se desplaza más hacia dentro de la pelvis. Por ello orinará mucho más a menudo durante el día y tal vez tenga que hacerlo varias veces durante la noche. Algunas mujeres tienen pérdidas accidentales de orina durante estas últimas semanas, especialmente cuando se ríen, tosen o estornudan, o incluso solo al inclinarse y levantar algo. Esto también se debe a la presión que ejerce el bebé sobre la vejiga.

Contracciones de preparto (de Braxton Hicks)

A medida que se aproxima la fecha prevista del parto, las **contracciones de Braxton Hicks** pueden intensificarse. Tal vez incluso las confunda con las contracciones del trabajo de parto. Es fácil sentirse confundida con estas contracciones de preparto. Si tiene contracciones, lleve un registro de ellas. Anote el intervalo de tiempo desde el comienzo de una contracción y el comienzo de la próxima. Mantenga un registro durante 1 hora. También anote cómo se sienten las contracciones. El tiempo entre cada contracción la ayudará a determinar si en verdad está de parto. Cuando es trabajo de parto verdadero, las contracciones ocurren a intervalos regulares, son más seguidas y pueden durar entre 30 y 90 segundos. La intensidad de las contracciones también es importante. Es más probable que sea trabajo de parto verdadero si tiene dificultad para caminar y hablar durante una contracción.

Independientemente de lo que indique su reloj con respecto al intervalo entre contracciones, es mejor precaver que tener que remediar. Si cree que está de parto, llame a su proveedor de atención médica. Aun los médicos, comadronas o enfermeras tienen dificultad para distinguir entre el preparto y el trabajo de parto verdadero. Es posible que deba acudir al consultorio o al hospital por unas horas para observación. También podría necesitar un **examen pélvico** para determinar si se está abriendo el **cuello uterino**.

Dificultad para dormir

Es normal que vuelva a tener insomnio durante estas últimas semanas del embarazo. También es normal que le sea casi imposible encontrar una posición cómoda para dormir. Trate de no preocuparse sobre no poder dormir. Prepare su habitación para que sea lo más cómoda posible, use todas las almohadas que necesite para elevar y apoyar el cuerpo, y trate de descansar siempre que pueda.

Hinchazón y dolor en las piernas

Las piernas y los pies de la mayoría de las mujeres embarazadas tienden a hincharse algo. Para aliviar la hinchazón, trate de limitar estar de pie por un tiempo prolongado. Cuando se siente, eleve las piernas en una almohada o un reposapiés. Usar calzado cómodo que apoye los pies puede aliviar algunas de estas molestias.

Presión pélvica

El bebé pronto se alojará en una posición más adentro de la pelvis en preparación para nacer. Tal vez perciba esta posición como un "descenso del bebé" en la pelvis. Cuando el bebé desciende más abajo, puede causar una mayor presión sobre la pelvis, la vejiga y las caderas, pero quizás sienta una menor presión sobre el diafragma y los pulmones. No es mucho lo que puede hacer para aliviar esta presión, aparte de tratar de descansar los pies cuando se sienta más incómoda. Puede ser útil sumergirse en un baño de agua tibia (asegúrese de que la temperatura del agua no sea mayor de 100°F).

Adormecimiento de las piernas y los pies

Si tiene adormecimiento o una sensación de hormigueo en las manos o los pies, esta reacción es normal y se produce debido a la inflamación de los tejidos del cuerpo mientras presionan los nervios. Algunas mujeres pueden desarrollar el síndrome del túnel carpiano. El *síndrome del túnel carpiano* es una sensación molesta en las manos debido a la compresión de un nervio dentro del túnel carpiano, una estructura tubular donde se encuentran los huesos y ligamentos de la muñeca. Estos síntomas generalmente se resuelven después de dar a luz, cuando los tejidos regresan a sus tamaños normales. Sin embargo, si presenta estos síntomas, no dude en decírselo a su proveedor de atención médica en la próxima visita de *atención prenatal*. Generalmente, usar tablillas en la muñeca o descansar la mano afectada es el tratamiento para estos síntomas durante el embarazo.

Nutrición

Siga alimentándose bien y asegúrese de beber una cantidad abundante de agua. Su bebé necesita muchos *nutrientes* en estas últimas semanas para madurar totalmente y prepararse para nacer. Usted también necesita la energía que brinda una dieta sana.

Enfoque en la vitamina C

Recibir la cantidad correcta de vitamina C es importante para promover la salud del *sistema inmunitario* y desarrollar huesos y músculos fuertes. Durante su embarazo, debe recibir por lo menos 85 mg de vitamina C todos los días (80 mg si es menor de 19 años). Aunque puede obtener la cantidad correcta en su suplemento vitamínico prenatal diario, puede también consumir vitamina C en alimentos como frutas cítricas y jugos cítricos, fresas, brécol y tomates.

Ejercicio del mes: Flexión de la espalda de pie

Este ejercicio ayuda a contrarrestar la mayor inclinación hacia adelante que ocurre durante el embarazo a medida que crece el útero.

1. Colóquese de pie con la palma de las manos sobre la parte posterior de las caderas.

2. Inclínese lentamente hacia atrás a un ángulo de 15 a 20 grados aproximadamente. Sostenga esa posición por 20 segundos. Repita el ejercicio cinco veces.

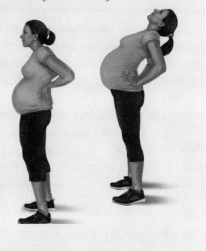

⌒ Ejercicio

Siga haciendo ejercicios este mes. Salga a caminar y siga haciendo los ejercicios de fortalecimiento y estiramiento que aprendió anteriormente en su embarazo. No olvide que también puede hacer las posturas de yoga. El yoga puede ayudarle con los ejercicios de respiración cuando comience el trabajo de parto. Puede preguntarle a una instructora de yoga acerca de cuáles posturas son adecuadas en las etapas finales del embarazo.

⌒ Decisiones saludables

Hay muchas decisiones importantes que deben tomar usted y su pareja este mes: desde cómo quiere dar a luz a cómo alimentar al bebé.

Posiciones para el trabajo de parto y el nacimiento del bebé

Puede ser útil para usted y su pareja pensar sobre las posiciones que desea adoptar durante el trabajo de parto y el parto. Es buena idea hablar sobre lo que piensan con su proveedor de atención médica, quien puede asistir para determinar las opciones que están disponibles en su hospital o centro de parto. Algunas opciones que debe tomar en cuenta son las siguientes:

- Cama de nacimiento: Una cama que puede ajustarse a diversas posiciones para usted, por ejemplo, le permite ponerse en cuclillas, sentarse en el borde con los pies apoyados o acostarse de lado.

- Silla de nacimiento: Una silla que se ha diseñado especialmente para permitirle dar a luz mientras está sentada.

- Banquillo de nacimiento: Una estructura que la estabiliza y apoya mientras se encuentra en cuclillas.

- Pelota de anacimiento: Una pelota grande de goma donde se puede sentar durante el trabajo de parto para que pueda mecerse hacia adelante y hacia atrás en una superficie blanda.

- Piscina o bañera/tina de nacimiento: Durante el trabajo de parto, puede estar dentro de una bañera o tina de nacimiento que sea lo suficientemente grande para usted y su pareja de nacimiento, si lo desea. Sin embargo, no se recomienda dar a luz en el agua. Muchos hospitales no tienen una bañera/tina o piscina, por lo tanto, pregunte en su hospital o centro de parto si está interesada en esta opción.

Hay ventajas y desventajas con cada tipo de posición para el nacimiento. Los banquillos y las sillas de nacimiento le permiten aprovechar la gravedad a medida que el bebé desciende por el canal de parto. Una desventaja es que puede dificultar la ayuda del proveedor de atención médica durante el parto. Dar a luz en una cama le facilita la labor a su proveedor de atención médica durante el parto, pero estar acostada boca arriba o de lado no siempre permite aprovechar la ayuda de la gravedad.

Piense sobre todas sus opciones y haga muchas preguntas. Averigüe cuáles opciones ofrece su hospital o centro de parto. Recuerde también que no sabrá cuál posición será la mejor para usted hasta que haya comenzado el trabajo de parto. No se aferre mucho a un método o una posición específicos de antemano, y manténgase receptiva a otras alternativas una vez que llegue al hospital o centro de parto.

Estadía del bebé en el hospital

El hospital donde dé a luz podría ofrecer varias opciones para la estadía de su bebé. Algunos hospitales ahora promueven la opción de "alojamiento conjunto" en la que el bebé permanece con usted en todo momento en su habitación. Otros tienen una sala de recién nacidos donde el bebé se puede quedar durante toda o una parte de su estadía en el hospital.

La opción de alojamiento conjunto es una buena forma para llegar a conocer al nuevo bebé. También es la mejor forma para comenzar a amamantar.

Sin embargo, permitir que el bebé permanezca en la sala de recién nacidos del hospital es también una buena opción, especialmente si se siente agotada o el trabajo de parto fue difícil. De esta manera le llevarán al bebé a su habitación cuando tenga que alimentarlo.

Asegúrese de estar al tanto de las opciones que ofrece su hospital. Si se promueve el alojamiento conjunto, puede ser útil tener a alguien que se quede con usted en el hospital para ayudarla a cuidar del bebé.

Empaque para el hospital

Lo menos que necesita cuando comience el trabajo de parto es tener que echar cosas en una maleta en estado de pánico. Para evitarlo, empaque su maleta varias semanas antes de la fecha prevista del parto. Guárdela en un lugar accesible, como en un armario en el pasillo o la cajuela (el baúl) del automóvil. No es posible empacar todo por anticipado ya que necesitará algunos artículos mientras tanto, como sus anteojos y chinelas (consulte el cuadro "Artículos que debe empacar"). Prepare una lista de estos artículos de última hora que necesiten empacarse antes de salir para el hospital y colóquela en un lugar que le sirva como recordatorio, por ejemplo, la puerta del refrigerador.

No se preocupe si se le olvida algo. Un amigo o familiar puede llevarle lo que necesite. El hospital también cuenta con algunos artículos, aunque le podrían cobrar por ellos.

Cómo alimentar a su bebé

Decidir si debe lactar o alimentar con biberón a su nuevo bebé es una decisión personal que cada madre debe tomar por su cuenta. Hay varios datos importantes que necesita saber cuando tome esta decisión. La mayoría de los expertos coinciden que amamantar es la mejor manera para alimentar a su bebé.

La leche materna les brinda a los recién nacidos el alimento perfecto, con muchas ventajas sobre la fórmula infantil. También puede ayudarla a adelgazar más rápido después de dar a luz. La lecha materna es beneficiosa por varias razones:

- Siempre está disponible.

- Es gratis.

- Contiene *células* que se llaman glóbulos blancos que combaten activamente las infecciones y *anticuerpos* que protegen más contra infecciones de las vías respiratorias y digestivas en los primeros meses de vida del bebé, cuando estas infecciones pueden ser más peligrosas.

- Reduce el riesgo del *síndrome de muerte súbita del lactante.*

Artículos que debe empacar

Artículos para el parto:

___ La tarjeta de seguro médico, su identificación con foto y los formularios de inscripción del hospital

___ Loción o aceites para masajes

___ Ungüento para los labios

___ Un camisón o una camisa de dormir (si no desea usar la bata del hospital)

___ Una bata de baño, chinelas y calcetines

___ Anteojos, si los usa (es posible que no le permitan usar lentes de contacto)

___ Cámara

___ Música para tocar durante el trabajo de parto

___ Cargador de respaldo para su teléfono celular y para cualquier otro dispositivo electrónico

Artículos para la estadía en el hospital:

___ Dos o tres camisas de dormir (asegúrese de que las camisas abran al frente si va a amamantar)

___ Dos o tres sostenes (brassieres) de lactancia

___ Varios pares de calcetines (medias) y calzones (bragas, panties)

___ Artículos de uso personal, como cepillo de dientes, pasta y desodorante

___ Lentes de contacto, si los usa

___ Números telefónicos de las personas que desea llamar después del nacimiento

___ Materiales para leer

Artículos para el alta del hospital:

___ Frazada (manta) pequeña y ropa para llevar al recién nacido a casa

___ Ropa holgada para usar de regreso a casa

___ Asiento de seguridad para el bebé

Cosas que no debe llevar:

Muchos hospitales no permiten lo siguiente:

___ Televisores portátiles, reproductores de DVD o reproductores de CD

___ Teléfonos celulares (le podrían pedir que apague su celular en ciertas áreas ya que puede interferir con el equipo médico)

___ Objetos de valor, como joyas. Deje las joyas en casa; si se las roban, el hospital no es responsable de reemplazarlas.

___ Cigarrillos, alcohol y drogas ilegales

- Contiene la proporción perfecta de nutrientes que necesita su bebé, como proteínas, carbohidratos, grasas y calcio.

- Se digiere fácilmente.

Hay muchas ventajas también para las mujeres que amamantan:

- Las mujeres que amamantan tienden a adelgazar más rápido después de dar a luz.

- La lactancia materna contribuye a que el útero se contraiga y se normalice su tamaño más rápido, lo que reduce el sangrado después del parto.

- La lactancia materna puede reducir el riesgo de ciertos tipos de cáncer, como cáncer del seno y cáncer ovárico. Sin embargo, es necesario hacer más estudios de investigación para esclarecer estas asociaciones.

Claro que no todas las mujeres pueden amamantar y algunas prefieren no hacerlo. Aquí encontrará algunos datos sobre la alimentación con biberón:

- Las fórmulas infantiles han mejorado en lo que respecta a igualar los ingredientes y las proporciones que contiene la leche humana. Sin embargo, algunos bebés necesitan probar varias fórmulas antes de encontrar la indicada.

- Le da a la mamá algo de flexibilidad, porque usar fórmula infantil permite que más de una persona alimente al bebé (aunque esta opción también es posible con la leche materna si se la extrae con una bomba en un biberón).

- Puede ser costosa. Deberá comprar fórmula infantil, chupones (tetinas) y biberones.

- Es una tarea que lleva mucho tiempo. Necesitará tener biberones limpios y esterilizados para que tenga uno listo a la hora de la alimentación.

Si necesita respuestas a otras preguntas para ayudarla a tomar una decisión entre amamantar o alimentar con biberón, hable con su proveedor de atención médica. También puede ir en Internet al sitio de Internet de La Leche League International. Esta organización ayuda a las madres en todo el mundo a amamantar (consulte la sección de "Recursos informativos" de este capítulo). La Academia Americana de Pediatría también ofrece mucha información sobre la lactancia materna (consulte la sección de "Recursos informativos" de este capítulo).

Muchas madres futuras se preguntan si hay algo que deben hacer a fin de prepararse para amamantar. En verdad, es muy poco lo que necesita hacer a fin de prepararse para amamantar, salvo comprar un buen sostén de lactancia.

Generalmente no necesita aplicarse loción en los senos. Esto se debe a que los pezones ya están produciendo lo que necesitan para protegerse. Además, no use jabón en los senos ya que puede resecarlos. Cuando se bañe, puede simplemente enjuagarse con agua sin jabón.

Si tiene alguna pregunta sobre la lactancia materna antes de la llegada del bebé, comuníquese con una especialista en lactancia en su hospital o con el grupo local de La Leche League. Tenga en mente, sin embargo, que las enfermeras del hospital le enseñarán cómo lactar al bebé cuando dé a luz, así que no estará sola tratando de aprender la técnica adecuada. El Capítulo 18, "La alimentación de su bebé con leche materna o fórmula infantil" contiene información más a fondo sobre la alimentación del bebé.

Otras consideraciones

Las últimas semanas son siempre muy ajetreadas para los nuevos padres mientras se aseguran de estar preparados para traer al bebé del hospital. Esta es la oportunidad de comprar un asiento de seguridad para bebés si no lo ha hecho todavía y asegurarse de contar con toda la ropa y los suministros que necesitará para la llegada del bebé a casa.

Preparación del hogar para el bebé

Una visita a cualquier tienda de artículos de bebés o una mirada a los muchos sitios de Internet que venden estos artículos le dará muchas ideas sobre lo que necesitará para preparar su hogar. Hable con otras mamás nuevas también para tener una idea de los productos que usan y les gustan más.

Esta también es una buena oportunidad para comenzar a pedir la ayuda de los parientes y las amistades que puedan ayudar cuando llegue el bebé. No tema pedir ayuda. Agradecerá otro par de manos una vez que llegue a casa y pase algunas noches sin dormir con el nuevo bebé. Haga una lista de las cosas en que pueden ayudarla, como las siguientes tareas, y pida a sus parientes y amistades que elijan lo que quieren hacer:

- Cocinar algunas comidas y congelarlas para comerlas más tarde.
- Comprar comestibles.
- Ayudar a lavar y secar la ropa.
- Ayudar con los demás hijos.
- Cuidar de las mascotas de la familia.

Recuerde que podría necesitar ayuda por unas semanas, no solo por unos días después de que el bebé llegue a casa. Asegúrese de solicitar de antemano ayuda para varias semanas en el futuro y no solo durante los primeros días de la llegada del bebé a casa.

Cómo comprar un asiento de seguridad

No podrá llevarse el bebé a casa del hospital a menos que tenga un asiento de seguridad instalado en su automóvil. Todos los 50 estados tienen leyes que exigen asientos de seguridad para bebés y niños de diferentes edades.

Todos los bebés deben viajar en el asiento trasero del vehículo con el asiento de seguridad orientado hacia atrás cuando vayan por primera vez a casa del hospital. En este tipo de asiento, el bebé queda de frente al parabrisas posterior del carro. Los bebés y los niños pequeños deben viajar en un asiento de seguridad orientado hacia atrás hasta que cumplan los dos años o hasta que hayan alcanzado la estatura o el peso máximos permitidos por el fabricante del asiento de seguridad. Después pueden ir orientados hacia adelante pero aún en el asiento trasero del vehículo hasta que tengan 13 años para evitar el riesgo de sufrir una lesión si se inflan las bolsas de aire de pasajero.

Hay tipos diferentes de asientos de seguridad para automóviles orientados hacia atrás: 1) asientos solo para bebés, 2) asientos convertibles y 3) asientos 3 en 1. El asiento solo para bebés es para niños que pesan un máximo de 35 libras. La mayoría de los asientos solo para bebés están diseñados para desprenderlos de una base; de esa manera puede cargar el asiento por el mango o colocarlo en un cochecito de bebé especial. El asiento solo para bebés se debe reemplazar cuando el bebé pese 35 libras o llegue el peso específico indicado por el fabricante del asiento de seguridad. El asiento convertible no es tan portátil como el asiento solo para bebés, pero se puede convertir en un asiento orientado hacia adelante cuando su niño tenga 2 años de edad o llegue a la estatura y el peso límites para viajar en un asiento orientado hacia atrás. El asiento 3 en 1 se puede usar como un asiento orientado hacia atrás, un asiento orientado hacia adelante y como un asiento elevado cuando el niño ya sea grande para sentarse en un asiento orientado hacia adelante.

Muchas mamás les dan los artículos usados de sus hijos a las nuevas mamás cuando ya no los necesitan. Tenga cuidado, sin embargo, con asientos de seguridad usados. Si toma prestado o usa un asiento de seguridad usado, asegúrese de que sepa su historial, por ejemplo, si ha estado en un accidente. Inspeccione cuidadosamente el asiento para determinar si le faltan piezas o tiene defectos. Si encuentra algún problema, no use el asiento

Consejos para comprar e instalar un asiento de seguridad

Algunos asientos de seguridad se adaptarán mejor a su auto que otros. El mejor asiento para usted y su bebé es un asiento bien diseñado y fácil de usar. Cuando compre un asiento, tenga en cuenta estos consejos:

- Averigüe si su automóvil tiene un sistema de LATCH. LATCH son siglas en inglés que aluden a las anclas y trabas inferiores que se usan para los asientos de los niños. En lugar de cinturones de seguridad, los automóviles tienen anclas especiales para sujetar el asiento en su sitio. Los autos y camionetas más nuevos disponen de este sistema. Si su automóvil o asiento de seguridad no viene equipado con este sistema, deberá usar los cinturones de seguridad para instalar el asiento de seguridad del niño.

- Trate de abrochar y desabrochar la hebilla mientras se encuentra en la tienda. Trate de cambiar la longitud de las correas.

- Pruebe el asiento en su automóvil para determinar si encaja bien.

- Lea las etiquetas para verificar los límites de peso.

- No tome la decisión basándose en el precio. Los asientos que cuestan más no siempre son los mejores.

Cuando instale el asiento, siga estos consejos:

- Decida si debe colocar el asiento en el medio del asiento posterior o en uno de los asientos laterales. Algunos expertos creen que es mejor colocar el asiento de seguridad en el medio. Sin embargo, algunos autos no tienen un asiento en el medio o dicho asiento es demasiado estrecho o desnivelado. Algunos sistemas de LATCH no funcionan en el asiento del medio. La opción más segura es colocar el asiento de seguridad en el asiento trasero de manera que quede bien acoplado con el cinturón de seguridad o el sistema de LATCH.

- Trabe el asiento sobre la base, si la tiene. La base no se debe mover más de una pulgada si la empuja hacia adelante, hacia atrás o de un lado a otro. Si usa los cinturones de seguridad, asegúrese de que la parte del cinturón que queda sobre el regazo esté bien ajustada al armazón del asiento de seguridad.

Si tiene preguntas sobre cómo instalar un asiento de seguridad, comuníquese con el cuerpo de bomberos u otra agencia local para que verifiquen la colocación del asiento y garantizar que esté debidamente instalado.

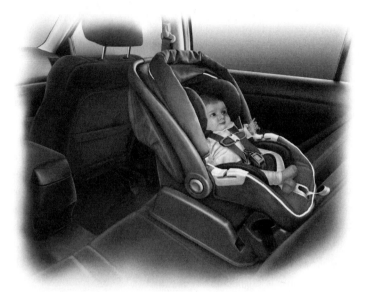

Asiento de seguridad para los bebés. Los bebés deben viajar en un asiento de seguridad orientado hacia atrás hasta que cumplan los dos años o hasta que hayan alcanzado la estatura y el peso máximos establecidos por el fabricante de dicho asiento de seguridad.

de seguridad. La etiqueta con el número de modelo del asiento de seguridad debe estar todavía adherida, y el asiento debe incluir las instrucciones. Tenga en cuenta que los asientos de seguridad tienen fechas de vencimiento. Compruebe la fecha de vencimiento de cualquier asiento de seguridad en la página de Internet del fabricante. Si no puede pagar el costo de un asiento, algunas comunidades y hospitales tienen programas que prestan gratuitamente asientos de seguridad aprobados a padres nuevos.

Una vez que tenga el asiento de seguridad, es importante instalarlo correctamente (consulte el cuadro "Consejos para comprar e instalar un asiento de seguridad".) Aun el mejor asiento de seguridad no protegerá a su bebé si no está instalado como se debe. Algunos cuerpos de bomberos y otras agencias locales verifican la instalación de su asiento de seguridad. Si su asiento de bebé tiene una base, practique colocar el asiento en la base y sacarlo adecuadamente para asegurarse de que sepa hacerlo antes de salir del hospital.

Visitas de atención prenatal

Durante este mes de embarazo, tendrá citas de atención médica cada dos semanas. En esas visitas, su proveedor de atención médica le medirá el peso, la presión arterial y le analizará la orina como de costumbre. Le medirá otra vez la altura del fondo uterino y le examinarán los latidos cardíacos. Podría tener un examen vaginal para determinar si el cuello uterino se está preparando para el trabajo de parto. Su proveedor de atención médica podría también calcular el peso del bebé y determinar su posición en el útero.

Prueba de detección de estreptococos del grupo B

En una de las visitas de atención prenatal durante las semanas 35–37, se le hará una prueba de detección **de estreptococos del grupo B (EGB)**. Los estreptococos del grupo B son **bacterias** comunes que generalmente son inofensivas en los adultos. Algunas mujeres embarazadas pueden desarrollar una infección de las vías urinarias o infección del útero a causa del EGB. Un bebé se puede infectar con los estreptococos del grupo B cuando pasa por el canal de parto de una mujer con la bacteria. Una pequeña cantidad de bebés también desarrollan infecciones de inicio temprano y pueden enfermarse de gravedad. Los bebés también se pueden infectar al cabo de unos días o unas semanas después del nacimiento, pero estas infecciones de inicio tardío generalmente no están relacionadas con el parto del bebé.

Para ayudar a evitar las infecciones de inicio temprano, se realiza una prueba de detección de la bacteria en las mujeres entre la semana 35 y la semana 37 del embarazo. En esta prueba, el proveedor de atención médica usa un aplicador de algodón (hisopo) para obtener una muestra de la vagina y el recto de la mujer. Este procedimiento se hace rápidamente y no es doloroso. La muestra entonces se envía a un laboratorio donde se procesa. Los resultados de esta prueba pueden tardar varios días.

Si el resultado de la prueba de estreptococos del grupo B es positivo, podría recibir **antibióticos** durante el trabajo de parto para reducir la probabilidad de transmitir la bacteria a su bebé al dar a luz. Los antibióticos solo funcionan si se administran durante el trabajo de parto. Si el tratamiento se administra antes de eso, la bacteria puede volver a proliferarse y estar presente durante el trabajo de parto.

No es necesario hacerles la prueba de estreptococos del grupo B a algunas mujeres. Si tuvo un bebé anteriormente con una infección por EGB o si ha tenido esta bacteria en la orina durante este embarazo, el riesgo de transmitir esta infección a su bebé durante el trabajo de parto y parto es más alto. Recibirá tratamiento durante el trabajo de parto para proteger a su bebé contra la infección y no tendrá que hacerse la prueba entre la semana 35 y semana 37 del embarazo.

Es importante que sepa el resultado de la prueba de estreptococos del grupo B después de que se la hagan. Si el trabajo de parto comienza lejos de casa o si su proveedor de atención médica no está disponible, será útil para los cuidadores que la atienden saber si necesita recibir antibióticos durante el trabajo de parto. Si se desconoce su estado con respecto a los estreptococos del grupo B cuando comienza el trabajo de parto, le podrían administrar antibióticos si el trabajo de parto comienza antes de tiempo o se han desgarrado las membranas antes de tiempo, o si se detecta esta bacteria en su orina.

Otras pruebas de detección

Sus factores de riesgo y las leyes estatales determinarán si es posible que le hagan las siguientes pruebas de detección durante el último mes del embarazo:

- *Virus de inmunodeficiencia humana (VIH)*
- *Sífilis*
- *Clamidia*
- *Gonorrea*

➤ Situaciones especiales

Debe estar preparada para reconocer las señales y los síntomas de trabajo de parto *prematuro* (consulte el Capítulo 7, "7º mes [Semanas 25–28]"). Si tiene alguna duda acerca de que si lo que percibe son señales y síntomas de parto prematuro, comuníquese con su proveedor de atención médica.

Preeclampsia

Como se trató en el Capítulo 5, "5º mes (Semanas 17–20)", la *preeclampsia* es un problema médico grave del embarazo que puede ocurrir después de la semana 20 del embarazo, generalmente en el tercer trimestre, o después del nacimiento del bebé. Es importante estar al tanto de las siguientes señales y síntomas:

- Hinchazón en la cara o las manos
- Dolor de cabeza que no se alivia
- Ver manchas o alteraciones de la vista
- Dolor en la parte superior del abdomen o el hombro
- Náuseas y vómito (en la segunda mitad del embarazo)
- Aumento de peso repentino
- Dificultad para respirar

Si observa cualquiera de estos síntomas, llame a su proveedor de atención médica de inmediato. El Capítulo 22, "Hipertensión y preeclampsia", ofrece información más a fondo sobre cómo se diagnostica y trata la preeclampsia.

Presentación de nalgas

La mayoría de los bebés se orientan con la cabeza hacia abajo unas semanas antes del parto. Esto se denomina *presentación de vértice*. Si las nalgas del bebé, o las nalgas y los pies, están en posición para aparecer primero, esto se denomina *presentación de nalgas*. A veces, es posible girar al bebé de manera que la cabeza quede orientada hacia abajo por medio de una técnica que se llama *versión cefálica externa*. Se puede hacer la versión cefálica externa después de que hayan transcurrido 36 semanas completas de embarazo. Mediante esta técnica, su proveedor de atención médica le aplicará presión externa con las manos sobre el abdomen para tratar de girar al bebé dentro del útero. Este procedimiento conlleva ciertos riesgos de complicaciones (consulte el Capítulo 14 "Parto instrumentado y presentación de nalgas", para obtener más información). Si hay un solo bebé y si este se encuentra aún en posición de nalgas en la fecha prevista del parto, la opción más común y segura es tener un *parto por cesárea* programado, aunque el parto vaginal podría ser posible en algunas situaciones.

PREGÚNTELES A LOS EXPERTOS

Quisiera tener una pedicura porque no me puedo ver, y menos alcanzar, los pies. He oído que se pueden contraer infecciones de las pedicuras. ¿Es cierto?

Aunque es cierto que puede contraer infecciones por hongos en las uñas si los instrumentos que se usan para la pedicura no se han desinfectado, esto ocurre raras veces. Las pedicuras son una manera excelente para mimarse durante el embarazo, por lo tanto, ¡permítase ese placer! Para reducir el riesgo mínimo de una infección por hongos, lleve sus propios instrumentos de pedicura. Además, asegúrese de que el recipiente para sumergir los pies se desinfecte antes de que coloque los pies en él.

¿Cuánto tiempo después de tener el bebé debe transcurrir antes de que comience a amamantarlo?

Si lo desea, puede comenzar a amamantarlo en cuanto nazca el bebé. Un bebé sano es completamente capaz de amamantar en la primera hora después del parto. Además, mantener al bebé en contacto directo con su piel es la mejor manera para conservar la temperatura corporal del niño. Las enfermeras de la sala de parto pueden ayudarla a usted y su bebé a encontrar la posición correcta.

Tengo los pezones invertidos. ¿Puedo como quiera amamantar?

Sí, todavía es posible amamantar. Debe primero determinar si en verdad tiene los pezones planos o invertidos ya que hay ciertos grados de inversión y es posible que los pezones no estén completamente planos. La manera para determinarlo es pincharse el pezón. Si no se pone erecto, entonces es plano. Si no sobresale, es en verdad invertido. Sin embargo, muchos bebés pueden ejercer suficiente succión para sacar por su cuenta el pezón. Antes de que nazca el bebé, puede usar caparazones de senos que ofrecen una tracción leve en los pezones. También puede usar caparazones de senos cuando comience a amamantar a su bebé por primera vez. Tenga en mente que una enfermera o especialista en lactancia estará disponible en el hospital para ayudarla.

RECURSOS INFORMATIVOS

Los siguientes recursos ofrecen más información sobre algunos de los temas que se trataron en este capítulo:

Breastfeeding (Información sobre distintos temas relacionados con la lactancia)
La Leche League International (La Liga de La Leche)
http://www.llli.org/lang/espanol/lactancia.html
Ofrece información y apoyo para las mamás que amamantan y referencias a grupos de apoyo locales.

Car Seats: Information for Families (Asientos de seguridad para automóvil: Guía para las familias)
HealthyChildren.Org/American Academy of Pediatrics (Academia Americana de Pediatría)
https://www.healthychildren.org/spanish/safety-prevention/on-the-go/paginas/car-safety-seats-information-for-families.aspx
Ofrece las recomendaciones más recientes sobre la seguridad de los asientos de seguridad y da consejos para comprar e instalar asientos de seguridad.

Group B Streptococci (sobre los estreptococos del grupo B)
Group B Strep International
www.groupbstrepinternational.org

Promueve la concientización y la prevención de la infección de estreptococos del grupo B en los bebés desde antes de que nacen hasta las primeras etapas de la infancia.

Parents Central
National Highway Traffic Safety Administration (Administración Nacional para la Seguridad en las Carreteras)
www.safercar.gov/parents/index.htm

Un portal para obtener información sobre todos los aspectos de la seguridad y el transporte de niños. Incluye cómo elegir el mejor asiento de seguridad para el automóvil y un localizador de estaciones que inspeccionan la instalación de asientos de seguridad.

Safe Roads/Safe Kids (sobre los asientos de seguridad de los ninos)
Safe Kids Worldwide
www.safekids.org

Mantiene una lista de actividades de inspección para los asientos de seguridad de los niños y da seguimiento a las retiradas del mercado de los asientos de seguridad.

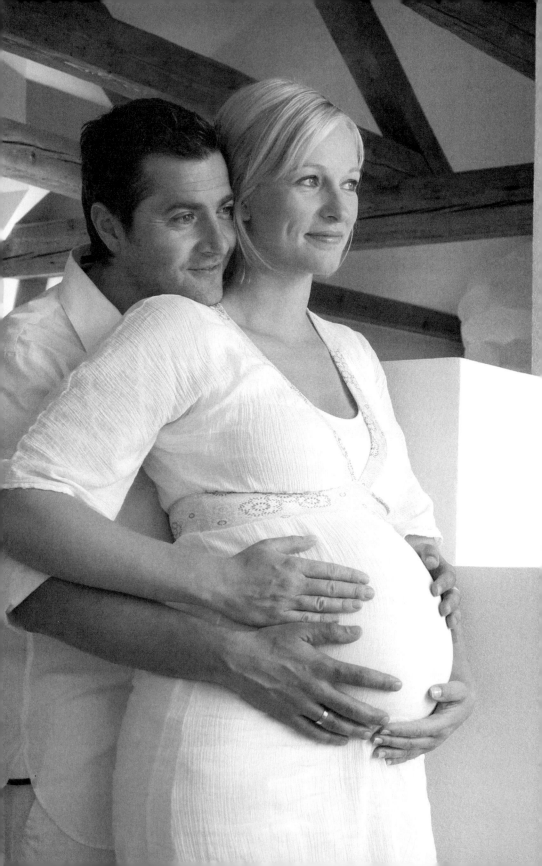

10° mes

(Semanas 37–40)

SU BEBÉ EN DESARROLLO

Semana 37

El *lanugo* (vello del cuerpo) que cubrió al bebé se ha eliminado casi completamente. La grasa aumenta en todo el cuerpo—los codos, las rodillas y los hombros—para mantener cálido al bebé cuando nazca. La longitud de su bebé también aumenta en un 10%. En esta etapa, se considera que su embarazo es *pretérmino*. Los bebés que nacen entre esta semana y la semana 38 no han terminado de desarrollarse, pero muy pronto lo harán.

Semana 38

El cerebro del bebé se sigue desarrollando, y crece por un tercio más entre la semana 35 y la semana 39 del embarazo. El hígado y los pulmones también se están terminando de desarrollar durante estas últimas semanas.

Semana 39

En la semana 39 del embarazo, se considera que su bebé es *a término*. Después de nacer, los pulmones y el cerebro se siguen desarrollando. El cerebro del bebé se terminará de desarrollar cuando tenga aproximadamente 2 años de edad.

Semana 40

El bebé está listo para nacer. Para esta fecha, es posible que la cabeza del bebé haya descendido más abajo en la pelvis en posición para nacer. En la semana 40 del embarazo, el bebé pesa unas 6–9 libras y probablemente mide entre 18 pulgadas y 20 pulgadas de largo.

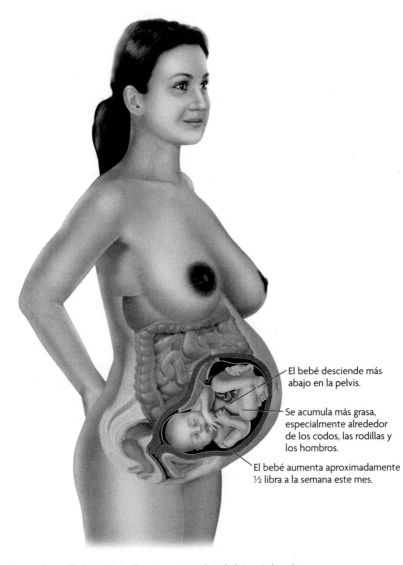

El bebé desciende más abajo en la pelvis.

Se acumula más grasa, especialmente alrededor de los codos, las rodillas y los hombros.

El bebé aumenta aproximadamente ½ libra a la semana este mes.

La madre y el bebé: 10° mes (Semanas 37–40). Su bebé está ahora listo para nacer.

SU EMBARAZO

〰 Los cambios en su cuerpo

¡Ha llegado al final de su embarazo! En estas semanas finales antes de la fecha prevista del parto, probablemente esté deseosa de que termine el embarazo. Este mes, el útero dejará de expandirse; ha crecido de tan solo unas dos onzas antes de quedar embarazada aproximadamente a dos libras y media en este momento.

〰 Molestias y cómo lidiar con ellas

Es posible que se sienta ahora muy incómoda. Es difícil caminar y acostarse no es mucho mejor tampoco. Muchas mujeres dicen que no pueden dormir en la noche durante las últimas semanas. Puede ser difícil entrar y salir de un automóvil. Tal vez se sienta aburrida esperando la llegada del bebé, o tal vez se sienta entusiasmada y nerviosa.

Trate de pensar en otra cosa mientras espera. Dedique tiempo de calidad para estar con su pareja, leer un buen libro o ver una película. Mantenerse activa la ayudará a que los días transcurran más rápido. Esta es la oportunidad de hacer algunas gestiones de última hora que puedan ayudarla a prepararse, y preparar a su familia y su hogar, para la nueva llegada (consulte el cuadro "Cosas que puede hacer este mes para prepararse").

Micción frecuente

El útero es más grande que nunca y ejerce una presión mucho mayor ahora sobre la vejiga, por lo que tendrá que ir muchas veces al baño durante el día. No deje de tomar mucha agua durante este tiempo ya que su cuerpo necesita líquidos más que nunca.

Ronquidos

Si su pareja le dice que usted ronca ahora mucho más de lo habitual, culpe los cambios normales que ocurren en la respiración durante el embarazo. Si roncar es en realidad un problema, pruebe dormir con tiras nasales a lo ancho del tabique de la nariz o usar un humidificador en su habitación.

Cosas que puede hacer este mes para prepararse

- Coloque una sábana impermeable o cubierta en el colchón de la cama para protegerlo en caso de que rompa fuente durante la noche.

- Lave y organice la ropa del bebé. Algunas personas aconsejan no quitar las etiquetas de la ropa y solo lavar la ropa que está segura de que el bebé necesitará. Es buena idea esperar si cree que devolverá alguna de la ropa del bebé a las tiendas. Sin embargo, puede siempre donar la ropa que no use.

- Tenga listo a un grupo de ayudantes. Asegúrese de que todos sepan qué deben hacer y cuándo deben hacerlo. Considere preparar un calendario para determinar cuáles días le falta ayuda y evitar que demasiadas personas ayuden en un solo día. Además, tenga en cuenta que puede necesitar ayudantes aún después de varias semanas del parto, no solo durante los primeros días.

- Prepare comidas que se puedan congelar y descongelar fácilmente. Es útil tener a la mano sopas, guisos y cazuelas ya que se pueden calentar fácilmente en el microondas cuando sea necesario.

- Escriba en un diario. Considere escribir sus pensamientos y sentimientos a medida que se prepara para el parto. Su niño podría disfrutar de leer su diario posteriormente y tendrá un registro de su forma de sentir durante este momento especial.

≫ Nutrición

No es poco común que vuelva a tener síntomas leves de náuseas en las últimas semanas del embarazo. De hecho, algunas mujeres incluso adelgazan un poco. Las náuseas pueden ser un indicio de que el trabajo de parto está comenzando. Si las náuseas son muy intensas o persistentes, llame a su proveedor de atención médica.

En estas últimas semanas, tal vez se sienta mejor comiendo cuatro o cinco comidas pequeñas durante el día, en lugar de tres grandes. Si tiene náuseas leves, trate de consumir alimentos que no sean irritantes, por ejemplo, una dieta para problemas estomacales (que incorpore plátanos o guineos, arroz, puré de manzana, té y pan tostado). Recuerde, sin embargo, que debe seguir comiendo regularmente durante el día. Usted y su bebé necesitan la energía para hacerle frente al gran esfuerzo del trabajo de parto y parto.

Enfoque en el ácido docosahexaenoico

El ácido docosahexaenoico (ADH) es un ácido graso omega-3 (consulte el Capítulo 5, "5° mes [Semanas 17–20]") que se encuentra en el pescado, como en el salmón y el atún además de en las semillas de linaza y sus aceites. Aunque todavía se está investigando para entender mejor sus efectos, algunos estudios indican que el ADH desempeña una función en el desarrollo del cerebro, tanto antes como después del nacimiento del bebé. La Administración de Alimentos y Medicamentos de Estados Unidos dice que el ADH también puede ser beneficioso para ayudar a proteger a los adultos contra las enfermedades cardíacas. El pescado y los crustáceos son buenas fuentes de ADH. Se les aconseja a las mujeres embarazadas que consuman por lo menos entre 8 onzas y 12 onzas de pescado a la semana. Elija pescados que contengan niveles bajos de mercurio, como los camarones, el salmón y el mero, y evite el lofolátilo (tilefish), el tiburón, el pez espada y la caballa gigante (king mackerel) ya que contienen niveles más elevados de mercurio.

Qué debe comer si cree que ha comenzado el trabajo de parto

Si cree que está en las etapas iniciales de trabajo de parto, tal vez se pregunte si puede comer y de ser así, qué alimentos. He aquí las pautas más recientes del Colegio Americano de Obstetras y Ginecólogos sobre qué comer y beber durante el trabajo de parto:

- Si tiene programado un **parto por cesárea**, no debe comer alimentos sólidos de 6–8 horas antes de la hora programada de la cirugía. Las normas de su hospital o del proveedor de atención médica determinarán si puede consumir pequeñas cantidades de una dieta líquida absoluta hasta 2 horas antes de la cirugía. Una dieta líquida absoluta consiste en agua, jugos de frutas sin pulpa, gaseosas, té y bebidas especiales de deportes.

- Las mujeres cuyo trabajo de parto se lleva a cabo sin complicaciones pueden beber pequeñas cantidades de estos líquidos durante el trabajo de parto. Sin embargo, ya que no es posible pronosticar si necesitará dar a luz por cesárea, no se le permitirá consumir alimentos sólidos durante el trabajo de parto en el hospital.

- A las mujeres con ciertas afecciones en quienes puede aumentar el riesgo de problemas con la **anestesia** como, por ejemplo, **obesidad** o **diabetes mellitus**, se les puede pedir que limiten aún más el consumo de alimentos y líquidos indicados en estas pautas.

Su proveedor de atención médica, o el hospital o centro de parto, pueden tener sus propias normas con respecto a comer y beber durante el trabajo de parto. Necesita saber cuáles son esas normas antes de que comience el trabajo de parto, por lo tanto, asegúrese de preguntar sobre ello durante sus visitas prenatales.

Ejercicio

Puede ser difícil hacer ejercicios este mes. Este es un buen momento para que usted y su pareja practiquen los ejercicios de respiración que aprendió en la clase de nacimiento del bebé. Practique ahora mientras está relajada para que ambos recuerden exactamente lo que deben hacer cuando empiece el trabajo de parto.

Ejercicio del mes: Respiración controlada

Los distintos métodos de nacimiento del bebé enseñan técnicas diferentes de respiración. La respiración controlada es un tipo de técnica de respiración que muchas mujeres usan en las primeras etapas del trabajo de parto. El uso de la respiración controlada ofrece muchos beneficios. Se asegura que usted y el bebé reciban suficiente oxígeno. Promueve la relajación física y mental. Controlar su respiración le otorga una sensación de control sobre todo el cuerpo, que puede ser útil durante el nacimiento del bebé. También le permite centrarse en controlar la inhalación y exhalación en vez de enfocarse en el dolor de las contracciones.

La respiración controlada consiste en respirar lenta y profundamente. La idea es reducir el ritmo de las respiraciones a alrededor de la mitad de las respiraciones que habitualmente tendría en un minuto. Si por lo general tiene 15 respiraciones por minuto, trate de tener ocho respiraciones completas y profundas por minuto durante la respiración controlada. Sin embargo, no intente tener menos de la mitad ya que es posible que no respire lo suficiente. El objeto es tener de seis a nueve respiraciones por minuto. Cada una de las inhalaciones y exhalaciones debe durar unos 5 segundos. Trate de contar hasta cinco con cada inhalación y contar hasta cinco con cada exhalación.

A medida que respira debe inhalar de manera que el pecho se llene de aire. La caja torácica se debe expandir al hacerlo. A medida que exhala, relaje los músculos del pecho, los brazos y el cuello. No importa si inhala o exhala por la boca o la nariz. Haga lo que le resulte más relajante y cómodo. Si inhala o exhala por la boca, la boca se podría secar. Es posible que necesite tener a la mano líquidos claros o trocitos de hielo para contrarrestar este efecto. Además, use el abdomen y el pecho—como lo haría cuando respira "normalmente"—durante la respiración controlada. Puede practicar la respiración controlada por 10 minutos al día. La respiración controlada puede ayudarla a relajarse durante el embarazo antes del parto de su bebé. Por lo tanto, practicarla durante estas últimas semanas puede relajarla ahora y ayudarla a recordar usar esta técnica de respiración durante el trabajo de parto.

Decisiones saludables

¿Cuándo debe irse al hospital? ¿Pueden sus hijos estar en la sala de parto? Estas son decisiones comunes sobre las que puede preguntar durante estas últimas semanas.

Parto antes de las 39 semanas

Antes se creía que los bebés que nacían unas semanas antes de tiempo—entre las semanas 37 y 39—eran igual de sanos que los bebés que nacían después de las 39 semanas. Los expertos ahora saben que los bebés se desarrollan durante todo el período de las 40 semanas del embarazo. Esto es importante si está considerando programar el nacimiento de su bebé—ya sea por inducción del parto o por solicitud de un parto por cesárea—por una razón que no es de índole médica, que se conoce como *parto electivo*. Algunas razones que no son médicas son querer programar el parto del bebé en una fecha específica o vivir lejos del hospital. Algunas mujeres quieren dar a luz porque se sienten incómodas en las últimas semanas del embarazo. Otras desean dar a luz por cesárea por temor al parto vaginal.

Es posible que los bebés que nacen antes de las 39 semanas no estén tan desarrollados como los que nacen después de este período. Por consiguiente, podrían correr un mayor riesgo de presentar problemas de salud a corto y largo plazo, como problemas respiratorios, dificultad para comer y dormir, problemas de la audición y de la vista, y problemas del aprendizaje posteriormente en la vida.

Si su bebé presenta alguna complicación, podría ser necesario dar a luz antes de tiempo para salvar su vida o la de su bebé. No obstante, si tiene un embarazo saludable sin complicaciones, no se recomienda dar a luz antes de tiempo. Si está considerando tener un parto electivo por incomodidad, puede ser útil saber que es normal sentirse incómoda al final del embarazo. Si vive lejos del hospital, quizás sea buena idea quedarse con alguien que viva más cerca. También puede viajar al hospital cuando apenas comience el trabajo de parto. Hable con su proveedor de atención médica para obtener otras recomendaciones y consejos.

Cuándo debe irse al hospital

Durante las semanas finales, usted y su pareja tendrán, sin duda alguna, momentos tensos en que se preguntarán cuándo es el momento indicado para ir al hospital. Esto dependerá principalmente de la frecuencia e intensidad de las contracciones o si rompe fuente. Su proveedor de atención médica le dará instrucciones claras a medida que se acerca la fecha prevista del parto, así que sígalas al pie de la letra. Es posible que pueda llamar y hablar con su proveedor de atención médica o su personal para indicarles las señales y los síntomas de trabajo de parto que tiene.

Niños en la sala de parto

Algunas familias invitan a sus hijos mayores a estar presentes en la sala de partos para que vean el nacimiento de su hermano o hermana. Solo usted puede determinar si esta opción es adecuada para su hijo, o para usted. Si desea que el nacimiento del niño sea un suceso familiar, hable primero con su proveedor de atención médica. Averigüe cuál es la norma del hospital sobre la presencia de niños en la sala de parto. Muchos no permiten la presencia de niños pequeños. Si sus otros hijos estarán presentes en la sala o habitación, cada uno necesita tener su propio adulto de apoyo. Aún si su hijo no estará con usted durante el parto, él o ella puede conocer a su nuevo hermano o hermana al poco tiempo del nacimiento del bebé.

Otras consideraciones

A veces es difícil determinar si el trabajo de parto está comenzando o simplemente se trata de una falsa alarma. Puede que haya momentos en que se pregunte, "¿Será este el momento?". Distinguir entre el trabajo de parto verdadero y el trabajo de parto falso a menudo es difícil, incluso para los proveedores de atención médica. Mientras esperan que comience el trabajo de parto, algunas mujeres se preguntan si pueden tener relaciones sexuales. Algunas mujeres pueden sentirse repentinamente enérgicas, que por lo general se denomina "instinto de anidado", durante estas semanas.

Cómo saber si ha comenzado el trabajo de parto

A veces puede ser difícil saber si ha comenzado el trabajo de parto. Pueden ocurrir **contracciones de Braxton Hicks** muchas semanas antes de que en efecto comience el trabajo de parto. Estas contracciones "de práctica" pueden ser muy dolorosas y podría pensar que el trabajo de parto ha comenzado cuando en realidad no es así. Sin embargo, el hecho de que ocurran contracciones sin dolor no siempre quiere decir que no se trate de trabajo de parto tampoco. Cada mujer siente dolor de forma diferente, y este puede variar de un embarazo al otro. No obstante, hay ciertos cambios que ocurren en el cuerpo que indican que se acerca el trabajo de parto:

- Liviandad: Siente que el bebé ha descendido más. Debido a que el bebé no está ejerciendo presión sobre el diafragma, se podría sentir más "liviana". La cabeza del bebé ha descendido más adentro de la pelvis. La liviandad puede ocurrir en cualquier momento, desde unas semanas hasta unas horas antes de que comience el trabajo de parto.

- Expulsión del tapón de mucoso: Durante el embarazo, se acumula un tapón denso de mucosidad en el **cuello uterino**. Cuando el cuello uterino se comienza a dilatar (varios días antes de que comience o en el momento que comienza el trabajo de parto), el tapón se expulsa en la vagina. Es posible que observe un aumento en las secreciones vaginales, de aspecto transparente, rosado o ligeramente teñidas con sangre. Algunas mujeres expulsan todo el tapón de mucoso.

- Ruptura de membranas: Se rompe el saco lleno de líquido que rodeaba al bebé durante el embarazo (se "rompe fuente"). Podría sentirlo como una salida de líquido aguado de la vagina, que sale en forma de goteo o a chorros. Las membranas se pueden romper desde varias horas antes del trabajo de parto o en cualquier momento durante el mismo.

- Contracciones: A medida que el útero se contrae, podría sentir dolor en la espalda o la pelvis semejante al dolor menstrual. Las contracciones ocurren en un patrón regular y se perciben más seguidas con el tiempo.

¿Cómo puede distinguir entre las contracciones "reales" de trabajo de parto y las contracciones de Braxton Hicks? Una buena manera de distinguirlas es medir el tiempo entre las contracciones y observar si las contracciones se alivian con el movimiento. La Tabla 10-1 ilustra otras diferencias entre las contracciones del trabajo de parto verdadero y el falso que pueden ser útiles.

Si tiene alguna duda sobre si ha comenzado el trabajo de parto, llame a su proveedor de atención médica. También hay otras señales que indican el

Tabla 10-1 Diferencias entre el trabajo de parto falso y verdadero

Tipo de cambio	Trabajo de parto falso	Trabajo de parto verdadero
Intervalo entre las contracciones	A menudo son irregulares y no se vuelven más seguidas (denominadas contracciones de Braxton Hicks)	Ocurren a intervalos regulares y con el tiempo se vuelven más seguidas. Cada una dura de 30 a 70 segundos más o menos.
Cambios con movimientos	Las contracciones se podrían suspender si camina o descansa o pueden incluso cesar si cambia de posición	Las contracciones continúan, a pesar del movimiento.
Intensidad de las contracciones	Generalmente son débiles y no se intensifican mucho (pueden ser intensas y después débiles)	Aumentan progresivamente en intensidad
Dolor por las contracciones	Generalmente se siente solo hacia el frente	Generalmente comienza atrás y se traslada hacia el frente

momento en que debe llamar a su proveedor de atención médica o ir al hospital:

- Se rompen las membranas y no tiene contracciones.
- Observa sangrado vaginal (distinto a la mucosidad teñida con sangre).
- Tiene dolor intenso y constante que no se alivia entre las contracciones.
- Nota que el bebé se mueve con menos frecuencia.

Relaciones sexuales

Si usted y su pareja lo desean, pueden sin ningún problema tener relaciones sexuales hasta poco antes de dar a luz, a menos que su proveedor de atención médica le indique lo contrario. A algunas mujeres les resulta incómodo tener *coito* en las últimas semanas de embarazo. Usted y su pareja pueden brindarse placer mutuamente de maneras sin tener coito, por ejemplo, mediante el sexo oral y la masturbación mutua.

Instinto de anidado

Muchas madres futuras tienen deseos intensos de realizar proyectos de trabajo y organizar la casa para el bebé a medida que se aproxima la fecha prevista de parto. Estos deseos intensos se denominan "instinto de anidado". Aunque no existen pruebas científicas que justifiquen tal cosa, muchas mujeres afirman que en verdad ocurre.

Si se le presenta ese instinto de anidado, haga lo que necesite hacer para satisfacer sus sentimientos. Sin embargo, recuerde que no debe esforzarse excesivamente ni agotarse. Pida ayuda. Debe conservar su energía para el trabajo de parto y parto así como para cuidar de un nuevo bebé.

Visitas de atención prenatal

Generalmente acudirá a su proveedor de atención médica una vez a la semana este mes hasta que se comience el trabajo de parto. Le medirán el peso, la presión arterial y el tamaño del útero igual que el mes pasado. Se examinará la posición del bebé y le preguntarán sobre los movimientos del bebé. Le podrían examinar el cuello uterino para determinar si se ha comenzado a preparar para el trabajo de parto.

Situaciones especiales

Aunque puede ocurrir *preeclampsia* en las etapas anteriores del embarazo (en cualquier momento después de las 20 semanas), es más común en las últimas semanas del embarazo. Para algunas mujeres, el desgarramiento de las membranas indica el comienzo del trabajo de parto, así como la presencia de manchas de sangre vaginales. No obstante, la presencia de sangrado intenso puede indicar un problema que su proveedor de atención médica necesitará examinar.

Señales de preeclampsia

La preeclampsia puede producir las siguientes señales y síntomas:

- Hinchazón en la cara o las manos
- Dolor de cabeza que no se alivia
- Ver manchas o alteraciones de la vista
- Dolor en la parte superior del abdomen o el hombro
- Náuseas y vómito (en la segunda mitad del embarazo)
- Aumento de peso repentino
- Dificultad para respirar

Si observa cualquiera de estos síntomas, llame a su proveedor de atención médica de inmediato. El Capítulo 22, "Hipertensión y preeclampsia", ofrece información más a fondo sobre cómo se diagnostica y trata la preeclampsia.

Ruptura de membranas

Es posible que sienta la salida gradual o a chorros de líquido al comienzo del trabajo de parto o durante este. Cuando ocurre la ruptura o desgarre de membranas, que también se denomina rompimiento de fuente, quiere decir que se ha roto el *saco amniótico* lleno de líquido que rodea al bebé. Llame a su proveedor de atención médica si esto ocurre, y siga sus indicaciones. Una vez que se desgarren las membranas, su proveedor de atención médica querrá asegurarse de que comience pronto el trabajo de parto si todavía no ha comenzado.

Cambios en los movimientos del bebé

Es posible que se percate de que los movimientos del bebé son distintos ahora de los que sintió en las semanas anteriores. Es normal que estos movimientos sean distintos ya que hay menos cabida en el útero. La cantidad de movimiento realmente es la misma; solo se trata de que la sensación que producen los movimientos es distinta.

Es posible que su proveedor de atención médica quiera evaluar los movimientos del bebé mediante un control de la frecuencia con que siente 10 movimientos. Para hacer este examen (que a veces se denomina "recuento de patadas"), elija un momento cuando el bebé generalmente está activo. Muchas veces es útil hacerlo después de una comida. Cada bebé tiene su propio nivel de actividad, y la mayoría tiene un ciclo de sueño de 20–40 minutos. Llame a su proveedor de atención médica si el bebé tarda más de 2 horas en hacer 10 movimientos.

Sangrado vaginal

Si observa leves manchas de sangre en las semanas 37–40, esto puede ser una señal de que el trabajo de parto está comenzando. Las secreciones vaginales que son de color rosa o están ligeramente teñidas con sangre pueden ser una indicación de la fase inicial del trabajo de parto a medida que el cuello uterino se comienza a dilatar y se empieza a aflojar el tapón denso de mucosidad que sella el cuello uterino durante el embarazo. Sin embargo, si el sangrado vaginal es intenso—tan intenso como un período menstrual normal—puede indicar un problema. En esta situación, comuníquese de inmediato con su proveedor de atención médica.

Embarazo prolongado y embarazo posmaduro

Un *embarazo prolongado* se define como aquel que se encuentra entre la semana 41 y 0/7 días y la semana 41 y 6/7 días. Un *embarazo posmaduro* es aquel que dura 42 semanas y 0/7 días o más. Las mujeres que tienen bebés por primera vez o que han tenido embarazos posmaduros anteriormente pueden dar a luz más tarde de lo esperado. Un motivo del embarazo posmaduro es un cálculo incorrecto de la fecha prevista del parto. Sin embargo, a veces ocurre un embarazo posmaduro cuando en efecto el embarazo ha durado más de lo normal. El embarazo posmaduro no es un suceso raro. En Estados Unidos un 6% de los embarazos duran 42 semanas o más.

Si la fecha prevista de su parto llegó y pasó, es probable que su proveedor de atención médica quiera hacer algún tipo de evaluación fetal para examinar la salud de su bebé. Si no comienza el trabajo de parto por su cuenta para las semanas 41–42, su proveedor de atención médica le hablará sobre inducir o provocar el parto.

Riesgos. Cuando un embarazo dura más de 40 semanas, pueden aumentar los riesgos para la salud del bebé y de la madre. Después de 42 semanas, la *placenta* no funciona tan bien como lo hizo anteriormente en el embarazo. Además, a medida que crece el bebé, la cantidad de *líquido amniótico* puede empezar a disminuir. Esta disminución de líquido puede causar que el *cordón umbilical* se pinche o comprima con el movimiento del bebé o las contracciones del útero. El bebé puede crecer más de lo normal, lo que complicaría el parto vaginal. Los embarazos posmaduros aumentan al doble el riesgo que corre la madre de necesitar un parto por cesárea.

A pesar de estos riesgos, casi todas las mujeres que dan a luz después de la fecha prevista de parto tienen recién nacidos saludables. Cuando un bebé no nace en la fecha prevista del parto, ciertos exámenes pueden ayudar a controlar la salud del bebé. Algunos exámenes, como el recuento de patadas, se pueden hacer en su propio hogar. Otros se hacen en el consultorio del proveedor de atención médica o en el hospital. Estos consisten en el *examen en reposo*, el *perfil biofísico*, la evaluación de los niveles de líquido amniótico y la *evaluación por monitor con contracciones* (consulte el Capítulo 26, "Evaluaciones para examinar el bienestar fetal", si desea una descripción a fondo de estos exámenes).

La decisión de inducir el parto. La inducción del trabajo de parto es el uso de medicamentos u otros métodos para iniciar el trabajo de parto. La decisión de inducir el trabajo de parto depende de los siguientes factores:

• Su estado y el estado del bebé

- La duración de su embarazo

- Si el cuello uterino se ha comenzado a ablandar (que se llama *"**maduración**"*) y abrir en preparación para el parto

- Los resultados de las evaluaciones del bienestar fetal

En preparación para el trabajo de parto y parto, el cuello uterino se ablanda y adelgaza (un proceso que se denomina **borramiento**), y se abre (**dilatación**). Su proveedor de atención médica le hará un examen vaginal en las últimas semanas del embarazo para determinar si el cuello uterino ha comenzado este proceso.

Si ha pasado su fecha prevista del parto y el cuello uterino no ha comenzado a revelar estos cambios, su proveedor de atención médica podría recomendarle algunas técnicas para promover la maduración del cuello uterino. Las técnicas de maduración del cuello uterino consisten en el uso de dispositivos que abren el cuello uterino o medicamentos que contienen **prostaglandinas**, sustancias químicas que produce el cuerpo para madurar el cuello uterino y que causan contracciones uterinas.

La **laminaria** es una sustancia natural o artificial que se introduce en el cuello uterino y que se expande cuando absorbe agua. También se puede usar un **catéter**, o tubo pequeño, para dilatar el cuello uterino, así como dilatadores especiales. Los medicamentos que dilatan el cuello uterino se pueden administrar por vía oral o colocar en la vagina.

La decisión de usar técnicas de maduración del cuello uterino se basa en varios factores, así como en si los riesgos son mayores que los beneficios. El riesgo de infección es mayor con el uso de dilatadores. Los riesgos del uso de medicamentos para la maduración del cuello uterino son, entre otros, mayor frecuencia e intensidad de contracciones uterinas y cambios en la frecuencia cardíaca fetal. Durante un tiempo breve después de la administración de medicamentos para la maduración del cuello uterino se evalúan la frecuencia cardíaca del bebé y la intensidad de las contracciones uterinas.

En los casos en que continuar con el embarazo es más riesgoso que dar a luz al bebé, su proveedor de atención médica puede inducir o provocar el trabajo de parto. Se puede usar más de un método de inducción del trabajo de parto. Algunos de los métodos de inducción pueden también aligerar el trabajo de parto que no evoluciona de la forma que debe. Puede encontrar los detalles de la inducción del trabajo de parto en el Capítulo 12, "Inducción del trabajo de parto".

Cuentos de viejas

Tal vez haya oído los cuentos de otras mujeres sobre cómo usted misma puede provocarse el trabajo de parto. Muchas mujeres creen que hacer algunas cosas, como dar una caminata larga, tener relaciones sexuales o comer alimentos condimentados, pueden provocar el trabajo de parto. Sin embargo, no hay pruebas de que ninguno de estos métodos funciona.

Un método de naturaleza no médica para la inducción del trabajo de parto que es algo más eficaz es la estimulación de los pezones. Los estudios sobre este método revelan que provoca el trabajo de parto en algunas mujeres, pero solo cuando el cuello uterino está listo para el trabajo de parto. Sin embargo, no debe tratar de provocarse el trabajo de parto con la estimulación de los pezones sin la supervisión de su proveedor de atención médica.

PREGÚNTELES A LOS EXPERTOS

¿Qué es una episiotomía y por qué puedo necesitarla?

La *episiotomía* es un procedimiento mediante el cual se hace una pequeña incisión para ensanchar la entrada de la vagina cuando está de parto. Puede hacerse para facilitar el parto del bebé o evitar que se desgarre la piel en la entrada de la vagina. Anteriormente se solían hacer episiotomías de manera rutinaria, sin embargo, las pautas vigentes del Colegio Americano de Obstetras y Ginecólogos recomiendan limitar su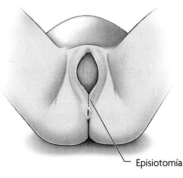

Episiotomía

uso. Es útil hablar sobre este tema con su proveedor de atención médica antes del trabajo de parto. Pregúntele la frecuencia con que practica episiotomías y las situaciones en que se deben hacer.

He oído sobre los partos instrumentados vaginales. ¿De qué se tratan y cuándo se hacen?

En el parto instrumentado vaginal, se da a luz por medio de *fórceps* o *extracción por vacío* (una copa de succión especial). El parto instrumentado vaginal se podría hacer si usted ha pujado por un tiempo prolongado sin ningún progreso o si no puede pujar al bebé por un problema médico.

También se puede hacer si se sospecha que hay algún problema con el bebé, como si su latido cardíaco es lento o errático. Consulte el Capítulo 14, "Parto instrumentado y presentación de nalgas" para obtener los detalles del parto instrumentado vaginal.

RECURSOS INFORMATIVOS

Los siguientes recursos ofrecen más información sobre algunos de los temas que se trataron en este capítulo:

40 Reasons to Go to the Full 40 (40 motivos para esperar 40 semanas)
Healthy Mom & Baby
http://www.health4mom.org/zones-spanish
40 razones por las cuales son necesarias las 40 semanas del embarazo.

Thinking About Inducing Your Labor: A Guide for Pregnant Women
(¿Está pensando que le induzcan el parto?: Guía para la mujer embarazada)
Agency for Healthcare Research and Quality
http://effectivehealthcare.ahrq.gov/search-for-guides-reviews-and-reports/?pageaction=displayproduct&productID=504
Trata de por qué es mejor esperar hasta después de las 39 semanas del embarazo si está considerando una inducción electiva del trabajo de parto.

Why at Least 39 Weeks Is Best for Your Baby (Por qué llegar al menos a las 39 semanas es lo mejor para su bebé)
March of Dimes (Nacersano)
http://nacersano.marchofdimes.org/parto-y-nacimiento/por-que-llegar-al-menos-a-las-39-semanas-es-lo-mejor-para-su-bebe.aspx
Explica por qué los bebés sanos necesitan 39 semanas de desarrollo.

Parte II
Trabajo de parto, parto y atención de postparto

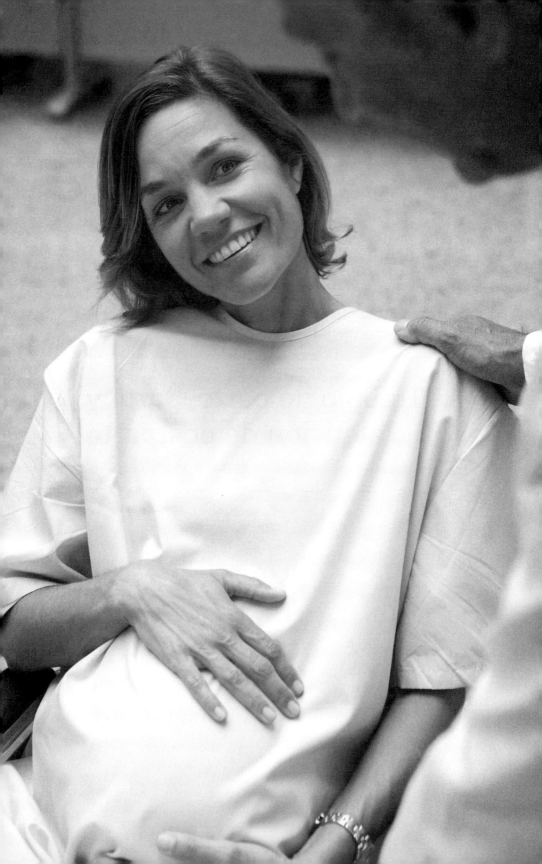

Capítulo 11

Alivio del dolor durante el nacimiento del bebé

El dolor que se siente durante el nacimiento del bebé es diferente para cada mujer. También puede ser diferente al de los partos anteriores si ha tenido otros hijos. Cómo usted percibe el dolor depende de muchos factores, como el tamaño y la posición del bebé, la intensidad de las contracciones y cómo usted sobrelleva el dolor.

Para lidiar con el dolor del nacimiento del bebé, muchas mujeres toman clases que enseñan técnicas de respiración y relajación. Otras consideran que es útil usar estas técnicas junto con medicamentos para el dolor. A pesar del dolor que se espera que ocurra durante el trabajo de parto, algunas mujeres se preocupan de que recibir medicamentos para aliviar el dolor durante el trabajo de parto y el parto haga que la experiencia del nacimiento del bebé sea menos natural. Sin embargo, muchas mujeres consideran que recibir medicamentos para aliviar el dolor les permite participar más de lleno en el nacimiento del bebé y les otorga un mejor control.

Comience a pensar sobre el tipo de alivio del dolor que desea usar durante el trabajo de parto y el parto mientras está embarazada. Hable con su proveedor de atención médica sobre sus opciones. No todos los tipos de alivio del dolor están disponibles en todos los hospitales o centros de parto.

Medicamentos para aliviar el dolor

Hay dos tipos principales de medicamentos para aliviar el dolor. Uno de ellos, el **analgésico**, alivia el dolor sin la pérdida total de la sensación ni del movimiento muscular. Estos medicamentos reducen el dolor aunque generalmente no lo controlan del todo. El otro tipo, el *anestésico*, alivia el dolor bloqueando todas las sensaciones, incluido el dolor.

Analgésicos sistémicos

Los analgésicos sistémicos surten efecto en el sistema nervioso central entero del cuerpo, en lugar de en un área específica, para aliviar el dolor. Estos medicamentos no la harán perder el conocimiento (quedarse dormida). Los tipos de medicamentos que se usan para este fin consisten en los *narcóticos*, que bloquean la sensación de dolor, y los *sedantes*, que la hacen sentirse soñolienta. Los analgésicos sistémicos a menudo se usan durante la fase inicial del trabajo de parto para ayudarla a descansar.

Estos medicamentos generalmente se administran por inyección. El tipo de medicamento que se use determinará si la inyección se administrará en el músculo o en una vena. Con los analgésicos controlados por el paciente, usted puede controlar la cantidad de medicamento que recibe por *vía intravenosa* (a través de un suero).

Los medicamentos sistémicos para el dolor pueden producir efectos secundarios. La mayoría son leves, como náuseas, somnolencia o dificultad para concentrarse. A veces, se administra otro medicamento junto con un analgésico sistémico para aliviar las náuseas. Otro efecto secundario es que estos medicamentos pueden dificultar la capacidad para detectar problemas con la frecuencia cardíaca fetal. Además, la administración de dosis elevadas de los medicamentos sistémicos para el dolor puede provocarle problemas respiratorios y reducir el ritmo del *sistema respiratorio* del bebé, especialmente justo después del parto. Se les dará seguimiento estrecho a usted y a su bebé durante y después de administrar este medicamento.

Anestesia local

La *anestesia local* ofrece alivio completo del dolor en un área limitada del cuerpo. Tal vez haya recibido anestesia local si le han puesto un empaste para caries en el consultorio del dentista. Durante el nacimiento del bebé, se puede usar un anestésico local para bloquear el dolor en el *perineo*. También se usa cuando es necesario hacer una *episiotomía* o cuando se deben reparar desgarres vaginales que ocurrieron durante el parto. Sin embargo, no reduce el dolor de las contracciones.

La anestesia local se inyecta en el área alrededor de los nervios que transmiten la sensación a la vagina, la vulva y el perineo. Cuando se usa para aliviar el dolor durante el nacimiento del bebé, el medicamento se administra inmediatamente antes del parto. La anestesia local raras veces afecta al bebé y por lo general no produce efectos secundarios cuando desaparecen sus efectos.

Analgesia regional y anestesia regional

La **analgesia regional** y la **anestesia regional** surten efecto en una región específica del cuerpo. En el trabajo de parto y el parto, estos tipos de medicamentos reducen o bloquean el dolor más abajo de la cintura. Hay varios tipos disponibles.

Analgesia o anestesia epidural. El *bloqueo epidural* (o "una epidural") es el tipo de alivio del dolor más común que se usa durante el nacimiento de bebés en Estados Unidos. Mediante este tipo de alivio del dolor, el medicamento se administra a través de un *catéter* (un pequeño tubo) que se introduce con una aguja en la parte inferior de la espalda.

El bloqueo epidural se puede comenzar a administrar al poco tiempo de que comiencen las contracciones, o más tarde a medida que evolucione el trabajo de parto. Un *anestesiólogo* u otro proveedor de atención médica especializado generalmente administra el medicamento.

Antes de administrar el bloqueo epidural, se limpia la piel y se administra anestesia local para adormecer un área de la parte inferior de la espalda. Mientras se encuentra sentada o acostada de un costado y bien quieta, se introduce una aguja en un área pequeña en la parte inferior de la espalda que se llama el espacio epidural. Después de que se coloca la aguja epidural, por lo general se introduce un catéter y entonces se extrae la aguja. El catéter permanece en el cuerpo. El medicamento entonces se puede administrar según sea necesario a través del catéter para reducir las molestias del trabajo de parto. La analgesia epidural controlada por el paciente también es una opción. Con esta opción, usted misma se administra una dosis del medicamento presionando un botón. El dispositivo se ha programado para que no pueda administrarse demasiado medicamento. También se pueden administrar medicamentos continuamente sin la necesidad de recibir otras inyecciones.

Debido a que varios nervios deben absorber el medicamento, el alivio del dolor puede comenzar a los 10 a 20 minutos. El medicamento que se administra generalmente es una combinación de un anestésico y un analgésico. El anestesiólogo ajustará la cantidad de medicamento necesario durante el trabajo de parto y el parto según el grado de dolor que tenga. Con el bloqueo epidural, generalmente podrá moverse aunque no podrá caminar una vez que el medicamento comience a actuar. Aunque aún podrá sentir las contracciones, se sentirá más cómoda.

El riesgo de efectos secundarios del bloqueo epidural es bajo, pero podría ocurrir un descenso en la presión arterial, fiebre o sensibilidad en el área de inyección de la espalda. Alrededor del 1% de las mujeres tendrán un dolor de cabeza intenso que puede ocurrir al cabo de un día a una semana después de recibir una epidural. Este dolor de cabeza ocurre si la aguja que se usó para inyectar el bloqueo perfora el recubrimiento de la médula espinal y hace que salga líquido de la médula. Primero se prueban los medicamentos comunes que se usan para aliviar dolores de cabeza. Si estos no dan resultado, podría tener que someterse a un procedimiento simple que se llama parche hemático. En este procedimiento, se le inyecta parte de su propia sangre en el espacio epidural cerca del punto donde se introdujo la aguja. A medida que se coagula la sangre, se detiene el escape de líquido de la médula espinal.

A un número muy pequeño de mujeres, el medicamento de anestesia se le podría inyectar en una de las venas del espacio epidural. Eso puede ocasionar mareos, latidos cardíacos acelerados o un sabor peculiar en la boca. Para reducir la probabilidad de esos problemas, se le dará seguimiento estrecho mientras reciba el medicamento epidural. Dígale al equipo de parto si presenta alguno de estos síntomas.

Bloqueo cefalorraquídeo. En el *bloqueo cefalorraquídeo* se inyecta una dosis pequeña de medicamento con una aguja fina en la bolsa de líquido de la médula espinal que se encuentra debajo del nivel de la médula. El medicamento comienza a aliviar el dolor de inmediato, pero dura solo una o dos horas. El bloqueo cefalorraquídeo se administra solamente una vez.

El tipo de medicamento que se use determinará si el bloqueo cefalorraquídeo se usará como analgesia o anestesia. Se puede usar una combinación de analgésicos y anestésicos para proporcionar alivio a corto plazo del dolor durante el trabajo de parto. El uso de dosis más elevadas de anestésicos puede causar la pérdida completa de la sensación para un *parto por cesárea*. El bloqueo cefalorraquídeo puede causar los mismos efectos secundarios que el bloqueo epidural.

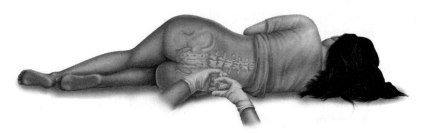

Anestesia y analgesia regional. El bloqueo de dolor regional se proporciona a través de una aguja que administra medicamento para el dolor a los nervios que transportan las señales de dolor.

Bloqueo cefalorraquídeo y epidural combinados. El *bloqueo cefalorraquídeo y epidural combinados* ofrece los beneficios de un bloqueo cefalorraquídeo y un bloqueo epidural. Primero se administra el bloqueo cefalorraquídeo para otorgar alivio rápido del dolor. Luego, se coloca un catéter epidural para administrar medicamento para el dolor durante el trabajo de parto. Al bloqueo cefalorraquídeo y epidural combinados se le llama "bloqueo ambulante". Según las normas de su hospital, podrá caminar una corta distancia después de que se administre este tipo de bloqueo, como para ir al baño. Sin embargo, es probable que no se le permita caminar por los pasillos ni usar las posiciones de parto asistidas por la gravedad. En la mayoría de los hospitales, las mujeres que reciben cualquier tipo de alivio del dolor deben permanecer en cama.

Anestesia general

Con la *anestesia general*, no estará despierta ni sentirá dolor alguno. Puede administrarse rápidamente y hace que la persona pierda de inmediato el conocimiento. Este tipo de anestesia se usa con más frecuencia en situaciones de emergencia y es posible que no se ofrezca como una opción para elegir.

Los medicamentos que la hacen quedarse dormida se administran por vía intravenosa o por una mascarilla. Después de que se duerma, el anestesiólogo le colocará una sonda respiratoria (tubo para respirar) por la boca y la tráquea.

Un riesgo importante aunque poco común de la anestesia general es la aspiración de alimentos o bebidas del estómago hacia los pulmones. El trabajo de parto por lo general causa que los alimentos que no se han digerido permanezcan en el estómago durante más tiempo de lo habitual. Mientras se encuentra inconsciente, el contenido del estómago puede regresar a la boca y entrar en los pulmones. Al hacerlo, puede ocurrir una infección pulmonar que puede ser grave (pulmonía).

La anestesia general generalmente requiere la colocación de una sonda respiratoria en los pulmones para ayudarla a respirar mientras se encuentra inconsciente. Otro riesgo de la anestesia general es la dificultad para colocar esta sonda.

La anestesia general puede reducir el ritmo respiratorio del recién nacido. También puede hacer que el bebé se encuentre menos alerta. Raras veces, el bebé puede necesitar ayuda para respirar después del parto. Los efectos de la anestesia general casi siempre desaparecen rápidamente. Tampoco ocurren efectos permanentes en el cerebro o en el desarrollo del bebé a causa de la anestesia general.

Métodos de preparación para el nacimiento del bebé

Los métodos de preparación para el nacimiento del bebé son un medio de lidiar con el dolor y reducir las molestias del trabajo de parto y el parto. Hay clases de preparación para el nacimiento del bebé disponibles que les enseñan a las futuras madres distintas técnicas. Aunque las técnicas específicas varían, todos los métodos de preparación para el nacimiento del bebé pretenden aliviar las molestias mediante principios generales de educación, apoyo, relajación, respiración controlada y tacto. He aquí una breve descripción de algunos de estos métodos:

- Lamaze: El método Lamaze de preparación para el nacimiento del bebé fue creado en la década de 1950 por un obstetra francés, el Dr. Fernand Lamaze. Este método se basa en la idea de que la sabiduría interna de la mujer la guiará a través del proceso de nacimiento del bebé. La educación del método de nacimiento de Lamaze ayuda a las mujeres a adquirir confianza en sus cuerpos y aprender a tomar decisiones bien fundamentadas sobre el embarazo, el nacimiento, la lactancia materna y la crianza de los hijos. Si desea obtener más información sobre este método, vaya al sitio de Internet de Lamaze International (consulte la sección de "Recursos informativos" de este capítulo).

- Bradley: El método de Bradley considera que el nacimiento de un bebé es un proceso natural y se basa en la creencia de que un embarazo y parto saludables se pueden lograr a través de la educación, la preparación y el apoyo por parte de un ayudante de parto. Este método supone la participación activa de la madre y su ayudante durante el proceso del trabajo de parto y enseña una variedad de técnicas de relajación. Encontrará información sobre el método de Bradley en Internet (consulte la sección de "Recursos informativos" de este capítulo).

- Read: Uno de los primeros métodos en exponer el concepto de nacimiento preparado, el método de Read procura eliminar el miedo y la ansiedad al educar a las madres y los ayudantes de parto sobre el trabajo de parto y el parto. El método de Read se explica en el libro Childbirth Without Fear (El nacimiento del bebé sin miedo), escrito por su fundador, el Dr. Grantly Dick-Read.

- Hipnosis: El parto bajo hipnosis consiste en utilizar las técnicas de relajación y autohipnosis para enseñarles a las mujeres a utilizar las sustancias químicas naturales del cuerpo con capacidades analgésicas—las endorfinas—y permitir que el nacimiento del bebé se logre de forma natural y sin dolor. Encontrará información sobre este método en Internet (consulte la sección de "Recursos informativos" de este capítulo).

- Yoga y sofrología: Estos dos métodos se derivan de la cultura de la India y enseñan métodos para controlar el cuerpo y la mente. Mediante relajación, concentración y meditación, estas técnicas pueden aliviar el dolor del trabajo de parto. Pregúntele a su proveedor de atención médica si se ofrecen clases prenatales de yoga en su localidad.

- Terapia musical: Se ha demostrado que el escuchar música suave y relajante durante la fase inicial del trabajo de parto y música a un compás constante durante las últimas etapas alivia el dolor de algunas mujeres.

- Masajes terapéuticos: Un masaje suave y firme en la parte inferior de la espalda y los hombros con los nudillos de su pareja o con una pelota de tenis puede aliviar parte de la presión de las contracciones uterinas.

Con todas las opciones disponibles, es muy probable que encuentre algo que se adapte a usted y sus creencias individuales. Mientras estudia sus opciones, tenga en mente los siguientes consejos:

- Comuníquese con la instructora de la clase. El enfoque y los conocimientos de la instructora son factores importantes para determinar si la clase es adecuada para usted. Haga preguntas para tener una idea de cómo se enseña la clase.

- Averigüe el lugar y el horario de la clase. ¿Se ofrece en algún sitio cerca de usted? ¿Durante cuántas semanas se reúne la clase? Es buena idea buscar una clase que se adapte a su estilo de vida.

- Averigüe el precio. Investigue cuánto cuesta la clase y qué se incluye en los cargos. Además, averigüe si su póliza de seguro cubrirá alguna parte del costo.

- ¿Cuántas personas participan en la clase? Algunas clases son pequeñas y ofrecen atención individual. Otras son más grandes. Hable con su pareja de parto sobre si una clase pequeña o grande es más adecuada para las necesidades de ambos.

No piense, sin embargo, que debe seleccionar un método específico de nacimiento del bebé. Esto no es un requisito. Su proveedor de atención médica le dará las instrucciones y la información que necesita mientras se encuentre en el hospital o centro de parto.

Técnicas para aliviar el dolor

Por varios siglos antes de que se inventaran los bloqueos epidurales, las mujeres han usado diferentes métodos para aliviar el dolor del trabajo de parto. Si le interesa usar algunas de esas técnicas, debe asegurarse de que estén disponibles en el hospital donde vaya a dar a luz.

Posiciones

Las posiciones para el trabajo de parto y el parto ha sido un tema de gran debate durante muchos años. Muchas mujeres en Estados Unidos dan a luz acostadas boca arriba con los pies apoyados en estribos. A esto se le llama la posición de litotomía. Dar a luz en esta posición le facilita la labor a su proveedor de atención médica durante el parto a la vez que le apoya la espalda y las piernas.

Puede también adoptar otras posiciones, aparte de boca arriba o de costado, siempre y cuando su proveedor de atención médica las apruebe. Las posiciones en cuclillas, de pie, arrodillada o sentada permiten que la gravedad ayude al bebé a descender por el canal de parto. La posición vertical en lugar de acostada reduce la presión del bebé sobre la columna vertebral, lo cual puede ser más cómodo para algunas mujeres. Las posiciones en cuclillas estiran el canal de parto al diámetro más amplio posible, lo que facilita que el bebé se deslice hacia afuera.

Muchos hospitales y centros de parto ofrecen camas, sillas y otros equipos que se adaptan a las distintas posiciones. Algunas de las opciones que pueden estar disponibles son las siguientes:

- Cama de nacimiento: La cama de nacimiento puede ajustarse a diversas posiciones para usted, por ejemplo, le permite ponerse en cuclillas, sentarse en la orilla de la cama con los pies apoyados o acostarse de lado. Se puede colocar una barra sobre la cama para que pueda sujetarla y ponerse en cuclillas.

- Silla de nacimiento: Las sillas de nacimiento se han diseñado especialmente para permitirle dar a luz mientras está sentada.

- Banquillo de nacimiento: Los banquillos de nacimiento la estabilizan y apoyan mientras se encuentra en cuclillas.

- Pelota de nacimiento: Aunque no puede dar a luz en una de ellas, la pelota de nacimiento se puede usar durante el trabajo de parto. Sentarse sobre la pelota abre la pelvis y el canal de parto y le otorga un apoyo blando y estable. También puede mecerse hacia adelante y hacia atrás en la pelota para

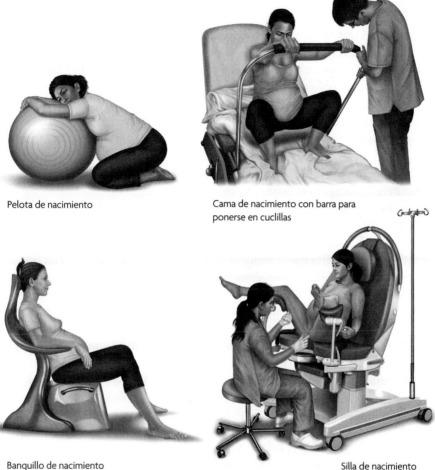

Pelota de nacimiento

Cama de nacimiento con barra para ponerse en cuclillas

Banquillo de nacimiento

Silla de nacimiento

Posiciones para el trabajo de parto. Muchos hospitales ofrecen sillas especiales y otro equipo para ayudarla a colocarse en una posición cómoda para el trabajo de parto y el parto.

aliviar el dolor de las contracciones o apoyar la parte superior del cuerpo en la misma si esta se coloca en la cama. Si el hospital no tiene una, puede llevar una pelota de nacimiento de casa.

Considere todas sus opciones y haga muchas preguntas. Es buena idea preparar un plan antes de que comience el trabajo de parto, pero tenga en cuenta que es posible que su instalación no disponga de todas las posiciones o el equipo de nacimiento.

Baños de agua tibia

Realizar el trabajo de parto en el agua se ha convertido en un método más popular en los últimos años ya que más hospitales y centros de parto han comenzado a ofrecer este servicio. El uso del agua para aliviar el dolor, que también se conoce como "hidroterapia", es un método que se ha usado en la medicina por varios siglos. Algunos estudios han revelado que sentarse en el agua durante la primera etapa del trabajo de parto puede aliviar el dolor y acortar el trabajo de parto, aunque los resultados no son uniformes. Tampoco parece haber ningún beneficio de la inmersión en el agua durante el parto del bebé ni ninguna indicación de que el trabajo de parto en agua sea beneficioso para el bebé.

Aunque puede ser aceptable desde el punto de vista de seguridad que ocurra la primera etapa del trabajo de parto en una piscina de agua, no se recomienda dar a luz bajo agua. Aun si no tiene programado dar a luz bajo agua, el bebé podría nacer accidentalmente mientras se encuentra en la piscina o bañera (tina) de nacimiento. Se han notificado lesiones graves en bebés que han nacido bajo agua, como problemas respiratorios, convulsiones y peligro de ahogamiento. Por estos motivos, se recomienda que el nacimiento bajo agua no se realice rutinariamente sino solo en un entorno de estudio de investigación para el cual usted haya dado un consentimiento informado.

Hay varias precauciones que debe tener en mente si desea tratar de tener el trabajo de parto en el agua. Por ejemplo, no debe impedir que su proveedor de atención médica verifique su estado de salud y el estado de salud de su bebé. También debe contar con un proceso mediante el cual la puedan sacar de la bañera de manera rápida y segura si surge alguna situación o problema. Por último, para evitar la posibilidad de que el bebé nazca bajo agua accidentalmente, debe salirse de la bañera cuando comience la segunda etapa del trabajo de parto (es decir, cuando empiece a pujar al bebé).

Muchas mujeres indican que el bañarse en una ducha o regadera tibia es útil durante el trabajo de parto. Sentir un flujo de agua tibia en la espalda y el abdomen puede reducir la tensión muscular, promover la relajación y ayudar a dispersar la sensación de dolor. Como precaución, alguien debe estar cerca de usted para apoyarla en caso de que lo necesite.

Caminar

Durante las primeras etapas del trabajo de parto, puede ser útil caminar para mantenerse relajada y aliviar un poco el dolor. Si su proveedor de atención médica lo autoriza, dé algunas caminatas cortas por el pasillo acompañada de su ayudante de parto. No podrá caminar si ha tenido un bloqueo epidural o analgesia cefalorraquídea. Si está conectada a un monitor electrónico fetal, podrá aún caminar cerca de la cama. También puede preguntarle a su proveedor de atención médica si es posible monitorear al bebé intermitentemente, por ejemplo, durante 15 minutos por hora. Algunos hospitales tienen monitores electrónicos fetales inalámbricos que monitorean al bebé continuamente y le permiten desplazarse con mayor libertad.

Apoyo continuo durante el trabajo de parto

El "apoyo continuo durante el trabajo de parto" es un término que usan los expertos para describir cuando una mujer está acompañada de alguien durante todo el trabajo de parto y el parto. Los estudios de miles de mujeres alrededor del mundo han demostrado que las mujeres que cuentan con el apoyo de una persona desde el momento en que comienza el trabajo de parto hasta que nace el bebé tienen una mejor experiencia durante el alumbramiento. En las mujeres estudiadas, la duración del trabajo de parto fue más breve, necesitaron menos medicamentos para el dolor y la probabilidad de que necesitaran un parto por cesárea o ayuda mediante el uso de *fórceps* o un dispositivo de extracción por vacío fue menor.

La persona que le brinda apoyo puede ser alguien a quien conozca, como su pareja, un pariente o alguna amistad. Esta persona puede ser de gran ayuda emocional y física, y puede ayudarla de muchas maneras. Por ejemplo, ofreciéndole comodidad y aliento, llevando un registro de sus contracciones, masajeándole la espalda y los hombros, permitiéndole apoyarse de él o ella mientras camina o se mece, y actuando como el punto focal durante las contracciones. El solo oír que lo está haciendo bien y asegurarle que todo va a salir bien puede ser beneficioso.

El apoyo continuo durante el trabajo de parto puede provenir de un profesional capacitado, como una enfermera, una comadrona o una *doula*. Las doulas son ayudantes de parto profesionales que, aunque no tienen capacitación médica, se pueden contratar para asistir durante el nacimiento del bebé. Muchas doulas han sido capacitadas en técnicas de relajación, como de respiración y masajes. Si desea buscar una doula en su localidad, consulte la sección de "Recursos informativos" de este capítulo.

RECURSOS INFORMATIVOS

Los siguientes recursos aportan más información sobre el alivio del dolor durante el trabajo de parto:

DONA International

www.dona.org

La organización internacional de doulas.

International Childbirth Education Association (sobre la educación para el nacimiento del bebé)

www.icea.org

Busque clases del nacimiento del bebé educadores o doulas en su área.

Lamaze International (www.lamaze.org)
The Bradley Method of Natural Childbirth (www.bradleybirth.com)
HypnoBirthing (www.hypnobirthing.com)

Estos sitios de Internet ofrecen tres opciones populares de preparación para el nacimiento del bebé. Hay muchos otros disponibles también. Pregúntele a su proveedor de atención médica sus recomendaciones también.

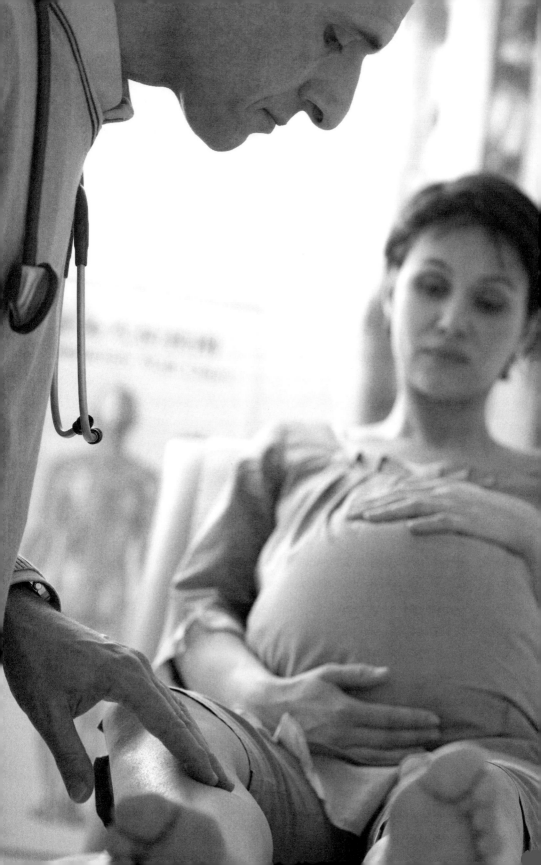

Capítulo 12

Inducción del trabajo de parto

A veces, pueden ocurrir situaciones en las que continuar con su embarazo es demasiado riesgoso para su salud y la salud del bebé. Cuando esto sucede, su proveedor de atención médica podría decidir provocar (inducir) el trabajo de parto. El trabajo de parto se induce para estimular las contracciones del útero de manera que pueda tratar de tener un parto vaginal.

Cada año, el trabajo de parto se induce en más de un 20% de las mujeres embarazadas en Estados Unidos. Este procedimiento se hace con más frecuencia ahora que en años anteriores. De hecho, el número de inducciones se ha duplicado desde el 1990. En general, el trabajo de parto se induce cuando los beneficios de tener pronto el bebé superan los riesgos de continuar con el embarazo. La inducción del trabajo de parto en sí puede aumentar el riesgo de ciertas complicaciones para usted y su bebé. Si su proveedor de atención médica está considerando inducirle el trabajo de parto, estos riesgos también se deben considerar.

Motivos para inducir el trabajo de parto

Hay muchos motivos por los cuales su proveedor de atención médica podría decidir inducir el trabajo de parto. El trabajo de parto se puede inducir en las siguientes situaciones:

- Si tiene problemas de salud, como **diabetes mellitus**, **presión arterial alta** o problemas médicos del corazón, los pulmones o los **riñones**

- **Abrupción placentaria** (la **placenta** comienza a separarse de las paredes internas del útero antes del nacimiento del bebé)

- Problemas con el bebé, como desarrollo deficiente o falta de *líquido amniótico*

- Su embarazo ha durado más de 41–42 semanas

- Infección uterina

- *Hipertensión gestacional*

- *Preeclampsia* o *eclampsia*

- *Ruptura prematura de membranas*

Antes de que se induzca el trabajo de parto, su proveedor de atención médica evaluará su estado de salud y el de su bebé para determinar los riesgos que conlleva la inducción en ambos. En algunas situaciones, puede ser necesario inducir el trabajo de parto aún si esto significa que el bebé nacerá antes de tiempo. Los bebés que nacen antes de que se desarrollen *a término*—antes de las 39 semanas y 0 días (que a menudo se escribe "39 y 0/7 semanas")— corren un mayor riesgo de tener problemas de salud. Algunos de estos problemas pueden ser graves y durar toda la vida. Los riesgos de que estos problemas ocurran y la gravedad de los mismos aumentan mientras más prematuramente nazca el bebé. Si se recomienda la inducción del trabajo de parto aunque su bebé nazca antes de tiempo, eso generalmente quiere decir que los riesgos de continuar con el embarazo son mayores que los riesgos de que el bebé nazca prematuramente.

A veces, el trabajo de parto se induce a solicitud de la mujer sin motivos médicos, como debido a molestias físicas o a que vive lejos del hospital. Esta inducción se llama inducción electiva. La inducción electiva no debe ocurrir antes de las 39 y 0/7 semanas del embarazo. Los investigadores ahora saben que los bebés crecen y se desarrollan durante todas las 40 semanas del embarazo. Por ejemplo, el cerebro, el hígado y los pulmones son algunos de los últimos órganos que se maduran y no se han desarrollado del todo antes de las 39 semanas del embarazo. Incluso los bebés que nacen un poco antes de las 39 semanas podrían no estar tan desarrollados como los que nacen después de este período. Pueden además tener un mayor riesgo de problemas de salud a corto y largo plazo. Si está considerando la inducción electiva, su proveedor de atención médica examinará sus expedientes obstétricos para tener una seguridad razonable de que ha llegado a las 39 y 0/7 semanas del embarazo. Esto se hace confirmando uno de los siguientes:

- Que tuvo un *examen por ecografía (ultrasonido)* cuando tenía menos de 20 semanas de embarazo que comprueba la edad *gestacional* de 39 semanas o más.

- Que se ha documentado que los latidos del corazón del bebé estuvieron presentes durante 30 semanas.

- Que han transcurrido 36 semanas desde que tuvo un resultado positivo en una prueba de embarazo.

¿Cuándo no se induce el trabajo de parto?

En algunas circunstancias, la inducción del trabajo de parto o el parto vaginal no son seguros ni para usted ni su bebé. Estas son, entre otras, las siguientes:

- *Placenta previa*: La placenta recubre toda o una parte de la entrada del útero.

- Posición transversal: El bebé se encuentra acostado de lado en el útero en lugar de tener la cabeza hacia abajo.

- *Prolapso del cordón umbilical*: El *cordón umbilical* se ha desplazado hacia abajo en la vagina antes del cuerpo del bebé.

- Infección activa de *herpes genital*.

- Algunos tipos de cirugía uterina previa.

Cómo se realiza la inducción

Hay varias maneras para que comience el trabajo de parto si este no empieza naturalmente. El método que se usa depende de varios factores, como su salud y la experiencia y las preferencias de su proveedor de atención médica. A veces, se usan varios de estos métodos juntos.

Si se estará sometiendo a un procedimiento de inducción del trabajo de parto, primero se podría controlar la frecuencia cardíaca del feto y sus contracciones por monitorización electrónica. Si tiene otros factores de riesgo, como una enfermedad preexistente o una complicación con su embarazo, la monitorización electrónica se recomienda durante el trabajo de parto.

Maduración del cuello uterino

La maduración del *cuello uterino* es un procedimiento que ayuda a ablandar y adelgazar el cuello uterino para que se dilate (se abra) durante el trabajo de parto. Si se induce el trabajo de parto pero el cuello uterino no se ha "madurado" (o ablandado) aún, es posible que el trabajo de parto no progrese. Antes de inducir el trabajo de parto, su proveedor de atención médica la examinará para determinar si el cuello uterino ha comenzado a manifestar este cambio. Los proveedores de atención médica usan la puntuación de Bishop para determinar la medida en que el cuello uterino se encuentra preparado para el trabajo de parto. Este sistema de puntos asigna un número entre 0 y 13. Una puntuación de 6 o menos quiere decir que el cuello uterino no está listo aún para el trabajo de parto. En ese caso, su proveedor de atención médica podría decidir comenzar la inducción mediante el procedimiento de maduración del cuello uterino.

Los medicamentos que se llaman **prostaglandinas** se usan comúnmente para hacer madurar el cuello uterino. Las prostaglandinas son sustancias químicas que el cuerpo produce naturalmente. Estos medicamentos se introducen en la vagina o se toman oralmente. Algunos de estos medicamentos no se usan en las mujeres que han tenido un **parto por cesárea** previo u otra cirugía uterina debido al posible riesgo de que ocurra **ruptura uterina**.

El cuello uterino también se puede expandir con dilatadores especiales. Por ejemplo, al introducir una **laminaria** (una sustancia natural o artificial que absorbe el agua) se expande el cuello uterino. También se puede introducir una sonda delgada con un balón inflable a su extremo para abrir el cuello uterino. Este dispositivo se llama un balón de Foley.

Despegamiento de las membranas amnióticas

El "despegamiento de las **membranas amnióticas**" es otro método común que se usa para que comience el trabajo de parto. Esto puede realizarse en el consultorio de su proveedor de atención médica o en un hospital. El proveedor de atención médica usa un dedo enguantado para separar el **saco amniótico** de la pared del útero. Esta acción hace que el cuerpo libere prostaglandinas, las cuales ablandan el cuello uterino y pueden provocar contracciones.

Amniotomía

El saco amniótico también se llama "la bolsa de aguas". Si el saco no se ha roto todavía, la ruptura del saco puede hacer que comiencen las contracciones. También puede aumentar la intensidad de las mismas si ya han comenzado. El proveedor de atención médica hace un pequeño agujero en el saco amniótico con un instrumento especial. Este procedimiento, que se llama **amniotomía**, puede causar ciertas molestias.

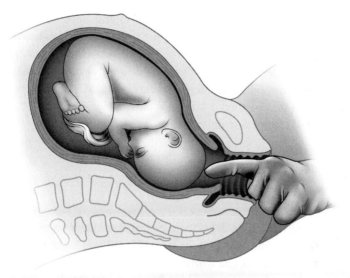

Despegamiento de las membranas amnióticas. Su proveedor de atención médica podría despegar las membranas amnióticas para promover el comienzo del trabajo de parto.

La amniotomía se hace para promover el comienzo del trabajo de parto cuando el cuello uterino se ha dilatado y adelgazado, y la cabeza del bebé ha descendido dentro de la pelvis. En la mayoría de las mujeres el trabajo de parto comienza al cabo de unas horas de romperse el saco amniótico.

Oxitocina

La **oxitocina** es una hormona que hace que el útero se contraiga y se produce naturalmente en el cuerpo. La oxitocina sintética se usa para inducir el trabajo de parto o acelerarlo si ya ha comenzado por su cuenta. La oxitocina se administra por *vía intravenosa* (a través de un suero) en el brazo. Para regular la cantidad que se administra, se conecta una bomba al suero. Las contracciones generalmente comienzan en unos 10 minutos.

Riesgos

A veces, pueden ocurrir problemas con la maduración del cuello uterino y la inducción del trabajo de parto. Cuando se usan oxitocina o prostaglandinas, el útero se podría sobreestimular y contraerse con demasiada frecuencia. Esto se denomina taquisistolia uterina. La taquisistolia se define como más de cinco contracciones en un período de 10 minutos, promediado durante 30 minutos.

Puede ser preocupante ya que puede causar alteraciones en la frecuencia cardíaca del bebé. Si ocurre taquisistolia mientras está recibiendo oxitocina y surgen problemas con la frecuencia cardíaca fetal, se podría reducir la dosis de oxitocina o suspenderla completamente. Podría ser necesario utilizar otros tratamientos para estabilizar la frecuencia cardíaca fetal.

Además de la taquisistolia, los riesgos adicionales de la maduración del cuello uterino y la inducción del trabajo de parto conllevan son

- infecciones en usted o el bebé
- ruptura uterina (poco común)
- mayor riesgo de que ocurra un *parto por cesárea*
- muerte del bebé

Otro riesgo de la inducción del trabajo de parto es que a veces no da resultado. Esto se denomina "inducción fracasada". Cuando la primera etapa del trabajo de parto dura una cantidad específica de tiempo, generalmente 24 horas y a veces más, se dice que la inducción ha fracasado.

Cuando fracasa la inducción, se hace un parto por cesárea. La probabilidad de que tenga un parto por cesárea aumenta en gran medida en las madres primerizas a quienes se les induce el parto, especialmente si el cuello uterino no está listo para el trabajo de parto. Los partos por cesárea conllevan riesgos adicionales para usted, como infección, *hemorragia* y problemas con la *anestesia* que se usa. La recuperación de un parto por cesárea generalmente es más larga que la de un parto vaginal. También acarrea consecuencias para los embarazos futuros. Con cada parto por cesárea, aumenta el riesgo de que ocurran problemas graves con la placenta en los embarazos futuros. Además, el número de partos por cesárea que ha tenido es un factor importante que influye en la manera en que dará a luz a sus bebés en el futuro.

Si le van a inducir el trabajo de parto

Si su proveedor de atención médica recomienda inducir el trabajo de parto, asegúrese de que entienda por qué se realiza este procedimiento, el método o los métodos que se usarán y qué puede razonablemente esperar que suceda durante la inducción. La primera etapa del trabajo de parto generalmente dura más tiempo cuando se induce el trabajo de parto que cuando comienza por su cuenta. Las contracciones pueden ser más intensas y más dolorosas. El *bloqueo epidural* o el *bloqueo cefalorraquídeo* se pueden usar para aliviar el dolor del trabajo de parto por inducción. Hable con su proveedor de atención médica para determinar las opciones que tiene disponibles antes del trabajo de parto.

RECURSOS INFORMATIVOS

Los siguientes recursos aportan más información sobre la inducción del trabajo de parto:

Inducing Labor (Inducción del trabajo de parto)
Medline Plus
https://www.nlm.nih.gov/medlineplus/spanish/ency/patientinstructions/000625.htm
Ofrece un resumen básico de los diferentes métodos en que se puede inducir el trabajo de parto.

Induction of Labor: Resource Overview (Inducción del trabajo de parto: Resumen de fuentes informativas)

The American College of Obstetricians and Gynecologists (El Colegio Americano de Obstetras y Ginecólogos, ACOG)
http://www.acog.org/Womens-Health/Labor-Induction
Ofrece una lista de artículos del ACOG y recursos educativos para las pacientes sobre la inducción del trabajo de parto.

Thinking About Inducing Your Labor: A Guide for Pregnant Women
(¿Está pensando que le induzcan el parto?: Guía para la mujer embarazada)
Agency for Healthcare Research and Quality
http://effectivehealthcare.ahrq.gov/search-for-guides-reviews-and-reports/?pageaction=displayproduct&productID=504
Trata de por qué es mejor esperar hasta después de las 39 semanas si está considerando una inducción electiva del trabajo de parto.

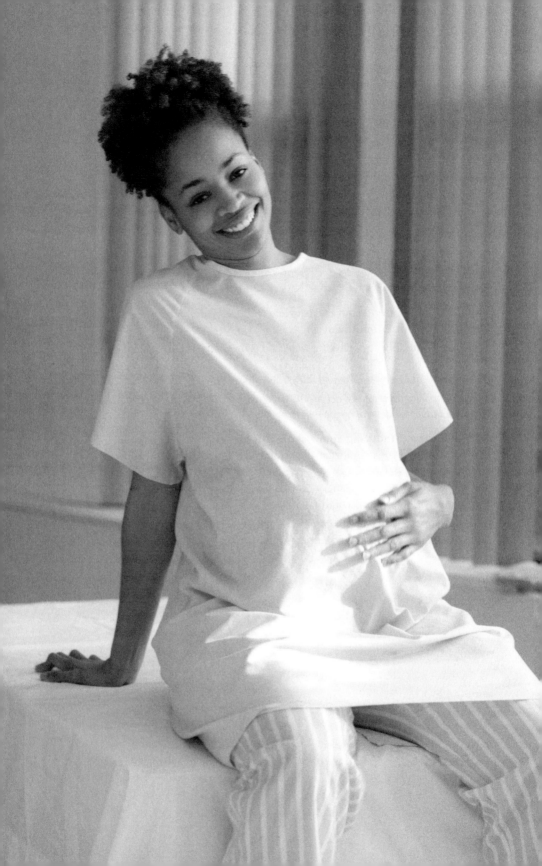

Capítulo 13

Trabajo de parto y parto

El *trabajo de parto* ocurre cuando una mujer tiene contracciones regulares que producen un cambio en el *cuello uterino*. En una mujer que tiene un bebé por primera vez, el trabajo de parto casi siempre dura de 12–18 horas. En las mujeres que han dado a luz anteriormente, por lo general dura de 8–10 horas. Sin embargo, cada mujer es diferente. Es posible que su trabajo de parto no sea como el de su hermana o amiga. Puede incluso ser diferente para cada hijo que tenga. A pesar de estas diferencias, el trabajo de parto y parto generalmente siguen un patrón determinado. Cuanto más sepa sobre lo que debe esperar durante el trabajo de parto, mejor estará preparada una vez que este comience.

Términos comunes

Es posible que oiga al proveedor de atención médica y sus enfermeras usar términos específicos para describir cómo evoluciona su trabajo de parto:

- **Borramiento**: Proceso mediante el cual el cuello uterino se acorta y adelgaza. Normalmente, el cuello uterino parece un tubo que conecta la parte superior de la vagina con la región inferior del útero. Antes del trabajo de parto, la longitud del cuello uterino es de 3.5 a 4 cm. A medida que evoluciona el trabajo de parto, el cuello uterino se comienza a retraer y adelgazar hasta que se sitúa directamente contra la pared uterina. El borramiento se calcula en porcentajes, desde 0% (sin borramiento) a 100% (borramiento completo). El proceso de borramiento permite que el cuello uterino se abra para que el bebé pase por la abertura.

- **Dilatación**: La extensión de la abertura del cuello uterino. Se mide en centímetros, desde 0 cm (sin dilatación) a 10 cm (dilatación completa).

- **Maduración del cuello uterino**: Proceso mediante el cual el cuello uterino se ablanda, adelgaza y dilata en preparación para el parto.

- **Presentación**: La parte de la cabeza del bebé que se encuentra en la parte más inferior de la vagina. Normalmente, la cabeza fetal es la parte que se presenta. Esto se denomina **presentación de vértice**.

- **Estación**: Ubicación de la parte que se presenta en la vagina. Las espinas ilíacas, las partes óseas de la pelvis que sobresalen en el canal de parto, se usan como punto de referencia. La estación se mide en números que describen la posición de la parte que se presenta del bebé relativa a las espinas ilíacas. Una estación negativa (de –1 a –5) quiere decir que la parte que se presenta está situada más arriba de la espinas. Una medida de –5 significa que el bebé se encuentra 5 cm por encima de las espinas. Una estación positiva (de +1 a +5) indica que la parte que se presenta ha descendido por el canal de parto. Una medida de +5 indica que el bebé está en posición de **coronamiento** y se puede ver mediante un **examen pélvico** en la misma entrada de la vagina de la mujer.

Etapas del nacimiento del bebé

El nacimiento del bebé se divide en tres etapas definidas: 1ª, 2ª y 3ª etapa. La 1ª etapa consta del trabajo de parto; la 2ª etapa es la "fase de pujar y parto", en la que participa activamente para pujar al bebé hacia afuera, y la 3ª etapa consiste en la expulsión de la **placenta**.

Cuando lea las siguientes secciones, es importante que recuerde que el trabajo de parto de cada mujer es único para ella. Las descripciones del trabajo de parto común que figuran a continuación podrían no describir con exactitud su experiencia final.

1ª etapa: Fase inicial del trabajo de parto

La 1ª etapa se divide en dos fases distintas: la fase inicial del trabajo de parto y el trabajo de parto activo. El comienzo de la fase inicial del trabajo de parto puede ser difícil de definir, pero generalmente quiere decir que está teniendo contracciones regulares hasta que el cuello uterino se dilata a 6 cm. Tal vez oiga describir esta etapa como "trabajo de parto latente".

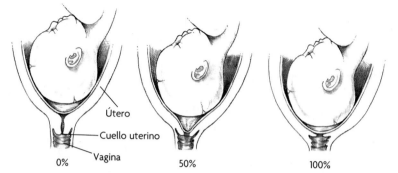

Borramiento. Durante el borramiento, el cuello uterino se retrae y se incorpora a la parte inferior del útero. Se mide en porcentajes, desde 0% (sin borramiento) a 100% (borramiento total).

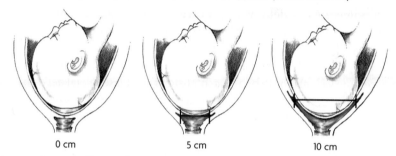

Dilatación. Durante la dilatación, la entrada del cuello uterino se agranda. Se mide en centímetros, generalmente desde 0 cm (sin dilatación) a 10 cm (dilatación completa).

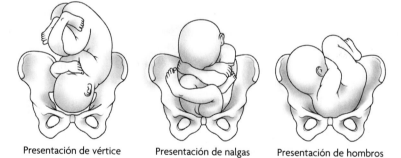

Presentación de vértice   Presentación de nalgas   Presentación de hombros

Presentación. La presentación describe la parte del bebé que se encuentra más abajo en el canal de parto.

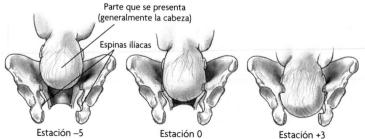

Estación –5   Estación 0   Estación +3

Estación. La estación describe la ubicación de la parte que se presenta del bebé en el canal de parto.

Qué sucede durante la fase inicial del trabajo de parto. Durante la fase inicial del trabajo de parto, podría tener contracciones leves que ocurren cada 5–15 minutos y duran aproximadamente 60–90 segundos. Las contracciones gradualmente serán más seguidas, y a finales de la fase inicial del trabajo de parto, ocurrirán menos de 5 minutos una de la otra. Durante las contracciones, es posible que sienta dolor o presión que comienza en la espalda y se traslada hacia la parte inferior del abdomen. Cuando esto sucede, el área abdominal se contrae y se siente dura. Entre cada contracción, el útero se relaja y el área abdominal se ablanda. Estas contracciones realizan una labor esencial. Esto es, promueven la dilatación del cuello uterino y empujan al bebé más abajo hacia la pelvis.

La primera etapa del trabajo de parto es casi siempre la más larga. Su duración varía para cada mujer. Para algunas, es de solo unas horas. En otras, dura más tiempo. En las madres primerizas, dura un promedio de 6 horas a 12 horas, pero puede durar más de 20 horas en estas mamás y 14 horas en las mujeres que ya han tenido hijos. La intensidad de la fase inicial del trabajo de parto también varía. Algunas mujeres no sienten contracciones cuando apenas comienza la fase inicial del trabajo de parto. En otras, las contracciones son más intensas aunque generalmente aún son tolerables.

Probablemente estará en su hogar durante casi toda la fase inicial del trabajo de parto, mientras espera que las contracciones sean más seguidas. Su proveedor de atención médica le indicará cuándo debe salir para el hospital. Siga al pie de la letra sus indicaciones. Si no está segura de lo que debe hacer, llame a su proveedor de atención médica. Si rompe fuente u ocurre sangrado profuso, comuníquese con su proveedor de atención médica de inmediato y prepárese para ir al hospital inmediatamente para una evaluación.

Lo que puede hacer. Durante la fase inicial del trabajo de parto, trate de mantenerse lo más relajada posible. Mantenerse relajada facilitará el adelgazamiento y la dilatación del cuello uterino. Puede alternar movimientos activos con períodos de reposo. He aquí lo que puede hacer durante la fase inicial del trabajo de parto:

- Salga a caminar.
- Duerma una siesta.
- Báñese.
- Ponga música relajante.
- Practique las técnicas de relajación y respiración que le enseñaron en la clase de nacimiento.
- Cambie de posición con frecuencia.
- Asegúrese de tener todo lo que necesita para el hospital.

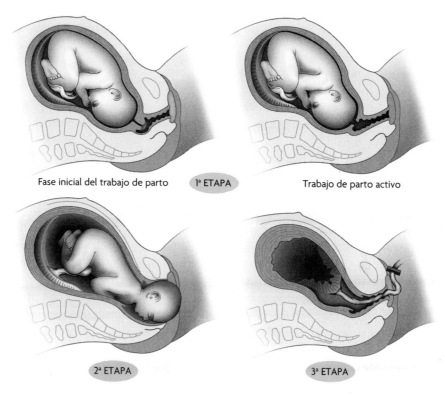

Fase inicial del trabajo de parto · 1ª ETAPA · Trabajo de parto activo

2ª ETAPA · 3ª ETAPA

Las tres etapas del nacimiento del bebé. En la 1ª etapa, el cuello uterino se dilata. En la 2ª etapa, el cuello uterino se dilata totalmente y la madre puja al bebé fuera de la vagina. En la 3ª etapa, la placenta se desprende del útero y se expulsa.

La respiración lenta y relajada puede ser útil durante esta etapa:

- Inhale profundamente por la nariz y exhale por la boca al principio de cada contracción.

- Respire lentamente manteniéndose centrada en el movimiento de entrada y salida del aire.

- Trate de contar durante la contracción.

- Al final de la contracción, inhale profundamente por la nariz y exhale por la boca.

Cómo puede ayudarla su ayudante de parto. Su pareja de parto puede ayudarla mucho durante la primera etapa del parto, tanto emocional como físicamente. Este es el momento de ayudarla con las estrategias que ambos aprendieron en la clase de nacimiento del bebé sobre cómo relajarse y sobrellevar el dolor. Su pareja de parto puede ayudarla de otras maneras, por ejemplo:

- Manteniéndola distraída jugando cartas u otros juegos
- Masajeándole la espalda y los hombros
- Llevando un registro de sus contracciones
- Colocándole una almohadilla caliente o compresa helada en la parte inferior de la espalda
- Haciendo llamadas telefónicas por usted

1ª etapa: Trabajo de parto activo

A medida que comienza el trabajo de parto activo, sus contracciones habrán aumentado y son más seguidas. Es durante esta etapa que el cuello uterino se dilata más rápidamente. En términos generales, se considera que el trabajo de parto activo ha comenzado cuando una mujer tiene contracciones regulares y el cuello uterino se ha dilatado a 6 cm. Es difícil saber con precisión cuándo esto ocurrirá, por lo tanto, cuando se intensifiquen las contracciones, y sean más seguidas y regulares, es hora de irse al hospital.

Qué sucede cuando llega al hospital. Antes de que la ingresen en el hospital, el personal determinará si el trabajo de parto ha comenzado. La podrían llevar a una la sala de evaluación preliminar, o este proceso se podría realizar en el departamento de emergencias del hospital. Generalmente se evalúa lo siguiente:

- Sus signos vitales (temperatura, presión arterial, pulso)
- La frecuencia cardíaca (el ritmo del corazón) del feto
- La frecuencia y duración de las contracciones
- Un examen vaginal para examinar la dilatación cervical y el borramiento
- Si se rompieron las membranas (rompió fuente)
- La posición del bebé
- El peso calculado del bebé

La única manera de diagnosticar el trabajo de parto es que su proveedor de atención médica observe los cambios que ocurren en el cuello uterino. Es posible que necesite dos o más exámenes cervicales durante un período de tiempo para determinar si en realidad ha comenzado el trabajo de parto. Si se determina que este ha comenzado, la ingresarán en el hospital. Si no ha comenzado el trabajo de parto, le dirán que regrese a casa. Si está en una etapa muy temprana de la fase inicial del trabajo de parto, y usted y su bebé están bien, también le podrían decir que regrese a casa hasta que las contracciones sean más regulares.

Si la ingresan en el hospital, generalmente ocurre lo siguiente:

- Asignación de la habitación: La llevarán a una habitación del hospital. En algunos hospitales permanecerá en la misma habitación durante el trabajo de parto y el parto. Otros hospitales tienen una sala de parto separada.

- Cambio de ropa: Le pedirán que se ponga una bata hospitalaria. Puede preguntarle a la enfermera si puede usar su propia bata, pero tenga en cuenta que esta se puede manchar o dañar.

- *Vía intravenosa*: Le pondrán un catéter intravenoso (suero) para que se puedan administrar medicamentos y líquidos si los necesita.

- Monitor de la frecuencia cardíaca fetal: Las normas del hospital determinarán si la conectarán a un monitor electrónico fetal. La *monitorización electrónica fetal* permite que su proveedor de atención médica y el personal del hospital controlen la frecuencia cardíaca fetal y la intensidad de sus contracciones.

Después de que la hayan examinado y hayan evaluado su condición, le podrían pedir que firme los formularios de consentimiento. Estos formularios varían, pero la mayoría de ellos explican quién la atenderá, por qué se realiza un procedimiento y los riesgos que este acarrea. Lea este formulario y asegúrese de hacer preguntas si hay algo que no está claro. Firmar el consentimiento significa que usted comprende su estado médico y acepta la atención descrita. Es posible que necesite firmar consentimientos separados para la *anestesia* y el *parto por cesárea*.

Una vez que se encuentre en la habitación del hospital, una enfermera de la sala partos vendrá a verla de vez en cuando hasta que nazca el bebé. Estas enfermeras están bien capacitadas para ayudar a las mujeres a sobrellevar las exigencias físicas y emocionales del trabajo de parto. En los hospitales de enseñanza, un médico residente, enfermera estudiante o estudiante de medicina podría también formar parte del equipo de parto.

Su propio proveedor de atención médica podría estar presente desde el comienzo hasta el final, o podría llegar poco antes del parto. Durante esta etapa, se vigilará estrechamente lo siguiente:

- Su frecuencia cardíaca y presión arterial (estas se examinarán por lo menos cada 4 horas)

- El intervalo entre cada contracción y la duración de las mismas

- El grado de dilatación del cuello uterino

- El latido cardíaco fetal, ya sea continuamente con un monitor electrónico fetal o periódicamente con un aparato de Doppler o un estetoscopio especial.

Qué sucede durante el trabajo de parto activo. El trabajo de parto activo es cuando el cuello uterino se dilata de 6 cm a 10 cm. Las contracciones se intensifican y ocurren tan frecuentemente como cada 3 minutos y cada una dura alrededor de 45 segundos. El trabajo de parto activo puede durar unas 4 a 8 horas. Durante este período, puede ocurrir lo siguiente:

- Rompimiento de fuente, si todavía no ha ocurrido.
- Dolor en la parte inferior de la espalda a medida que la cabeza fetal ejerce presión sobre la columna vertebral durante las contracciones.
- Calambres en las piernas.
- Necesidad intensa de pujar.
- Náuseas.

Qué puede hacer. Sus contracciones se intensificarán; por lo tanto, manténgase centrada en sus ejercicios de respiración y trate cada contracción individualmente. Deje que su pareja de parto y enfermera la ayuden con los ejercicios de respiración y relajación. Cuando pase una contracción, trate de relajarse y no piense en la próxima. Puede ser útil moverse un poco para hallar la posición más cómoda para usted. También se pueden administrar en este momento medicamentos para aliviar el dolor (las técnicas para aliviar el dolor se tratan en el Capítulo 11, "Alivio del dolor durante el nacimiento del bebé".) Hay otras cosas que puede hacer ahora para sobrellevar las contracciones:

- Si desea hacerlo y su proveedor de atención médica lo autoriza, camine por los pasillos.

- Orine a menudo porque cuando la *vejiga* está vacía el bebé tiene más espacio para descender.

- Si siente la necesidad de pujar, dígaselo a su proveedor de atención médica. Sin embargo, no ceda a esta necesidad todavía, trate de jadear o soplar para evitar la sensación urgente de pujar.

No se recomienda consumir alimentos sólidos durante el trabajo de parto activo. Si necesita tener un parto por cesárea, la presencia de comida en el estómago puede causar complicaciones graves. Puede ingerir una cantidad pequeña de líquidos claros, como agua, trocitos de hielo, paletas heladas, jugos de fruta sin pulpa, gaseosas, té claro, café negro, bebidas deportivas y hielo. Su hospital puede tener algunas alternativas a la mano, o puede llevar sus propios líquidos de su hogar.

Cómo puede ayudarla su ayudante de parto. Usted dependerá de su pareja de parto cada vez más a medida que se intensifican los dolores del trabajo de parto. Permítale que la ayude usando los métodos para controlar el dolor que aprendió en la clase de nacimiento del bebé. Su pareja puede también ayudarla de las siguientes maneras:

- Aplicar contratensión a la espalda: presionar firmemente en la parte inferior de la espalda o masajear con los nudillos o pelotas de tenis.
- Flexionarle los pies para aliviar los calambres en las piernas.
- Actuar como punto de enfoque durante las contracciones.
- Ofrecerle consuelo y apoyo.
- Ofrecerle pequeños sorbos de líquidos claros (consulte arriba) si lo desea.

A veces, si el trabajo de parto no evoluciona tan rápido como debe, su proveedor de atención médica podría decidir estimular el trabajo de parto desgarrando las membranas (si todavía no ha ocurrido) o administrándole una forma sintética de la oxitocina, la hormona que provoca la contracción del útero. Este medicamento aumenta la frecuencia y duración de las contracciones. El trabajo de parto se puede estimular si se considera que las contracciones son infrecuentes o demasiado leves para dilatar el cuello uterino y la mujer está en trabajo de parto activo.

Transición a la 2ª etapa

En el final de la fase activa de trabajo de parto, este comúnmente se intensifica. Para muchas, esta es la etapa más difícil y dolorosa. No obstante, si le han administrado anestesia epidural u otro tipo de medicamento para el dolor, el dolor no será tan intenso. Las contracciones son más seguidas y pueden durar 60–90 segundos. Con cada contracción, tendrá la necesidad urgente de pujar. Sentirá además mucha presión en la parte inferior de la espalda y el *recto*. Esta sensación puede ser parecida a la necesidad de evacuar, pero mucho más fuerte. Dígale a su proveedor de atención médica o enfermera en cuanto sienta la necesidad de pujar. Él o ella le examinará el cuello uterino para determinar cuánto se ha dilatado. Hasta que el cuello uterino se haya dilatado totalmente y su proveedor de atención médica o enfermera se lo autorice, trate de no pujar. Comenzar a pujar antes de que el cuello uterino esté totalmente dilatado puede agotarla e inflamar el cuello uterino, que a su vez evita que ocurra la dilatación debida. Controlar la respiración o dar pequeños soplos de aire puede ayudarla a resistir la sensación urgente de pujar. La fase de transición no dura mucho, generalmente 15–60 minutos. Debe prepararse para comenzar pronto con la 2ª etapa.

2ª etapa: Fase de pujar y parto

Esta es la etapa en la que participará activamente mientras empuja el bebé hacia afuera. Es distinta para cada mujer y para cada embarazo. La segunda etapa del trabajo de parto generalmente es más breve que la primera etapa pero casi siempre es la más ardua para la madre. Una vez que el cuello uterino se haya dilatado totalmente, podrá comenzar a pujar para que salga el bebé. Durante la 2ª fase, notará un cambio en la forma en que percibe las contracciones. Pueden ser más lentas, ocurrir cada 2–5 minutos, y durar más o menos 60–90 segundos.

La segunda etapa del trabajo de parto puede durar entre 20 minutos a 2–3 horas. Si ha tenido un **bloqueo epidural** o si el bebé se encuentra en una posición anormal, podría ser más largo el tiempo para pujar al bebé hacia afuera. En general, si no se le ha administrado anestesia y la segunda etapa dura más de 3 horas para una madre primeriza o 2 horas para una mujer que ha dado a luz anteriormente, es posible que se deba intervenir para permitir que salga el bebé. Esto quiere decir tener un **parto instrumentado vaginal** (consulte el Capítulo 14, "Parto instrumentado y presentación de nalgas"), es decir, girar al bebé para que se encuentre en una presentación más favorable para nacer o tener un parto por cesárea (consulte el Capítulo 15, "Parto por cesárea y parto vaginal después de una cesárea"). Si tuvo un bloqueo epidural, se le podría dar más tiempo para la segunda etapa, especialmente si el parto está evolucionando.

Lo que puede hacer. Si ha estado en una sala convencional de trabajo de parto, la trasladarán a una sala de parto. Si está en una sala de trabajo de parto, parto y recuperación, su proveedor de atención médica y la enfermera la ayudarán a colocarse en una posición adecuada para el parto. Muchas mujeres dan a luz a sus bebés casi sentadas, con el respaldo de la cama elevado y los pies colocados en apoyapiés. Hay otras posiciones para el parto que puede probar siempre y cuando las apruebe su proveedor de atención médica (para enterarse de otras posiciones para el parto, consulte el Capítulo 11, "Alivio del dolor durante el nacimiento del bebé").

Una vez que el proveedor de atención médica se lo autorice, puje con cada contracción o cuando se lo indiquen. El personal que la atiende le dirá cómo ayudar al bebé para que descienda por el canal de parto. Cuando la cabeza del bebé aparece en la abertura de la vagina, sentirá una sensación de ardor o punzada en el área a medida que el **perineo** se estira y sobresale. Esto es normal.

Después de la presentación de la cabeza por el canal de parto, el cuerpo del bebé gira. Primero sale un hombro y luego el otro. Después de que hayan salido ambos hombros, saldrá rápidamente el resto del cuerpo del bebé. Su proveedor de atención médica o ayudante de parto cortará entonces el **cordón umbilical**. La sangre del cordón umbilical se obtiene rutinariamente para practicar análisis de sangre del recién nacido, como el grupo sanguíneo.

Cómo puede ayudarla su ayudante de parto. Su ayudante puede hacer una gran diferencia durante esta etapa del trabajo de parto. La presencia de su ayudante es necesaria para darle apoyo físico en algunas posiciones para el parto. En las posiciones en cuclillas, podría tener que apoyarse de su pareja o sujetarla para mantener el equilibrio. Si está acostada boca arriba, su pareja puede apoyarle una de las piernas. También puede ser de gran ayuda recibir palabras de apoyo. Dígale a su ayudante el tipo de apoyo que necesita. Si necesita que su ayudante no se involucre en el proceso, está bien que sea así en esta etapa.

3ª etapa: Expulsión de la placenta

Después de que sale el recién nacido, queda una parte adicional del nacimiento del bebé: la expulsión de la placenta. Esta última etapa es la más corta de todas. Lo más probable es que dure de solo unos minutos a alrededor de 20 minutos. Durante esta etapa, todavía tendrá contracciones. Serán muy seguidas y menos dolorosas. Estas contracciones ayudan a separar la placenta de la pared del útero. Posteriormente, las contracciones desplazan la placenta hacia abajo por el canal de parto. Una vez que está allí, podrá expulsarla de la vagina pujando una o dos veces. Algunos proveedores de atención médica ayudan a expulsar la placenta introduciendo una mano dentro de la vagina hasta el útero para agarrar la placenta. Si tuvo una **episiotomía** o un desgarre, estos se repararán. Si ha decidido conservar la sangre del cordón umbilical, esta sangre se obtendrá antes o después de expulsar la placenta.

Después de que expulse la placenta, el útero seguirá contrayéndose. Estas contracciones ayudan a que se vuelva a reducir el tamaño del útero. Se le administrarán medicamentos (ya sea antes o después de expulsar la placenta) para permitirle al útero contraerse y evitar que ocurra sangrado excesivo. Una enfermera palpará (apretará y presionará) el abdomen para asegurarse de que el útero se sienta normal. A medida que el útero se encoge, se sellarán los vasos sanguíneos que proporcionaron **nutrientes** y **oxígeno** a la placenta y eliminaron los productos de desecho. De esta forma se controla la pérdida de sangre.

Después de que nazca el bebé

Si tuvo un trabajo de parto y parto normales, inmediatamente después de que nazca el bebé, lo colocarán arropado con una mata sobre su abdomen en contacto directo con su piel. El bebé recién nacido tiene que ajustar la temperatura interna de su cuerpo a un lugar que es mucho más frío. Además, el recién nacido está mojado con el *líquido amniótico*. El bebé puede perder mucho calor a medida que se le evapora la humedad de la piel. El contacto directo con la piel contribuye a regular la temperatura del cuerpo del bebé y es la mejor manera de mantener cálido al bebé. Si tuvo algún problema durante el trabajo de parto o el parto o si el bebé es *prematuro*, es posible que un miembro del personal médico tenga que evaluar al bebé o colocarlo bajo una luz térmica.

Si todo está bien, es probable que pueda pasar todo el tiempo que desee con su bebé después de que nazca. Cuando usted y el bebé estén listos, se le podría hacer un examen físico y algunas pruebas al recién nacido (consulte el Capítulo 16, "El período de postparto").

Se medirán los signos vitales de la madre con frecuencia en las próximas horas. Esto se hace para detectar señales de infección o *hemorragia*. Si recibió anestesia regional, el personal del hospital la observará por varias horas en caso de que surjan complicaciones. Si la trasladaron a una sala de parto para el nacimiento del bebé, regresará a una habitación común una vez que se determine que su situación es estable.

¡Bienvenida a su nueva etapa de la vida como madre! La siguiente etapa de este recorrido se describe en el Capítulo 16, "El período de postparto". Este será un período de adaptación y cambios, pero estar preparada para ambos facilitará esta transición.

RECURSOS INFORMATIVOS

Los siguientes recursos aportan más información sobre el nacimiento del bebé:

Childbirth (Parto)
National Library of Medicine (Biblioteca Nacional de Medicinia)
https://www.nlm.nih.gov/medlineplus/spanish/childbirth.html
Un gran punto de partida con enlaces a recursos detallados sobre muchos temas acerca del nacimiento de bebés.

Labor and Delivery: Resource Overview (Trabajo de parto y parto: Resumen de fuentes informativas)

The American College of Obstetricians and Gynecologists (El Colegio Americano de Obstetras y Ginecólogos, ACOG)

http://www.acog.org/Womens-Health/Labor-and-Delivery

Ofrece una lista de artículos del ACOG y recursos educativos para las pacientes sobre el trabajo de parto y el parto.

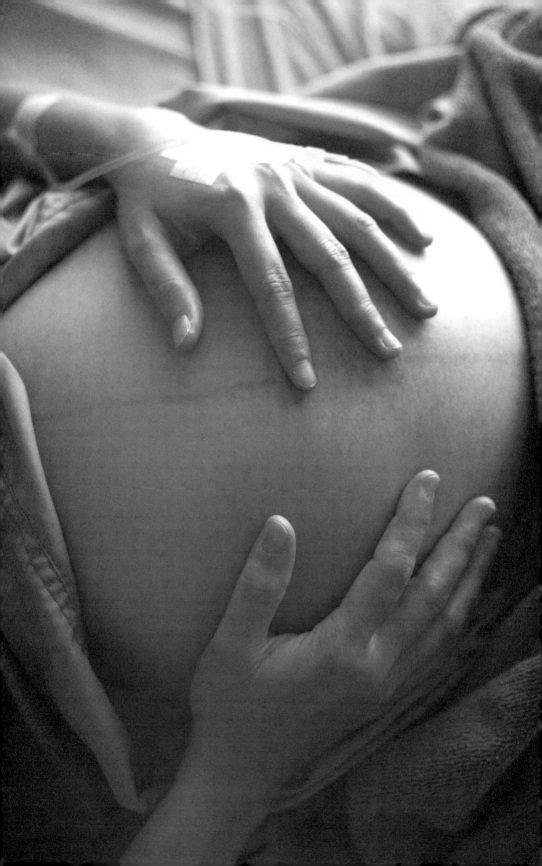

Capítulo 14

Parto instrumentado y presentación de nalgas

El trabajo de parto a veces no se logra según lo previsto. Se podría desacelerar o detenerse. Pueden surgir problemas con el bebé o con su estado médico. Si su proveedor de atención médica considera que continuar con el trabajo de parto o un parto vaginal es riesgoso para usted o su bebé, podría decidir que la mejor opción sea dar a luz de otra manera, ya sea mediante un *parto instrumentado vaginal* o un *parto por cesárea*. Este capítulo trata sobre el parto instrumentado vaginal. Otro capítulo (Capítulo 15, "Parto por cesárea y parto vaginal después de una cesárea") trata sobre el parto por cesárea.

La *presentación de nalgas*—en la cual el bebé está situado para salir con los pies o los glúteos primero—a menudo se detecta unas semanas antes de que comience el trabajo de parto. Si la presentación de su bebé es de nalgas, puede ser posible girar al bebé antes del parto, un procedimiento que se llama *versión cefálica externa*. Si el bebé no se voltea, debe hablar sobre su plan para el parto con su proveedor de atención médica.

Parto instrumentado vaginal

Una vez que comienza el trabajo de parto, generalmente progresa a un ritmo constante. Nadie puede pronosticar cómo procederá el nacimiento de un bebé. A veces, ocurre bastante rápido sin ningún problema. No obstante, en algunos partos, la madre puede pujar por horas sin que ocurra mucho progreso o pueden ocurrir problemas durante el trabajo de parto. En algunos casos, su proveedor de atención médica puede tener que asistir el parto mediante el uso de *fórceps* o de extracción por vacío. Este tipo de parto se denomina parto instrumentado vaginal. El parto instrumentado vaginal se hace en aproximadamente el 4% de los partos vaginales en Estados Unidos. Algunos de los motivos por los cuales se puede hacer un parto instrumentado vaginal son los siguientes:

- Se sospecha que hay problemas con el bebé (por ejemplo, los latidos del corazón del bebé se vuelven más lentos o erráticos)
- Usted ha pujado por mucho tiempo sin ningún progreso
- Usted no puede pujar eficazmente debido a un problema médico

Tipos de partos instrumentados vaginales

Hay dos tipos de partos instrumentados vaginales: 1) parto por fórceps y 2) *extracción por vacío*. Ambos tipos de partos son seguros. El tipo de parto que se realice depende de varios factores, como la experiencia de su proveedor de atención médica y su situación individual.

- Parto por fórceps: Los fórceps se asemejan a un par de cucharas grandes. En el procedimiento, se introducen los fórceps en la vagina y se colocan alrededor de los pómulos y la mandíbula del bebé. Los fórceps entonces se usan para guiar cuidadosamente la cabeza del bebé hacia afuera por el canal de parto mientras usted sigue pujando.

- Extracción por vacío: Un *extractor al vacío* es un dispositivo que tiene una copa de succión junto con un mango. La copa de succión se introduce en la vagina y se presiona sobre la cabeza del bebé. La succión sostiene la copa en su lugar. Su proveedor de atención médica usa el mango para guiar la cabeza del bebé hacia afuera por el canal de parto mientras usted sigue pujando.

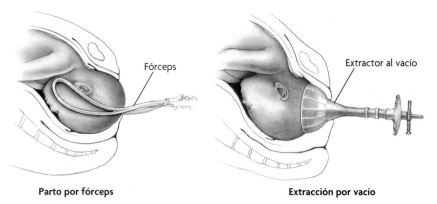

Fórceps

Extractor al vacío

Parto por fórceps

Extracción por vacío

Tipos de partos instrumentados vaginales. El parto instrumentado vaginal conlleva el uso de fórceps o un extractor al vacío.

Riesgos

En la mayoría de los casos, el uso de estos instrumentos para facilitar el parto no causa problemas mayores. Sin embargo, hay algunos riesgos asociados con el parto instrumentado:

- Riesgos para el bebé: Con el parto por fórceps, la cara del bebé se podría lesionar, aunque estas lesiones tienden a ser menores. Se ha notificado que en raras situaciones ocurren complicaciones más graves, como convulsiones o sangrado cerebral. La extracción por vacío puede lesionar la cabeza fetal y causar sangrado en los vasos sanguíneos de los ojos. En los recién nacidos que nacen mediante extracción por vacío ocurre **ictericia** con más frecuencia. La mayoría de las lesiones que se producen de la extracción por vacío no generan consecuencias a largo plazo para el bebé.

- Riesgos para usted: Tanto el parto por fórceps como la extracción por vacío pueden lesionar los tejidos de la vagina, el **perineo** y el **ano**. Estos problemas pueden dar lugar al **prolapso de los órganos pélvicos** y a **incontinencia** urinaria, fecal o a gases después del parto. En algunos casos, puede ser necesario recurrir a una reparación por cirugía. Cabe mencionar, sin embargo, que cualquier parto vaginal puede potencialmente causar estas lesiones.

Es importante hablar sobre todos estos riesgos con su obstetra antes de que se realice el parto instrumentado. Si tiene un parto instrumentado vaginal, el proveedor de atención médica de su bebé debe saberlo para que pueda estar al tanto en caso de que surjan problemas.

Presentación de nalgas

En la 3ª o 4ª semana antes de la fecha prevista del parto, casi todos los bebés cambian de posición en el útero de manera que la cabeza queda orientada hacia abajo cerca del canal de parto. Esto se denomina **presentación de vértice**. Si el bebé no cambia de posición, puede presentarse de nalgas. Esta posición ocurre en el 3 a 4% de los bebés que nacen **a término**. Ocurre con más frecuencia en los bebés **prematuros**.

Aunque no siempre se sabe el motivo por el cual un bebé se encuentra en posición de nalgas, es más común si una o más de las siguientes situaciones son aplicables:

- Ha tenido más de un embarazo.
- Va a tener gemelos o mellizos.
- El útero tiene una cantidad excesiva o insuficiente de **líquido amniótico**.
- La forma del útero es anormal o tiene tumores anormales (**fibromas**, por ejemplo).

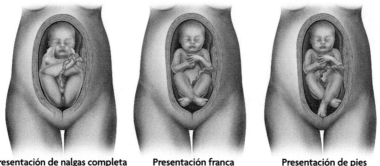

Presentación de nalgas completa   Presentación franca   Presentación de pies

Presentaciones de nalgas. En el parto con presentación de nalgas, los glúteos, un pie del bebé, o ambos pies, salen primero durante el parto.

- Si la placenta recubre toda o una parte de la entrada del útero (*placenta previa*).

A veces, los bebés con ciertos **defectos congénitos** también se presentan de nalgas a término, pero casi todos los bebés a término cuya presentación es de nalgas son normales.

Posición del bebé

Durante las últimas semanas del embarazo, su proveedor de atención médica le hará un examen físico para determinar la posición del bebé. Para hacerlo, le colocará las manos sobre el abdomen y tratará de sentir el contorno del bebé. Una vez que ubique la cabeza, la espalda y los glúteos del bebé, su proveedor de atención médica podrá determinar la posición en que este se encuentra. Si sospecha que la presentación es de nalgas, podría hacerle un **examen por ecografía (ultrasonido)** para confirmar la posición.

La posición del bebé puede cambiar hasta el final del embarazo. A medida que se acerca el parto, algunos bebés giran por su cuenta. Es posible que su proveedor de atención médica no sepa con certeza si su bebé se encuentra situado en presentación de nalgas hasta que comience el trabajo de parto. A veces, la presentación de nalgas se detecta por primera vez durante el **examen pélvico** de una mujer en trabajo de parto.

Procedimiento para girar al bebé

Si se determina que la presentación del bebé es de nalgas—y según su estado y el del bebé—su proveedor de atención médica puede tratar de girar al bebé con la cabeza hacia abajo para que pueda tener un parto vaginal sin complicaciones. Este procedimiento se conoce como versión cefálica externa. La probabilidad de que la versión cefálica externa dé resultado es de un 50%.

La versión cefálica externa no se intentará si está embarazada con más de un bebé, si hay un posible problema con la frecuencia cardíaca fetal, si hay ciertas anormalidades en su sistema reproductor o si la placenta se encuentra en el lugar incorrecto (placenta previa) o se ha separado de la pared del útero (*abrupción placentaria*). La versión cefálica externa se puede considerar si ha tenido un parto por cesárea previo, según el motivo por el cual se haya realizado dicho parto y el tipo de cicatriz uterina que tenga (consulte el Capítulo 15, "Parto por cesárea y parto vaginal después de una cesárea"). En este caso, su proveedor de atención médica le explicará los riesgos y los beneficios de la versión cefálica externa para que pueda tomar una decisión fundamentada.

Generalmente, la versión cefálica externa no se realiza hasta que su embarazo haya durando por lo menos 37 semanas. Si se hace antes de esa fecha, la presentación del bebé puede volver a cambiar a presentación de nalgas. Si eso sucede, se puede intentar el procedimiento nuevamente. Sin embargo, este tiende a ser más difícil ya que el bebé es más grande y hay menos espacio para que se desplace.

La versión cefálica externa se lleva a cabo de la forma siguiente:

- Generalmente se realiza cerca de una sala de parto ya que si surge algún problema, el bebé puede nacer rápidamente por cesárea si fuera necesario.

- Se examinará la frecuencia cardíaca del bebé antes y después de la versión cefálica externa.

- A veces, se administran medicamentos para relajar el útero y posiblemente facilitar el proceso de girar al bebé. También puede recibir medicamentos para el dolor, como **bloqueo epidural** o medicamentos por **vía intravenosa**.

- Para girar al bebé, el proveedor de atención médica le coloca las manos en el abdomen.

- Aplica entonces presión firme sobre el abdomen para tratar de girar al bebé.

- En algunos casos, se podría pedir la ayuda de un segundo proveedor de atención médica para girar al bebé o realizar un examen por ecografía (ultrasonido) con el fin de evaluar al bebé.

Aunque pueden ocurrir complicaciones con la versión cefálica externa, la probabilidad de que ocurran estas complicaciones es baja. Estas son, entre otras, las siguientes:

- **Ruptura prematura de membranas**
- Problemas con la frecuencia cardíaca del bebé
- Abrupción placentaria

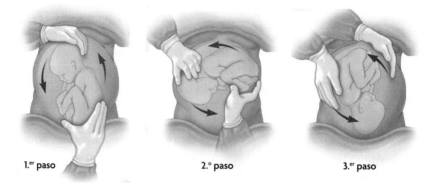

1.er paso   **2.º paso**   **3.er paso**

Versión cefálica externa. En este procedimiento, el proveedor de atención médica intenta levantar y girar al bebé de una presentación de nalgas a la presentación de vértice (con la cabeza orientada hacia abajo). Reimpreso de Beckmann CRB, Ling FW, Barzansky BM, Herbert WNP, Laube PW, Smith RP. Obstetrics and gynecology. 6.a ed. Baltimore: Lippincott Williams & Wilkins; 2010.

Después del procedimiento, se vigilará su estado de salud por un tiempo para asegurar que usted y su bebé se encuentren estables.

Opciones para el parto

Si la presentación del bebé es de nalgas, su proveedor de atención médica le hablará sobre el tipo de parto que más le convenga a usted y su bebé. Si es posible girar al bebé por versión cefálica externa, el parto vaginal puede ser una opción. Si el bebé se presenta de nalgas y se acerca el momento del parto, la mejor opción puede ser un ***parto por cesárea***. Su proveedor de atención médica examinará en detalle los riesgos y beneficios de ambos tipos de parto. Juntos decidirán el mejor plan para usted y su bebé.

Parto por cesárea. La mayoría de los bebés que se presentan de nalgas nacen mediante un parto por cesárea programado. Sin embargo, no siempre es posible planear para tener un parto por cesárea. El bebé podría cambiar a una posición de nalgas justo antes de que empiece el trabajo de parto. Aunque ocurre en raras ocasiones, algunos bebés incluso cambian de una posición con la cabeza hacia abajo a una posición de nalgas durante el trabajo de parto.

Parto vaginal. El parto vaginal puede ser más difícil cuando la posición del bebé es de nalgas. En el parto, la cabeza es la parte más grande y firme del cuerpo del bebé. En la posición con la cabeza hacia abajo, la cabeza sale primero y después le sigue el resto del cuerpo. En la presentación de nalgas, el cuerpo se presenta primero por lo que la parte más grande del cuerpo queda por salir al final. Es posible que el cuerpo del bebé no estire el **cuello uterino** lo suficiente para permitir que la cabeza salga con facilidad, y la cabeza o los hombros se podrían quedar atorados. Si esto ocurre, usted y el bebé podrían sufrir lesiones. También hay un mayor riesgo de que el **cordón umbilical** se desplace por el cuello uterino hacia el canal de parto antes de que lo haga el bebé. Esto se llama prolapso del cordón umbilical. Si el cordón se comprime o pincha, este puede detener el flujo de sangre a través del cordón hacia el bebé.

En algunas situaciones puede ser posible tener un parto vaginal. Antes de tomar una decisión, debe estar informada de todos los posibles riesgos de un parto vaginal con una presentación de nalgas y entender que estos riesgos son mayores que si se programa un parto por cesárea. La experiencia de su proveedor de atención médica con partos vaginales de bebés en posición de nalgas también es un factor importante. Es posible que también deba satisfacer ciertas condiciones establecidas por su hospital antes de programar el parto vaginal de su bebé.

RECURSOS INFORMATIVOS

Los siguientes recursos aportan más información sobre el parto instrumentado vaginal y la presentación de nalgas:

Breech Babies: What Can I Do if My Baby is Breech? (Bebés que vienen de nalgas: ¿qué puedo hacer si mi bebé viene de nalgas?)
American Academy of Family Physicians (Academia Americana de Médicos de Familia).
http://es.familydoctor.org/familydoctor/es/pregnancy-newborns/labor-childbirth/breech-babies-what-can-i-do-if-my-baby-is-breech.html
Ofrece una explicación detallada de todos los aspectos de la presentación de nalgas.

Breech Birth (Parto de nalgas)
National Library of Medicine (Biblioteca Nacional de Medicina)
https://www.nlm.nih.gov/medlineplus/spanish/ency/patientinstructions/000623.htm
Ofrece un resumen fácil de entender sobre la presentación de nalgas y la versión cefálica externa.

Forceps or Vacuum Delivery (sobre el parto por fórceps o extracción por vacío)
National Health Service
www.nhs.uk/conditions/pregnancy-and-baby/pages/ventouse-forceps-delivery.aspx
Esta es una descripción del parto instrumentado del National Health Service que proporciona atención médica en el Reino Unido. Incluye un video.

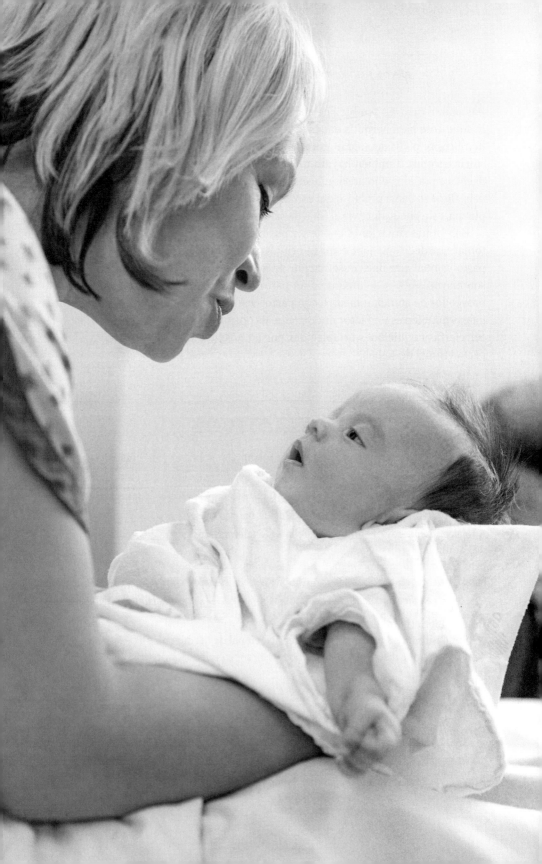

Parto por cesárea y parto vaginal después de una cesárea

Casi todos los bebés nacen por la vagina. Sin embargo, en muchos embarazos el bebé se extrae mediante incisiones en el abdomen y útero de la mujer. Este procedimiento se denomina **parto por cesárea**. Los partos por cesárea son muy comunes. De hecho, uno de cada tres bebés en Estados Unidos nace de esta manera.

Antes se creía que si una mujer tenía un parto por cesárea, todos los demás bebés que tuviera en el futuro tenían que nacer de la misma manera. Hoy en día se sabe que muchas mujeres pueden someterse a una **prueba de trabajo de parto después de una cesárea** (TOLAC, por sus siglas en inglés). Después de una TOLAC satisfactoria, muchas mujeres podrán dar a luz por vía vaginal (que se llama **parto vaginal después de una cesárea** [PVDC]).

Por qué podría necesitar un parto por cesárea

El parto por cesárea puede ser necesario si ocurren circunstancias durante el trabajo de parto que ameriten practicar una cesárea por ser una opción más segura que un parto vaginal, ya sea para la mujer embarazada o para el bebé. El parto por cesárea puede programarse por anticipado si existen ciertos problemas o situaciones. Algunos ejemplos son los siguientes:

- Trabajo de parto que no evoluciona: Una de las razones más comunes por la que se efectúa una cesárea es porque el trabajo de parto se desacelera o detiene. Casi uno de cada tres partos por cesárea se realiza por este motivo. Por ejemplo, puede que tenga contracciones demasiado débiles o infrecuentes para dilatar el cuello uterino lo suficiente como para que el bebé se pueda desplazar por la vagina. A veces, aun si el cuello uterino se dilata lo suficiente, el bebé es demasiado grande para la pelvis o la posición del bebé puede que no permita que pase de manera segura y en el tiempo que debe.

- Frecuencia cardíaca fetal anormal: Una frecuencia cardíaca fetal anormal quiere decir que es posible que el trabajo de parto sea demasiado estresante para el bebé.

- Problemas con el **cordón umbilical**: Si se pincha o comprime el cordón umbilical, se le puede reducir el suministro de **oxígeno** al bebé.

También es posible que sea necesario programar un parto por cesárea aun antes de que comience el trabajo de parto. Los motivos por los cuales se programa un parto por cesárea son, entre otros, los siguientes:

- Tuvo un parto por cesárea anteriormente: Un parto por cesárea previo quiere decir que es posible que deba dar a luz por cesárea otra vez según la manera en que se hizo la incisión previa en el útero. Después de hablar con su proveedor de atención médica sobre sus opciones, puede decidir tener un parto por cesárea otra vez aunque sea candidata para una TOLAC.

- Va a tener más de un bebé: Si va a tener dos o más bebés, podría necesitar un parto por cesárea. Muchas mujeres embarazadas con mellizos o gemelos pueden tener partos vaginales. Sin embargo, si los bebés nacen mucho antes de lo que deben o si el "mellizo o gemelo que se presenta" (el que se encuentra en posición para nacer primero) no se encuentra con la cabeza orientada hacia abajo, se prefiere un parto por cesárea. La probabilidad de tener un parto por cesárea aumenta con la cantidad de bebés que tenga en el vientre.

- El bebé es grande (un problema médico que se llama **macrosomía**) o la pelvis es pequeña: A veces, el bebé es demasiado grande para atravesar sin riesgo por la pelvis y vagina de la mujer. Este estado se denomina **desproporción cefalopélvica**.

- El bebé aparece en **presentación de nalgas** o se encuentra en una posición anormal: Ai el bebé aparece en presentación de nalgas (con las nalgas o los pies más cercanos a la vagina), el parto por cesárea programado es la manera más segura y el método más común para dar a luz. Quizás sea posible tener un parto vaginal programado en algunas situaciones. Si el bebé esta en posición transversal (acostado de lado en el útero en lugar de orientado con la cabeza hacia abajo), el parto por cesárea es la única opción.

- Hay problemas con la placenta: **Placenta previa** es una afección en la que la placenta se encuentra debajo del bebé y cubre una parte o todo el cuello uterino, obstruyendo así la salida del bebé del útero. Esto puede dar lugar a sangrado profuso si se intenta tener un parto vaginal.

- Tiene un problema médico que podría hacer riesgoso tener un parto vaginal: Por ejemplo, se podría hacer una cesárea si una mujer tiene una infección activa de herpes durante el trabajo de parto.

- Usted lo pide: Algunas mujeres embarazadas piden someterse a un parto por cesárea aun cuando no hay un motivo médico para ello. Esto se denomina "parto por cesárea a petición de la madre". Si le interesa solicitar un parto por cesárea, usted y su proveedor de atención médica deben hablar sobre esta opción con anticipación. El parto por cesárea es una cirugía mayor, y usted y su bebé corren el riesgo de sufrir complicaciones graves. Cuando no hay un motivo médico para someterse a un parto por cesárea, los riesgos de tener una cesárea a menudo son mayores que los beneficios. Este tema se trata en más detalle en la sección "Parto por cesárea a petición" del Capítulo 6, "6º mes (Semanas 21–24)".

Qué sucede durante el parto por cesárea

El proceso de parto por cesárea puede variar según el motivo por el cual se haga la cesárea. Sin embargo, en casi todos los casos, los partos por cesárea siguen un procedimiento semejante.

Anestesia

Se usan distintos tipos de **anestesia** para aliviar el dolor durante un parto por cesárea. Estos son **bloqueo epidural, bloqueo cefalorraquídeo, bloqueo cefalorraquídeo y epidural combinados**, o **anestesia general**. El tipo de anestesia que se seleccione depende de varios factores, como su salud y la del bebé, y por qué se realiza el parto por cesárea. Un anestesiólogo hablará con usted sobre los beneficios y los riesgos de cada tipo de anestesia y le recomendará la mejor opción.

Si le administran un bloqueo epidural durante el trabajo de parto y resulta que necesita dar a luz por cesárea, generalmente el anestesiólogo le inyecta una cantidad mayor o un tipo distinto de medicamento por el mismo **catéter** para aliviar mejor el dolor. Al hacerlo, el **anestésico** la adormecerá completamente para la cirugía. Aunque no sentirá ningún dolor, podría sentir presión.

Preparación para la cirugía

Antes de que comience un parto por cesárea, se toman algunas medidas para prepararla para la cirugía:

- Se controlará por monitor su presión arterial, frecuencia cardíaca y respiración durante la cirugía. Le colocarán una mascarilla de oxígeno sobre la nariz y boca o una sonda debajo de la nariz para garantizar que usted y su bebé reciban mucho oxígeno durante la cirugía.

- Recibirá **antibióticos** por **vía intravenosa**. Esto se hace para evitar que ocurra una infección.

- El abdomen se le limpiará y se le aplicará un antiséptico. Si fuera necesario, se le podría recortar el vello púbico con tijeras antes de limpiarle el abdomen. Si el parto por cesárea es programado, es importante no eliminar el vello púbico con afeitadora la noche o mañana antes de la cirugía. El uso de afeitadoras aumenta el riesgo de infecciones en el lugar de la cirugía.

- Se colocarán sábanas quirúrgicas estériles alrededor del área de la incisión.

- Se introducirá un catéter en la **vejiga**. Esto se hace para mantener vacía la vejiga y evitar que se lesione durante la cirugía.

- Se le colocarán dispositivos especiales en las piernas para reducir el riesgo de **trombosis venosa profunda** durante la cirugía. Estos dispositivos se colocan alrededor de las piernas y periódicamente se llenan de aire para estimular la circulación en las venas. Si tiene factores de riesgo para la trombosis venosa profunda, podría recibir medicamentos en lugar de estos dispositivos.

En los partos por cesárea que no se realizan en una situación de emergencia, la mayoría de los hospitales permiten que la acompañe una persona de apoyo en la sala de operaciones. Se le entregará a esta persona una bata quirúrgica, una mascarilla, un gorro y guantes que deberá ponerse. Esta persona podrá permanecer con usted durante la cirugía.

Proceso de incisiones

Se harán dos incisiones: una en el abdomen y otra en el útero. Una vez que esté limpio el abdomen y el analgésico la haya adormecido, el médico hará la incisión abdominal:

- La incisión se hace a través de la piel y la pared abdominal y se extiende de lado a lado, justo arriba del vello púbico (transversal) o, en algunos casos, de arriba hacia abajo (vertical).

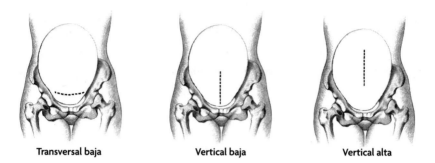

| Transversal baja | Vertical baja | Vertical alta |

Tipos de incisiones uterinas para un parto por cesárea. Es posible que el tipo de incisión que se haga en la piel para un parto por cesárea no sea el mismo que se haga en el útero.

- Los músculos abdominales se separan y se hace una incisión a través del recubrimiento de la cavidad abdominal. Por lo general, los músculos abdominales no se cortan.

- Cuando el médico llega al útero, se hace otro corte en la pared uterina. Esta incisión puede también ser transversal (de lado a lado) o vertical (de arriba hacia abajo). En la mayoría de los casos, se hace una incisión transversal. Este tipo de incisión se hace en la parte inferior y más delgada del útero. Esta incisión produce menos sangrado y se cicatriza con una cicatriz más fuerte. Puede ser necesario hacer una incisión vertical si tiene placenta previa, si el bebé se encuentra en una posición fuera de lo normal o si el bebé es extremadamente **prematuro** o más pequeño de lo normal.

Algo importante que debe recordar es que la incisión que se hace en el abdomen puede ser diferente a la que se hace en el útero. Aunque esta información se debe ingresar en su expediente médico, asegúrese de que usted también sepa el tipo de incisión que se le hizo en el útero. Este es un factor importante a la hora de determinar si puede tener un parto vaginal en el futuro. El tipo de incisión más favorable para un parto vaginal después de una cesárea es la incisión transversal baja.

Parto del bebé

El bebé se extrae a través de las incisiones. Luego, se corta el cordón umbilical y se le entrega el bebé a una enfermera.

Secundinas y cierre de las incisiones

Después de sacar al bebé, se extrae la placenta del útero. Se proceden a cerrar las incisiones en el útero y la pared abdominal. La incisión en el útero generalmente se cierra con suturas que el cuerpo mismo absorbe. Se pueden usar otros materiales, como hilo, grapas o pegamento quirúrgico para cerrar la incisión abdominal. El tipo de suturas que tenga determinará si se les extraerán posteriormente. Hay otros tipos de cierres que el cuerpo absorbe y no es necesario extraerlos.

Riesgos

Al igual que con las cirugías mayores, el parto por cesárea conlleva ciertos riesgos. Pueden ocurrir problemas en un grupo pequeño de mujeres. Aunque generalmente es posible tratarlas, en casos muy raros, pueden surgir complicaciones graves o incluso mortales:

- El útero, los órganos pélvicos circundantes o la incisión en la piel pueden infectarse.

- Podría sangrar demasiado. Esto se denomina **hemorragia**. En algunos casos, puede ser necesario administrar una **transfusión** de sangre. En casos muy raros, podría ser necesario hacerle una **histerectomía** (extracción quirúrgica del útero) si no es posible controlar el sangrado.

- Puede desarrollar coágulos de sangre en las piernas (trombosis venosa profunda) que pueden trasladarse a los pulmones. Por este motivo, como práctica estándar, se le colocan dispositivos que se llenan de aire en las piernas para ayudar a prevenir esta complicación.

- Se le pueden lesionar los intestinos o la vejiga.

- Puede sufrir una reacción debido a los medicamentos o anestésicos que se usan.

También hay riesgos a largo plazo asociados con un parto por cesárea. Algunos de estos riesgos pueden afectar los embarazos futuros. Con cada parto por cesárea aumenta el riesgo de que ocurran problemas con la placenta, como placenta previa y **placenta adherente**. La placenta adherente es un problema médico grave que ocurre cuando la placenta se desarrolla adentro de las paredes musculares del útero. La placenta adherente puede causar una hemorragia y es potencialmente mortal.

Debido a estos riesgos, el parto por cesárea generalmente se hace solo cuando los beneficios de la cirugía son mayores que los riesgos. En algunas situaciones, el **parto por cesárea** es la mejor opción. En otras situaciones, el parto vaginal es lo mejor. Debe entender los riesgos y beneficios de ambas opciones en su situación en particular.

Recuperación

Si está despierta durante la cirugía, es probable que pueda sostener al bebé cuando termine la cirugía. La trasladarán a una sala de recuperación o directamente a su habitación en el hospital. Le examinarán periódicamente la presión arterial, el pulso, la frecuencia respiratoria y el abdomen.

Si planea amamantar al bebé, asegúrese de decírselo a su proveedor de atención médica. Tener una cesárea no significa que será incapaz de darle el pecho a su bebé. Si todo marcha bien con usted y su bebé, puede comenzar a amamantar al poco tiempo del parto.

Recibirá líquidos intravenosos después del parto hasta que pueda comer y beber. Podrá comer y beber en cuanto lo desee. La incisión abdominal permanecerá dolorosa durante los primeros días. Podría recibir un medicamento para el dolor una vez que se disipen los efectos de la anestesia. Hay muchas maneras distintas de controlar el dolor. Hable con su proveedor de atención médica sobre sus opciones.

Al poco tiempo de la cirugía, le extraerán el catéter de la vejiga. Una enfermera la levantará de la cama y la sentará en una silla. Debido a que caminar al poco tiempo de un parto por cesárea ayuda a reducir el riesgo de desarrollar coágulos de sangre, la estimularán a caminar una distancia corta en cuanto crea que puede hacerlo. Podrá bañarse tan pronto desee hacerlo. La mayoría de las mujeres pueden caminar sin ayuda y comer y beber dentro de las primeras 24 horas de la cirugía. La estadía hospitalaria después de un parto por cesárea por lo general es de 2 a 4 días. La cantidad de días que permanecerá en el hospital depende del motivo por el cual se hizo el parto por cesárea y el tiempo que demore el cuerpo en recuperarse.

De regreso a casa

Cuando le permitan regresar a casa, necesitará recibir cuidados especiales y limitar sus actividades. Su proveedor de atención médica le dará instrucciones específicas sobre lo que puede y no puede hacer. Lo importante es que debe tomar las cosas con calma. Acaba de tener una cirugía mayor y el abdomen tardará varias semanas en cicatrizarse. Durante las semanas en que se esté recuperando de la cirugía, puede ocurrir lo siguiente:

- Cólicos leves, especialmente cuando esté amamantando al bebé
- Sangrado o secreciones durante aproximadamente 4–6 semanas
- Sangrado con coágulos y cólicos
- Dolor en la incisión

Su proveedor de atención médica le indicará que no se ponga nada en la vagina (como tampones) y que no tenga relaciones sexuales por unas semanas para evitar infecciones. Permita que transcurra un tiempo antes de realizar actividades vigorosas. Si tiene fiebre, escalofríos, dolor en las piernas, secreción o salida de líquido de la incisión abdominal, sangrado profuso o dolor que empeora, llame de inmediato a su proveedor de atención médica.

Parto vaginal después de una cesárea

Antes se creía que si una mujer tenía un parto por cesárea, los demás bebés tenían que nacer de la misma manera. Este modo de pensar, sin embargo, ha cambiado en los últimos años. Muchas mujeres ahora pueden tratar de tener un parto por la vagina (vaginalmente) después de un parto por cesárea. Esto se llama tener una prueba de trabajo de parto después de una cesárea (en inglés TOLAC). Muchas mujeres que se someten a una prueba de trabajo de parto podrán dar a luz por vía vaginal. Esto se conoce como parto vaginal después de una cesárea, o PVDC.

De un 60% a un 80% de las mujeres que tienen una TOLAC satisfactoria pueden dar a luz por vía vaginal. No obstante, a veces pueden surgir problemas. Uno de los más graves es la *ruptura uterina* en la que se abre la cicatriz del útero de un parto por cesárea previo. Si esto ocurre, su proveedor de atención médica puede tener que realizar un parto por cesárea de emergencia.

La decisión de si debe tratar de tener un parto vaginal u otra cesárea puede ser compleja. Hay varios factores que ayudan a determinar si la prueba TOLAC es una buena opción en su próximo parto.

¿Es adecuada en su caso?

La prueba de trabajo de parto después de un parto por cesárea se considera una opción segura para muchas mujeres. Para decidir si es una candidata adecuada para una TOLAC, su proveedor de atención médica tomará en cuenta los siguientes factores:

- El tipo de incisión uterina: La incisión que se hizo en el útero (no la que se hizo en la piel) del parto por cesárea previo es un factor importante a la hora de decidir si debe tratar de tener un parto vaginal después de una cesárea. Esta información debe estar en sus expedientes médicos. La incisión transversal baja (horizontal) es el tipo más común que se usa en los partos por cesárea y la menos propensa a desgarrarse.

- Los partos previos: El parto vaginal después de una cesárea tiene una mayor probabilidad de lograrse si ha tenido por lo menos un parto vaginal además de una cesárea previa. El parto vaginal después de una cesárea se puede considerar en las mujeres que han tenido hasta dos partos por cesárea previos.

- Partos futuros: Haber tenido varios partos por cesárea está asociado con otros posibles riesgos. Si sabe que quiere tener más hijos, debe tener esto en cuenta cuando tome su decisión.

- Un problema durante el embarazo o un problema médico: El parto vaginal es más riesgoso si hay un problema con la placenta, si hay problemas con el bebé o debido a ciertos (aunque no todos) los problemas médicos durante el embarazo.

- El tipo de hospital: El hospital donde la mujer tenga una prueba TOLAC debe estar preparado si surge una emergencia. Algunos hospitales no ofrecen la TOLAC porque el personal del hospital no cree que pueda ofrecer la atención de emergencia necesaria. Si el hospital que ha elegido no cuenta con los recursos adecuados, se le podría remitir a uno que los ofrezca.

Dígale a su proveedor de atención médica si le interesa tratar de tener un parto vaginal después de una cesárea a principios del embarazo. Juntos, usted y su proveedor de atención médica pueden considerar esta opción. Tratar el tema de tener un parto vaginal después de una cesárea desde un principio le permite tomar en cuenta todos los beneficios y riesgos en su situación individual y pensar acerca de todas las opciones. Muchos de los factores que influyen en la decisión se determinan en las primeras etapas del embarazo. Además, si se desconoce el tipo de incisión que se usó en un parto por cesárea previo, se podrá intentar obtener esta información.

Beneficios

Hay muchos beneficios de tener un parto vaginal después de una cesárea. Con este tipo de parto evita los riesgos y las molestias de una cirugía mayor abdominal. Además, se pierde menos sangre y el riesgo de infección es menor. También el riesgo de que se formen coágulos de sangre es menor. Con el parto vaginal, el tiempo de recuperación es más breve después del parto en comparación con un parto por cesárea. Podrá recuperarse mucho más rápido.

En las mujeres que planean tener más hijos, tener un parto vaginal después de una cesárea puede ayudar a evitar algunas de las posibles complicaciones futuras de tener varios partos por cesárea. Estas complicaciones consisten en lesión en los intestinos o la vejiga, histerectomía y problemas con la placenta.

Riesgos

El parto vaginal después de una cesárea no es adecuado para todas las mujeres. Esto se debe a que conlleva ciertos riesgos, como infección, lesión y pérdida de sangre. El riesgo más preocupante es la posible ruptura de la cicatriz de la cesárea en el útero o del útero propiamente. Aunque la ruptura del útero ocurre en raras ocasiones, la mujer embarazada y su bebé se pueden lesionar si acaso ocurriera. Las mujeres que han tenido una incisión vertical en la parte superior del útero (que se llama incisión "vertical alta" o "clásica") corren el mayor riesgo de ruptura. Por este motivo, el parto vaginal después de una cesárea no se recomienda a las mujeres que tienen una incisión vertical alta. Si se hace una incisión vertical en la parte inferior del útero, todavía se puede considerar el parto vaginal después de una cesárea.

Mejores probabilidades de tener éxito

Aunque su proveedor de atención médica no podrá pronosticar si se lograrán eficazmente la TOLAC y el parto vaginal después de una cesárea, hay varios factores que se han identificado y que desempeñan una función en las probabilidades de que se logren según lo previsto. Las mujeres con la mayor probabilidad de lograr un parto vaginal después de una cesárea son aquellas que han dado a luz por vía vaginal y cuyo trabajo de parto ha evolucionado naturalmente sin la necesidad de inducirlo. Por otro lado, las mujeres con las siguientes situaciones tienen una probabilidad menor de lograrlo:

- Indicación recurrente para un primer parto por cesárea
- Ser obesa
- Tener más edad
- Ser de una raza que no sea la blanca
- Tener un bebé que pesa más de 9 libras
- Tener un embarazo que dura más de 40 semanas
- Haber transcurrido un período breve entre los embarazos
- Tener *preeclampsia*

Prepárese por si acaso ocurren cambios

Aunque es posible que haya decidido un plan específico para el parto, pueden ocurrir ciertas situaciones durante su embarazo y trabajo de parto que cambien este plan. Por ejemplo, podría ser necesario provocarle el parto, lo que puede reducir la probabilidad de lograr un parto vaginal después de una cesárea. Si cambian las circunstancias, usted y su proveedor de atención médica deberán volverse a plantear la decisión. Tenga en cuenta que su proveedor de atención médica está allí para orientarla y tome la mejor decisión para usted y su bebé.

RECURSOS INFORMATIVOS

Los siguientes recursos aportan más información sobre el parto por cesárea y el parto vaginal después de una cesárea:

Cesarean Delivery (Parto por cesárea)
Medline Plus
https://www.nlm.nih.gov/medlineplus/spanish/cesareansection.html
Un lugar estupendo para comenzar a entender todos los factores relacionados con un parto por cesárea.

Cesarean Delivery: Resource Overview (Parto por cesárea: Resumen de fuentes informativas)
The American College of Obstetricians and Gynecologists (El Colegio Americano de Obstetras y Ginecólogos, ACOG)
http://www.acog.org/Womens-Health/Cesarean-Delivery
Ofrece una lista de artículos del ACOG y recursos educativos para las pacientes sobre el parto por cesárea.

Vaginal Birth After Cesarean (VBAC): Resource Overview (Parto vaginal después de una cesárea (PVDC): Resumen de fuentes informativas)
The American College of Obstetricians and Gynecologists (El Colegio Americano de Obstetras y Ginecólogos, ACOG)
http://www.acog.org/Womens-Health/Vaginal-Birth-After-Cesarean-VBAC
Ofrece una lista de artículos del ACOG y recursos educativos para las pacientes sobre el parto vaginal después de una cesárea.

VBAC Calculator (calculadora para un parto vaginal después de una cesárea)
Eunice Kennedy Shriver National Institute of Child Health and Human Development
https://mfmu.bsc.gwu.edu/PublicBSC/MFMU/VGBirthCalc/vagbirth.html
Esta calculadora interactiva puede ayudar a determinar la probabilidad de un parto vaginal después de una cesárea. Tenga en cuenta que se ha diseñado para fines educativos y no se debe usar por sí sola para determinar su probabilidad individual de lograr este tipo de parto.

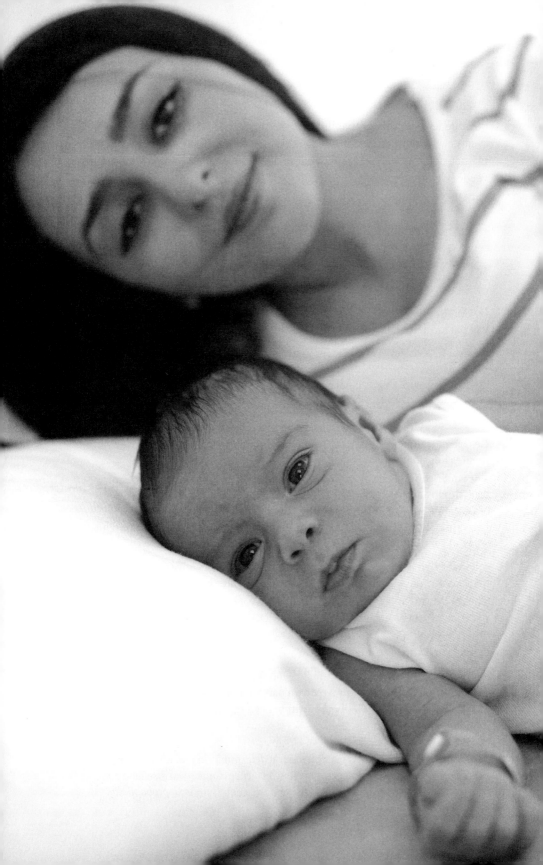

Capítulo 16

El período de postparto

Tal vez le parezca difícil creer que el bebé ya ha nacido y que ese bebé es realmente suyo. El período de postparto puede ser una época de alegría y felicidad, pero también puede ser agotadora y a veces triste. Si sabe lo que le está sucediendo a su cuerpo y a sus emociones, podrá enfrentar mejor las alzas y las bajas de los primeros meses en la vida de una madre.

Justo después de que nace el bebé

Al poco tiempo después del parto, si ambos se encuentran bien, es muy probable que pueda sostener y arrullar a su bebé. En las próximas horas, las personas que la atienden también estarán ocupadas evaluando la salud de su recién nacido y examinando su estado de salud para asegurarse de que todo ande bien.

Puntaje Apgar de su bebé

La salud de su bebé se evaluará con el examen Apgar al cabo de 1 minuto y nuevamente a los 5 minutos del parto. El *puntaje Apgar* califica cinco parámetros de los recién nacidos: 1) frecuencia cardíaca, 2) respiración, 3) tono muscular, 4) reflejos y 5) color de la piel. A cada uno de estos parámetros se le asigna una puntuación de 0, 1 o 2. Entonces se suman todas las puntuaciones, con un posible puntaje máximo de 10. El puntaje Apgar de casi todos los bebés es de 7 o más a los 5 minutos del parto. Muy pocos bebés reciben un puntaje perfecto de 10 (consulte la Tabla 16-1).

El puntaje Apgar se usa para verificar el estado del bebé inmediatamente después del parto. También es una buena medida del grado al que el bebé se

Tabla 16-1 El puntaje Apgar

Componente	Puntuación		
	0	**1**	**2**
Frecuencia cardíaca	Ausente	Menos de 100 latidos por minuto	Más de 100 latidos por minuto
Respiración	Ausente	Llanto débil o hiperventilación	Llanto fuerte, adecuado
Tono muscular	Lánguido	Flexión leve de los brazos y las piernas	Movimiento activo
Reflejos (reacción ante la succión de las vías respiratorias)	No responde	Hace muecas	Llora o retrae el cuerpo; tose; estornuda
Color*	Amoratado o pálido	Cuerpo rosado; manos y pies amoratados	Rosado por todo el cuerpo

* A los bebés de piel oscura, se les examinan la boca, los labios, las palmas de las manos y las plantas de los pies.

ha ajustado al mundo externo al cabo de pocos minutos del parto. El puntaje Apgar no es una indicación de la salud de su bebé antes del parto, ni tampoco puede pronosticar la salud de su bebé en el futuro.

La primera vez que respira su bebé

Durante el embarazo, su bebé recibió oxígeno a través de la **placenta** y el **cordón umbilical**. Al poco tiempo de nacer, su recién nacido respirará aire por primera vez. No solo deberán funcionar los pulmones y llenarse de aire a pocos segundos del parto, sino que todas las estructuras relacionadas, como los músculos alrededor de los pulmones y las vías respiratorias que se derivan de la boca y la nariz, también deben estar listos para comenzar a funcionar.

Después del nacimiento, la presión fuera de los pulmones es más alta que dentro de ellos. Esta presión hace que los pulmones se expandan y se llenen de aire. Por consiguiente, el bebé puede empezar a llorar. Muchos bebés lloran por su cuenta al nacer. Otros no lloran en seguida. En lugar de ello, simplemente comienzan a respirar.

Después del parto, se controlará de cerca la respiración de su bebé. Si el bebé no respira bien, se tomarán medidas para ayudarlo. A menudo, esto solo quiere decir frotar el cuerpo del bebé. A veces, le podrían administrar al bebé un poco de oxígeno.

Cómo mantener la temperatura del bebé

Antes de nacer, su cuerpo mantuvo caliente al bebé. Después de que nace el bebé, él o ella tiene que adaptarse a un ambiente que es mucho más frío. La piel del bebé estará húmeda con *líquido amniótico* y puede perder mucho calor a medida que se evapora la humedad de la piel. Aunque los recién nacidos tienen controles internos para mantener uniforme la temperatura del cuerpo, estos no funcionan tan bien como los de los adultos. Sostener a su bebé de manera que tenga contacto directo con su pecho y abdomen inmediatamente después de nacer puede ayudarlo a mantenerse cálido y estimularlo a amamantar. En los próximos días, también será importante estar al tanto del ambiente del bebé y asegurarse de que tenga puesta la ropa adecuada. Como regla general, el bebé debe tener una capa de ropa más que usted.

Qué puede hacer para conocer a su bebé

Nunca olvidará el momento cuando vio a su nuevo bebé por primera vez. Como madre nueva, es posible que tenga muchas preguntas sobre el aspecto y la forma en que actúa su recién nacido. Saber lo que es normal y qué debe esperar en este momento en la vida de su bebé la ayudará a relajarse y disfrutar mientras lo observa crecer.

El peso del bebé. Una de las primeras preguntas que la gente hace cuando nace un bebé trata sobre el peso del bebé. De hecho, es una de las primeras cosas que su proveedor de atención médica desea saber también. Hay una fluctuación de peso que se considera normal para casi todos los bebés. La mayoría de los bebés a término pesan entre 5 libras y media y 9 libras y media. El promedio del peso es de 7 libras y media.

El peso a menudo depende de cuánto se aproxime la fecha prevista del parto a la fecha de nacimiento del bebé. Los bebés que nacen antes de tiempo tienden a pesar menos que los que nacen *a término* (desde las 39 y 0/7 semanas a las 40 y 6/7 de semana después del *último período menstrual*). Los bebés que nacen más tarde tienden a pesar más. Durante los primeros 3 días del nacimiento, es normal para un bebé bajar una pequeña cantidad de peso antes de que vuelva a aumentarlo.

El aspecto de su recién nacido. Si está acostumbrada a ver recién nacidos en televisión, tal vez se sorprenda al saber que casi todos los programas usan bebés de varios meses de edad para representar a un recién nacido. El aspecto real de los recién nacidos es muy diferente en los primeros días después del parto:

- El cuerpo del bebé puede parecer estar encogido porque un nuevo bebé acerca los brazos y las piernas, en lo que se conoce como la posición fetal. Esta es la forma en que los bebés caben dentro del espacio limitado del útero. Aunque tiene más espacio ahora, le tomará varias semanas al bebé antes de que se estire un poco.

- La cara del bebé puede estar ligeramente hinchada, así como el área alrededor de los ojos, durante unos días.

- La cabeza del bebé puede permanecer larga y puntiaguda por unos días o semanas. ¿Por qué? Los bebés tienen dos partes blandas en la parte superior de la cabeza donde los huesos craneales aún no se han unido. Estas partes blandas permiten que la cabeza tenga suficiente flexibilidad para atravesar el canal de parto.

- Inmediatamente después del parto, los genitales del bebé pueden estar inflamados. Esta inflamación por lo general se debe al exceso de líquido que se ha acumulado en el cuerpo del bebé. En las niñas, los *labios vaginales* pueden estar inflamados por la exposición en el útero a los niveles elevados de hormonas maternales. Los varones pueden tener una mayor cantidad de líquido alrededor de los testículos que hace que el *escroto* se vea inflamado. Esta inflamación por lo general se resuelve al cabo de unos días.

Cómo se comporta su bebé. Las necesidades básicas y respuestas al mundo externo de casi todos los recién nacidos son las mismas. Aun así, cada bebé tiene una personalidad individual desde el principio.

La forma en que se comporta e interactúa un bebé con la gente puede ser muy distinta a la forma en que lo hace otro recién nacido. Algunos bebés son callados y calmados. Otros bebés están llenos de energía desde el comienzo. Lloran y patean con vigor, y exigen atención día y noche.

Una vez que pasa la tensión del parto, la mayoría de los bebés se mantienen muy despiertos durante más o menos la primera hora. Esta es una buena oportunidad para tratar de amamantarlo, hablarle y sostener en sus brazos a su nuevo hijo o hija.

Cuando pase este período de viveza, el bebé tendrá sueño. No se preocupe si su recién nacido parece estar soñoliento o duerme mucho durante las primeras horas o incluso días de vida. Después de todo, usted no es la única persona que necesita recuperarse del parto.

Muchos bebés hacen muy poco inicialmente aparte de dormir. La mayoría de los recién nacidos duermen alrededor de 14–18 horas al día, aunque no todas seguidas. Es normal que tenga períodos breves de sueño interrumpidos por períodos cortos de viveza. Nuevamente, sin embargo, depende del bebé. Algunos recién nacidos duermen menos y están inquietos al despertarse. Otros duermen por períodos extensos y están callados y calmados cuando se despiertan.

Qué le sucede después a su bebé

Cuando ambos estén listos, las enfermeras pesarán y medirán al bebé, lo bañarán y le colocarán bandas de identificación alrededor del tobillo y la muñeca, y tal vez tomen las huellas de las manos y de los pies del bebé. Durante las próximas horas, se vigilará su estado de salud y el de su bebé para asegurar que estén bien.

Su bebé podrá permanecer con usted en su habitación todo el tiempo que se encuentre en el hospital. Esto se conoce como "alojamiento conjunto". De esta manera será más fácil amamantarlo y permitir que usted y su familia creen un vínculo con el bebé. En muchos hospitales puede hacer esto incluso después de haber tenido un *parto por cesárea*. Es posible que alguien deba acompañarla durante su estadía para ayudarla a cuidar del bebé. Si lo desea, el bebé también puede permanecer en la sala de recién nacidos del hospital. Sin embargo, el bebé no tiene que permanecer allí todo el tiempo. Usted puede estar con su bebé siempre que lo desee.

Atención médica. Su bebé recibirá un examen médico completo en el hospital. Un proveedor de atención médica examinará al bebé de pies a cabeza, escuchará su respiración y latidos cardíacos, le tomará el pulso, le palpará el estómago y examinará los reflejos normales de los recién nacidos. Se tomarán otras medidas para ayudar a prevenir problemas de salud:

- Inyección de vitamina K: El organismo del recién nacido no puede producir vitamina K por su cuenta durante unos días, por lo tanto, se administra rutinariamente vitamina K por medio de una inyección. La vitamina K es necesaria para la coagulación de la sangre cuando se corta la piel. La inyección de vitamina K también ayuda a protegerlo contra trastornos sanguíneos graves que pueden causar lesiones cerebrales permanentes.

- Pomada o solución con *antibiótico* en los ojos del bebé: Este tratamiento lo protege contra una infección grave a causa de gérmenes que pueden entrar en los ojos durante el parto. El antibiótico se puede aplicar después que haya tenido tiempo de sostener y amamantar a su bebé.

- Inmunización contra el *virus de hepatitis B (VHB)*: La inmunización contra la hepatitis B consiste en una serie de tres vacunas. Los bebés reciben la primera dosis de la vacuna contra el virus de hepatitis B antes del alta del hospital. La segunda dosis se debe administrar al primer o segundo mes de edad. La tercera dosis se debe administrar entre los 6 y 18 meses de edad. Los bebés que no recibieron una dosis cuando nacieron, deben recibir tres dosis de una vacuna que contenga la hepatitis B en un programa de 0, de 1 a 2 meses y 6 meses. Estas vacunas deben comenzar tan pronto sea factible.

Si tuvo un resultado positivo en la prueba del **antígeno** de superficie del VHB, su bebé debe recibir la vacuna contra el VHB y una dosis de **inmuno-globulina contra la hepatitis** B dentro de las primeras 12 horas de su nacimiento. Cuando hayan transcurrido aproximadamente uno a tres meses de haber terminado de administrar la serie de tres dosis de la vacuna, se debe hacer una prueba de detección de la infección del VHB en el bebé.

Pruebas de detección en los recién nacidos. Por ley, se le deben hacer varias pruebas a su bebé para detectar ciertos problemas médicos antes de que salga del hospital. Algunos estados también pueden requerir una segunda ronda de pruebas. Las pruebas de detección de problemas médicos que reciba su bebé dependen del estado donde usted resida, pero son para aquellos en los que el diagnóstico y tratamiento en sus primeras etapas puede tener un importante efecto sobre la salud del bebé a largo plazo.

Las pruebas de detección en los recién nacidos generalmente consisten en una prueba de audición y un análisis de sangre. Podría incluir además un examen de oximetría de pulso. Este examen detecta diferentes formas de enfermedades cardíacas congénitas. Para hacerlo, se le coloca un pequeño sensor en la piel al bebé.

La prueba de audición detecta ciertos problemas congénitos de la audición. Se puede hacer de dos maneras diferentes. En una de las pruebas, se introduce una diminuta sonda y un micrófono en el oído del bebé. La sonda produce chasquidos muy leves. La respuesta del oído a los sonidos se mide a través del micrófono. En la otra prueba, se colocan audífonos suaves sobre los oídos del bebé. Después se adhieren tres sensores especiales a la cabeza del bebé. Los audífonos producen chasquidos muy leves. Los sensores miden las respuestas de las ondas cerebrales ante los sonidos. Si la prueba de audición revela que puede haber alguna pérdida auditiva, se referirá al bebé a un especialista de la audición para que se realicen pruebas adicionales.

Para el análisis de sangre, se obtienen algunas gotas de sangre del talón del bebé y se colocan en una tarjeta especial. La sangre se envía a un laboratorio donde se examina para detectar diversos problemas médicos. Algunos de estos afectan el **metabolismo** o el **sistema inmunitario** del bebé. Otros afectan la sangre del bebé. Se pueden hacer pruebas de detección para evaluar la presencia de varias infecciones, como la del **virus de inmunodeficiencia humana (VIH)** y la **toxoplasmosis**. Usted y su pediatra también pueden solicitar pruebas adicionales para otros problemas médicos, pero es posible que su seguro médico no cubra estas pruebas. Su pediatra recibirá los resultados de las pruebas de detección y se los explicará durante una de las consultas pediátricas. Si el resultado de una prueba de detección de su bebé es positivo para algún problema médico, generalmente se recomienda realizar otras pruebas. Es importante que se realicen estas pruebas de seguimiento lo antes posible.

Circuncisión. Si usted y su pareja han decidido circuncidar a su bebé varón, su *obstetra–ginecólogo*, pediatra u otro proveedor de medicina familiar hará este procedimiento poco después del parto, antes de que el bebé salga del hospital. El procedimiento se hace bajo *anestesia local*. Las circuncisiones por motivos religiosos se pueden hacer fuera del hospital (consulte el Capítulo 8, "8º mes [Semanas 29–32]" para obtener más información).

Período de postparto: la primera semana

Si tuvo un parto vaginal normal, le darán de alta del hospital al poco tiempo de haber nacido el bebé, una vez que se haya establecido que su estado es estable. La duración de su hospitalización depende de su salud. Sin embargo, su póliza de seguro puede tener limitaciones con respecto a la cobertura para la hospitalización después del parto. La duración de su hospitalización después de un parto por cesárea depende de por qué se practicó la cesárea y el tiempo que necesite para recuperar sus funciones normales.

Antes de que la den de alta, le darán instrucciones que deberá seguir en caso de que surjan problemas o alguna emergencia. Debe programar un examen de seguimiento para usted y su recién nacido. Su proveedor de atención médica querrá examinarla más o menos entre las 2–6 semanas del parto. Se debe evaluar a su bebé por lo general dentro de un plazo de 1–2 semanas, a menos que haya alguna situación que se deba abordar más pronto. Las visitas mensuales con su proveedor de atención médica se realizan durante los primeros tres meses de vida del bebé.

Sangrado

Después de que nace el bebé, su cuerpo elimina la sangre y el tejido que revestían el útero. Esta secreción vaginal se denomina *loquios*. Durante los primeros días después del parto, el flujo de loquios es intenso y de color rojo brillante. Puede que observe algunos coágulos pequeños. Use toallas sanitarias durante esos días, no tampones.

Con el paso del tiempo, la intensidad del flujo disminuye en volumen y color. Al cabo de aproximadamente una semana del parto, los loquios a menudo se vuelven rosados o de color marrón (café). Sin embargo, puede ocurrir una descarga color rojo brillante nuevamente. Tal vez sienta que le baja un chorro de sangre por la vagina al amamantar, cuando el útero se contrae. Al cabo de dos semanas del parto, los loquios a menudo tienen un color marrón claro o amarillo. Posteriormente, desaparecen poco a poco. La cantidad de tiempo que se producen estas secreciones depende de la mujer. Algunas mujeres tienen secreciones por solo dos semanas después del nacimiento del bebé. A otras les dura un mes o más tiempo. Si el sangrado es profuso—empapa dos toallas sanitarias tipo maxi cada hora por más de una o dos horas—llame a su proveedor de atención médica.

Contracciones uterinas

Justo después del parto, el útero comienza gradualmente a regresar a su tamaño normal. Durante los próximos días, el útero se achica y aumenta su firmeza. Descenderá además desde la altura del ombligo hasta debajo del hueso púbico. Al cabo de aproximadamente 10 días después del parto, ya no podrá palpar el útero en el abdomen.

Sentirá que el útero se contrae y luego se relaja a medida que regresa a su tamaño normal. Los dolores que se producen a veces se denominan entuertos. Si fuera necesario, puede tomar medicamentos de venta sin receta para el dolor. Consulte con su proveedor de atención médica antes de tomar cualquier medicamento de venta sin receta mientras se encuentre amamantando.

Dolor perineal

El *perineo* es el área entre la vagina y el *ano*. Durante el nacimiento del bebé, la piel del perineo se estira para acomodar la cabeza del bebé. A veces, la piel y los tejidos del perineo se desgarran. Hay diferentes grados de desgarro perineal (o laceraciones, como a veces se les llama). Los desgarros menores se pueden cicatrizar por su cuenta sin suturas. Algunos desgarros se pueden reparar con unas pocas suturas que coloca su proveedor de atención médica en la sala de parto inmediatamente después del nacimiento del bebé. Recibirá un anestésico local si no se administró *anestesia* epidural o cefalorraquídea durante el nacimiento del bebé. Podrá también sostener a su bebé mientras se hacen estas reparaciones. Si tiene un desgarro que implica el *esfínter anal* y los músculos rectales, este por lo general requiere una reparación quirúrgica más extensa.

Si ha tenido un desgarro perineal, posiblemente tendrá hinchada y adolorida esa área por unas semanas a medida que se cicatriza el perineo. Para ayudarla a sobrellevar el dolor y recuperarse más rápido, pruebe estos consejos:

- Aplíquese en el área compresas frías o heladas impregnadas en agua de hamamelis.

- Pregúntele a su proveedor de atención médica sobre usar un anestésico en rociador o crema para aliviar el dolor.

- Si le resulta incómodo sentarse, siéntese sobre una almohada. Hay también cojines especiales que pueden ser útiles.

- Sumerja los glúteos y las caderas en agua tibia de manera que el agua solo cubra estas áreas (o baño de asiento). Hay palanganas especiales que se pueden llenar con agua de grifo tibia y limpia, para luego colocarlas sobre el asiento del inodoro, que se han diseñado especialmente para este fin.

Micción dolorosa

Durante los primeros días después del parto, es posible que sienta la necesidad de orinar, pero no pueda hacerlo. Tal vez sienta dolor y ardor al orinar. Esto se debe a que durante el parto, la cabeza del bebé ejerció mucha presión sobre la **vejiga**, **uretra** (la abertura por donde sale la orina) y los músculos que regulan el flujo de orina. La hinchazón y el estiramiento que produce esta presión pueden obstruir el flujo de orina.

Para reducir la hinchazón o el dolor, sumerja el área en un baño de asiento tibio. Cuando use el inodoro, rocíese agua tibia sobre los genitales con una botella de agua exprimible. Al hacerlo, puede ayudar a estimular el flujo de orina. También puede ser útil abrir la llave de agua mientras se encuentre en el baño. Además, asegúrese de beber mucho líquido. Este dolor por lo general desaparece a los pocos días del parto.

Muchas madres nuevas tienen otro problema: pérdida accidental de orina o **incontinencia** urinaria. Con el tiempo, el tono de los músculos pélvicos regresará a su estado normal y la incontinencia se resuelve en la mayoría de los casos. Tal vez se sienta más cómoda usando una toalla sanitaria hasta que el problema se corrija. Los ejercicios de Kegel (consulte el Capítulo 2, "Meses 1er y 2º [Semanas 1–8]) también ayudarán a contener estos músculos más pronto.

Abdomen

Inmediatamente después del parto, lucirá aún como una mujer embarazada. Durante el embarazo, los músculos abdominales se estiran poco a poco. Estos músculos no se contraerán al minuto de que nazca el bebé.

Permítale a su cuerpo regresar gradualmente a la normalidad. Hacer ejercicios puede ser útil. Pregúntele a su proveedor de atención médica cuándo puede comenzar a hacer ejercicios sin correr riesgos. Hacer algunos ejercicios por lo menos tres veces a la semana la ayudará a comenzar. Los ejercicios del cuadro "Ejercicios durante el período de postparto" se han diseñado para tonificar gradualmente los músculos estirados y prepararla para ejercicios más vigorosos cuando esté lista.

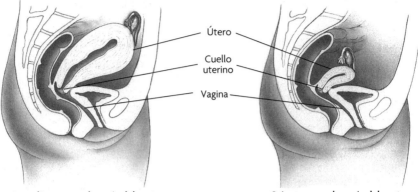

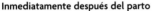

Útero

Cuello uterino

Vagina

Inmediatamente después del parto

Seis semanas después del parto

El útero después del parto. Inmediatamente después del parto, el útero mide unas 7 pulgadas de largo y pesa alrededor de dos libras (*izquierda*). A las 6 semanas, ya ha regresado a su tamaño normal (*derecha*). El tamaño normal es de aproximadamente 3 pulgadas de largo con un peso de alrededor de 2 onzas.

Hemorroides

Si tuvo **várices** en la **vulva** o hemorroides durante el embarazo, puede que empeoren después del parto. Estas venas dolorosas e hinchadas también pueden presentarse por primera vez debido al esfuerzo intenso que hizo durante el trabajo de parto. Con el tiempo, las hemorroides y las várices de la vulva se reducirán en tamaño o desaparecerán. Para obtener alivio, pruebe usando rociadores o pomadas medicadas, calor seco (de una lámpara de calor o secador de pelo a temperatura baja), baños de asiento y compresas frías impregnadas en agua de hamamelis. Además, trate de no ejercer mucha presión en el área cuando tenga una evacuación intestinal ya que se podrían empeorar las hemorroides. Consulte las sugerencias en la sección "Problemas al evacuar" para evitar que tenga estreñimiento.

Problemas al evacuar

Puede que le resulte difícil evacuar por unos días después del parto. Hay muchas razones para ello: músculos abdominales estirados, intestinos lentos a consecuencia de la cirugía o del medicamento para el dolor y tener el estómago vacío por no haber comido durante el trabajo de parto. Tal vez tema evacuar si tiene dolor a causa de un desgarro perineal o de hemorroides. Si está estreñida o tiene gases que le producen dolor, pruebe estos consejos para aliviar el problema:

• Dé caminatas cortas tan pronto como pueda.

- Consuma alimentos con abundantes fibras y beba mucho líquido.
- Pregúntele al proveedor de atención médica sobre tomar un ablandador de heces.

Es posible que la necesidad de evacuar no se sienta igual que antes. En algunos casos, podría perder el control de las evacuaciones o expeler gases sin querer o inesperadamente. La pérdida del control normal de los intestinos se denomina incontinencia fecal o *pérdida accidental de las evacuaciones intestinales*. Puede ocurrir a causa de una lesión a los músculos y los nervios del *recto* y el ano durante el nacimiento del bebé. Si ha perdido el control normal de las evacuaciones intestinales, hable con su proveedor de atención médica sobre sus síntomas. Hay una variedad de opciones de tratamientos disponibles, como cambios en el estilo de vida, terapia física, medicamentos y procedimientos quirúrgicos.

Período de postparto: Semanas 2–12

En las semanas posteriores al nacimiento del bebé, su cuerpo cambiará a medida que se adapta a no estar embarazada. También estará cuidando de un recién nacido. Este período puede ser muy estresante. Cuidar de su bienestar físico y mental es vital. Es útil además contar con el apoyo de personas allegadas que puedan ayudarla con la transición a la nueva función que debe desempeñar.

Los cambios en su cuerpo

Mientras estuvo embarazada, su cuerpo se esforzó día y noche para promover el desarrollo de su bebé. Ahora que el bebé ha llegado, deberá seguir trabajando a medida que su cuerpo se recupera del embarazo, el trabajo de parto y el parto. Pasará un tiempo antes de que el cuerpo llegue a normalizarse.

Senos hinchados. Los senos se llenan de leche a partir de aproximadamente 2–4 días del parto. Cuando esto sucede, es posible que se sientan llenos, duros y sensibles. El mejor alivio para esta congestión de los senos es amamantar. Una vez que usted y su bebé establezcan un programa regular de alimentaciones con leche materna, estas molestias generalmente dejan de ocurrir. La congestión muy intensa de los senos no debe durar más de aproximadamente 36 horas.

Las mujeres que no amamantar pueden sentir molestias por la congestión que ocurre en los senos. Cuando no se estimulan los senos a producir más

Ejercicios durante el período de postparto

Durante el embarazo, el útero en crecimiento estira los músculos del abdomen y de la parte inferior de la espalda, que se conocen como los músculos del torso. Los siguientes ejercicios se han diseñado para tonificar y fortalecer gradualmente estos músculos. Cuando domine un ejercicio—puede hacer 20 repeticiones sin parar—pase a hacer el siguiente. Asegúrese de obtener la aprobación de su proveedor de atención médica antes de comenzar cualquier programa de ejercicio después del embarazo.

1. **Posición en los 4 puntos de rodillas**
   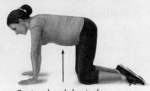
   - Póngase a gatas en el suelo. Asegúrese de que las caderas se encuentren directamente a la altura de las rodillas y los hombros a la misma altura de las manos. La espalda debe quedar recta; no arqueada hacia arriba ni hacia abajo.

   Contrae los abdominales

   - Inhale profundamente. Luego exhale; no aguante la respiración. A medida que exhala, contraiga los músculos abdominales. Imagínese como si estuviera empujando el ombligo hacia adentro en dirección a la columna vertebral. Asegúrese de mantener la espalda recta. Esto se llama "encogimiento" de los músculos abdominales.
   - Vuelva a la posición inicial.

2. **Deslizamiento de las piernas**
   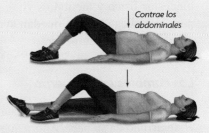

   Contrae los abdominales

   - Acuéstese boca arriba con las rodillas ligeramente dobladas y las plantas de los pies sobre el piso. Contraiga los músculos abdominales empujando hacia adentro el ombligo en dirección de la columna vertebral pero sin mover la espalda.
   - Inhale mientras desliza y extiende hacia adelante una de las piernas dobladas.
   - Exhale y vuelva a doblar la rodilla. No aguante la respiración.
   - Asegúrese de que ambos pies estén apoyados en el piso y se mantengan relajados.
   - Repita el ejercicio con la otra pierna.

3. **Elevación de las rodillas**
   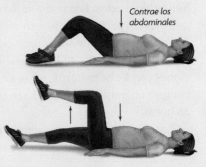

   Contrae los abdominales

   - Comience desde la misma posición que tenía para el deslizamiento de las piernas: Acuéstese boca arriba con las rodillas ligeramente dobladas y las plantas de los pies sobre el piso.
   - Suba una de las piernas con la rodilla doblada de manera que la rodilla

quede a la altura de la cadera. Extienda hacia adelante la otra pierna doblada.

- Mantenga contraídos los músculos abdominales. Concéntrese en empujar el ombligo hacia adentro con este movimiento. No mueva la espalda. Recuerde seguir respirando.
- Vuelva a la posición inicial. Repita el ejercicio con la otra pierna.

4. Contacto con los talones

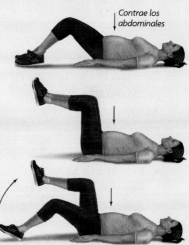

Contrae los abdominales

- Comience en la misma posición que tenía con el deslizamiento de las piernas y la elevación de las rodillas: Acuéstese boca arriba con las rodillas ligeramente dobladas y las plantas de los pies sobre el piso.
- Suba las dos piernas con las rodillas dobladas. Las rodillas deben estar en un ángulo de 90 grados a la altura de las caderas. La parte inferior de las piernas debe quedar paralela con el piso.
- Baje una de las piernas al piso con la rodilla siempre doblada y toque el piso con el talón. Asegúrese de que la rodilla se mantenga doblada en un ángulo de 90 grados.
- Mantenga contraídos los músculos abdominales. Concéntrese en empujar el ombligo hacia adentro con este movimiento. No mueva la espalda. Recuerde seguir respirando.
- Vuelva a colocar la pierna en la posición inicial.
- Repita el ejercicio con la otra pierna.

5. Extensiones de las piernas

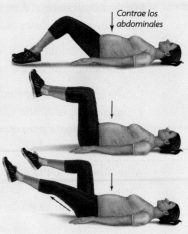

Contrae los abdominales

- Comience en la misma posición que tenía con el deslizamiento de las piernas, la elevación de las rodillas y el contacto con los talones: Acuéstese boca arriba con las rodillas ligeramente dobladas y las plantas de los pies sobre el piso.
- Suba las dos piernas con las rodillas dobladas en un ángulo de 90 grados a la altura de las caderas. La parte inferior de las piernas debe quedar paralela con el piso.
- Extienda una de las piernas y el pie para que queden 12–24 pulgadas del piso. Recuerde seguir respirando.
- Vuelva a colocar la pierna extendida en la posición inicial. Repita el ejercicio con la otra pierna.

leche, las molestias se alivian gradualmente, aunque a menudo puede llevar unos 7–10 días. Mientras tanto, pruebe los siguientes consejos:

- Use un sostén (brassiere) de apoyo o de deportes ajustado a la medida. No oprima los senos ya que puede empeorar el dolor.

- Aplíquese compresas de hielo en los senos para reducir la hinchazón.

- No se extraiga leche. Al hacerlo, se envía una señal a los senos para que produzcan más.

- Tome un medicamento para el dolor, como ibuprofeno, si lo necesita.

Agotamiento. Se va a sentir cansada. Acaba de realizar una tarea muy ardua: dar a luz. Por un tiempo, el nuevo bebé no les permitiría dormir a usted y su pareja durante muchas noches hasta que tenga un patrón regular de sueño. Aunque no es posible evitar el agotamiento que sentirá, hay medidas que puede tomar para no sentirse totalmente exhausta y realizar su labor como nueva mamá:

- Pida ayuda: Es probable que su familia y amistades estén muy dispuestas a ayudar. Permítales hacerlo. Sea específica cuando le pregunten qué pueden hacer. Pídale a alguna amistad que traiga algo para la cena, vaya a la tienda de comestibles, comience a lavar una tanda de ropa o cuide del bebé o de un hijo mayor por un par de horas mientras usted duerme la siesta.

- Duerma cuando el bebé duerma: Use la hora de la siesta del bebé para descansar, no para hacer quehaceres domésticos.

- Sugiera juegos tranquilos: Si tiene un hijo mayor, póngalo a jugar con rompecabezas, libros con dibujos u otras actividades tranquilas para que usted y su bebé puedan descansar.

- Tómelo con calma: Haga solo lo que haya que hacer y programe para que los viajes fuera de la casa sean cortos.

- Limite las visitas: Si se siente cansada, no dude en pedirles a sus familiares y amigos que se abstengan de visitarla. No se sienta culpable. Ya habrá tiempo suficiente para que la gente conozca a su nuevo bebé una vez que se sienta descansada.

- Aliméntese bien: Puede que le resulte difícil encontrar tiempo para comer cuando cuida de un nuevo bebé. Aun así, es vital que lo haga. Los alimentos con abundantes proteínas y hierro combaten el agotamiento.

Sudor. Por algunas semanas después del nacimiento del bebé, muchas madres nuevas pueden hallarse empapadas de sudor. Esto ocurre con más frecuencia durante la noche. Su organismo se está ajustando a los cambios hormonales. Para mantener secas las sábanas y la almohada por la noche, duerma sobre una toalla hasta que pase este síntoma.

Regreso de los períodos menstruales. Si no está amamantando, sus períodos pueden comenzar al cabo de unas 6–8 semanas del parto. También pueden comenzar antes. Si está amamantando, es posible que no comience a tener períodos hasta varios meses después. Algunas madres que amamantan no tienen períodos menstruales hasta que el niño se desteta por completo.

Después del parto, los *ovarios* pueden liberar un óvulo antes de que tenga su primer período menstrual. Esto significa que puede quedar embarazada sin tan siquiera saber que estaba fértil nuevamente. Si no desea tener otro bebé inmediatamente, comience a usar un método anticonceptivo, como un condón, tan pronto comience a tener relaciones sexuales.

Una vez que comiencen los períodos menstruales, es posible que no sean iguales que antes de quedar embarazada. Por ejemplo, pueden ser más cortos o más largos. No obstante, es probable que gradualmente regresen a como eran antes. Algunas mujeres notan que los dolores de menstruación son menos intensos que los que tenían antes de quedar embarazadas.

Señales de peligro en el período de postparto

Es normal sentir molestias después del parto. Sin embargo, algunas molestias pueden indicar que hay algún problema. Llame a su proveedor de atención médica si presenta alguna de estas señales o síntomas:

- Fiebre de más de 100.4°F
- Náuseas y vómito
- Dolor o ardor al orinar
- Sangrado más fuerte del que acostumbra a tener durante un período menstrual normal o que aumenta en intensidad
- Dolor intenso en la parte inferior del abdomen
- Dolor, hinchazón y sensibilidad en las piernas
- Dolor de pecho y tos o falta de aliento
- Estrías rojas o masas nuevas y dolorosas en los senos
- Dolor que no se alivia o empeora a causa de una episiotomía, un desgarro perineal o una incisión abdominal
- Enrojecimiento o secreciones que provienen de la *episiotomía*, de un desgarro perineal o de la incisión abdominal

- Secreciones vaginales con mal olor
- Sensación de desesperanza que dura más de 10 días después del parto

Tristeza y depresión después del parto

Sentirse triste después de tener un bebé es en realidad un suceso muy común. De hecho, casi un 70 a 80% de las madres nuevas tienen sentimientos de tristeza que se les conoce como "melancolía después del parto" o "tristeza de la maternidad". No obstante, en aproximadamente un 10 al 15% de las mujeres, los sentimientos son más intensos y continúan durante varias semanas. Cuando esto ocurre, pueden ser la señal de un padecimiento más grave denominado *depresión después del parto*.

Melancolía después del parto. La melancolía después del parto generalmente comienza al cabo de unos días de dar a luz. Muchas madres nuevas se sienten deprimidas, nerviosas y angustiadas después del nacimiento de un hijo. Estos sentimientos no parecen ir a la par con las expectativas que tenían. Entonces se preguntan, "¿Cómo es posible que me sienta deprimida?". Además, temen que estos sentimientos significan que son malas madres. Estas emociones, no obstante, son muy normales. Muchas mujeres se sienten tristes después de dar a luz. Casi siempre, la melancolía después del parto mejora por su cuenta al cabo de un par de días.

Cuando se sienta triste, recuerde que acaba de asumir una tarea enorme. Sentirse triste, nerviosa o incluso enojada no quiere decir que ha fallado como madre. Tampoco quiere decir que tiene una enfermedad mental. Solo significa que su organismo se está ajustando a los cambios normales que ocurren después del nacimiento de un niño.

Puede ser útil hablar con su proveedor de atención médica sobre sus sentimientos. Los siguientes consejos también pueden ayudarla a sentirse mejor:

- Hable con su pareja o con una amistad sobre cómo se siente.
- Descanse mucho.
- Pídales ayuda a su pareja, sus amistades y la familia.
- Dedique tiempo a sus propias necesidades. Salga de la casa todos los días, aun si es por un tiempo breve.

Depresión después del parto. La depresión después del parto se caracteriza por sentimientos de desesperación, ansiedad intensa o desesperanza que se interponen en la vida cotidiana. Puede ocurrir hasta por un año después de tener el bebé, aunque comienza con mayor frecuencia al cabo de aproximadamente una a tres semanas del nacimiento del bebé.

Algunas mujeres tienen una mayor tendencia a sentirse deprimidas después del parto que otras. Los factores de riesgo para la depresión después del parto son, entre otros, los siguientes:

- Historial de **depresión** antes, después o durante el embarazo
- Historial del síndrome premenstrual o del trastorno disfórico premenstrual
- Situación tensa reciente, como perder a un ser querido, enfermedad en la familia o mudarse a una ciudad nueva
- Falta de apoyo por parte de otras personas

Si presenta alguna señal y síntomas de depresión después del parto, o si su pareja o sus familiares creen que sea así, es importante que acuda a su proveedor de atención médica tan pronto como sea posible. No espere hasta la próxima consulta después del parto. Mientras más pronto obtenga ayuda, más pronto se sentirá mejor y podrá disfrutar de su nueva familia. Su proveedor de atención médica probablemente le hará preguntas sobre sus señales y síntomas (consulte la "Escala de Depresión Posnatal de Edinburgh" en el Capítulo 7, "7º mes [Semanas 25–28]"). Si su proveedor de atención médica la diagnostica con depresión después del parto, deberá colaborar con él o ella para determinar las mejores opciones de tratamiento destinadas a aliviar sus síntomas. La depresión se puede tratar con medicamentos que se llaman **antidepresivos**. También se usa la psicoterapia para tratar la depresión, a menudo junto con el uso de medicamentos.

Si está amamantando y debe tomar un antidepresivo, debe saber que estos medicamentos se pueden transferir a los bebés al amamantar, aunque generalmente en cantidades muy bajas. La lactancia materna ofrece muchos beneficios para usted y su bebé. Decidir si tomar un antidepresivo durante mientras está amamantando conlleva tomar en cuenta estos beneficios y compararlos con los posibles riesgos para bebé debido a la exposición del medicamento en la leche materna. Es buena idea hablar sobre esta decisión con su proveedor de atención médica y con el pediatra o proveedor de atención médica del bebé.

Ejercicio

Puede que las exigencias de ser madre la hayan dejado muy cansada para hacer ejercicios. No obstante, el esfuerzo adicional vale la pena. Hacer ejercicios aumenta su nivel de energía y sensación de bienestar. También restablece la fortaleza muscular y la ayuda a ponerse en forma nuevamente.

Casi todas las mujeres pueden comenzar a hacer ejercicios en cuanto deseen hacerlo. Sin embargo, debe hablar con su proveedor de atención médica para determinar cuándo puede comenzar. Si tuvo un parto por cesárea o dificultades después del parto, es posible que se tarde un poco más antes de que se sienta lista para comenzar. Por su seguridad, siga las mismas pautas que siguió para llevar un estilo de vida saludable mientras estuvo embarazada.

Si se mantuvo en forma durante el embarazo, ya se ha abierto el camino. Aun así, no trate de hacer ejercicios vigorosos en seguida. Si no se ejercitó mucho antes, empiece poco a poco. Comience con ejercicios fáciles y gradualmente haga ejercicios más difíciles.

Caminar es una forma muy buena de comenzar a ponerse en forma. Dé una caminata vigorosa tan a menudo como pueda. Todos los días si es posible. De esta forma se estará preparando para realizar ejercicios más intensos cuando se sienta capaz de hacerlos. Caminar es una gran actividad. Es fácil de hacer y lo único que se necesitan son zapatos cómodos. Puede incluso llevarse al bebé en un cochecito o cargador de bebés y no tendrá que contratar a una niñera. Estar al aire fresco y ver a otras personas puede ser beneficioso para ambos.

Nadar es otro ejercicio estupendo para el período de postparto. También hay clases de ejercicios diseñadas solo para las madres nuevas. Para encontrar una clase, póngase en contacto con los gimnasios y clubes de ejercicio locales, centros comunitarios y hospitales.

Independientemente del ejercicio que practique, cree un programa que se ajuste a sus necesidades. Puede que desee fortalecer el corazón y los pulmones, tonificar los músculos, bajar de peso o hacerlo todo.

Trate también de elegir un programa que pueda seguir haciendo. Tener un buen estado físico a largo plazo es más importante que estar en buena forma inmediatamente después del parto. Su proveedor de atención médica puede sugerirle algunos ejercicios que la ayudarán a cumplir con sus metas para lograr un buen estado físico.

Nutrición

Es común adelgazar hasta 20 libras durante el mes posterior al parto. Puede que sea tentador continuar con esta pérdida de peso con dietas muy rígidas para tratar de que el cuerpo quepa nuevamente en la ropa de antes. Ponerse a dieta puede privar al cuerpo de *nutrientes* vitales y retrasar su recuperación después del parto. En lugar de ponerse a dieta, tenga paciencia. Siga con los buenos hábitos de alimentación que adoptó durante el embarazo. Si lo hace, en unos meses estará cerca de su peso habitual. Combinar una dieta saludable con ejercicios es útil durante este proceso.

Cambios en el estilo de vida

Los hábitos de estilo de vida saludable que adoptó mientras estaba embarazada no se deben suspender cuando nazca el bebé. Si fumaba pero dejó de hacerlo durante el embarazo, no vuelva a adoptar el hábito. Si necesita ayuda para dejar de fumar, acuda a su proveedor de atención médica. La exposición pasiva al humo se ha asociado con un riesgo mayor en los recién nacidos de presentar el **síndrome de muerte súbita del lactante.** Los bebés que se exponen al humo del cigarrillo también tienen una mayor probabilidad de desarrollar problemas pulmonares (como asma), alergias e infecciones de oídos, que los bebés que no se exponen a este humo. Si está amamantando, debe estar consciente de que la nicotina y las demás sustancias químicas en los cigarrillos se pueden transferir al bebé (aunque no hay pruebas definitivas que indiquen que estas sustancias sean perjudiciales para el bebé). No fumar es una de las mejores medidas que pueda tomar por su bien y el bien de su bebé.

La vida con su nuevo bebé

Tener un bebé cambiará cómo vive su vida. La relación con su pareja se verá afectada. Es posible que las rutinas anteriores ya no funcionen. Si sabe esto de antemano y trata de aceptar estos cambios, se sentirá más relajada a medida que comienza a vivir una nueva vida con su nuevo bebé.

Tenga en cuenta también que el nuevo bebé afectará las vidas de la familia entera. Cada persona en la familia tiene una función que desempeñar y debe tomar parte en el cuidado del bebé. Se crearán tensiones a medida que todos se adaptan a tener un bebé en la familia. Hable sobre esta situación. Exprese sus sentimientos a su pareja, sus padres e hijos. Escuche las preocupaciones que ellos expongan también.

Hable también con otras mamás nuevas. Oír que su familia no es la única que siente los efectos del nacimiento de un bebé puede ayudarla a enfrentar estos momentos estresantes. El apoyo de las demás madres también puede ayudarla a sentirse más cómoda con su nueva función.

Si la tensión de la crianza de un niño parece ser demasiado abrumadora, pida ayuda. Hable con su médico o llame a una línea local de ayuda para personas en crisis. Todos los padres nuevos sienten en algunas ocasiones que no pueden más. Esto es aun más real si no tiene mucho apoyo o su bebé tiende a ser inquieto.

Independientemente de lo que provoque estos sentimientos, nunca se desquite con su niño las emociones que siente. Es muy fácil lastimar a un bebé, aun si no es su intención hacerlo. Agitar a un bebé por sólo unos segundos, por ejemplo, puede ser tan perjudicial como para causarle lesiones cerebrales permanentes o incluso la muerte.

Si teme que va a perder el control y causarle daño al bebé, entrégueselo a su pareja o a otro ser querido y aléjese. Si está sola, coloque al bebé en un lugar seguro, como la cuna. Retírese entonces a otra habitación (si puede, elija una donde no pueda oír los llantos del bebé) hasta que pueda calmarse.

Una vez que haya pasado el episodio, pregúntese qué puede hacer para evitar que vuelva a suceder. Dígale a su pareja que necesita más ayuda, por ejemplo. Pídales ayuda a sus amistades y parientes cuando haya estado encargada del bebé por mucho tiempo sin descanso. Investigue los servicios comunitarios que tiene disponibles, como asesoramiento o ayuda financiera.

Examen médico del período de postparto

Haga una cita con su proveedor de atención médica al cabo de 4–6 semanas del nacimiento de su bebé. (Si dio a luz por cesárea, el médico tal vez quiera verla aproximadamente 2 semanas después de la cirugía para examinar la incisión). El objetivo de esta consulta es garantizar que su cuerpo se haya recuperado del embarazo y el parto, y asegurarse de que no tenga ningún problema. También les permite a usted y su proveedor de atención médica dialogar sobre el uso de anticonceptivos, las inquietudes que tenga sobre amamantar, los cambios en el estilo de vida que puede hacer para optimizar su salud, sobre si sus vacunas están al día y sus futuros planes reproductivos.

Durante esta consulta, su proveedor de atención médica le medirá el peso y la presión arterial, y examinará los senos y el abdomen. Puede también hacerle un *examen pélvico* para verificar si algún desgarro perineal o la episiotomía se han cicatrizado y que la vagina, el cuello uterino y el útero hayan regresado a sus estados normales. Si tuvo *diabetes mellitus gestacional*, le pueden hacer una prueba de *glucosa* en esta visita (consulte el Capítulo 23, "Diabetes mellitus").

Aproveche esta oportunidad para exponer las preguntas o dudas que tenga sobre el proceso de cicatrización, la lactancia materna, los anticonceptivos, la pérdida de peso, el ejercicio, las relaciones sexuales o sus emociones. Para ayudarla a recordar todo lo que desea exponer, anote las preguntas que tiene y llévelas a esta consulta.

Relaciones sexuales después del nacimiento del bebé

No hay una fecha fija que indique cuándo puede volver a tener relaciones sexuales después del nacimiento del bebé. Después de aproximadamente dos semanas del parto, la posibilidad de que ocurran sangrado e infecciones es menor. Muchos proveedores de atención médica recomiendan esperar hasta que transcurran seis semanas después del nacimiento del bebé, aunque no hay pruebas científicas que lo justifiquen. Simplemente asegúrese de que antes de que usted y su pareja vuelvan a tener *coito*, usted haya comenzado a usar un método anticonceptivo confiable.

Es normal sentir aprensión sobre tener relaciones sexuales por primera vez después de que nace el bebé. Es común también sentir molestias. Las siguientes sugerencias pueden ayudarla a reducir las molestias y mejorar la experiencia para usted y su pareja:

- Busque el momento adecuado para tener relaciones sexuales cuando no se sienta apresurada. Espere a que el bebé esté bien dormido o cuando lo pueda dejar con alguna amistad o familiar por un par de horas.

- Si está amamantando, puede tener resequedad vaginal. Esto se debe a niveles bajos de *estrógeno*. Use un lubricante para tratar la resequedad vaginal. Hay muchos tipos de lubricantes disponibles. Los lubricantes solubles en agua son menos pegajosos que otros tipos. Se absorben fácilmente en la piel y se pueden tener que volver a aplicar con frecuencia. Los lubricantes a base de silicona duran más tiempo y tienden a ser más resbaladizos que los que son solubles en agua. Evite los lubricantes a base de aceite, como la jalea de petróleo, el aceite de bebé y el aceite mineral. Los lubricantes a base de aceite pueden causar irritación vaginal. Estos lubricantes tampoco se deben usar con condones de látex ya que pueden disolver el látex y hacer que se rompa el condón. También debe evitar los lubricantes con efecto de calor que reclaman mejorar la respuesta sexual. Estos lubricantes contienen aceite de chile (ají) picante o mentol que pueden causar ardor o escozor en los tejidos vaginales inflamados.

- Pruebe distintas posiciones para no ejercer presión sobre el área adolorida y controlar la penetración. Es posible que le resulte más cómodo estar arriba de su pareja.

Sin embargo, es perfectamente normal si aún después de estas semanas no tiene mucho interés en las relaciones sexuales. Hay muchos motivos que causan esta falta de interés:

- Agotamiento: Una vez que logra poner a dormir al bebé, lo único que desean hacer su pareja y usted es dormir también.

- Estrés: Atender a las exigencias del bebé puede dejarla con poco deseo sexual.

- Miedo al dolor: Los senos pueden estar sensibles y el perineo adolorido. Si está amamantando, podría tener sequedad vaginal. Por consiguiente, las relaciones sexuales pueden ser incómodas.

- Falta de libido: Los niveles hormonales disminuyen después del parto. Por consiguiente, su deseo sexual también se reduce.

- Falta de oportunidad: Las relaciones sexuales requieren energía, tiempo y enfoque. Los padres nuevos tienen suministros bajos de todos ellos.

Durante las semanas en que no sienta deseos de tener coito sexual, puede tener momentos íntimos con su pareja de otras maneras, como con abrazos y besos. Cuando se sienta cómoda y lista nuevamente para tener relaciones sexuales, es buena idea recordar lo siguiente:

- Dedique tiempo a solas con su pareja y hablen solo acerca de cada uno, no del bebé ni de los problemas del hogar.

- Si las relaciones sexuales todavía le resultan incómodas, hay muchas otras maneras de dar y recibir placer, como mediante la masturbación mutua o el sexo oral.

- Si está preocupada sobre sus problemas sexuales, sea honesta y hable sobre ellos con su pareja.

Si sigue sintiendo dolor durante el coito sexual, es buena idea hablar con su proveedor de atención médica. Él o ella puede tener otras recomendaciones para aliviar las molestias. Si tiene sequedad vaginal o se está recuperando de un desgarro perineal, podría aplicarse una crema con estrógeno en la vagina recetada por su proveedor de atención médica. Esta forma de estrógeno se puede usar mientras esté amamantando ya que la cantidad de estrógeno que absorbe la sangre es mínima.

Anticonceptivos

Cuando usted y su pareja estén listos para comenzar a tener relaciones sexuales nuevamente, es importante usar un anticonceptivo. Usar anticonceptivos puede permitir que su cuerpo se recupere antes de tener otro bebé y darle la oportunidad de planificar su familia. Aún si desea que sus hijos estén cerca en edad, es mejor esperar por lo menos 12 meses antes de quedar embarazada otra vez. Quedar embarazada en menos de seis meses después de haber dado a luz aumenta el riesgo de que su bebé sea **prematuro**. Los bebés que nacen al poco tiempo después de que nacen sus hermanos también tienden a ser más pequeños del tamaño promedio. Estos problemas se pueden deber a que el cuerpo de la madre no ha tenido tiempo de reponer los depósitos nutritivos. La tensión durante el período de postparto también es otro factor. Por supuesto, cada familia tiene necesidades y deseos distintos con respecto al tiempo que debe transcurrir entre el nacimiento de los niños. Hable sobre este tema con su pareja y su proveedor de atención médica.

Si no está amamantando, la *ovulación* puede volver a ocurrir al poco tiempo de tener el bebé. Una vez que ocurre la ovulación, puede quedar embarazada otra vez. Si está amamantando, la ovulación puede comenzar otra vez al cabo de aproximadamente seis meses. Debe saber que puede quedar embarazada aun si no han comenzado todavía los períodos menstruales. Tenga en cuenta también que si usó medicamentos para estimular la fertilidad con el fin de quedar embarazada, eso no quiere decir que no pueda quedar embarazada sin ellos.

Hay muchas opciones de anticonceptivos disponibles para las mujeres y los hombres. Antes de elegir un método, hable sobre ello con su proveedor de atención médica. Tal vez le parezca que el método anticonceptivo que usó antes de tener un bebé ya no sea la mejor opción después de tener un bebé. Además, si quiere tener más hijos, asegúrese de que el método que elija sea fácilmente reversible.

Hay algunos métodos anticonceptivos que se pueden comenzar a usar inmediatamente después de que nace el bebé. Con otros, debe esperar unas semanas para comenzar a usar el método. Para evitar un embarazo involuntario, es importante que tenga en cuenta estos períodos de espera. Además, algunas tipos de anticonceptivos no son eficaces de inmediato, por lo que debe usar un método anticonceptivo adicional por unos días después de que comience a usar el método. La Tabla 16-2 ofrece información sobre la eficacia de cada método, cuándo puede usar cada método después de que nazca el bebé y si debe usar un método anticonceptivo adicional, si puede amamantar mientras usa el método y si el método la protege contra las *infecciones de transmisión sexua*l.

Dispositivos intrauterinos

El *dispositivo intrauterino (DIU)* es un dispositivo pequeño en forma de T que introduce su proveedor de atención médico dentro del útero. Hay dos tipos disponibles de dispositivos intrauterinos en Estados Unidos: el dispositivo intrauterino hormonal y el dispositivo intrauterino de cobre. Ambos tipos de dispositivos intrauterinos evitan que ocurra un embarazo principalmente evitando la *fertilización* del óvulo por el *espermatozoide*. El dispositivo

Tabla 16-2 Métodos anticonceptivos

MÁS EFICAZ

	Método	¿Protege contra las infecciones de transmisión sexual?	¿Al amamantar?
Menos de 1 embarazo por cada 100 mujeres al año	Esterilización	No	Sí
	Implante	No	Sí
	Dispositivo intrauterino	No	Sí
De 6 a 12 embarazos por cada 100 mujeres al año	Inyección	No	Sí
	Métodos hormonales combinados	No	Sí, después de que se haya establecido la lactancia materna (generalmente a los 30 a 42 días del nacimiento del bebé)
	Píldoras con solo progestina	No	Sí
	Diafragma	No	Sí
18 o más embarazos por cada 100 mujeres al año	Condón	Sí	Sí
	Capuchón cervical*	No	Sí
	Esponja*	No	Sí
	Espermicida	No	Sí

MENOS EFICAZ

Abreviaturas: TVP, trombosis venosa profunda; IUD, dispositivo intrauterino.

*Estos métodos son mucho menos eficaces en las mujeres que han dado a luz (24 embarazos por cada 100 mujeres en un año) que en mujeres que no han tenido hijos (12 embarazos por cada 100 mujeres en un año).

Cómo comenzar después de un embarazo
Métodos quirúrgicos de esterilización: Se pueden hacer inmediatamente después del nacimiento del bebé. Esterilización histeroscópica: Debe esperar 3 meses después del nacimiento del bebé para que se haga el procedimiento y debe usar otro método hasta que una histerosalpingografía confirme que las trompas han sido bloqueadas, lo que generalmente tarda 3 meses después del procedimiento. Por lo tanto, debe usar otro método anticonceptivo durante por lo menos 6 meses hasta que pueda depender del procedimiento para el control de la natalidad.
Se puede introducir inmediatamente después del nacimiento del bebé; use otro método anticonceptivo durante los próximos 7 días si • ha tenido un período menstrual y han transcurrido más de 5 días desde que comenzó el sangrado. • han transcurrido 21 días o más desde que dio a luz y su período menstrual no ha comenzado aún.
Se puede introducir inmediatamente después del nacimiento del bebé. No tiene que usar otro método anticonceptivo después de que se coloque el IUD de cobre. Para el IUD hormonal, use otro método anticonceptivo durante los próximos 7 días si • ha tenido un período menstrual y han transcurrido más de 7 días desde que comenzó el sangrado. • han transcurrido 21 días o más desde que dio a luz y su período menstrual no ha comenzado aún
Se puede comenzar a usar inmediatamente después del nacimiento del bebé; use otro método anticonceptivo durante los próximos 7 días si • ha tenido un período menstrual y han transcurrido más de 7 días desde que comenzó el sangrado. • han transcurrido 21 días o más desde que dio a luz y su período menstrual no ha comenzado aún.
Se pueden comenzar a usar a los 21 días después del nacimiento del bebé si no está amamantando y si no tiene otros factores de riesgo para la TVP; se puede comenzar a usar a los 30–42 días después del nacimiento del bebé si está amamantando y no tiene otros factores de riesgo para la TVP.
Se pueden comenzar a usar inmediatamente después del nacimiento del bebé; use otro método anticonceptivo durante los próximos 2 días si • ha tenido un período menstrual y han transcurrido más de 5 días desde que comenzó el sangrado. • han transcurrido 21 días o más desde que dio a luz y su período menstrual no ha comenzado aún.
Debe esperar 6 semanas después de dar a luz para usar el diafragma, cuando el útero y el cuello uterino hayan vuelto a su tamaño normal. Si usó un diafragma anteriormente, se deberá adaptar a la medida después de dar a luz.
Se puede usar en cualquier momento después del nacimiento del bebé.
Debe esperar 6 semanas después de dar a luz para usar el capuchón cervical, cuando el útero y el cuello uterino hayan vuelto a su tamaño normal. Si usó un capuchón cervical anteriormente, se debe volver a ajustar después del parto.
Se puede usar en cualquier momento después del nacimiento del bebé.
Se puede usar en cualquier momento después del nacimiento del bebé.

intrauterino hormonal libera una pequeña cantidad de **progestina** en el útero. Una de las marcas cuenta con la aprobación para su uso por hasta cinco años y otra marca se ha aprobado para usarlo por hasta tres años. El dispositivo intrauterino de cobre libera una pequeña cantidad de cobre y se ha aprobado para su uso por hasta 10 años.

Los dispositivos intrauterinos ofrecen muchos beneficios. Son sumamente eficaces para prevenir embarazos con índices de eficacia que igualan a los de la **esterilización** permanente, es decir, menos de 1 de cada 100 mujeres (menos del 1%) quedará embarazada en el primer año de uso común del dispositivo. Se puede introducir inmediatamente después, o al cabo de unas semanas, del nacimiento del bebé, aun si está amamantando. Una vez que se introduzca, no necesitará hacer nada más para evitar que ocurra un embarazo. Si desea quedar embarazada, el dispositivo se puede extraer y volverá a ser fértil de inmediato.

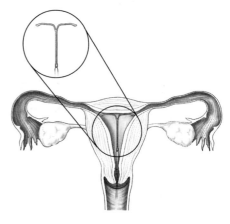

Dispositivo intrauterino

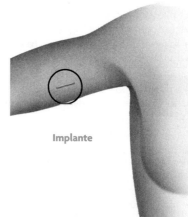

Implante

Implante

El **implante anticonceptivo** consiste en una sola varilla flexible, más o menos del tamaño de un fósforo, que se introduce debajo de la piel en la parte superior del brazo. El implante libera progestina en el cuerpo y actúa principalmente evitando que ocurra la ovulación. Este método impide que ocurra un embarazo durante un máximo de tres años y es sumamente eficaz: menos de 1 de cada 100 mujeres que usa un implante quedará embarazada en el primer año de uso común. El implante se puede colocar inmediatamente después del nacimiento del bebé, aun si está amamantando. Una vez que su proveedor de atención médica coloque el implante, no tendrá que hacer nada más para evitar que ocurra un embarazo. Si desea quedar embarazada, su proveedor de atención médica puede extraer fácilmente el implante y comenzará a ser fértil otra vez rápidamente. El efecto secundario más común del implante es sangrado impredecible, especialmente en los primeros tres meses de usarlo.

Inyección

La inyección anticonceptiva contiene **acetato de medroxiprogesterona de depósito (DMPA)**, un tipo de progestina. Actúa principalmente evitando que ocurra la ovulación. La inyección anticonceptiva la administra su proveedor de atención médica en el brazo o los glúteos cada tres meses. Con el uso común de la misma,

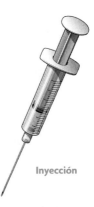

Inyección

6 de cada 100 mujeres (6%) quedarán embarazadas durante el primer año de uso de la inyección. Aparte de recibir las inyecciones a tiempo, no tendrá que hacer nada más para evitar que ocurra un embarazo. Puede recibir la inyección hasta dos semanas tarde sin que disminuya su eficacia. Las inyecciones se pueden administrar inmediatamente después del nacimiento del bebé, aun si está amamantando. Si desea quedar embarazada otra vez, puede haber una demora antes de que vuelva a ser fértil después que se suspendan las inyecciones. El promedio de tiempo en que se tarda una mujer en quedar embarazada después de que se suspenden las inyecciones es de 10 meses. Algunas mujeres se tardan más.

Métodos hormonales combinados

Los métodos anticonceptivos hormonales combinados contienen estrógeno y progestina y consisten en las píldoras, el anillo vaginal y el parche. Estos métodos actúan principalmente impidiendo que ocurra la ovulación. Con el uso común de los mismos, 9 de cada 100 mujeres (9%) quedarán embarazadas durante el primer año de uso de estos métodos.

Los métodos hormonales combinados no se deben usar durante los primeros 21 días después del parto. Durante el embarazo y el período de postparto, el riesgo de que se formen coágulos sanguíneos en las venas profundas del cuerpo es mayor. Este problema médico, que se llama **trombosis venosa profunda**, puede causar complicaciones graves si una parte del coágulo se desprende y se traslada a los pulmones por los vasos sanguíneos. El riesgo de trombosis venosa profunda es mayor durante los 21 primeros días del parto. Usar métodos hormonales combinados durante este tiempo puede aumentar este riesgo todavía más. Por este motivo, si tiene factores de riesgo adicionales para la trombosis venosa profunda—por ejemplo, ha tenido este problema médico anteriormente, tuvo un parto por cesárea o es obesa—por lo general

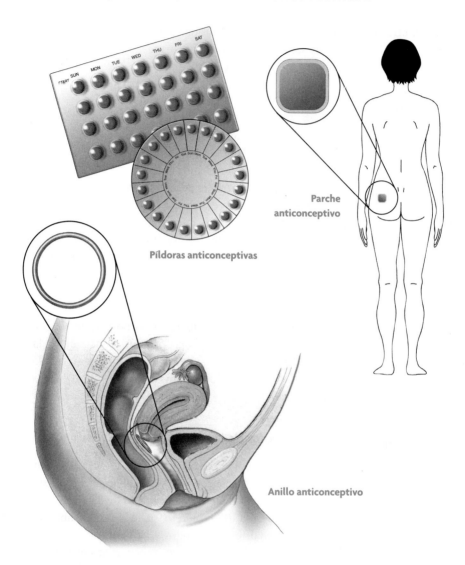

Píldoras anticonceptivas

Parche
anticonceptivo

Anillo anticonceptivo

no debe usar anticonceptivos hormonales combinados durante los primeros 21–42 días después del parto.

Si está amamantando, se recomienda que transcurra un breve período de espera adicional además del período de espera para evitar la presencia de trombosis venosa profunda. Hay un riesgo teórico de que los métodos hormonales combinados pueden afectar el suministro de leche, especialmente cuando comienza a amamantar. Por este motivo, los expertos recomiendan comenzar estos métodos después de 30–42 días del parto, cuando la alimentación con leche materna ya esté bien establecida.

Píldoras con solo progestina

Estas píldoras contienen solo progestina y actúan principalmente evitando la fertilización del óvulo por un espermatozoide. Con el uso común de las mismas, 9 de cada 100 mujeres (9%) quedarán embarazadas durante el primer año de uso de estas píldoras. Las píldoras con solo progestina no aumentan el riesgo de trombosis venosa profunda, por lo que puede empezar a tomarlas inmediatamente después del nacimiento del bebé, aun si está amamantando. Estas píldoras se deben tomar a la misma hora todos los días. Si transcurren más de tres horas de la hora en que debió haberse tomado la píldora, debe tomar la píldora omitida tan pronto como sea posible, incluso si eso significa tomar dos píldoras el mismo día. Deberá también evitar tener coito sexual o usar un método adicional, como un condón, hasta que haya tomado una píldora a la misma hora durante dos días consecutivos.

Métodos de barrera

Los métodos de barrera no permiten que los espermatozoides lleguen a los óvulos. Si elige usar un método de barrera, para que este sea eficaz, asegúrese de hacerlo cada vez que tenga relaciones sexuales. Los siguientes métodos de barrera están disponibles:

• Condones: El condón masculino es una capa protectora de látex delgada que se coloca sobre el pene del hombre e impide que la eyaculación entre en la vagina. El condón femenino es un saco delgado de plástico que cubre la vagina. Se mantiene en su lugar mediante un anillo interno que permanece cerrado en el cuello uterino y un anillo externo que permanece

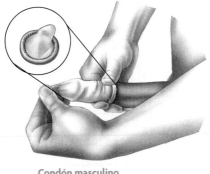

Condón masculino

Condón femenino

abierto en la entrada de la vagina. El condón masculino ofrece la mejor protección contra las infecciones de transmisión sexual. Con el uso común de los mismos, 18 de cada 100 mujeres (18%) quedarán embarazadas el primer año de uso del condón masculino, y 21 mujeres de 100 (21%) quedarán embarazadas el primer año de uso del condón femenino.

- Diafragma: El diafragma es una cúpula redonda de látex pequeña que se ajusta dentro de la vagina y cubre el cuello uterino. Se puede introducir de 1 a 2 horas antes de tener relaciones sexuales y se usa con un espermicida. Un proveedor de atención médica debe adaptar y recetar el diafragma. Si usó un diafragma anteriormente, deberán ajustarle la medida después de dar a luz. Además, debe esperar seis semanas después de dar a luz para usar un diafragma, cuando el tamaño del útero y el cuello uterino vuelva a ser normal. Con el uso común del mismo, 12 de cada 100 mujeres (12%) quedarán embarazadas durante el primer año de uso del diafragma.

- Capuchón cervical: El capuchón cervical es más pequeño que un diafragma y queda más ajustado sobre el cuello uterino. Se mantiene en su sitio mediante succión. Se usa con un espermicida. Al igual que el diafragma, un proveedor de atención médica debe adaptarlo a la medida y recetar el capuchón cervical. También al igual que el diafragma, debe esperar seis semanas después de dar a luz para usar el capuchón cervical, cuando el útero y el cuello uterino hayan vuelto a su tamaño normal después de que haya tenido el bebé. Es menos eficaz en las mujeres que han dado a luz que en las mujeres que no lo han hecho. Con el uso típico del mismo, 24 de cada 100 mujeres (24%) quedarán embarazadas durante el primer año de uso del capuchón cervical; 12 mujeres de cada 100 (12%) que no han dado a luz previamente quedarán embarazadas el primer año.

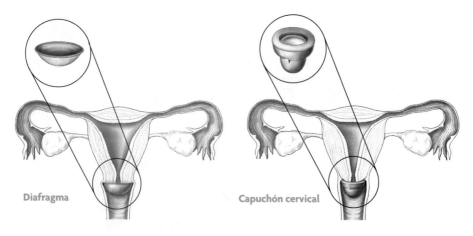

Diafragma   Capuchón cervical

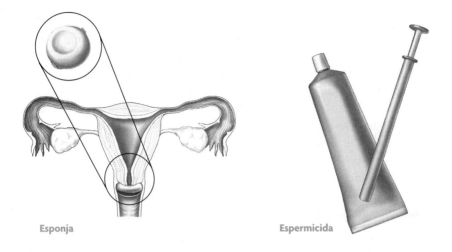

Esponja   Espermicida

- Esponja: La esponja es un dispositivo en forma de rosca hecho de un material esponjoso blando cubierto con espermicida. Se introduce en la vagina y cubre el cuello uterino. La esponja es práctica porque se vende sin receta médica. Sin embargo, es menos eficaz en las mujeres que han dado a luz. La eficacia de este método es igual que la del capuchón cervical.

- Espermicidas: Los espermicidas son sustancias químicas que destruyen los espermatozoides antes de que fertilicen el óvulo. Se suministran de varias maneras, como cremas, geles, espumas y supositorios vaginales. Los espermicidas se colocan en la vagina, cerca del cuello uterino, antes de tener relaciones sexuales. Con el uso común de los mismos, 28 de cada 100 mujeres (28%) quedarán embarazadas durante el primer año de uso de los espermicidas.

Método de amenorrea lactacional

El método de amenorrea lactacional (MAL) es un método anticonceptivo temporal que se basa en la manera natural en que el cuerpo evita que ocurra la ovulación cuando una mujer amamanta. Si una mujer no ovula, no puede quedar embarazada. La eficacia de este método es de un 98% si se usa correctamente.

Para que el método sea eficaz, se deben satisfacer tres condiciones:

1. Su período menstrual no debe haber comenzado otra vez.
2. Usted debe estar amamantado exclusivamente o casi exclusivamente.
3. Su bebé tiene seis meses de edad o menos.

Amamantar exclusivamente o casi exclusivamente quiere decir que el bebé no recibe ningún otro líquido ni alimento, ni siquiera agua, además de la leche materna. Aunque puede dar otros líquidos o fórmula infantil ocasionalmente, el hacerlo puede provocar la ovulación y, por lo tanto, aumenta la probabilidad de que ocurra un embarazo involuntario. Además, el período entre cada alimentación no debe ser mayor de 4 horas durante el día ni 6 horas por la noche. El método de amenorrea lactacional puede ser más eficaz si el bebé amamanta directamente del seno en lugar de hacerlo con biberón con leche materna extraída (con bomba sacaleches).

Una consideración importante sobre este método es saber cuándo debe comenzar a usar otro tipo de anticonceptivo para evitar un embarazo. Para determinarlo, debe hacerse tres preguntas:

1. ¿He vuelto a tener períodos menstruales?

2. ¿Estoy complementando la alimentación regularmente con fórmula infantil u otros alimentos o líquidos, o están transcurriendo períodos prolongados sin amamantar, ya sea durante el día o la noche?

3. ¿Tiene mi bebé más de 6 meses?

Si respondió afirmativamente a cualquiera de estas preguntas, aumenta su riesgo de quedar embarazada y debe usar otro método anticonceptivo. Sin embargo, puede seguir amamantando a su bebé.

Anticonceptivos de emergencia

Si usted y su pareja tienen relaciones sexuales sin protección o si no funciona su método anticonceptivo durante el acto sexual, puede usar un anticonceptivo de emergencia para evitar que ocurra un embarazo. Hay tres tipos de anticonceptivos de emergencia: 1) el dispositivo intrauterino de cobre, 2) las píldoras con solo progestina y 3) la píldora de ulipristal. Las píldoras se deben tomar tan pronto como sea posible dentro de las primeras 120 horas (5 días) del acto sexual sin protección. Igualmente, el dispositivo intrauterino se debe introducir dentro de los primeros 120 días del acto sexual sin protección. El dispositivo intrauterino de cobre es el método anticonceptivo de emergencia más eficaz y puede permanecer introducido para usarse continuamente como método anticonceptivo por hasta 10 años. Es necesario que un proveedor de atención médica introduzca el dispositivo intrauterino de cobre.

Algunos productos anticonceptivos de emergencia con solo progestina están disponibles en los estantes comunes de las tiendas (con otros productos sin receta) y se pueden adquirir sin receta médica sin importar la edad de la persona. El ulipristal solo está disponible con receta médica.

Anticonceptivo permanente

La esterilización es una opción para usted y su pareja si están seguros de que no quieren tener más hijos. La eficacia de la esterilización es de más de un 99%. La esterilización es un método anticonceptivo permanente. Aunque hay una cirugía para revertir la esterilización, no siempre es posible lograr un embarazo. La *fertilización en vitro* puede ser una opción, pero no es posible garantizar que podrá concebir.

Esterilización femenina

En la esterilización femenina, se cierran o se extraen las *trompas de Falopio*. De esta manera se evita que el *óvulo* se desplace hacia abajo por la trompa de Falopio hacia el útero e impide que el espermatozoide llegue al óvulo. La esterilización femenina se puede realizar durante un procedimiento quirúrgico o con un procedimiento que se llama *histeroscopia*.

Un riesgo común de todos los métodos de esterilización femenina es que si ocurre un embarazo, hay un mayor riesgo de que este sea un embarazo ectópico. Sin embargo, el riesgo de que ocurra un *embarazo ectópico* en una mujer que ha tenido una *esterilización tubárica* es menor que el de una mujer que no usa un método anticonceptivo.

Métodos quirúrgicos. Hay varias maneras en que se puede realizar la *esterilización tubárica*. La esterilización posterior al parto generalmente se hace al cabo de unas horas o unos días después del parto. La cirugía es más sencilla en ese momento ya que el útero aún está agrandado y empuja a las trompas de Falopio hacia arriba en el abdomen. También es práctica ya que no tiene que regresar al hospital para que se realice y es eficaz de

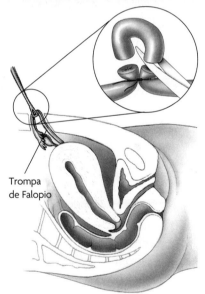

Trompa de Falopio

Esterilización posterior al parto. Justo después del nacimiento del bebé, el útero aún está agrandado y empuja hacia arriba las trompas de Falopio, por lo que se encuentran más accesibles. Se procede entonces a extraer hacia arriba las trompas de Falopio a través de la incisión. Las trompas se cierran con sujetadores o bandas, o se extrae una pequeña sección o la trompa entera.

inmediato. Cómo se practica la cirugía depende de si tuvo un parto vaginal o un parto por cesárea:

- Si tuvo un parto vaginal, se hace una incisión pequeña en el abdomen. Se procede entonces a extraer hacia arriba las trompas de Falopio a través de la incisión. Las trompas entonces se cierran con sujetadores o, con mayor frecuencia, se extrae una pequeña sección de cada una o la trompa entera. Si tuvo un *bloqueo epidural* para el parto, a menudo se puede usar este bloqueo para el procedimiento de esterilización. Si no recibió anestesia para el parto, recibirá *anestesia regional* o *anestesia general* para la esterilización.

- Si tuvo un parto por cesárea, la operación se puede realizar inmediatamente después a través de la misma incisión que se usó para extraer al bebé.

Al igual que con cualquier tipo de cirugía, conlleva un riesgo de sangrado, problemas con la cicatrización de la herida, infección y complicaciones de la anestesia que se usó. También se pueden lastimar otros órganos de la pelvis durante la cirugía.

Si le interesa la esterilización posterior al parto, hable con su proveedor de atención médica sobre este procedimiento con mucha anticipación antes de que nazca el bebé. Puede haber ciertos períodos de espera u otras restricciones que se deben abordar antes de que se pueda hacer la esterilización. Hable

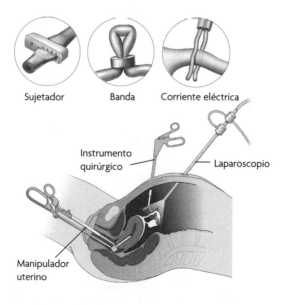

Sujetador   Banda   Corriente eléctrica

Instrumento quirúrgico   Laparoscopio

Manipulador uterino

Esterilización laparoscópica. En este método de esterilización, se hacen pequeñas incisiones en el abdomen.

con su proveedor de seguro médico para determinar si el procedimiento tiene cobertura. Debe también investigar si el hospital donde tenga el parto ofrece esta esterilización.

También puede decidir hacerse la cirugía de esterilización posteriormente como un procedimiento aparte. El método que por lo general se usa es un procedimiento quirúrgico que se llama *laparoscopía* y que casi siempre se hace con anestesia general. En este procedimiento, se hace una pequeña incisión en el ombligo o cerca de este para introducir un instrumento que se llama *laparoscopio*. El laparoscopio permite ver los órganos pélvicos. Las trompas de Falopio se cierran con instrumentos que se pasan por el laparoscopio o con otro instrumento que se introduce a través de una segunda incisión pequeña. Las trompas se pueden cerrar con bandas, sujetadores o con corriente eléctrica. De modo alternativo, se puede extraer una pequeña sección de cada una de las trompas o extraer la trompa entera. La laparoscopía se puede realizar como cirugía ambulatoria, por lo que podrá regresar a casa el mismo día si no ocurren problemas.

Esterilización histeroscópica. Otro método de esterilización, que se llama *esterilización histeroscópica*, también está disponible. Este procedimiento se puede realizar en el consultorio de un proveedor de atención médica, en una clínica o en un centro quirúrgico con **anestesia local** y no requiere una incisión abdominal. Se puede realizar a partir de los tres meses del nacimiento del bebé. La esterilización histeroscópica implica introducir un instrumento que se llama *histeroscopio* dentro del útero a través de la vagina y colocar un pequeño dispositivo dentro de cada trompa de Falopio. El dispositivo

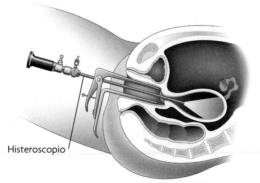

Histeroscopio

Esterilización histeroscópica. En el método histeroscópico, se introduce un pequeño dispositivo por la vagina hasta llegar a cada una de las trompas de Falopio. El dispositivo hace que se forme tejido cicatrizante en las trompas. El tejido cicatrizante posteriormente bloquea las trompas de Falopio e impide que los espermatozoides lleguen al óvulo.

produce la formación de tejido cicatrizante que bloquea las trompas de Falopio y evita la fertilización del óvulo. Las trompas quedan totalmente bloqueadas al cabo de unos 3 meses del procedimiento. Durante ese período, puede quedar embarazada, por lo que necesita usar otro método anticonceptivo. Al cabo de tres meses, se hará una *histerosalpingografía*, un procedimiento que emplea la radiografía para garantizar que las trompas de Falopio se hayan obstruido. No se debe depender exclusivamente de la esterilización histeroscópica como método anticonceptivo hasta que esta prueba revele que las trompas se han bloqueado. Es posible que transcurran más de tres años antes de que esto suceda. En algunos casos, las trompas no se bloquean completamente o no es posible colocar los dispositivos en una o ambas trompas de Falopio.

Esterilización masculina

La esterilización masculina se llama **vasectomía**. En este procedimiento, se cortan o atan los **conductos deferentes** (conductos a través de los cuales se desplazan los espermatozoides) para que no se liberen espermatozoides cuando el hombre eyacula. La vasectomía no surte ningún efecto en la capacidad del hombre para tener erecciones ni **orgasmos**. Este procedimiento puede hacerse en el consultorio de un médico, una clínica o un hospital. El hombre puede regresar a casa el mismo día si no hay complicaciones. La vasectomía por lo general se considera más segura que la esterilización

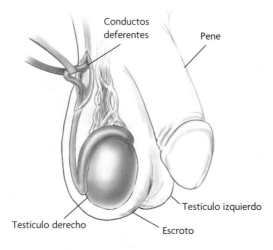

Vasectomía. Se hacen uno o dos cortes pequeños en la piel del escroto. Se extrae entonces cada conducto por la abertura hasta que forman un anillo. Posteriormente, se corta y se extrae una pequeña sección del anillo.

femenina y solo requiere anestesia local. Además, no conlleva el riesgo de embarazo ectópico si falla la vasectomía.

Las vasectomías no son eficaces de inmediato porque puede haber algunos espermatozoides en los conductos en el momento del procedimiento. El semen tarda de dos a cuatro meses en quedar totalmente libre de espermatozoides. Por ello, la pareja deberá usar otro método anticonceptivo o abstenerse de tener coito sexual hasta que el conteo de espermatozoides confirme que estos ya no están presentes. En esta prueba, se cuenta la cantidad de espermatozoides en una muestra de semen.

El regreso al trabajo

Si debe, cuándo debe y cómo debe regresar a trabajar después de tener un bebé son decisiones personales. Las normas de las ausencias por maternidad varían entre un estado y otro, y entre los distintos empleadores. La Ley Federal de Ausencia Autorizada por Motivos Familiares y Médicos garantiza a las mujeres un máximo de 12 semanas de ausencia sin sueldo después de dar a luz. Además de recuperarse del parto, hay otros factores que debe tomar en cuenta. Considere la cantidad aproximada de dinero que gana y el tiempo que su familia podrá vivir sin este sueldo. Debe evaluar también el costo y las opciones de los servicios de cuidado de niños. Si está amamantando, debe apartar suficiente tiempo para establecer una relación adecuada de lactancia con su bebé. También debe considerar cómo seguirá amamantando una vez que regrese a trabajar. Según la Ley de Cuidado de Salud Asequible vigente, los empleadores deben proporcionarle un período de descanso a una empleada para extraerse leche materna por un año después del nacimiento de un hijo. El empleador también debe proporcionar un lugar que no sea un baño para que la empleada se extraiga la leche materna.

Tenga cuidado de preparar un plan de acción flexible que se ajuste a las necesidades que surjan. En otras palabras, no es posible pronosticar con certeza lo que sucederá. Tal vez no sepa cómo se sentirá sobre el trabajo hasta que nazca el bebé.

Las mamás que trabajan fuera del hogar tienen varias opciones hoy en día. Una cantidad cada vez mayor de empleadores les permiten a las nuevas madres trabajar una jornada parcial, trabajar desde la casa 1 o 2 días a la semana, compartir los deberes del empleo, condensar las semanas laborales o trabajar horas flexibles. Puede hacer posible algunas de estas opciones hablando con su empleador sobre la oportunidad de un programa de trabajo flexible, aun si no se ha otorgado esta oportunidad anteriormente en su trabajo. Además, algunas compañías ofrecen servicio de cuidado de niños en las mismas instalaciones, lo que es una gran ventaja para las madres nuevas. De esta manera pueden llevar a sus bebés al trabajo con ellas, visitarlos durante los descansos y el almuerzo, y seguir amamantando.

Si su pareja no se queda en casa para cuidar del bebé, tendrá que buscar algún servicio de cuidado de niños. Hay muchos factores que debe considerar cuando busque un buen servicio de cuidado de niños para su recién nacido. ¿Usará un centro de cuidado de niños (guardería), cuidado en un hogar o una niñera? La búsqueda de un servicio de cuidado de niños puede ser estresante para cualquier pareja. No obstante, tenga paciencia y seleccione lo que le brinde más tranquilidad.

RECURSOS INFORMATIVOS

Los siguientes recursos aportan más información sobre el período de postparto, como las pruebas de detección en los recién nacidos, los anticonceptivos, la nutrición y mucho más:

Birth Control (Contraception): Resource Overview [Control de la natalidad (anticonceptivos): Resumen de fuentes informativas]
The American College of Obstetricians and Gynecologists (El Colegio Americano de Obstetras y Ginecólogos, ACOG)
http://www.acog.org/Womens-Health/Birth-Control-Contraception
Ofrece una lista de artículos del ACOG y recursos educativos para las pacientes sobre los métodos anticonceptivos.

Newborn Screening Tests (Pruebas de detección para recién nacidos)
Medline Plus
https://www.nlm.nih.gov/medlineplus/spanish/ency/article/007257.htm
Ofrece una descripción general de las pruebas de detección en los recién nacidos, cómo se hacen y cómo interpretar los resultados.

Recovering From Birth (Recuperación después del parto)
Womenshealth.gov/espanol
http://womenshealth.gov/espanol/embarazo/parto-y-mas-alla/recuperacion-despues-parto.html
Ofrece consejos prácticos sobre el proceso de recuperación durante el período de postparto además de consejos para sobrellevar las primeras semanas después del nacimiento del bebé.

Special Supplemental Nutrition Program for Women, Infants, and Children (WIC) (El Programa Especial De Nutrición Suplementaria Para Mujeres, Infantes Y Niños)
http://www.fns.usda.gov/es/wic

El programa WIC ofrece ayuda nutricional a las madres y los niños de bajos recursos.

Parte III
Nutrición

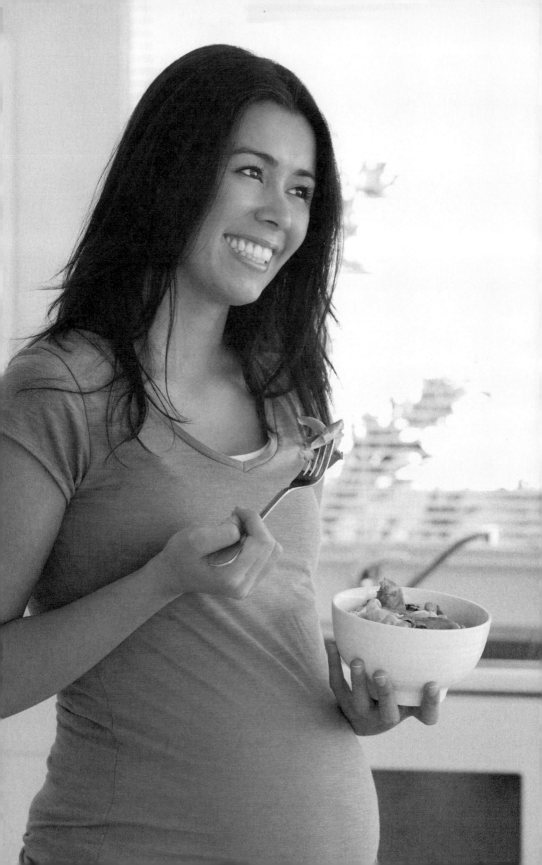

Capítulo 17

La nutrición durante el embarazo

Es importante alimentarse de manera saludable durante el embarazo. De esta manera podrá satisfacer las necesidades adicionales de su cuerpo y también las del bebé en desarrollo. Alimentarse de manera saludable mientras está embarazada puede requerir un poco de esfuerzo, pero les brindará grandes beneficios a usted y a su bebé. Si ya lleva una dieta balanceada, lo único que necesita es agregar algunas **calorías** bien seleccionadas. Si no ha llevado una dieta saludable hasta ahora, el embarazo es una magnífica oportunidad para cambiar viejas costumbres y crear hábitos nuevos y saludables. Las madres que amamantan también necesitan prestar mucha atención a sus dietas (consulte el Capítulo 18, "La alimentación de su bebé con leche materna o fórmula infantil").

Alimentarse bien también consiste en saber la cantidad de alimentos que debe consumir. Antes se decía que las mujeres embarazadas debían "comer por dos". Esto es aún correcto, hasta cierto punto. Ahora sabemos que no se trata de comer el doble que antes. Encontrar un equilibrio entre recibir suficientes **nutrientes** para fomentar el desarrollo del bebé y mantener un peso saludable es importante para usted y la salud futura de su bebé. Una mujer embarazada con un *índice de masa corporal (IMC)* dentro de un intervalo normal antes del embarazo solo necesita, en promedio, unas 300 calorías adicionales al día, que es la cantidad equivalente a un vaso de leche descremada y medio sándwich. Si está embarazada con mellizos, necesitará 600 calorías adicionales al día. Puede calcular su IMC usando una calculadora en Internet (puede encontrar una en www.nhlbi.nih.gov/health/educational/lose_wt/BMI/) o usar la tabla de IMC que aparece en el Apéndice A.

Una dieta balanceada

Los nutrientes son los componentes básicos del cuerpo. Entre los nutrientes importantes se encuentran las proteínas, los carbohidratos y las grasas. Cuando está embarazada, no solo necesita mantener su propio cuerpo con nutrientes, sino apoyar el desarrollo de su bebé. Recibir suficientes nutrientes durante el embarazo protege su propia salud y contribuye al desarrollo normal de su bebé.

Proteínas

Las proteínas son fuentes de nutrientes que el cuerpo necesita para desarrollar y reparar músculos y otros tejidos. Los siguientes alimentos contienen proteína:

- Carne de res, cerdo y pescado
- Aves
- Huevos
- Leche, queso y otros productos lácteos
- Frijoles (habichuelas) y guisantes (chícharos)
- Nueces y semillas

Las personas vegetarianas pueden obtener proteína de las nueces, las semillas, la mantequilla de nueces y los productos con soya como el tempeh y el tofú. Las personas vegetarianas que consumen productos lácteos en la dieta también pueden obtener la proteína necesaria de la leche y los huevos.

Carbohidratos

Todos los carbohidratos se descomponen en **glucosa**, el combustible principal del cuerpo que proporciona energía a todas las actividades. Hay dos tipos de carbohidratos: carbohidratos simples y carbohidratos complejos. Los carbohidratos simples proporcionan un estímulo rápido de energía ya que se digieren y absorben rápidamente. Estos se encuentran en los alimentos naturalmente dulces, como las frutas, y también se pueden agregar a los alimentos en forma de azúcar común, miel y jarabe de arce. Los carbohidratos simples a menudo tienen muchas calorías. Es mejor limitar el consumo de ellos y elegir los que se encuentran naturalmente en los alimentos. Evite las bebidas dulces y los alimentos con azúcar agregada.

Los carbohidratos complejos consisten en la fibra dietética y los almidones. Dado que el cuerpo tarda más en procesarlos, los carbohidratos complejos proporcionan energía durante más tiempo que los carbohidratos simples.

Los carbohidratos complejos se encuentran en el pan, el arroz, la pasta, algunas frutas y los vegetales con almidones, como las papas y el maíz.

La fibra se encuentra en muchos alimentos provenientes de plantas. Es la parte de la planta que el cuerpo no puede digerir. La fibra pasa relativamente intacta a través del sistema digestivo. Puede ayudar a prevenir el estreñimiento agregando masa a las heces y facilitando así el paso de las heces. Debe consumir 25 gramos de fibra al día. Algunas buenas fuentes de fibra son las siguientes:

- Frutas (especialmente frutas secas, bayas, naranjas, manzanas y melocotones (o duraznos) con la cáscara)

- Vegetales (como los frijoles secos, los guisantes y vegetales de hojas como la espinaca y la col rizada)

- Productos de granos integrales (como el pan de trigo o el arroz integral)

La fibra también mantiene estables los niveles de glucosa en la sangre porque pasa lentamente por las vías digestivas. Los alimentos con estas propiedades se describen como que tienen un "índice glucémico bajo" ya que no aumentan súbitamente los niveles de glucosa en la sangre. Consumir alimentos con un índice glucémico bajo puede ayudarla a sentirse llena y reducir la sensación de hambre. Los alimentos con un índice glucémico bajo también pueden ayudar a reducir los niveles de *colesterol* y previenen la diabetes.

Grasas

El cuerpo necesita cierta cantidad de grasa para funcionar normalmente. Un tipo específico de grasas, que se llaman ácidos grasos omega-3, desempeñan una función importante en el desarrollo del cerebro. Las grasas también son vitales para el funcionamiento del *sistema inmunitario*, promueven la coagulación de la sangre y facilitan el uso de las vitaminas A, D, E y K del cuerpo.

La grasa en los alimentos que consume se digiere y se envía al hígado. El hígado entonces transforma la grasa en lipoproteínas. Las lipoproteínas están compuestas por colesterol, grasas y proteínas. Las lipoproteínas transportan la grasa por la sangre para usarla o almacenarla en otras partes del cuerpo.

Hay distintos tipos de grasa en los alimentos. Debe tener en cuenta estos tipos distintos de grasa en su dieta:

- Las grasas saturadas provienen principalmente de la carne y los productos lácteos. Estas grasas tienden a solidificarse cuando se enfrían. Algunos ejemplos son la mantequilla y la manteca de cerdo. También hay dos grasas saturadas de origen vegetal: 1) el aceite de palma y 2) el aceite de coco.

- Las grasas insaturadas tienden a ser líquidas y provienen principalmente de plantas y vegetales. Los aceites de oliva, canola, cacahuate (maní), girasol y pescado son todos grasas insaturadas.

- Las grasas trans son grasas insaturadas que se han procesado por medios químicos para que se solidifiquen a temperatura ambiente. Este proceso se hace para que los alimentos duren más y tengan mejor sabor. Las mantecas vegetales, las margarinas, las galletas de soda y dulces, y las golosinas como los chips de papa a menudo contienen grasas trans.

Los aceites y las grasas proporcionan nutrientes importantes. Durante el embarazo, las grasas que consume le dan energía y ayudan a formar muchos de los órganos fetales, así como la placenta. Sin embargo, el exceso de grasas saturadas y grasas trans puede causar problemas de salud, como enfermedades del corazón. Las grasas no deben componer más del 20 al 35% de su consumo total de alimentos. Esto equivale aproximadamente a 6 cucharadas al día. La mayoría de las grasas y los aceites en la dieta deben provenir de grasas insaturadas, como del aceite de oliva y aceite de maní (cacahuate). Limite las grasas saturadas, como de la mantequilla y las carnes rojas con mucha grasa, y evite las grasas trans, ya que no tienen ningún valor nutritivo.

Planificación de comidas saludables

No es difícil planear comidas saludables mientras está embarazada y el Departamento de Agricultura de Estados Unidos ha facilitado la manera de lograrlo en www.choosemyplate.gov. El sitio de Internet "MyPlate" o "Mi plato" ayuda a todas las personas, tanto a las que llevan una dieta como a los niños y a las mujeres embarazadas, a seleccionar alimentos saludables en cada comida.

En MyPlate, puede obtener un plan personalizado de nutrición y actividades físicas usando el programa de registro diario que se llama "SuperTracker". Este programa le muestra los alimentos y las cantidades que necesita consumir de ellos todos los días durante cada trimestre del embarazo. Las cantidades se calculan según su estatura, su IMC antes del embarazo, la fecha prevista del parto y la cantidad de ejercicio que hace en la semana. Las cantidades de alimentos se proporcionan en las porciones comunes que casi todas las personas conocen, como tazas y onzas.

Los cinco grupos de alimentos

Para tener una idea de cómo funciona el programa MyPlate, la Tabla 17-1 ilustra los alimentos y las cantidades que una mujer embarazada con un IMC normal antes del embarazo debe consumir en cada trimestre del embarazo. Notará que los alimentos se dividen en los siguientes cinco grupos de alimentos:

1. Granos: El pan, la pasta, la avena, el cereal y las tortillas son granos. Trate de que la mitad de los granos que consume sean granos integrales. Los granos integrales son aquellos que no han sido procesados y que contienen el grano entero. Estos son, entre otros, la avena, la cebada, la quinua y el arroz integral. Busque las palabras "grano integral" en la etiqueta del producto.

2. Frutas: Las frutas pueden ser frescas, congeladas, enlatadas o secas. El jugo preparado enteramente de fruta también cuenta.

3. Vegetales: Los vegetales pueden ser crudos o cocidos, congelados, enlatados, secos o jugo 100% de vegetales. Asegúrese de recibir una combinación de vegetales de hojas verde oscuro, anaranjadas, con almidón y otros tipos, así como frijoles secos y guisantes (chícharos).

4. Productos lácteos: La leche y los productos elaborados con leche, como el queso, el yogur, el helado (nieve) componen el grupo de productos lácteos. Asegúrese de que los productos lácteos que consuma sean pasteurizados (consulte la sección "La seguridad de los alimentos" de este capítulo para obtener información sobre las enfermedades transmitidas en los alimentos) y elija las variedades sin grasa o bajas en grasa (1%).

5. Alimentos con proteína: Los alimentos con proteína son la carne, las aves, los mariscos, los frijoles (o habichuelas) y los guisantes (o chícharos), las nueces y las semillas. Incluya una variedad de proteínas en la dieta y elija carnes y aves sin grasa o con poca grasa.

Vitaminas y minerales esenciales

Las vitaminas y los minerales desempeñan una labor importante en todas las partes del cuerpo. Durante el embarazo, necesita más **ácido fólico** y hierro que una mujer que no está embarazada (consulte la Tabla 17-2). Tomar un suplemento multivitamínico prenatal puede garantizar que reciba estas cantidades adicionales. Una dieta bien balanceada debe suministrar todas las demás vitaminas y minerales que necesita en el embarazo.

Tabla 17-1 Opciones de alimentos diarios

Aporte dietético diario recomendado para una mujer embarazada con peso normal que hace menos de 30 minutos de ejercicio al día.

	Primer trimestre	Segundo trimestre	Tercer trimestre	Comentarios
Total de calorías al día	1,800	2,200	2,400	
Granos	6 onzas	7 onzas	8 onzas	1 onza equivale a una rebanada de pan, ½ taza de arroz cocido, ½ taza de pasta cocida, 3 tazas de palomitas de maíz o cinco galletas de trigo integral
Vegetales	2 ½ tazas	3 tazas	3 tazas	2 tazas de vegetales de hojas crudas cuentan como 1 taza
Frutas	1 ½ tazas	2 tazas	2 tazas	Una naranja grande, una manzana pequeña, ocho fresas grandes o ½ taza de frutas secas cuenta como 1 taza
Productos lácteos	3 tazas	3 tazas	3 tazas	Dos rebanadas pequeñas de queso suizo o $1/3$ de taza de queso rallado cuentan como 1 taza
Alimentos con	5 onzas	6 onzas	6 ½ onzas	1 onza de carne baja en proteína grasa; 1 huevo; 1 cucharada de mantequilla de maní (cacahuate); ½ onza de nueces o semillas cuentan como 1 onza
Grasas y aceites	5 cucharaditas	7 cucharaditas	8 cucharaditas	Aceitunas, algunos pescados, aguacates y nueces

Ácido fólico

El ácido fólico, que también se denomina folato, es una vitamina B que es importante para las mujeres embarazadas. Tomar 400 microgramos (0.4 mg) de ácido fólico al día durante por lo menos un mes antes del embarazo y durante el embarazo puede contribuir a prevenir algunos **defectos congénitos** graves en el cerebro y la columna vertebral del bebé, que se llaman **defectos del tubo neural**.

Las pautas dietéticas actuales recomiendan que las mujeres embarazadas reciban por lo menos 600 microgramos de ácido fólico al día proveniente de

Tabla 17-2 Vitaminas y minerales esenciales durante el embarazo

Nutriente (aporte diario recomendado)	Por qué lo necesitan usted y su bebé	Mejores fuentes
Calcio (1,300 mg para las edades de 14–18 años; 1,000 mg para las edades de 19–50 años)	Forma huesos y dientes fuertes	Leche, queso, yogur, sardinas y vegetales de hojas verde
Hierro (27 mg)	Ayuda a que los glóbulos rojos lleven oxígeno al bebé	Carne roja baja en grasa, aves, pescado, frijoles y guisantes (chícharos) secos, cereales enriquecidos con hierro, jugo de ciruelas pasas
Vitamina A (750 microgramos para las edades de 14–18 años; 770 microgramos para las edades de 19–50 años)	Forma una piel saludable y es beneficiosa para la vista; promueve el desarrollo de los huesos	Zanahorias, hojas de color verde, batata dulce (camote)
Vitamina C (80 mg para las edades de 14–18 años; 85 mg para las edades de 19–50 años)	Promueve la salud de las encías, los dientes y los huesos	Frutas cítricas, brécol, tomates, fresas
Vitamina D (600 unidades internacionales)	Crea los huesos y los dientes del bebé; promueve la salud de la visión y la piel	Luz solar, leche enriquecida, pescado alto en grasa como el salmón y las sardinas
Vitamina B_6 (1.9 mg)	Promueve la formación de glóbulos rojos; ayuda al cuerpo a usar la proteína, la grasa y los carbohidratos	Carne de res, hígado, cerdo, jamón, cereales integrales, plátanos (guineos)
Vitamina B_{12} (2.6 microgramos)	Mantiene el sistema nervioso; es necesaria para la formación de glóbulos rojos	Carne, pescado, aves, leche (las vegetarianas deben tomar un suplemento)
Ácido fólico (600 microgramos)	Contribuye a prevenir defectos congénitos del cerebro y la columna y apoya el crecimiento y desarrollo general del feto y la placenta	Vegetales de hojas verde, jugo de naranja, frijoles, cereales, pan y pasta enriquecidos, nueces

todas las fuentes, que incluye los alimentos y suplementos vitamínicos. Muchos alimentos contienen ácido fólico, como el cereal, el pan y la pasta enriquecidos; el maní (cacahuate); los vegetales de hojas verde oscuro; el jugo de naranja y los frijoles. Sin embargo, puede que sea difícil obtener todo el ácido fólico que necesita de los alimentos solamente. Para garantizar que reciba la cantidad necesaria, las mujeres embarazadas deben tomar un suplemento vitamínico diario que contenga ácido fólico. La mayoría de los suplementos multivitamínicos prenatales contienen de 600–800 microgramos de ácido fólico.

Algunas mujeres pueden necesitar una cantidad mayor de ácido fólico al día. Si tuvo un embarazo previo afectado por un defecto del tubo neural o si toma un medicamento anticonvulsivo, hable con su proveedor de atención médica para asegurarse de que reciba la cantidad adecuada.

Hierro

El cuerpo usa el hierro para producir una sustancia en las *células* (los glóbulos rojos) que transportan el oxígeno a los órganos y los tejidos. Durante el embarazo, necesita más hierro que antes de que quedara embarazada. Este hierro adicional ayuda al cuerpo a producir más sangre para suministrar oxígeno a su bebé. La falta de hierro causa una deficiencia de hierro en el cuerpo que se llama *anemia*. La anemia aumenta el riesgo de que ocurran ciertos problemas, como parto *prematuro* y tener un bebé con bajo peso al nacer.

El aporte diario recomendado de hierro durante el embarazo es de 27 mg y esta cantidad se encuentra en casi todos los suplementos vitamínicos prenatales. También puede consumir alimentos con una cantidad abundante de un tipo de hierro que se llama hierro hemo. El cuerpo absorbe mejor el hierro hemo y se encuentra en los alimentos provenientes de animales, como en la carne roja, las aves y el pescado. Se hará un análisis de sangre durante el embarazo para determinar si tiene anemia. Si está anémica, su proveedor de atención médica podría recomendar suplementos adicionales de hierro.

Calcio

El calcio se usa para formar los huesos y dientes del bebé. Todas las mujeres de 19 años en adelante deben recibir 1,000 mg de calcio al día. En las mujeres de 14 a 18 años, la cantidad recomendada es de 1,300 mg al día. La leche y los demás productos lácteos, como el queso y el yogur, son las mejores fuentes de calcio. Si tiene dificultad para digerir productos lácteos, puede obtener calcio de otras fuentes, como del brécol, el jugo de naranja enriquecido, las sardinas o las anchoas con espinas, o bien un suplemento con calcio.

Vitamina D

La vitamina D actúa junto con el calcio para promover el desarrollo de los huesos y dientes de su bebé. También es esencial para el bienestar de la piel y la visión. Mientras se encuentre embarazada o amamantando, necesita 600 unidades internacionales de vitamina D al día. La mayoría de las vitaminas prenatales tienen aproximadamente 400 unidades internacionales de vitamina D por tableta.

Puede recibir las cantidades adicionales de vitamina D de los alimentos. Algunas buenas fuentes son la leche enriquecida con vitamina D, el cereal del desayuno, el salmón y la yema de los huevos. Además, la exposición a la luz solar convierte una sustancia química en la piel a vitamina D. Sin embargo, muchas mujeres aún no reciben una cantidad suficiente de vitamina D al día. Si su proveedor de atención médica sospecha que tiene una deficiencia de vitamina D, puede hacerle una prueba para medir los niveles en la sangre. Si se encuentra por debajo de lo normal, podría tener que tomar suplementos con vitamina D.

Cómo usar toda esta información

Podría sentirse abrumada con todos estos consejos. Las siguientes sugerencias pueden orientarla mejor a la hora de seleccionar alimentos y garantizar que se alimente bien:

- La mitad de su plato debe consistir en frutas y vegetales.

- Consuma leche sin grasa o con 1% de grasa.

- Trate de que mitad de los granos que consume sean granos integrales.

- Varíe sus fuentes de proteína. Consuma pescado 2–3 veces a la semana (consulte la sección "Pescado y crustáceos" más adelante en este capítulo para obtener información sobre los tipos de pescado que debe seleccionar) y elija carnes y aves con poca grasa. Las personas vegetarianas pueden obtener proteína de una variedad de alimentos de origen vegetal, como de nueces, semillas y productos de soya.

- Limite las calorías sin valor alimenticio. Estos son los alimentos que tienen muchas calorías pero muy poco valor nutricional, como los dulces, los *chips* y las bebidas con azúcar.

- Tome un suplemento vitamínico que contenga 600 microgramos de ácido fólico y 27 mg de hierro.

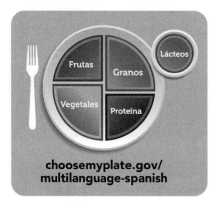

choosemyplate.gov/
multilanguage-spanish

My Plate (Mi Plato). ¿Cómo se debe ver su plato? La mitad del plato debe consistir en frutas y vegetales. En la otra mitad debe haber proteína baja en grasa y granos integrales. Debe tomar además un suplemento vitamínico prenatal que contenga ácido fólico y hierro todos los días. Cortesía del Center for Nutrition Policy and Promotion, un centro para la creación de políticas y promoción de la nutrición, del Departamento de Agricultura de Estados Unidos.

Cuando planee sus comidas, recuerde agregar meriendas o bocadillos, que son una buena manera de recibir la nutrición que necesita y las calorías adicionales. Elija meriendas o bocadillos con la cantidad adecuada de nutrientes que sean bajos en grasa y azúcar. Las frutas, los cereales y el yogur son opciones saludables de meriendas.

Puede resultarle más fácil comer seis comidas más pequeñas distribuidas durante el día que tratar de consumir los nutrientes y las calorías necesarias en tres comidas más grandes. Este es el caso especialmente más adelante en el embarazo cuando podría tener indigestión después de consumir comidas más grandes. Para preparar estas minicomidas, simplemente divida la cantidad diaria recomendada de los alimentos de cada grupo alimenticio en porciones pequeñas. Una comida de leche y medio sándwich de carne, pescado, mantequilla de maní (cacahuate) o queso con lechuga y tomate es una excelente minicomida. Otras opciones son leche baja en grasa y frutas frescas, queso y galletas de soda, y sopas.

Aumento de peso durante el embarazo

El peso que debe aumentar depende de su salud y su IMC antes de quedar embarazada. El aumento de peso recomendado para las mujeres embarazadas con mellizos es un poco mayor (consulte la Tabla 17-3).

El aumento de peso durante el embarazo debe ser gradual. Durante las primeras doce semanas del embarazo—el primer trimestre—es posible que aumente solamente de una a cinco libras o que no aumente de peso. En el segundo y tercer trimestres, si su peso era saludable antes del embarazo, debe aumentar de media libra a una libra a la semana.

La clave para aumentar de peso gradualmente es aumentar poco a poco la cantidad de calorías que consume durante el transcurso del embarazo. En el primer trimestre, cuando el aumento de peso es mínimo, por lo general no es necesario consumir más calorías. En el segundo trimestre, necesita

340 calorías adicionales al día, y en el tercer trimestre, unas 450 calorías adicionales al día. Tenga en cuenta que estas cantidades corresponden a las mujeres que tenían un peso normal antes del embarazo. Si tenía sobrepeso o era obesa, es posible que necesite menos calorías adicionales.

Durante cada **visita de atención prenatal** la pesarán y su proveedor de atención médica llevará un control de su aumento de peso. Una mujer que aumente muy pocas libras probablemente tendrá un bebé pequeño (menos de 5 libras y media). Estos bebés a menudo tienen problemas de salud después de nacer. Las mujeres que aumentan demasiado de peso también corren el riesgo de tener problemas de salud. Estos problemas son, entre otros, **diabetes mellitus gestacional**, **presión arterial alta** y tener un bebé demasiado grande (**macrosomía**).

Si tiene sobrepeso o está aumentando de peso demasiado rápido, podría tener que ajustar su plan de alimentación y de ejercicio. Hable con su proveedor de atención médica primero antes de hacer cambios grandes. Generalmente, puede comenzar a reducir las calorías "adicionales" provenientes de grasas y azúcares adicionales que consume. Controle el tamaño de las porciones y evite servirse una segunda porción en las comidas. Manténgase centrada en los alimentos con muchos nutrientes, como los frijoles, los vegetales de hojas verdes y las nueces.

Situaciones especiales

Ciertos alimentos, dietas o problemas médicos a menudo hacen que algunas mujeres embarazadas se sientan preocupadas sobre la alimentación. Es importante estar al tanto de estas inquietudes.

Pescado y crustáceos

El pescado y los crustáceos son fuentes excelentes de ácidos grasos omega-3. Tres de estos ácidos grasos—DHA, EPA y ALA—se consideran "esenciales": es decir, el cuerpo no los elabora y no se suministran mediante la alimentación solamente. Hay pruebas científicas sólidas que indican que estas grasas son importantes para el desarrollo del sistema nervioso fetal. El pescado también es una buena fuente de proteínas y otros nutrientes. Para recibir estos beneficios, las mujeres que están o pueden quedar embarazadas, o las que amamantan, deben consumir por lo menos de 8 a 12 onzas (aproximadamente dos o tres porciones) de pescado o crustáceos a la semana.

Algunos tipos de pescado tienen niveles más elevados que otros de un metal que se llama mercurio. El mercurio se ha asociado con defectos congénitos.

Tabla 17-3 Aumento de peso durante el embarazo

Índice de masa corporal antes del embarazo	Aumento total de peso recomendado en un embarazo con un solo bebé (en libras)	Ritmo recomendado de aumento de peso en el segundo y tercer trimestres* (libras a la semana)	Aumento de peso recomendado en un embarazo con mellizos (en libras)
Bajo peso (IMC de menos de 18.5)	28–40	1.0–1.3	—
Peso normal (IMC de 18.5–24.9)	25–35	0.8–1.0	37–54
Sobrepeso (IMC de 25–29.9)	15–25	0.5–0.7	31–50
Obesidad IMC superior a 30	11–20	0.4–0.6	25–42

Abreviatura: IMC, índice de masa corporal.

*Supone un aumento de peso en el primer trimestre de entre 1.1 libras y 4.4 libras

Datos del Instituto de Medicina. Weight gain during pregnancy: reexamining the guidelines (sobre las pautas para el aumento de peso durante el embarazo). Washington, DC: National Academies Press; 2009.

Para limitar su exposición al mercurio, siga estas reglas sencillas. Elija pescado bajo en mercurio, como camarones, salmón, bagre (catfish), atún claro enlatado (no atún blanco tipo albacora porque contiene niveles más altos de mercurio) y sardinas. No consuma tiburón, pez espada, caballa gigante (king mackerel) ni lofolátilo (tilefish) ya que contienen los niveles más elevados de mercurio. Si desea consumir atún blanco tipo albacora, limite el consumo a 6 onzas a la semana. Si consume pescado proveniente de aguas locales, consulte las advertencias sobre el mercurio y otros contaminantes (consulte la sección de "Recursos informativos" de este capítulo). Si no tiene información, limite el consumo de esos pescados a 6 onzas a la semana y no consuma ningún otro pescado esa semana.

Cafeína

Aunque se han realizado muchos estudios sobre si la cafeína aumenta el riesgo de tener un *aborto natural*, los resultados no son definitivos. La mayoría de los expertos creen que es seguro consumir menos de 200 mg de cafeína al día durante el embarazo. Esto equivale a una taza de 12 onzas de café.

Recuerde que la cafeína también se encuentra en el té, las colas y el chocolate. Asegúrese de contar estas fuentes en la cafeína total que consume al día.

Dietas vegetarianas

Hay varios tipos distintos de vegetarianismo. Algunas personas incluyen los productos lácteos en sus dietas y otras evitan estrictamente todos los productos provenientes de animales. Si es vegetariana, todavía es posible obtener todos los nutrientes que necesitan usted y su bebé durante el embarazo. Solo necesita planificar más sus comidas. Es buena idea decirle a su proveedor de atención médica que es vegetariana durante su primera visita de atención prenatal y solicitar un plan de alimentación recomendado que pueda llevar. Los siguientes consejos pueden ayudarla a aumentar al máximo los nutrientes importantes que necesita mientras sigue aún una dieta vegetariana:

- Asegúrese de recibir suficiente proteína de alimentos como la leche de soya, el tofú y los frijoles. Los huevos, la leche y el queso también son buenas fuentes de proteína si consume algunos alimentos provenientes de animales.

- Consuma muchos vegetales y legumbres con abundante hierro, como espinaca, frijoles blancos, frijoles colorados y garbanzos. Puede aumentar la cantidad de hierro que el cuerpo absorbe si también consume alimentos con un alto contenido de vitamina C, como naranjas o tomates, a la misma vez que consume alimentos altos en hierro.

- Para recibir la cantidad recomendada de calcio si no consume productos lácteos, consuma vegetales de hojas verde oscuro, y tofú y otros productos enriquecidos con calcio (leche de soya, leche de arroz y jugo de naranja).

- La vitamina B_{12} se puede adquirir de cereales enriquecidos que contienen esta vitamina, o de la leche.

Intolerancia a la lactosa

Las mujeres que tienen dificultad para digerir productos lácteos pueden recibir calcio de otros alimentos, como de semillas, nueces y la soya. Las tiendas de comestibles tienen leche, queso y otros productos lácteos sin lactosa. Hable con su proveedor de atención médica si le resulta difícil consumir los 1,000 mg recomendados al día. Le podrían recomendar que tome un suplemento con calcio.

Enfermedad celíaca

Las mujeres que padecen de la enfermedad celíaca no pueden consumir alimentos con gluten, que se encuentra en el trigo, el centeno y la cebada. Hay muchos alimentos que no contienen gluten, por lo tanto, las mujeres embarazadas con esta enfermedad pueden elegir frutas, vegetales, carnes, papas, aves y frijoles. También hay muchos productos sin gluten que se venden en las tiendas de comestibles y alimentos naturales o en Internet.

Seguridad de los alimentos

Las mujeres embarazadas pueden envenenarse a causa de alimentos al igual que cualquier otra persona. Sin embargo, este tipo de envenenamiento en una mujer embarazada puede producir consecuencias graves tanto a ella como al bebé. El vómito y las diarreas pueden hacer que el cuerpo pierda demasiada agua y alterar el equilibrio químico del cuerpo. Hay varios tipos de *bacterias* que pueden causar envenenamiento a través de los alimentos. Es importante comunicarse con su proveedor de atención médica en cuanto presente estas señales y síntomas.

La *listeriosis* es un tipo de enfermedad transmitida por los alimentos que la causa una bacteria. Esta enfermedad ocurre 13 veces más en las mujeres embarazadas que en la población en general. La listeriosis puede producir síntomas semejantes a una gripe (influenza) leve, como fiebre, dolores musculares y diarrea, aunque también puede estar presente sin causar síntomas. No obstante, puede causar complicaciones graves en su bebé, como aborto natural, *nacimiento de un niño muerto* y parto prematuro. Si cree que ha consumido alimentos contaminados con esta bacteria o si tiene síntomas de listeriosis, llame a su proveedor de atención médica. Se le pueden administrar *antibióticos* para tratar la infección y proteger a su bebé. Para tratar de no contraer la bacteria, evite consumir los siguientes alimentos mientras esté embarazada:

- Leche sin pasteurizar y alimentos elaborados con leche sin pasteurizar, por ejemplo, quesos blandos como el feta, queso blanco, queso fresco, Camembert, Brie o quesos vetados con moho azul verdoso, a menos que la etiqueta diga "elaborado con leche pasteurizada".

- Los *hot dogs,* los fiambres y los embutidos a menos que se hayan hervido justo antes de servirlos.

- Paté y pastas de carne para untar refrigerados.

- Mariscos ahumados y refrigerados.

Mientras esté embarazada, evite todo tipo de marisco, huevos y carne crudos y los que no estén bien cocidos. No coma *sushi* preparado con pescado crudo (el *sushi* cocido es seguro). Además, siga estos cuatro pasos para garantizar consumir alimentos seguros:

1. **Lave.**
   - Lávese las manos con agua y jabón antes y después de tocar alimentos crudos.
   - Lave las frutas y los vegetales bajo un chorro de agua de grifo antes de consumirlos, cortarlos o cocinarlos.

- Mantenga limpia la cocina. Lave los utensilios, los mostradores de la cocina y los picadores con agua caliente y jabón después de tocar y preparar alimentos crudos. Puede desinfectarlos aplicando una solución de 1 cucharadita de blanqueador líquido con cloro por galón de agua. Permita que la superficie se seque al aire.

2. Separe.

- Mantenga la carne, las aves, los huevos y los mariscos y sus jugos alejados de los alimentos listos para comer.

- Separe la carne, las aves y los mariscos crudos de las frutas y los vegetales en el carrito de compras colocándolos en bolsas de plástico.

- Mantenga la carne, las aves y los mariscos crudos en un plato, un recipiente o una bolsa de plástico sellados en el refrigerador.

- Use picadores separados para la carne, las aves y los mariscos crudos.

- No vuelva a poner alimentos cocidos en el mismo plato que tenía alimentos crudos a menos que haya lavado el plato con agua caliente y jabón. No use la salsa que usó para adobar alimentos crudos en alimentos cocidos a menos que se haya hervido antes.

3. Cocine.

- Use un termómetro para alimentos para verificar el grado de cocción de la carne, las aves, los mariscos y los productos con huevo. Estos alimentos se deben cocinar hasta que lleguen una temperatura mínima segura (consulte www.foodsafety.gov/keep/charts/mintemp.html).

- Coloque un termómetro para alimentos en la parte más gruesa del alimento alejado del hueso, la grasa y el cartílago.

4. Refrigere.

- Mantenga el refrigerador a 40°F o menos y el congelador a 0°F o menos.

- Descongele los alimentos en el refrigerador, el microondas o en agua fría (no caliente).

- No deje los alimentos a temperatura ambiente por más de 2 horas (1 hora si la temperatura es de más de 90°F).

- La carne y las aves descongeladas en el refrigerador se pueden volver a congelar antes o después de que se hayan cocido. Si se descongelan en el microondas o en agua fría, cocínelas antes de volver a congelarlas.

- Solo compre huevos de un refrigerador o recipiente refrigerado. Guarde los huevos en el refrigerador en la caja original y úselos dentro de 3–5 semanas.

– Cuando seleccione vegetales y frutas previamente cortados, seleccione solo productos refrigerados o rodeados de hielo y manténgalos refrigerados en la casa para mantener la calidad y seguridad de los mismos.

Alimentarse bien durante el embarazo es una de las mejores medidas que puede tomar para usted y su bebé. Comience hoy mismo manteniendo en equilibrio la alimentación saludable junto con un peso saludable para darle a su bebé el mejor comienzo posible.

RECURSOS INFORMATIVOS

Para ayudarla a llevar una dieta saludable durante el embarazo, consulte los siguientes recursos:

Food Don'ts (sobre lo que no debe hacer con los alimentos)
Womenshealth.gov
www.womenshealth.gov/publications/our-publications/pregnancy_food_donts.pdf
Guía breve y fácil de leer sobre la seguridad de los alimentos durante el embarazo.

Food Safety for Pregnant Women (sobre la seguridad de los alimentos para las mujeres embarazadas)
Administración de Alimentos y Medicamentos de EE. UU.
www.fda.gov/Food/FoodborneIllnessContaminants/PeopleAtRisk/ucm312704.htm
Folleto que puede descargar con detalles sobre la seguridad de los alimentos específicamente para las mujeres embarazadas.

Lo que usted necesita saber sobre el mercurio en el pescado y los mariscos
Environmental Protection Agency (Agencia de Protección Ambiental de Estados Unidos)
http://www2.epa.gov/choose-fish-and-shellfish-wisely/lo-que-usted-necesita-saber-sobre-el-mercurio-en-el-pescado-y-los
Base de datos con advertencias estatales y locales de pescados mantenida por la Agencia de Protección Ambiental.

MyPlate
U.S. Department of Agriculture (Departamento de Agricultura de EE. UU.)
www.choosemyplate.gov/pregnancy-breastfeeding.html
Este sitio de Internet del Departamento de Agricultura puede ayudarla a planear, analizar y llevar un registro de su alimentación y sus ejercicios. Ofrece herramientas, como planes de comidas diarias, una tabla para quemar calorías y una calculadora del IMC para personas de todas las edades.

Nutrition During Pregnancy (La nutrición durante el embarazo)

The American College of Obstetricians and Gynecologists (El Colegio Americano de Obstetras y Ginecólogos, ACOG)

www.acog.org/Patients/FAQs/Nutrition-During-Pregnancy

Respuestas a preguntas frecuentes sobre cómo alimentarse bien durante el embarazo.

El Programa Especial De Nutrición Suplementaria Para Mujeres, Infantes Y Niños

http://www.fns.usda.gov/es/wic

El programa WIC ofrece ayuda nutricional a las madres y los niños de bajos recursos.

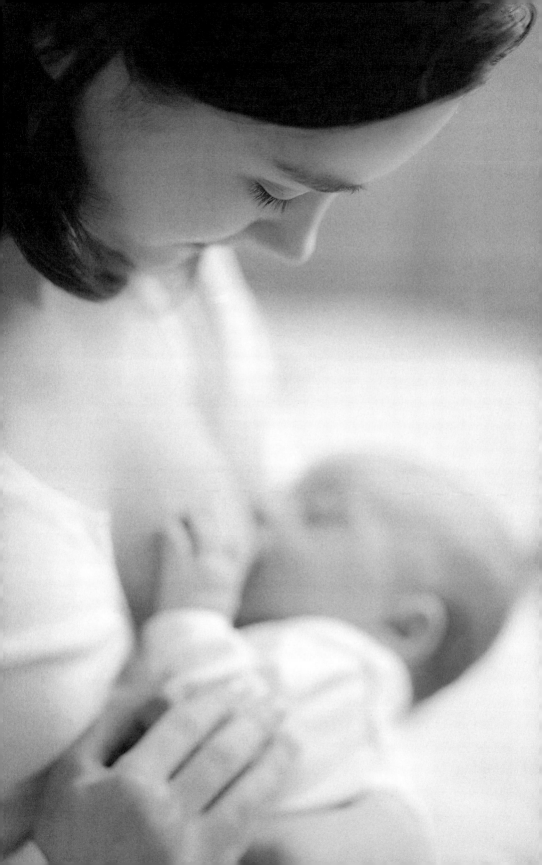

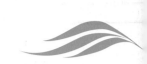

Capítulo 18

La alimentación de su bebé con leche materna o fórmula infantil

Cómo alimentar a su bebé es una decisión importante que todos los padres futuros deben tomar. El objetivo de este capítulo es darle la información que necesita para tomar la mejor decisión para usted, su bebé y su familia.

Amamantar al bebé—darle el pecho—es la forma recomendada de alimentar a su bebé. Otra opción que ofrece beneficios importantes para la salud de la madre y el hijo es extraerse la leche materna y usarla para alimentar al bebé con biberón. Algunas mujeres no pueden u optan por no amamantar a sus bebés y usan fórmula infantil.

Si tiene dificultades para decidir el método mejor para usted, puede serle útil hablar con su proveedor de atención médica o el del bebé para educarse sobre cada una de las opciones (consulte la sección de "Recursos informativos" de este capítulo). Recuerde, sin embargo, que la decisión es muy personal. Alimentar a su bebé debe ser una experiencia placentera y cómoda para ambos. Independientemente de la opción que seleccione, debe recibir el apoyo y orientación de su proveedor de atención médica, su pareja y su familia.

Los beneficios de la lactancia materna

Cada vez más mujeres deciden amamantar a sus bebés, y es por una buena razón. La leche materna ofrece la combinación perfecta de vitaminas, proteína y grasa que su bebé necesita para desarrollarse. También protege a su bebé contra ciertas enfermedades. Algunos de los beneficios de amamantar a los bebés son los siguientes:

- La leche humana es la nutrición más completa para los bebés. Contiene la cantidad correcta de grasa, azúcar, agua y proteínas necesarias para el crecimiento y desarrollo del bebé. A medida que el bebé se desarrolla, la leche materna cambia para adaptarse a las necesidades nutricionales del bebé.

- La leche humana es más fácil de digerir para los bebés que la fórmula infantil. Los bebés que se alimentan con leche materna tienen menos gases, menos problemas de alimentación y, a menudo, menos estreñimiento que los que se alimentan con fórmula infantil.

- La leche humana contiene *anticuerpos* que protegen a los bebés contra infecciones. Los estudios han revelado que los bebés que amamantan tienen un menor riesgo de contraer infecciones de las vías digestivas y de los oídos. Los bebés que amamantan también tienden a enfermarse con menos frecuencia y se recuperan más pronto de ciertas enfermedades que los bebés que no amamantan.

- Los bebés que se amamantan corren un menor riesgo de presentar el *síndrome de muerte súbita del lactante*. Cualquier cantidad de leche materna parece contribuir a reducir este riesgo.

- En los bebés prematuros, la leche materna puede ser sumamente beneficiosa. Los bebés *prematuros* que se alimentan con leche humana tienen una menor tendencia a desarrollar algunos de los problemas médicos que ocurren por haber nacido antes de tiempo. También se ha demostrado que mejora el desarrollo de las destrezas de pensamiento y razonamiento de los bebés prematuros a largo plazo.

La lactancia materna también puede contribuir a la salud futura de un niño reduciendo el riesgo de *obesidad*, *diabetes mellitus* de tipo 2 y enfermedades del corazón. Sin embargo, los resultados de las investigaciones sobre estos beneficios no están bien definidos. Algunos de los beneficios que se atribuyen a la lactancia materna también pueden estar relacionados con el hecho de que los niños en general están naciendo más sanos que en las generaciones anteriores.

La lactancia materna también le ofrece beneficios a usted, como madre que amamanta.

- La lactancia materna quema *calorías*, por lo que puede bajar más fácilmente el peso que aumentó durante el embarazo. Esto puede explicar por qué las madres que amamantan por más tiempo tienen un índice más bajo de diabetes de tipo 2, *presión arterial alta* y enfermedades del corazón.

- Al amamantar se estimula la liberación de *oxitocina*, una hormona que promueve la contracción del útero. Esto contribuye a que el útero regrese a su tamaño original y reduce la cantidad de sangrado que puede tener después de dar a luz.

- La lactancia materna puede reducir el riesgo de ciertos tipos de cáncer. Algunos estudios de investigación han revelado una asociación entre amamantar y un riesgo más bajo de cáncer del seno. El amamantar también puede dar lugar a una pequeña reducción del riesgo de cáncer ovárico. Sin embargo, es necesario hacer más estudios de investigación para esclarecer estas asociaciones.

- La lactancia materna retrasa el comienzo de la *ovulación* y de los ciclos menstruales normales y puede evitar que ocurra un embarazo en los primeros seis meses después del parto. La protección contra el embarazo que ofrece este método anticonceptivo, conocido como el *método de amenorrea lactacional (MAL)*, puede ser de más de un 98% cuando se siguen las reglas para amamantar. Consulte el Capítulo 16, "El período de postparto" para enterarse de los detalles de este método. Si no está segura sobre el grado al que amamantará, es buena idea hablar con su proveedor de atención médica sobre las otras opciones de anticonceptivos que son compatibles con la lactancia.

Quién no debe amamantar

Aunque amamantar es sumamente beneficioso, no es la mejor opción para todas las mujeres. Hay algunas situaciones en que la mujer no debe amamantar:

- Infecciones: Ciertas infecciones se pueden transferir a su bebé al amamantar. Sin embargo, no todas las infecciones le impiden amamantar, solo algunas (consulte el cuadro "Puede aún amamantar si tiene..."). Las madres con el *virus de inmunodeficiencia humana (VIH)* no deben amamantar. Las madres con algunas otras infecciones pueden tener que separarse de sus bebés o extraerse y desechar la leche hasta que ya no exista el peligro de infectar al bebé. Estas infecciones son: tener un caso activo de *tuberculosis*, *varicela* que se contrajo dentro de los cinco días anteriores al parto hasta dos días después del parto, o un brote de herpes que afecta los senos. Si tiene tuberculosis y está bajo tratamiento por lo que ya no está contagiosa, puede amamantar a su bebé. Si tiene un brote de herpes que afecta los senos, puede amamantar cuando se sanen las llagas. Podrá amamantar en cualquier momento si tiene herpes genital o una llaga de herpes en cualquier otro lugar. Debe lavarse bien las manos con agua y jabón antes y después de amamantar, y mantener tapadas las llagas activas que puedan entrar en contacto con el bebé mientras esté amamantando. Si tiene varicela, puede extraerse la leche y dársela al bebé. Cuando ya esté bien, puede volver a amamantar.

Puede aún amamantar si tiene . . .

- Una infección de **hepatitis B** (un resultado positivo en la prueba del **antígeno** de superficie de la hepatitis B) siempre y cuando su bebé reciba la vacuna contra la hepatitis B y la **inmunoglobulina contra la hepatitis B** dentro de las primeras horas del parto
- Una infección de hepatitis C (un resultado positivo en la prueba del anticuerpo contra el virus de hepatitis C o del ARN del virus de hepatitis C)
- Una infección del virus del herpes simple (úlceras bucales o **herpes genital**) siempre y cuando los senos o los pezones no se hayan afectado y se tapen las llagas activas
- **Corioamnionitis** antes del parto o **endometritis** después del parto
- Una infección de **citomegalovirus (CMV)** (un resultado positivo en la prueba de detección en sangre del CMV, no una conversión reciente; sin embargo, si el bebé es prematuro, hable con su proveedor de atención médica)
- **Mastitis** (infección de los senos)

- Abuso de sustancias: Si abusa de sustancias ilegales, procure obtener ayuda profesional. Hasta que pueda dejar de usar estas sustancias, alimentar a su bebé con fórmula infantil es la mejor opción.

- Ciertos medicamentos: La mayoría de los medicamentos se pueden usar con seguridad si está amamantando. Si hubiera alguna duda sobre un medicamento que está usando o tomando, a menudo podrá cambiar a un medicamento que se considera más seguro. Consulte el tema del uso de medicamentos más adelante en este capítulo.

La decisión de amamantar

Si ha decidido amamantar, es buena idea buscar información y recursos mientras aún esté embarazada. Muchos hospitales y centros para los padres ofrecen clases para amamantar que imparten consultoras en lactancia certificadas por una junta internacional (IBCLCs, por sus siglas en inglés). Estas consultoras pueden enseñarle lo que necesita saber para comenzar. También pueden ayudarla a evitar algunos de los problemas comunes que enfrentan muchas madres cuando comienzan a amamantar. Puede encontrar una consultora de la IBCLC cerca de usted en el sitio de Internet de la International Lactation Consultant Association (Asociación Internacional

¿Tiene su hospital la designación de "amigo de los bebés"?

¿Sabía usted que las rutinas hospitalarias—como si el bebé se queda con usted en su habitación y la frecuencia con que se alimentan a los bebés—pueden influir en el índice de lactancia materna? En 1991, un equipo de expertos por todo el mundo colaboró con la Organización Mundial de la Salud y establecieron 10 pasos que los hospitales pueden adoptar para ayudar a las mamás y los bebés a empezar bien el proceso de amamantar. Los hospitales que adopten los 10 pasos, y que han sido evaluados por la iniciativa Baby-Friendly Hospital Initiative, reciben la certificación "Baby Friendly" (amigo de los bebés). Los "Diez pasos para una lactancia feliz" son los siguientes:

1. Establecer por escrito una política para la lactancia materna y comunicarla rutinariamente a todo el personal de atención médica.

2. Capacitar a todo el personal de atención médica las destrezas necesarias para poner en vigor esta política.

3. Informar a todas las mujeres embarazadas sobre los beneficios y la práctica de la lactancia materna.

4. Ayudar a las madres a comenzar a amamantar dentro de la primera hora del parto.

5. Enseñar a las madres a amamantar y a mantener la lactancia, aun si se encuentran separadas de sus bebés

6. No dar a los bebés ningún otro alimento ni bebida excepto leche materna, a menos que sea indicado en términos médicos.

7. Estimular el alojamiento conjunto mediante el cual las madres y los bebés permanecen juntos las 24 horas del día.

8. Exhortar amamantar cuando el bebé lo pida.

9. No dar chupetes ni pezones artificiales a los bebés que amamantan.

10. Fomentar la formación de grupos de apoyo para amamantar y referir a las madres a ellos durante el alta del hospital o centro de partos.

Puede enterarse de si su hospital cuenta con la certificación de "amigo de los bebés" en www.babyfriendlyusa.org/find-facilities. Si su hospital no está certificado, no quiere decir que no apoye la lactancia materna sino que tal vez no ha cumplido con todos los criterios de la certificación. Quizás ya haya puesto en práctica políticas que fomentan la lactancia materna. Puede comunicarse con su hospital directamente para enterarse de las políticas relativas a la lactancia materna y si el hospital está tomando medidas para obtener la certificación "amigo de los bebés".

de Consultoras de Lactancia) (consulte la sección de "Recursos informativos" de este capítulo). También puede investigar si su hospital ha sido designado como "amigo de los bebés" o en inglés "Baby Friendly" (consulte el cuadro "¿Tiene su hospital la designación de "amigo de los bebés"?).

Si no puede tomar una clase, encontrará mucha información en Internet o con solo una llamada. La Leche League International (La Liga de la Leche Internacional) y Best for Babes son dos organizaciones que ofrecen apoyo y educación a las madres que desean amamantar y pueden responder a sus preguntas e inquietudes (consulte la sección de "Recursos informativos" de este capítulo).

Después de que nazca el bebé

La mayoría de los recién nacidos sanos están listos para amamantar dentro de la primera hora después del parto. A los que amamantan al poco tiempo de nacer les puede resultar más fácil amamantar que los bebés que no lo hacen. Para que su bebé comience bien desde el principio, dígale a su proveedor de atención médica durante el embarazo que desea amamantar. Cuando la ingresen en el hospital con trabajo de parto, recuérdele al equipo de atención médica que planea amamantar.

Sostener a su bebé de manera que tenga contacto directo con su piel inmediatamente después de que nazca puede estimularlo a amamantar. Mantener el contacto directo con la piel también contribuye a estabilizar la temperatura del cuerpo, la frecuencia cardíaca y respiratoria, y los niveles de **glucosa** del bebé. Los bebés que tienen contacto directo con la piel de la madre tienden a buscar y acoplarse al seno por su cuenta. El contacto directo con la piel podría ser posible después de un **parto por cesárea**. Pregúntele a su proveedor de atención médica si se dispone de esta opción en su hospital.

Durante los primeros días después del parto, los senos producen **calostro** inicialmente, un líquido espeso y amarillo. El calostro es el mismo líquido que filtra de los senos en algunas mujeres durante el embarazo. El calostro que producen los senos durante los primeros días después del parto promueve el desarrollo y la maduración del sistema digestivo del recién nacido. Tiene abundantes proteínas y es todo lo que su bebé necesita durante sus primeros días de vida. Es especialmente alto en anticuerpos que ayudan a que el bebé desarrolle **inmunidad** contra las enfermedades.

Alrededor de las 40–72 horas después del parto, los senos comienzan a producir una gran cantidad de leche. Tal vez oiga el término "llegada de la leche" para describir este efecto. Probablemente observe un cambio en el tamaño de los senos de 2–5 días después del nacimiento del bebé.

La leche se produce continuamente en los senos y se almacena en los tejidos del seno. Cuando su bebé comience a amamantar, los nervios en los pezones envían un mensaje al cerebro. El cerebro reacciona liberando hormonas que les indican a los lóbulos mamarios que se contraigan (encojan) y expulsen leche para que esta fluya por los pezones. Esto se denomina el reflejo de bajada de leche. Algunas mujeres apenas notan esta bajada de leche. Otras sienten leves punzadas o incluso punzadas intensas en los senos a los 2–3 minutos de que el bebé comienza a amamantar. En la mayoría de las mujeres, el dolor durante la bajada de leche se alivia gradualmente a medida que el cuerpo se adapta a amamantar.

El efecto de bajada de leche se puede producir simplemente al mirar al bebé, pensar en el bebé o escuchar al bebé llorar. En algunas mujeres, el solo hecho de escuchar el llanto de un bebé causa el reflejo de bajada de leche.

Cuando su bebé comienza a alimentarse del seno, la primera leche que sale es poco espesa, acuosa y dulce. Esta leche satisface la sed del bebé y proporciona azúcares, proteínas, minerales y el líquido que necesita el bebé. Una vez que el bebé recibe esta "leche inicial", la leche se vuelve más espesa y cremosa. Esta leche le saciará el hambre al bebé y le dará los **nutrientes** que necesita para crecer. Mientras más leche extraiga el bebé de los senos, más

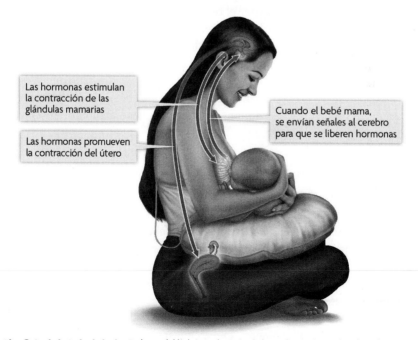

Las hormonas estimulan la contracción de las glándulas mamarias

Las hormonas promueven la contracción del útero

Cuando el bebé mama, se envían señales al cerebro para que se liberen hormonas

El reflejo de bajada de leche. La boca del bebé en el pezón de la madre envía señales al cerebro para que se liberen hormonas. Estas hormonas hacen que las glándulas mamarias se contraigan y expulsen la leche. Además, estimulan la contracción del útero.

leche se producirá, por lo tanto, su producción de leche se mantendrá a la par con la demanda del bebé. Si su bebé necesita más leche—durante una etapa de crecimiento acelerado, por ejemplo—el aumento en la cantidad que mama hace que se vacíen más los senos, lo que a su vez estimula una mayor producción de leche. Si le ofrece al bebé otros alimentos, la producción de leche se reduce proporcionalmente.

Acople al bebé al seno

Para comenzar a amamantar, el bebé necesita sujetarse o acoplarse a su seno. Una enfermera o especialista en lactancia puede ayudarla a encontrar una buena posición (consulte el cuadro "Buenas posiciones para amamantar"). Sostenga el seno con la mano, de manera que pueda extenderlo y roce el pezón contra el labio inferior del bebé. De esta manera se estimula el reflejo de búsqueda del bebé. El reflejo de búsqueda es el instinto natural del bebé de dirigirse hacia el pezón, abrir la boca y mamar. Al hacerlo, el bebé abrirá bien la boca (como lo hace al bostezar). Acerque al bebé hacia su cuerpo y coloque el pezón en el paladar del niño. Recuerde llevar al bebé al seno, y no el seno al bebé.

Otra forma de hacer que el bebé se acople al seno es usar una técnica que se llama "acoplamiento dirigido por el bebé". Los bebés nacen con un grupo de reflejos que los ayudan a dirigirse al seno y acoplarse. La técnica de acoplamiento dirigido por el bebé permite que los bebés mismos usen esos reflejos. Para iniciar el acoplamiento dirigido por el bebé, acuéstese boca arriba en una cama o un sofá con la espalda y los hombros bien apoyados. Coloque al bebé boca abajo en su pecho de manera que la mejilla del bebé se encuentre cerca de los senos desnudos. A cabo de unos minutos, su bebé explorará el seno, lo encontrará y se acoplará a este.

Verifique la técnica del bebé

Todo el pezón y una gran parte de la aréola deben estar dentro de la boca del bebé. La nariz del bebé debe estar tocando el seno. Los labios del bebé deben estar hacia afuera, rodeando el seno. El bebé debe estar mamando constante y uniformemente. Debe poder oírlo tragar. Es posible que sienta estirones leves en los senos. Los primeros días pueden ser un poco incómodos para usted. Si tiene dolor intenso, hable con su proveedor de atención médica o con una consultora de la IBCLC.

Si presenta alguna molestia u observa que la boca del bebé no está bien abierta, interrumpa suavemente la succión introduciendo un dedo limpio entre el seno y las encías del bebé. Cuando oiga o sienta un ligero "pop", sáquele el pezón de la boca al bebé.

Buenas posiciones para amamantar

Encontrar una buena posición ayudará a que el bebé se acople al seno. También le permitirá relajarse y sentirse cómoda. Use almohadas o mantas dobladas para ayudar a apoyar al bebé.

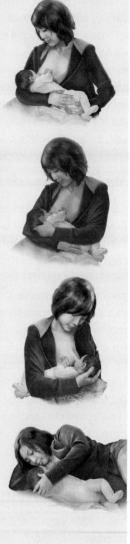

- *Posición de cuna:* Siéntese con la espalda lo más erguida posible y sostenga al bebé acostado en sus brazos. El cuerpo del bebé deberá estar orientado hacia usted, y su barriga debe tocar la suya. Sostenga la cabeza del bebé en el pliegue del codo de manera que su cara quede de frente al seno.

- *Posición de cuna cruzada:* Al igual que en la posición de cuna, coloque al bebé de manera que su barriga toque la suya. Sosténgalo con el brazo que no usa para mamar. Por ejemplo, si el bebé mama del seno derecho, sosténgalo con el brazo izquierdo. Coloque el trasero del bebé en el pliegue del codo izquierdo y sostenga la cabeza y el cuello del bebé con la mano izquierda. Esta posición le permite controlar mejor la cabeza del bebé. Es una buena posición para un recién nacido que tiene dificultad para amamantar.

- *Posición de balón de fútbol:* Coloque al bebé debajo de su brazo como una pelota de fútbol. Sostenga al bebé a su lado, a la altura de su cintura, de manera que quede frente a usted. Apoye la espalda del bebé con su antebrazo y sujete la cabeza al nivel de su seno.

- *Posición de lado:* Acuéstese de lado y arrime al bebé. Colóquese los dedos debajo del seno y levántelo para ayudar a que el bebé alcance el pezón. Recueste la cabeza en la parte inferior de su brazo. Es posible que desee colocarse una almohada detrás de la espalda para sostenerla mejor. Esta posición es buena para amamantar de noche. También es adecuada para las mujeres que han dado a luz por cesárea ya que el peso del bebé queda alejado del abdomen y de la incisión.

Mire a su bebé, no al reloj

Permítale al bebé establecer su propio horario para amamantar. En las primeras semanas, es normal alimentar a los bebés entre 10–12 veces al día. Los recién nacidos generalmente amamantan durante por lo menos 10–15 minutos en cada seno. También pueden amamantar por períodos mucho más largos, a veces de 60–120 minutos a la vez. Estas sesiones largas de alimentación se llaman alimentaciones agrupadas y pueden ocurrir durante etapas de crecimiento acelerado, casi siempre hacia el final del día.

Algunos bebés se alimentan de un solo seno cada vez que amamantan, mientras que otros maman de ambos senos. Cuando el bebé suelte un seno, ofrézcale el otro. Si no parece estar interesado, comience a alimentarlo del otro seno la próxima vez. Tal vez desee colocarse un imperdible (seguro) del tirante del sostén para marcar el último lado donde amamantó al bebé. La próxima vez que amamante, ofrézcale el otro seno primero.

Amamante cuando el niño se lo pida

Cuando los bebés tienen hambre, se arriman al seno, se chupan las manos o flexionan los dedos y los brazos. Llorar generalmente es una señal tardía de hambre. Cuando los bebés están satisfechos, relajan los brazos y las piernas y cierran los ojos.

El estómago del bebé es muy pequeño al principio y solo tiene cabida para un poco más de media onza cuando nace. Además, la leche humana se vacía del estomago de un bebé más rápido que la fórmula infantil. Por este motivo, generalmente amamantará por lo menos 8–12 veces en 24 horas (que se calculan desde el comienzo de una alimentación hasta el comienzo de la siguiente) durante las primeras semanas de la vida de su bebé. Si han transcurrido más de 4 horas desde la última alimentación, es posible que deba despertar al bebé para alimentarlo. Algunos recién nacidos se sienten satisfechos sin lactar por 3 horas. Otros necesitan amamantar una vez cada hora durante las primeras semanas. Con el tiempo, usted y su bebé fijarán su propio horario de alimentación.

Dé al bebé un suplemento con vitamina D

Ya sea que amamante al bebé con leche humana o fórmula infantil, se recomienda que todos los bebés reciban 400 unidades internacionales de vitamina D al día para garantizar que los huesos se desarrollen fuertes y sanos. La vitamina D está disponible en forma líquida que le puede dar a su bebé con un gotero. A partir del cuarto mes de edad, los bebés que reciben más de la mitad de sus necesidades nutricionales de leche humana, deben recibir un suplemento que contenga 1 mg de hierro al día.

Problemas al amamantar

Algunas madres nuevas amamantan sin ningún problema. En otras, puede ser difícil amamantar. Es muy normal que surjan algunos problemas al principio, especialmente si es la primera vez que amamanta. Puede superar muchos problemas con ayuda y apoyo. Si necesita ayuda, no dude en llamar a su proveedor de atención médica o acudir a una consultora de la IBCLC.

Pezones adoloridos

Muchas mujeres presentan sensibilidad al tacto o dolor en los senos las primeras semanas que amamantan. A medida que sigue amamantando, esa sensibilidad inicial generalmente se alivia. Si no lo hace, hay medidas que puede probar para que se sienta más cómoda.

Lo primero que debe hacer es asegurarse de que su bebé se esté acoplando bien al seno. Las dificultades de acoplamiento del bebé al seno o de posición al amamantar son las causas principales de senos sensibles debido a que es posible que la boca del bebé no esté bien colocada en la aréola y esté mamando mayormente del pezón. Examine la posición del cuerpo del bebé y la manera en que se acopla al seno y mama. Para reducir al mínimo esta sensibilidad, asegúrese de que la boca del bebé esté bien abierta y la aréola se encuentre tan adentro de la boca del bebé como pueda. Si le resulta doloroso, interrumpa la succión del bebé con el dedo y vuelva a intentarlo. Es posible que sienta una mejora inmediata en cuanto el bebé se encuentre en la posición correcta. Después de que amamante, aplíquese un poco de leche extraída al pezón, lo cual puede aliviar mejor el dolor en los pezones que cualquier tipo de pomada o crema. Si el dolor es intenso, acuda a un proveedor de atención médica con experiencia en lactancia materna o a una consultora de la IBCLC.

Algunas mujeres describen tener dolores punzantes que causan ardor y que se desplazan de los pezones al resto del seno después de alimentar a sus bebés. Se cree que este dolor se debe a espasmos en los vasos sanguíneos del seno (vasoespasmos). Algunas mujeres notifican este tipo de dolor cuando se exponen a temperaturas frías (como en la sección de alimentos refrigerados de una tienda de comestibles o cuando terminan de darse un baño tibio). Puede ser útil aplicarse una almohadilla caliente o una compresa de gel tibia después de amamantar. Acuda a su proveedor de atención médica si el dolor continúa por más de unos días.

Congestión de los senos

La congestión de los senos puede ocurrir cuando la leche baja al cabo de unos días del parto. Los senos congestionados se sienten llenos y sensibles. Es posible que incluso tenga una fiebre baja. Si la fiebre es mayor de 101°F o si el dolor es intenso, llame a su proveedor de atención médica. Si tiene los senos muy congestionados, puede que le resulte difícil al bebé acoplarse a ellos. Una vez que su cuerpo determine cuánta leche necesita el bebé, el problema se debe resolver. Este alivio a menudo comienza en una semana más o menos. Los siguientes consejos pueden ser útiles para aliviar la congestión de los senos:

- Alimente al bebé más a menudo para vaciar los senos.

- Extráigase un poco de leche con una bomba o manualmente para ablandar los senos antes de amamantar.

- Para estimular el flujo de leche, masájeese los senos, báñese con agua tibia en la regadera (ducha) o aplíquese compresas tibias a los senos.

- Después de que amamante, colóquese compresas frías en los senos para aliviar las molestias y reducir la hinchazón.

Si aún no puede extraerse leche o si el bebé no puede acoplarse después de probar estas medidas, comuníquese con su proveedor de atención médica o una consultora de la IBCLC para obtener ayuda.

Producción retrasada de leche

La leche de una mujer generalmente "sale" dentro de las primeras 72 horas del parto. En algunas mujeres, la producción de leche se podría retrasar. Si transcurren más de 3 días antes de que se produzca leche, este estado se conoce como "lactogénesis retrasada". Se desconoce lo que produce este problema médico, pero puede estar relacionado con factores hormonales, trabajo de parto prolongado o difícil, lesión u otras anormalidades en los senos o medicamentos. Cualquiera que sea la causa, la lactogénesis retrasada puede ser motivo de preocupación. Los bebés hambrientos no temen expresar cómo se sienten. Además, cuanto más tensa y nerviosa se sienta, más se podrá afectar el reflejo de bajada de leche. La producción retrasada de leche es tal vez uno de los principales motivos por los cuales las mujeres dejan de tratar de amamantar exclusivamente.

Si se retrasa la producción de leche, consulte a un proveedor de atención médica con experiencia en la lactancia materna o a una consultora de la IBCLC. Puede ser útil aumentar la cantidad de sesiones de alimentación con leche materna y usar una bomba sacaleches para extraerse la leche después de amamantar. En algunas situaciones, si el bebé ha bajado más del 8 al 10% de su peso al nacer, se podría recomendar complementar las alimentaciones con pequeñas cantidades de leche materna extraída, leche donada o fórmula infantil. Una consultora de la IBCLC puede ayudarla a complementar las alimentaciones con una jeringa de alimentación mientras amamanta de manera que el bebé siga estimulando las hormonas que producen leche durante las alimentaciones.

Suministro bajo de leche

Algunas mujeres tienen dificultad para producir suficiente leche para satisfacer las necesidades del bebé. La causa más común de un suministro bajo de leche es no extraerse leche con la frecuencia necesaria. Los recién nacidos sanos se alimentan de 10 a 12 veces al día. En algunas mujeres, cuando la alimentación o la extracción de leche ocurren con menos frecuencia, se envía una señal al seno para que produzca menos leche. Otro motivo por el cual ocurre un suministro bajo de leche es haber tenido un parto prematuro. Si el bebé nace antes de tiempo, es posible que se canse más fácilmente y no extraiga suficiente leche para estimular su producción. Para identificar estas posibilidades, consulte a un proveedor de atención médica con experiencia en la lactancia materna o a una consultora de la IBCLC.

Aún con alimentaciones frecuentes y ayuda de profesionales capacitados, algunas mujeres no pueden producir suficiente leche para alimentar a sus bebés exclusivamente con leche materna. No es cierto que "todas las mujeres pueden amamantar". De hecho, el amamantar, al igual que ocurre con otras funciones corporales, a veces no se logra debido a varios problemas médicos en algunas mujeres. Si fuera necesario complementar las alimentaciones, aún puede arrimar al bebé al seno, independientemente de la cantidad de leche que se transfiera.

Pezones invertidos o planos

Es común que uno o ambos pezones no sobresalgan completamente. En la mayoría de los casos, las mujeres con pezones planos o invertidos pueden amamantar.

Los pezones planos o invertidos tienden a ser más problemáticos durante las primeras alimentaciones del bebé después del parto, cuando está aprendiendo a acoplarse al seno. Es posible que le resulte difícil al bebé acoplarse al principio, pero le resultará más fácil amamantar a medida que el bebé crezca y se fortalezca. Los protectores para pezones pueden ser útiles para los pezones planos. Un protector para pezones es una pieza de plástico en forma de pezón que tiene agujeros al final y que se puede colocar sobre el pezón. El bebé se acopla directamente al protector para el pezón lo que hace que este sobresalga por succión hacia adentro del protector mientras mama el bebé. Después de usar un protector por un tiempo, el pezón podría comenzar a sobresalir más y el bebé puede entonces acoplarse directamente al pezón. Hable con una consultora de la IBCLC o con un proveedor de atención médica con experiencia en la lactancia materna sobre si sería útil usar un protector para pezones. Ellos pueden enseñarles a usted y al bebé a acoplarse a un protector situado en el pezón y pueden ayudarla a destetar al bebé del protector una vez que se acostumbre a amamantar. También puede ser útil usar una bomba sacaleches manual o eléctrica justo antes de las alimentaciones para hacer que sobresalgan los pezones planos. Si tiene alguna duda sobre la forma de sus pezones, asegúrese de hablar con su proveedor de atención médica o con una especialista en lactancia.

Glándulas bloqueadas

Si se bloquea una glándula con leche acumulada sin usar, se formará una masa dura y sensible en el seno. Llame a su proveedor de atención médica si la masa no desaparece al cabo de unos días o si tiene fiebre. Mientras tanto, pruebe estos consejos:

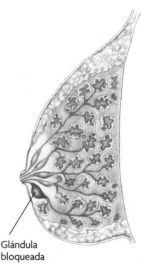

- Tome un baño tibio en la tina o ducha o aplique compresas tibias a la masa del seno antes de amamantar.

- Ofrezca primero el seno con la glándula bloqueada.

- Permita que el bebé amamante por mucho tiempo y a menudo del seno bloqueado.

- Masajéese la masa del seno mientras el bebé mama para ayudar a drenar la leche.

- Si le queda leche en el seno después de amamantar, extráigala con una bomba o manualmente

Glándula bloqueada

Glándula bloqueada. Esta situación ocurre cuando una glándula mamaria se obstruye con leche.

Mastitis

Si una glándula bloqueada no drena, puede inflamarse y causar una infección que se llama mastitis. Si tiene esta enfermedad, sus síntomas pueden ser semejantes a los que produce la gripe (influenza), como fiebre, dolores generalizados en el cuerpo y agotamiento. Los senos también estarán hinchados, adoloridos, cálidos al tacto y podrían tener estrías rojas.

Si cree que tiene mastitis, llame a su proveedor de atención médica de inmediato. Él o ella le recetará un **antibiótico** que pueda tomar con seguridad para tratar la infección mientras amamanta. Deberá sentirse mejor en uno o dos días de haber comenzado el tratamiento, pero siga tomando el medicamento hasta agotar todo el suministro que tenga.

Hasta ese momento, tome las medidas necesarias para tratar una glándula bloqueada. Descanse mucho y beba una cantidad abundante de líquidos. Su proveedor de atención médica puede recomendarle tomar ibuprofeno para aliviar el dolor. Mientras tanto, asegúrese de seguir amamantando. Su bebé ayudará a drenar el seno y desbloquear el área bloqueada. El bebé no se contagiará con la infección. Si no se vacía el seno infectado, la glándula bloqueada se inflamará, se reducirá su suministro de leche y la recuperación tardará más.

Preguntas comunes sobre la lactancia materna

He aquí algunas de las preguntas más comunes sobre la lactancia materna:

¿Por cuánto tiempo debo amamantar a mi bebé?

El Colegio Americano de Obstetras y Ginecólogos recomienda amamantar exclusivamente durante los primeros 6 meses de vida de su bebé y continuar aún después de ofrecerle nuevos alimentos hasta que el bebé tenga por lo menos 12 meses de edad, o durante más tiempo si usted y el bebé están dispuestos a hacerlo. Según los Centros para el Control y la Prevención de Enfermedades (CDC, por sus siglas en inglés), aproximadamente el 79% de las madres nuevas comienzan a amamantar a sus bebés y un 49% aún siguen amamantando cuando el bebé tiene seis meses de edad.

Cualquier grado al que amamante es beneficioso para usted y su bebé, y mientras más tiempo amamante, mayores serán los beneficios que reciban. Comience con metas a corto plazo, como amamantar la próxima semana para ver cómo le va. Reflexione sobre sus metas cada vez que logre una de ellas, y piense acerca de los beneficios que brinda el amamantar en comparación con las dificultades que pueda estar enfrentando. Usted es la única persona que sabe si seguir amamantando es lo mejor para usted y su bebé.

Cuando desee dejar de amamantar o de extraerse leche con bomba, hay varias maneras de hacerlo. Algunas mamás y bebés suspenden las alimentaciones gradualmente a medida que el bebé consume más alimentos sólidos y comienza a beber de una taza. Este proceso puede ser muy largo, y es un cambio gradual para ambos.

Otras mujeres deciden destetar al bebé cuando llega a cierta edad. En este caso, todavía es mejor hacerlo gradualmente. Suspender la lactancia o la extracción de leche abruptamente puede causarle dolor físico o mastitis ya que los senos se llenarán de leche sin usar. También puede ser difícil para su bebé.

Una forma de hacerlo es reemplazar una sesión de lactancia con una alimentación con biberón o taza cada cierto número de días. Comience a suspender las alimentaciones que su bebé parece disfrutar menos. Lentamente, suspenda las más importantes. Casi siempre, la alimentación antes de dormir por la noche es la última que se elimina, y la más difícil de dejar. A medida que reduzca las sesiones de lactancia, su suministro de leche también se reducirá lentamente.

¿Qué es amamantar "exclusivamente"?

Amamantar exclusivamente quiere decir que el único alimento que recibe el bebé es leche humana. Aunque puede recibir medicinas y suplementos vitamínicos, no se proporciona ningún otro alimento, agua, jugo ni otras sustancias. Los bebés que se alimentan exclusivamente también incluyen aquellos que se alimentan solo de leche humana extraída de usted o de una donante. Se recomienda amamantar exclusivamente durante los primeros 6 meses de vida del bebé.

¿Está recibiendo suficiente leche mi bebé?

Cuando un bebé se alimenta con biberón, es posible ver la cantidad que el bebé consume mirando el lado del biberón. Los senos no tienen onzas marcadas a los lados, pero los bebés son inteligentes y usan ciertas indicaciones para decirles a sus cuidadores cuando ya están satisfechos:

- Su bebé se lo dice. Los bebés pueden comunicar sus necesidades con señales. En un bebé satisfecho, los brazos generalmente están relajados, con las palmas de las manos extendidas y se le observa soñoliento y contento. Cuando el bebé está listo para alimentarse otra vez, los brazos se flexionan y las manos hacen puños. El bebé puede tratar de chuparse los dedos.

Manténgase atenta a estas señales de alimentación, no al reloj, para saber cuándo debe ofrecer el seno.

- Su bebé se amamanta con frecuencia. Los recién nacidos sanos deben amamantar por lo menos entre 8–12 veces en 24 horas. A medida que crecen los bebés, el estómago tiene cabida para contener más alimento y necesitan amamantar con menos frecuencia. Aun así, los recién nacidos sanos no deben estar sin amamantar por más de 3–4 horas, incluso por la noche. Cada sesión de lactancia debe durar entre 10 y 45 minutos. El horario de alimentación de un recién nacido puede ser difícil de predecir. Los bebés pueden alimentarse por un tiempo breve y después querer alimentarse nuevamente al poco tiempo de la última vez. A veces, un recién nacido puede alimentarse por un período de tiempo largo (de 1 a 2 horas) y después quedarse profundamente dormido.

- Los senos se ablandan con las alimentaciones. Los senos en realidad nunca se vacían por completo; siempre están produciendo leche. Sin embargo, los senos se pueden sentir más llenos y firmes antes de las alimentaciones. Después, se pueden sentir más blandos. A medida que crece su bebé, estos cambios podrían ser menos notorios.

- El bebé usa muchos pañales. Una vez que el calostro se convierta en leche madura en los senos, su bebé deberá empapar por lo menos seis pañales al día. La orina del bebé debe ser de color claro en lugar de amarillo oscuro. Durante el primer mes de vida, su bebé debe tener por lo menos tres evacuaciones intestinales al día. De hecho, la mayoría de los bebés que amamantan evacuan después de cada alimentación. Las heces deben ser blandas y amarillas.

- Su bebé aumenta de peso. Todos los recién nacidos bajan un poco de peso los primeros días de vida. Es normal que bajen hasta el 7% del peso al nacer. Por ejemplo, un bebé sano de 8 libras podría bajar hasta 9 onzas los primeros días de vida. Al cabo de 10 días, el peso de su bebé debe haber aumentado hasta alcanzar su peso de nacimiento. El proveedor de atención médica del bebé lo pesará en cada visita y llevará un registro de su peso. Si le preocupa que el bebé no esté consumiendo suficiente leche, dígaselo a su proveedor de atención médica.

¿Qué y cuánto debo comer?

Cuando está embarazada, su cuerpo almacena nutrientes y grasa adicionales para prepararla para amamantar. Aún así, una vez que nazca su bebé necesitará más nutrientes y alimentos de lo normal para estimular la producción de leche. Mientras está amamantando, el cuerpo usa 500–600 calorías adicionales al día. Deberá además beber mucho líquido durante el día ya que la lactancia exige mucho líquido. Necesita beber por lo menos ocho vasos de líquido todos los días. Si se deshidrata, puede afectarse su suministro de leche.

Las madres que amamantan necesitan 1,000 mg de calcio al día. Puede obtener esta cantidad consumiendo una cantidad abundante de productos lácteos como leche, yogur y queso. Si no puede digerir los productos lácteos, pregúntele a su proveedor de atención médica sobre tomar un suplemento con calcio. Asegúrese de que reciba por lo menos 400 microgramos (0.4 mg) de *ácido fólico* al día también. Eso le ayudará a mantener en buen estado su salud y se asegurará de tener una cantidad abundante depósitos de ácido fólico. Su proveedor de atención médica puede recomendarle tomar una vitamina prenatal diaria hasta que el bebé se haya destetado.

El pescado y los crustáceos son fuentes muy buenas de proteínas y proporcionan vitaminas y minerales beneficiosos para usted y su bebé. Mientras esté amamantando, trate de consumir pescado por lo menos de 2 a 3 veces a la semana (aproximadamente un total de 8 a 12 onzas). Se recomienda que siga las mismas pautas para el consumo de pescado que cuando estaba embarazada (consulte el Capítulo 17, "La nutrición durante el embarazo") para evitar que consuma el pescado que contiene niveles elevados de mercurio.

Algunos bebés que amamantan son sensibles a ciertos alimentos en las dietas de sus madres. Alrededor de 1 de cada 100 bebés que amamanta exclusivamente desarrolla eccema y sangre en las heces debido a una alergia por algo en la dieta de la mamá. Si su bebé tiene sangre en las heces, dígaselo al proveedor de atención médica del bebé. Esta puede ser una indicación de alergia a un alimento. En aproximadamente la mitad de los casos, la causa se debe a la proteína de la leche de los alimentos que provienen de la leche de vaca (queso, yogur). En otros casos, los bebés son sensibles al maní (cacahuate), la soya, el trigo, los huevos y el maíz. Colabore con el proveedor de atención médica del bebé para tratar de eliminar un alimento a la vez de su dieta durante alrededor de dos semanas para ver si el bebé se mejora. También es buena idea llevar un diario de alimentos para tratar de asociar los alimentos que consume con la reacción del bebé.

Ya que no estoy embarazada, ¿puedo fumar cigarrillos y beber alcohol otra vez?

Es importante recordar que, mientras esté amamantando, lo que entra en su cuerpo todavía le llega al bebé, igual que cuando estaba embarazada. Si fuma, el embarazo y el amamantar son motivadores excelentes para ayudarla a dejar el hábito para siempre. Dejar de fumar es lo mejor que puede hacer por su salud y la salud del bebé, sin embargo, es mejor que su bebé se alimente con leche materna que con fórmula infantil, aun si sigue fumando.

Si debe o no beber alcohol y amamantar depende de la cantidad de alcohol que beba y cuándo lo haga. El alcohol entra en la leche materna, pero se elimina del seno a la misma vez que el cuerpo lo elimina. Eso quiere decir que no necesita extraerse ni descartar la leche materna después de que ingiera una bebida con alcohol sino que debe esperar alrededor de 2 horas por cada porción para que el cuerpo lo elimine. Si bebe mucho (más de dos bebidas alcohólicas al día regularmente), sin embargo, los estudios indican que esta cantidad de alcohol puede perjudicar a su bebé e incluso hacerle sentirse mareado, débil y causarle un aumento anormal de peso.

¿Puedo darle un chupete a mi bebé?

En las primeras semanas, lo ideal es que los bebés se sientan reconfortados mamando del seno en lugar de usando un chupete. Mamar del seno estimula las hormonas que producen leche y contribuye a establecer un suministro de leche, mientras que el chupar un chupete no ayuda a las mamás a producir leche. Por eso, algunos expertos recomiendan que hasta que el bebé logre bien amamantar, el uso de chupetes se debe limitar a solo algunas ocasiones. Quizás desee darle al bebé un chupete para aliviar el dolor (cuando lo vacunen, por ejemplo). Permitir que el bebé chupe del dedo meñique limpio de la madre también puede brindarle alivio del dolor al bebé. Sin embargo, algunas mujeres hallan que el chupete puede ser útil para reconfortar al bebé cuando está intranquilo. Si tiene los pezones adoloridos o agrietados, un chupete puede ser reconfortante para el bebé mientras se sanan los pezones.

Estoy embarazada con mellizos. ¿Puedo amamantarlos?

Los mellizos (o gemelos) e incluso los trillizos se pueden amamantar bien, a menudo sin la necesidad de complementar las alimentaciones. No obstante, amamantar a múltiples bebés requiere más tiempo y usted necesitará consumir calorías adicionales por cada bebé ya que su cuerpo usará de 500–600 calorías adicionales al día. También deberá decidir si alimentará a los bebés simultáneamente o por separado (consulte el cuadro "Posiciones para amamantar a mellizos"). Si decide alimentarlos por separado, deberá también decidir si alimentará a ambos cuando se lo pidan o a uno cuando se lo pida y al otro inmediatamente después. No obstante, es mejor comenzar a amamantar a cada bebé individualmente. Los bebés múltiples no necesariamente tienen las mismas capacidades para mamar, y alimentarlos uno a la vez puede ser menos estresante (y menos agobiante) para usted.

Una vez que estén amamantando bien, puede adaptar el horario de alimentaciones con leche materna según sus necesidades y las de sus bebés. Algunas mamás amamantan exclusivamente, mientras que otras combinan amamantar con alimentaciones con fórmula infantil. Extraerse la leche en biberones permite que su pareja y otras personas puedan ayudarla con los deberes de alimentar al bebé.

Tuve una cirugía del seno. ¿Todavía puedo amamantar?

Las cirugías que se practican para extraer quistes y otras masas benignas del seno rara vez causan problemas para amamantar en el futuro. Si tuvo una cirugía en los senos, hable con su proveedor de atención médica o cirujano antes de la fecha del parto para que pueda ayudarla a planificar la lactancia del bebé. Asegúrese de decírselo también al proveedor de atención médica del bebé para que examine estrechamente el aumento de peso del bebé en las primeras semanas de vida.

Muchas mujeres que han tenido cirugías para agrandarse los senos pueden amamantar a sus bebés, especialmente si el implante se coloca detrás de los músculos del tórax. Sin embargo, si el implante es muy grande, este puede limitar la cantidad de leche que la madre puede almacenar. Los implantes grandes también pueden restringir el flujo de sangre en el seno y reducir la cantidad de leche que se puede producir. Si había muy poco tejido en los senos antes de que se colocaran los implantes, es posible que la mujer no pueda producir suficiente leche para satisfacer todas las necesidades del bebé.

Las mujeres que se han sometido a cirugías para reducir el tamaño de los senos y a las que se les ha cambiado la posición de los pezones también pueden presentar problemas para amamantar. Esto se debe a que la cirugía de reducción del seno puede cortar las glándulas mamarias y evitar que la madre lactante produzca suficiente leche. También puede limitar la capacidad para almacenar leche. Si se ha hecho este tipo de cirugía, es buena idea hablar con su cirujano sobre el tipo de cirugía que se le practicó y si se dejaron intactos los pezones, las aréolas y las glándulas mamarias. Muchas madres disfrutan de amamantar a sus bebés, aun si no pueden producir toda la leche que necesitan sus bebés.

Posiciones para amamantar a mellizos

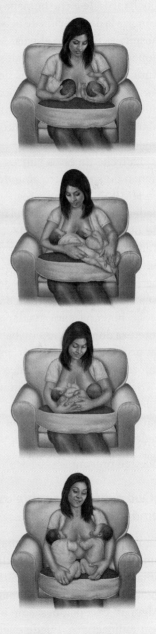

- *Posición de balón de fútbol o acoplamiento doble:* Sostenga a un bebe debajo de cada uno de los brazos, con los codos flexionados, como si estuviera sosteniendo dos balones de fútbol. Sostenga a los bebés a ambos lados, a la altura de su cintura, de manera que queden frente a usted. Apoye la espalda de los bebés con los antebrazos y sujete la cabeza de los bebés al nivel de los senos. O bien, coloque una almohada u otro tipo de apoyo en su regazo para apoyar la espalda y la cabeza de los bebés. Esta posición es buena para los recién nacidos y las mamás que han tenido un parto por cesárea.

- *Posición paralela o de "cuchara":* Un bebé se sostiene en la posición de cuna (con la cabeza acomodada en el pliegue del brazo). El otro bebé se coloca en posición paralela referente al primer bebé. Ambos bebés quedan orientados en la misma dirección y del mismo lado. Es útil usar almohadas en esta posición.

- *Posición cruzada o de doble cuna:* Siéntese con la espalda lo más erguida posible y sostenga a cada bebé en el pliegue de cada uno de los brazos. Los cuerpos de los bebés deben estar orientados hacia usted, y sus barrigas deben tocar la suya. Las piernas de los bebés deben estar cruzadas frente a usted. Sostenga las cabezas de los bebés en el pliegue del codo del brazo de manera que las caras de los niños queden de frente a los senos.

- *Posición de frente en V:* Esta posición es útil cuando los bebés se pueden sentar y las cabezas de los niños no requieren tanto apoyo. En esta posición, puede sentarse en una silla con los bebés arrodillados o sentados en su regazo. Los bebés deben estar frente a usted mientras les apoya la parte superior del cuerpo en el pliegue de los codos. Los bebés no deben estar reclinados de manera que las piernas no deben quedar cruzadas frente a usted.

He oído hablar sobre los bancos de leche humana. ¿Qué son estos bancos?

Los bancos de leche humana obtienen leche donada de madres lactantes y la ponen a la disposición de bebés prematuros y bebés enfermos de gravedad en hospitales por todo el país. Algunos hospitales también proporcionan leche donada a los recién nacidos sanos que necesitan un poco más de leche durante los primeros días de vida. La organización Human Milk Banking Association of North America (HMBANA) es una asociación voluntaria que publica directrices sobre la selección de donantes de leche y acerca de la obtención, el procesamiento, la manipulación, el análisis y el almacenamiento de la leche.

La leche de estos bancos de leche es donada por madres lactantes que tienen un suministro abundante de leche. Las donantes que forman parte de HMBANA deben a responder preguntas detalladas sobre sus enfermedades pasadas y actuales, el uso de drogas ilegales y medicamentos, y acerca de otros factores que pueden afectar la calidad o seguridad de la leche. También se les han hecho pruebas para detectar la presencia de ciertas enfermedades infecciosas y de drogas ilegales. Estas pruebas de repiten periódicamente. El banco de leche analiza y pasteuriza la leche. Cuando una madre se convierte en donante, envía leche congelada al banco local de leche humana para ayudar a los bebés con necesidades especiales. Si le interesa donar leche a un banco de leche o usar leche humana de un banco, su proveedor de atención médica o especialista en lactancia puede darle información sobre los bancos en su localidad.

Solo debe usar leche humana de una fuente como un banco de leche que ha seleccionado a sus donantes y tomado otras precauciones para garantizar la seguridad de la leche. Algunas mujeres forman parte de redes informales para compartir leche materna. Estas redes no se regulan. Por este motivo, no se recomienda usarlas.

¿Qué debo saber sobre usar o tomar medicamentos mientras amamanto?

La mayoría de los medicamentos se pueden usar con seguridad mientras amamanta. Aunque los medicamentos que usan o toman las madres que amamantan pueden transferirse a la leche materna, los niveles en la leche generalmente son mucho más bajos que los niveles en la sangre de la madre. Algunas excepciones son los medicamentos para el cáncer y los que son radioactivos. Puede encontrar la información más reciente sobre los medicamentos y los efectos que producen en los bebés que amamantan en

LactMed, una base de datos de información científica que se actualiza con frecuencia y se puede descargar como una aplicación gratuita en su teléfono inteligente (consulte la sección de "Recursos informativos" de este capítulo).

Si necesita usar o tomar un medicamento con receta para tratar un problema médico y desea amamantar, hable con su proveedor de atención médica y el proveedor de atención médica del bebé. Su proveedor de atención médica puede ayudarla a determinar si aún necesita recibir el medicamento y, de ser así, si se dispone de un medicamento más seguro. A veces, es posible reducir la cantidad de medicamento que le llega a un bebé que amamanta si la mujer se administra el medicamento después de las alimentaciones. Si una mujer necesita tomar o usar un medicamento que se ha documentado como peligroso para un bebé que amamanta, se le debe dar seguimiento estrecho al bebé para detectar la presencia de efectos poco comunes en la salud. El proveedor de atención médica de su bebé podría realizarle análisis de sangre periódicamente al bebé para medir la cantidad del medicamento en el sistema del bebé.

El regreso al trabajo

Aún después de regresar a trabajar, puede seguir alimentando a su bebé con leche materna extrayéndosela y guardándola. Este proceso requiere más tiempo y planificación. Algunas mujeres usan esta opción como la manera principal de alimentar a sus bebés. Consulte el cuadro "Extracción de leche materna para alimentar con biberón" si desea obtener más información.

Dígaselo a su empleador

Los empleadores deben ofrecerles tiempos de descanso razonables y lugares seguros y limpios, que no sean baños, a las mujeres remuneradas por hora y a algunas trabajadoras asalariadas para extraerse leche para un bebé hasta por un año después del parto. Los negocios con 50 empleados o menos pueden solicitar una exención de esta ley. Si estará amamantando, es ideal hablar con su supervisor sobre los detalles de cómo se va a extraer la leche y cómo guardarla antes de que comience la ausencia por maternidad. Antes de regresar a trabajar, comuníquese con su supervisor (y con el departamento de recursos humanos, si lo hubiera) y dígale que necesitará varios descansos durante el día para extraerse leche y dársela al bebé más tarde. Si cuenta con un servicio de cuidado de niños en sus instalaciones de trabajo, puede amamantar a su bebé periódicamente.

Extracción de leche materna para alimentar con biberón

Algunas mujeres deciden extraerse la leche materna y alimentar a sus bebés con biberón. Esta opción suele usarse cuando el bebé es prematuro o está enfermo y se encuentra en una *unidad neonatal de atención intensiva*. Las mujeres que amamantan a sus bebés desde que nacen también pueden usar esta opción si regresan a trabajar fuera de la casa. En los últimos 20 años, cada día más mujeres eligen esta opción como la forma primaria de alimentar a sus bebés. Las mujeres que elijen esta opción han indicado los siguientes motivos para hacerlo:

- Dificultades para establecer la lactancia, que se puede deber a varias causas
- Problemas para amamantar, como mastitis recurrente
- Preocupación por alimentar al bebé en público
- Oportunidad compartir los deberes de las alimentaciones (p. ej., otra persona puede alimentar al bebé la leche materna extraída)

Hasta la fecha, no se han hecho estudios que comparen directamente los beneficios de amamantar del seno y alimentar con leche materna extraída. Se desconoce además la cantidad exacta de mujeres que usan esta opción principalmente. Tal vez se pregunte si alimentar a su bebé con leche extraída les ofrece los mismos beneficios a usted y a su bebé que el amamantar del seno. Alimentar con leche materna extraída probablemente brinda los mismos beneficios que el amamantar, en términos de proteger a su bebé contra enfermedades y proporcionar los nutrientes que necesita para crecer. Su bebé recibirá los mismos anticuerpos y los mismos nutrientes independientemente de la manera en que se dé la leche materna.

Una diferencia entre alimentar del seno y alimentar con un biberón es que es posible que la alimentación con biberón no le enseñe a su bebé a autorregular la cantidad de leche que consume. Algunos estudios de investigación indican que los bebés que amamantan aprenden este concepto cuando se alimentan del seno. La autorregulación puede ayudar a prevenir la obesidad y el comer excesivamente más adelante en la vida. Además, es posible que extraerse la leche no le ofrezca el mismo grado de protección contra un embarazo como lo hace el amamantar de manera exclusiva o casi exclusivamente (aunque es necesario hacer más investigaciones para estudiar este tema).

Hay algunos desafíos que pueden ocurrir si decide extraerse la leche y usarla para alimentar con biberón. El cuerpo puede tener una mayor dificultad para regular la producción de leche cuando se extrae la leche que cuando el bebé se alimenta de los senos. La leche se produce a consecuencia del estímulo del bebé cuando mama y según la rapidez con que el bebé vacía el seno. Si el bebé está en una etapa de

Extracción de leche materna para alimentar con biberón, *continuado*

crecimiento rápido, vaciará el seno más rápidamente y el cuerpo de la madre reaccionará produciendo más leche. La madre que se extrae leche deberá aumentar la cantidad de sesiones de extracción de leche, ya sea con bomba o manuales, para satisfacer la mayor demanda de estas etapas de crecimiento rápido.

Extraerse la leche materna y guardarla quizás no sea tan práctico como amamantar. Además de extraerse la leche, deberá mantener la bomba (si usa una), preparar los biberones y guardar la leche a las temperaturas adecuadas. Sin embargo, a muchas mamás les atrae la flexibilidad de compartir las alimentaciones de esta opción y consideran que esta es una gran ventaja a pesar del tiempo que se necesita para preparar biberones.

Si le interesa esta opción como la manera primaria de alimentar a su bebé, hable con su proveedor de atención médica o una especialista en lactancia. Si cree que esta opción es adecuada para usted, debe sentirse apoyada con esta decisión.

Cuando regrese a trabajar, asegúrese de que disponga de un área limpia y privada para extraerse la leche. Necesitará una silla, una mesa pequeña y una toma de corriente si usa una bomba eléctrica. Además, asegúrese de tener un lugar para guardar la leche (consulte el cuadro "Cómo guardar la leche materna").

Puede planear extraerse la leche durante el almuerzo u otros descansos. Si usa una bomba sacaleches, debe poder extraerse suficiente leche con bomba durante los descansos de la mañana, del almuerzo y de la tarde. Puede usar una bomba doble—que extrae leche de ambos senos a la misma vez—para hacerlo más rápidamente. Con la bomba doble, podría extraerse leche en 10 a 15 minutos en lugar de 20 a 30 minutos. Los sostenes (brassieres) para bombear leche sin usar las manos facilitan bombear de ambos senos.

Extracción de leche materna

Hay dos maneras de extraerse la leche de los senos: 1) manualmente o 2) con bomba. Cualquiera que sea el método que seleccione, es importante estimular el reflejo de bajada de leche para extraerse una buena cantidad de leche. Puede ser útil tener cerca una foto de su bebé. También puede probar alternativas para estimular el reflejo de bajada de leche, como aplicarse una compresa húmeda y tibia a los senos, masajearse los senos, o solo sentarse serenamente y pensar en su bebé.

Extracción manual. Extraerse la leche manualmente es una buena solución si se aleja de su bebé por un período breve o para aliviar la congestión de los senos. El proceso de extracción de leche de ambos senos lleva unos 20–30 minutos por medio de esta técnica. La extracción de leche manual requiere un poco de práctica, pero no es difícil. Si le interesa aprender esta técnica, puede ser útil ver un video educativo (puede encontrar un buen video en http:// newborns.stanford.edu/Breastfeeding/HandExpression.html). Para comenzar, lávese primero las manos con agua y jabón y asegúrese de que tenga un recipiente limpio sobre una superficie limpia para echar la leche que se extraiga. Colóquese la mano con los dedos debajo del seno y el pulgar arriba aproximadamente a 3 centímetros del pezón, de manera que forme una "C" alrededor de la aréola. Presione hacia adentro en dirección del tórax y luego ruede el pulgar y los dedos hacia el pezón. Cambie la dirección de la mano periódicamente mientras oprime y rueda los dedos alrededor de toda la aréola. No exprima el pezón. Para extraerse la cantidad mayor de leche, masajéese los senos desde la parte exterior en dirección hacia adentro, con la otra mano.

Extracción con bomba. Los proveedores de seguro médico, según la Ley de Cuidado de Salud Asequible, deben pagar por una bomba sacaleches o el costo del alquiler de una, y por el asesoramiento para la lactancia materna. Consulte a su aseguradora individual para obtener los detalles sobre los tipos de bombas que tienen cobertura y cómo puede obtenerlas. Es posible que su proveedor de atención médica deba proporcionarle una receta para una bomba sacaleches. Consulte la sección de "Recursos informativos" de este capítulo para ver enlaces con información útil sobre la disposición de la Ley de Cuidado de Salud Asequible.

Hay muchos tipos de bombas sacaleches en el mercado. Estas se encuentran en tres categorías amplias:

1. Bombas manuales: Con estas bombas, usted realiza la succión oprimiendo una palanca o un mango. Las bombas sacaleches manuales son económicas (cuestan entre $14 y $50) y también tienen la ventaja de que se pueden usar durante un apagón. Aun si compra una bomba eléctrica, es buena idea tener una bomba manual a la mano en caso de que ocurra un corte de corriente.

2. Bombas que operan con batería: Estas bombas se hacen funcionar con baterías. Si decide comprar una bomba que opera con batería, considere comprar una bomba manual de respaldo en caso de que se agoten las baterías.

3. Bombas eléctricas: estas bombas se conectan a una toma de corriente. Puede comprar una bomba eléctrica única que bombea un seno a la vez o una bomba doble que bombea ambos senos a la misma vez. Las bombas dobles pueden ahorrarle tiempo y son sumamente útiles si debe bombearse leche durante el día de trabajo. Las bombas eléctricas también pueden funcionar con baterías.

También puede alquilar una bomba de un hospital, consultorio médico o centro de lactancia materna. Su compañía de seguro médico podría cubrir los costos de alquiler. Por lo tanto, asegúrese de consultar su plan individual. Estos tipos de bomba que se alquilan fueron diseñadas para múltiples

Cómo guardar la leche materna

- La leche materna debe almacenarse en botellas de vidrio o de plástico, o en bolsas especiales para retener la leche. Guarde cantidades pequeñas (2–4 onzas) para evitar desperdiciarla. Marque las botellas o bolsas con la fecha en que se extrajo la leche. Si la va a congelar, debe quedar una pulgada de espacio en la parte superior del recipiente ya que la leche se puede expandir cuando se congela.
- Puede guardar la leche materna a temperatura ambiente de 3 a 4 horas (óptimo) o de 6 a 8 horas bajo condiciones bien higiénicas. La leche materna se puede guardar en el refrigerador (39°F o menos) hasta por 3 días (óptimo) o 5–8 días en condiciones bien higiénicas. No guarde la leche en la puerta del refrigerador ya que la temperatura puede variar en ese lugar.
- La leche materna se puede congelar (0°F o menos) hasta por 6 meses (óptimo) o 12 meses en condiciones bien higiénicas.
- No descongele leche a temperatura ambiente. Para descongelar leche, póngala bajo un chorro de agua fría. Una vez que se haya empezado a descongelar, colóquela debajo de un chorro de agua tibia para terminar el proceso. También puede descongelar leche lentamente en el refrigerador. Una vez que esté descongelada, úsela en 24 horas. No vuelva a congelar leche que haya sido descongelada.
- Puede agregar leche recién extraída a la leche materna que se extrajo anteriormente. Enfríe siempre primero la leche más fresca.
- Caliente leche materna enfriada previamente colocándola en un tazón con agua muy tibia. No caliente biberones en la estufa ni en el horno de microondas. Si lo hace, se destruirán las cualidades de la leche materna que combaten enfermedades, y se crean áreas calientes.

usuarias ya que las piezas que entran en contacto con la leche son desecha-bles. Estas bombas se designan como bombas para "múltiples usuarias" o de "grado usado por hospitales". Si alquila una bomba, deberá comprar un nuevo kit de bomba sacaleches que incluya el protector para el seno y el tubo que solo usted usará. Las bombas que se elaboran para una sola persona se llaman bombas para "una sola usuaria". Tomar prestado o compartir una bomba sacaleches para una sola usuaria no se recomienda por el peligro de contaminación.

Independientemente del tipo de bomba que elija, debe mantener una superficie limpia antes, durante y después de bombearse leche. Lávese las manos antes de extraerse leche materna con una bomba y asegúrese de que la mesa o el área que use esté limpia también. Después de bombearse leche, lave el equipo con agua y jabón o use una bolsa de esterilización en el microondas. De esta manera evita que entren gérmenes en la leche. Si no es posible lavar fácilmente el equipo de la bomba en el trabajo, es buena idea empacar varios juegos de suministros y lavarlos cuando llegue a casa.

La decisión de alimentar con fórmula infantil

Si no puede amamantar ni extraerse la leche, o si no desea hacerlo, una opción es alimentar con fórmula infantil. La alimentación con fórmula infantil puede ser práctica por los siguientes motivos:

- Es muy probable que los bebés que se alimentan con fórmula infantil preparada comercialmente reciben las cantidades recomendadas de vitamina D al día y que no sea necesario complementar esta alimentación con vitamina D por gotero, pero lea la etiqueta de la fórmula para verificarlo.

- Como la fórmula infantil se digiere más lentamente que la leche humana, los bebés que se alimentan con fórmula infantil suelen alimentarse con menos frecuencia que los bebés que amamantan.

- Las mujeres que alimentan con fórmula infantil no se tienen que preocupar por los posibles efectos en sus bebés de las bebidas alcohólicas o los medicamentos que usan o toman.

- El padre o la madre (u otro cuidador) puede alimentar al bebé con biberón en cualquier momento. Tenga en cuenta, sin embargo, que los bebés también pueden ser alimentados con un biberón de leche materna extraída y guardado.

La selección de fórmula infantil

Si ha decidido que alimentar con fórmula infantil es la mejor opción para usted, puede sentirse segura de que las fórmulas infantiles en el mercado de hoy le darán a su bebé los nutrientes que necesita para crecer. Hay distintos tipos de fórmula infantil para escoger; por lo tanto, hable con el pediatra de su bebé para que le recomiende la mejor. Hay tres tipos principales disponibles:

1. Fórmulas infantiles de leche de vaca: Casi toda la fórmula infantil se elabora con leche de vaca que ha sido modificada para proporcionar el equilibrio correcto de nutrientes para el bebé. No debe darle al bebé leche de vaca común hasta que el bebé tenga un año de edad.

2. Fórmulas infantiles a base de soya: Las fórmulas infantiles a base de soya son una opción para los bebés que no pueden digerir o son alérgicos a la leche de vaca o a la lactosa, un azúcar natural que se encuentra en la leche de vaca. Sin embargo, los bebés alérgicos a la leche de vaca también pueden ser alérgicos a la leche de soya.

3. Fórmulas infantiles de hidrolizados de proteína: Estas fórmulas están indicadas para bebés con un historial familiar de alergias a la leche o soya. Las fórmulas infantiles de hidrolizados de proteína son más fáciles de digerir y es menos probable que produzcan las reacciones alérgicas de los otros tipos de fórmulas. También se denominan fórmulas hipoalergénicas.

Una vez que elija el tipo de fórmula que usará para alimentar a su bebé, deberá decidir también cuál forma comprará. Las fórmulas infantiles se proporcionan en tres preparaciones:

1. La fórmula infantil en polvo es la menos costosa. Cada cucharada de fórmula en polvo se mezcla con agua y no se tiene que refrigerar hasta que se mezcle con agua.

2. La fórmula líquida concentrada también se mezcla con agua y se tiene que refrigerar una vez que se abra el recipiente.

3. Las fórmulas listas para usar no hay que mezclarlas con agua pero son las más costosas y tienen que refrigerarse una vez que se abra el recipiente.

Biberones

Hay una amplia variedad de sistemas de biberones y chupones (tetinas) disponibles para alimentar con fórmula infantil. Su bebé podría adaptarse a cualquier tipo de biberón o tal vez prefiera uno en particular. Es buena idea comenzar con los biberones más económicos y ver si estos funcionan antes de elegir los modelos más costosos.

Tal vez haya oído hablar sobre una sustancia química que se llama bisfenol-A (BFA) que se usa en algunas botellas de plástico y en la cubierta de los envases de alimentos enlatados. Los resultados de algunos estudios de investigación indican que el BFA puede alterar adversamente las hormonas del cuerpo y causar problemas como infertilidad y cáncer. Los resultados de los estudios también indican que el BFA puede producir efectos tóxicos en los bebés y los niños expuestos a esta sustancia. Debido a que el BFA atraviesa la *placenta*, los bebés pueden estar expuestos al BFA indirectamente antes de nacer. Cuando nacen, los bebés pueden estar expuestos a esta sustancia al comer alimentos que fueron almacenados o administrados en biberones de plástico. El BFA también se ha detectado en la leche humana.

En el 2012, la Administración de Alimentos y Medicamentos de Estados Unidos prohibió el uso del BFA en todos los biberones de los bebés, en los platos y tazas de los niños y en el empaquetado de los alimentos para bebés. El uso del BFA no está prohibido en otros tipos de recipientes de alimentos y bebidas ni en la cubierta de los alimentos enlatados. Tenga en cuenta esta información cuando el bebé haga la transición a alimentarse usando tazas o con alimentos sólidos.

Dificultades

Al igual que con la lactancia materna, las madres que alimentan a sus bebés con fórmula infantil también enfrentan algunas dificultades. Lidiar con esas dificultades requiere tiempo y planificación.

Preparación. Es vital que tenga suficiente fórmula infantil a la mano en todo momento, y deberá preparar los biberones. Es necesario preparar las fórmulas en polvo y condensadas con agua estéril que deberá hervir hasta que el bebé tenga por lo menos 6 meses de edad. Puede comprar agua estéril en la mayoría de las farmacias o tiendas de suministros de bebés, pero aun con agua estéril, los CDC recomiendan calentar el agua a por lo menos 158°F cuando prepare fórmulas en polvo.

Algunos padres calientan las botellas antes de alimentar al bebé, aunque esta medida a menudo no es necesaria. No caliente el biberón de un bebé en un microondas ya que se pueden crear áreas calientes peligrosas. En lugar de ello, coloque las botellas refrigeradas bajo un chorro de agua tibia por unos minutos si el bebé prefiere un biberón tibio en vez de uno frío. Otra opción es colocar los biberones del bebé en una cacerola con agua caliente (alejada del calor de la estufa) y comprobar la temperatura echando una o dos gotas de la fórmula infantil en el interior de la muñeca.

Esterilización. Los biberones y los chupones (tetinas) se deben esterilizar antes de usarlos por primera vez. Debe entonces lavarlos cada vez que los use. Los biberones y chupones pueden transmitir **bacterias** si no se han lavado debidamente, al igual que la fórmula infantil si no se almacena en recipientes estériles.

Refrigeración. Si los biberones permanecen fuera del refrigerador durante más de 1 hora, debe desechar la fórmula infantil en ellos. Guarde los biberones de fórmula infantil preparada en el refrigerador por un máximo de 24–48 horas (consulte la etiqueta de la fórmula infantil para obtener toda la información).

Recordatorio: No use nunca el horno de microondas para calentar un biberón con leche o fórmula infantil.

Comentarios finales sobre la alimentación de su bebé

Si decide amamantar a su bebé, hay una cantidad enorme de recursos y apoyo disponibles. Cada día, más mujeres eligen esta opción, por lo que tendrá mucha compañía. Sin embargo, si no puede o decide no amamantar, no quiere decir que no es una buena mamá. Es importante que seleccione el método que sea beneficioso para el bebé, usted y su familia.

RECURSOS INFORMATIVOS

Si tiene preguntas sobre cómo alimentar a su bebé, está de suerte. Hay muchos recursos disponibles para responder a sus preguntas.

Affordable Care Act Breastfeeding Benefits (Beneficios de lactancia)
Cuidadodesalud.gov
https://www.cuidadodesalud.gov/es/coverage/breast-feeding-benefits/
Explica los diversos beneficios que tienen derecho a recibir las mamás y los bebés en virtud de la Ley de Cuidado de Salud Asequible.

Best for Babes
www.bestforbabes.org
Ofrece información y apoyo para ayudar a que todas las madres cumplan con sus objetivos personales en lo que respecta a la lactancia materna.

Human Milk Banking Association of North America (HMBANA) (asociación de bancos de leche humana)

www.hmbana.org

Esta asociación profesional para los bancos de leche humana emite directrices de seguridad para los bancos sobre la selección de donantes de leche humana además de la obtención, el procesamiento, la manipulación, las pruebas y el almacenamiento de leche.

International Lactation Consultant Association (asociación internacional de consultoras en lactancia)

www.ilca.org

Ofrece un directorio de consultoras en lactancia así como información sobre amamantar.

LactMed

http://toxnet.nlm.nih.gov/newtoxnet/lactmed.htm

Ofrece una base de datos con capacidad para hacer búsquedas sobre los medicamentos a los que las madres que amamantan pueden estar expuestas y aporta información sobre los posibles efectos de los medicamentos en los bebés que amamantan junto con medicamentos alternativos. También hay una aplicación gratuita que puede descargar en su teléfono inteligente.

La Leche League International (La Liga de La Leche)

http://www.llli.org/langespanol.html

Ofrece información y apoyo a las mamás que amamantan y referencias a grupos locales de apoyo.

Parte IV
Consideraciones especiales

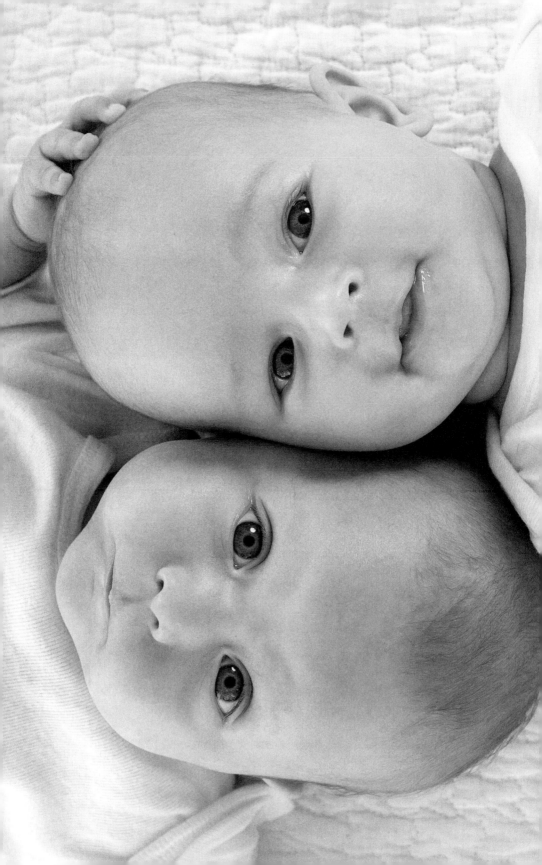

Capítulo 19

Embarazo múltiple:
cuando se trata de mellizos, trillizos o más niños

Cuando una mujer está embarazada con más de un bebé, se dice que tiene un *embarazo múltiple*. En los últimos 20 años, los embarazos múltiples se han convertido en sucesos más comunes en Estados Unidos. En el 2012, 1 de cada 30 bebés que nació en Estados Unidos, fue un mellizo, en comparación con 1 de cada 53 bebés en 1980. Según el Centro Nacional de Estadísticas de Salud, entre 1980 y 2009, la cantidad de partos de mellizos aumentó más de un 75%. Entre 1980 y 2000, la cantidad de partos de trillizos y partos múltiples de orden superior (cuatro o más bebés) aumentó en un 400%, pero se ha reducido aproximadamente en un 30% durante la última década.

En parte, este aumento de embarazos múltiples se debe a que una cantidad más grande de mujeres mayores de 35 años están teniendo bebés, y las mujeres en este grupo de edad tienen una mayor tendencia a tener mellizos. Otro motivo es que más mujeres se están sometiendo a tratamientos de la fertilidad para quedar embarazadas. Estos tratamientos aumentan el riesgo de tener embarazos múltiples. Es importante hablar con su proveedor de atención médica sobre los riesgos que conlleva un embarazo múltiple, y las posibles maneras de prevenirlo si recibe tratamientos de la fertilidad (consulte el cuadro "Tratamientos de la fertilidad y los embarazos múltiples").

Cómo se forman múltiples bebés

Cuando más de un *embrión* se desarrolla en el útero, ocurre un embarazo múltiple. Este proceso puede ocurrir naturalmente, o por medios artificiales durante tratamientos de la fertilidad.

Tratamientos de la fertilidad y los embarazos múltiples

Los tratamientos de la fertilidad son un factor importante que ha contribuido al aumento de embarazos múltiples durante los últimos 20 años. Aunque todos los tratamientos de la fertilidad aumentan el riesgo de tener un embarazo múltiple, es más común en las mujeres que usan medicamentos para la fertilidad que inducen la ovulación. Hay varios medicamentos que se pueden usar para estimular la ovulación. Cuando se usa un medicamento que se llama citrato de clomifeno, aproximadamente el 10% de los embarazos que se logran son gemelares, y menos del 1% son de trillizos o más bebés. Cuando se usan los medicamentos que se llaman gonadotrofinas, el 30% de los embarazos que se logran son de múltiples bebés. Aunque la mayoría son embarazos gemelares, hasta un tercio de ellos son de trillizos o más bebés.

Con las **tecnologías de reproducción asistida**, los **óvulos** se fertilizan fuera del cuerpo. Los óvulos pueden ser de una donante o los puede producir la mujer misma con medicamentos de la fertilidad. El embrión o los embriones que se crean se transfieren al útero de una mujer. El riesgo de tener un embarazo múltiple aumenta en la medida que aumente la cantidad de embriones que se transfieran. Casi un 45% de los embarazos que se producen con las tecnologías de reproducción asistida dan lugar a mellizos y un 7% a trillizos o más bebés cuando se transfieren dos embriones.

Debido a los riesgos asociados con los embarazos múltiples, la Sociedad Americana de Medicina Reproductiva recomienda mantener un enfoque preventivo cuando se usen tratamientos de la fertilidad. Si usted y su pareja están considerando emplear tratamientos de la fertilidad, su especialista en fertilidad les hablará sobre los riesgos de tener un embarazo múltiple y cómo se puede evitar tener más de un bebé. Por ejemplo, con las tecnologías de reproducción asistida tiene la opción de limitar la cantidad de embriones que se transfieren al útero. La probabilidad de un desenlace positivo cuando se transfiere un solo embrión aumenta en las mujeres que satisfacen ciertos criterios, como en las que tienen menos de 35 años, están participando en el primer ciclo de una tecnología de reproducción asistida y han generado una cantidad relativamente grande de embriones de alta calidad.

Con la inducción de la ovulación, se puede usar un **examen por ecografía (ultrasonido)** para controlar la cantidad de óvulos que se desarrollan en los ovarios, y análisis de sangre para medir los niveles de las hormonas. Si una ecografía revela el desarrollo de una cantidad grande de óvulos, o si los resultados del análisis de sangre indican niveles elevados de hormonas, le recomendarán no tratar de quedar embarazada durante ese ciclo para evitar que ocurra un embarazo múltiple.

Si ocurre un embarazo de trillizos o de orden superior, se podría considerar un procedimiento que se llama **reducción del embarazo** multifetal. Este procedimiento reduce por uno o más la cantidad total de bebés en un embarazo multifetal.

Tratamientos de la fertilidad y los embarazos múltiples, *continuado*

Hay riesgos asociados con este procedimiento, como el riesgo de que se pierdan todos los bebés. Sin embargo, en los embarazos múltiples de orden superior, se cree que generalmente los posibles beneficios de este procedimiento superan los riesgos, como el menor riesgo asociado de que ocurra un parto **prematuro**. Reducir un embarazo también reduce los riesgos maternales, como de **hipertensión, preeclampsia** y **diabetes mellitus gestacional.**

¿Mellizos o gemelos idénticos?

El tipo más común de embarazo múltiple es el de mellizos. Este puede ser de dos tipos, es decir, mellizos y gemelos idénticos:

- *Mellizos*: Casi todos los partos de dos niños son de mellizos. Cada uno se desarrolla a partir de un óvulo y *espermatozoide* separados. Dado que cada mellizo se desarrolla a partir de la unión de un óvulo y espermatozoide diferentes, estos mellizos se parecen solo en la medida que lo hacen los hermanos y hermanas. Los mellizos pueden ser dos varones, dos niñas o uno de cada sexo.

- *Gemelos idénticos*: Cuando un óvulo fertilizado se divide durante las primeras etapas del embarazo y se desarrolla en dos embriones, se forman gemelos idénticos. Los gemelos idénticos son del mismo sexo y tienen el mismo grupo sanguíneo, color de cabello y color de ojos. Casi siempre se parecen mucho.

Tres o más bebés

Un embarazo con tres o más bebés se produce cuando más de un óvulo se fertiliza, al dividirse un solo óvulo fertilizado o cuando ocurren ambos procesos en el mismo embarazo. El embarazo de orden superior rara vez ocurre naturalmente y casi siempre es el resultado de tratamientos de la fertilidad.

Cómo se sabe si tiene más de un bebé

Hay algunas señales que le indican a su proveedor de atención médica que está embarazada con más de un bebé:

- Rápido aumento de peso durante el primer trimestre
- Náuseas intensas del embarazo

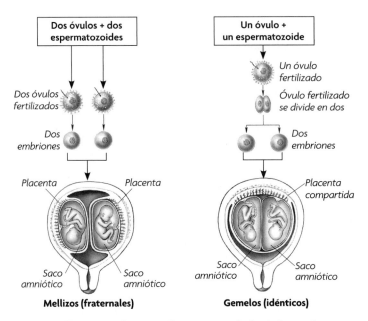

| Dos óvulos + dos espermatozoides | Un óvulo + un espermatozoide |

Un óvulo fertilizado

Óvulo fertilizado se divide en dos

Dos óvulos fertilizados

Dos embriones

Dos embriones

Placenta   Placenta

Placenta compartida

Saco amniótico   Saco amniótico

Saco amniótico   Saco amniótico

Mellizos (fraternales)   **Gemelos (idénticos)**

Diferencia entre mellizos y gemelos. Los mellizos provienen de dos óvulos y cada uno tiene su propia placenta. Los gemelos idénticos provienen de un óvulo que se divide en dos.

- Oír más de un latido del corazón durante un examen prenatal
- Tamaño del útero más grande de lo previsto durante un examen prenatal

La mayoría de las mujeres se enteran de que tienen un embarazo múltiple con bastante anticipación en el embarazo. El examen por ecografía (ultrasonido) puede detectar la mayoría de los embarazos múltiples en o antes de la semana 12 del embarazo. Cuando se diagnostica un embarazo de mellizos, o de orden superior, también se determina la *corionicidad* (si los bebés comparten un solo *corion* y una *placenta*) y la *amnionicidad* (la cantidad de *sacos amnióticos*) mediante un examen por ecografía.

Riesgos

Un embarazo múltiple puede afectar su salud y la de sus bebés también. Sin embargo, con la *atención prenatal* adecuada, su proveedor de atención médica puede diagnosticar y tratar las complicaciones para protegerlos a usted y a sus bebés de presentar problemas más graves (consulte el cuatro "¿A qué tipo de proveedor de atención médica debe acudir"?). Debe estar consciente de que es más probable que ocurran complicaciones en un embarazo múltiple.

El riesgo de que surjan problemas durante el embarazo aumenta con la cantidad de bebés. Esto quiere decir que el peligro de que ocurran problemas

¿A qué tipo de proveedor de atención médica debe acudir?

Muchas mujeres que esperan bebés múltiples se preguntan si necesitan acudir a un **subespecialista en medicina maternofetal** durante el embarazo. Estos subespecialistas, que también se llaman perinatólogos, son obstetras que se especializan en la atención de mujeres embarazadas que pueden tener un riesgo mayor de presentar problemas médicos especiales. El hecho de tener un embarazo múltiple no quiere decir que necesite un subespecialista. Si está saludable, puede acudir a un obstetra con experiencia en la atención de mujeres con embarazos múltiples. Si tiene otros problemas médicos que la expongan a presentar complicaciones o un historial de problemas en el embarazo, su obstetra podría recomendarla acudir a un subespecialista. El subespecialista en medicina maternofetal generalmente les presta atención médica a usted y sus bebés, junto con su obstetra regular.

Tenga en cuenta que el recibir una remisión a un subespecialista en medicina maternofetal no quiere decir que se espera que su embarazo sea difícil. Generalmente, la remisión se hace como medida de precaución para usted y los bebés y para que se sienta tranquila.

es mayor con mellizos o gemelos que con un solo bebé, y el riesgo es aún más elevado con trillizos que con mellizos o gemelos.

Parto prematuro

El parto prematuro—o nacimiento antes de las 37 semanas de gestación—es el problema más común de los embarazos múltiples. Más de un 50% de los mellizos o gemelos y más de un 90% de los trillizos nacen prematuramente. La cantidad de semanas a las que posiblemente dé a luz disminuye con cada bebé adicional (consulte la Tabla 19-1).

Los bebés prematuros tienen una mayor tendencia a tener problemas médicos que los bebés que nacen a término ya que no han terminado de crecer ni desarrollarse. Podrían nacer con problemas graves de salud, algunos de los cuales pueden durar toda la vida. Otros, como los problemas de aprendizaje, aparecen posteriormente en la niñez o incluso en la adultez. Los bebés múltiples prematuros corren un mayor riesgo de tener daño cerebral y sangrado en el cerebro que los bebés únicos prematuros. En los bebés múltiples prematuros ocurre **parálisis cerebral** con mayor frecuencia que en los bebés únicos prematuros.

Tabla 19-1 Duración de embarazos múltiples

Tipo de embarazo	Promedio de edad gestacional en la fecha del parto	Promedio de peso al nacer
Un feto	38.6 semanas	7.3 libras (3,300 gramos)
Mellizos o gemelos	35.0 semanas	5.1 libras (2,300 gramos)
Trillizos	32.0 semanas	3.7 libras (1,660 gramos)
Cuádruples	30.0 semanas	2.9 libras (1,300 gramos)

Datos de Multiple pregnancy and birth: twins, triplets, and higher order multiples: a guide for patients. Patient Information Series. Birmingham, AL: American Society for Reproductive Medicine; 2004.

No es posible dar ningún tratamiento para evitar que ocurra un parto prematuro en los embarazos múltiples. Dado que la prematuridad es tan común en los embarazos múltiples, lo mejor es estar preparada para la posibilidad de que sus bebés puedan ser prematuros. Si el trabajo de parto comienza antes de tiempo, hay ciertas medidas que se pueden tomar para prolongar el embarazo por un tiempo breve. Si comienza el trabajo de parto y es posible que dé a luz entre las 24 y 34 semanas de embarazo, le podrían administrar *corticoesteroides*. Estos medicamentos promueven la madurez de los pulmones y de otros órganos del bebé. En muchos casos, también le podrían administrar un *tocolítico*. Los tocolíticos son medicamentos que se usan para aplazar el parto por un período breve (hasta por 48 horas). Se administran para permitir que los corticoesteroides tengan más tiempo para actuar o para poder trasladarla a un hospital que ofrezca atención de alto nivel para bebés que nacen prematuros o con otras complicaciones. Un tipo de tocolítico que se puede administrar es el *sulfato de magnesio*. Además de retardar un parto prematuro, se ha demostrado que este medicamento reduce el riesgo y la gravedad de la parálisis cerebral en bebés prematuros si se administra antes de la semana 32 del embarazo.

Los tocolíticos pueden producir efectos secundarios en la madre. Algunos pueden ser graves y potencialmente mortales. El riesgo de que ocurran estos efectos secundarios es mayor en las mujeres con embarazos múltiples que en las mujeres embarazadas con un solo bebé. Por este motivo, no se recomiendan para evitar el trabajo de parto prematuro. Los tocolíticos y los corticoesteroides se le administran a una mujer con un embarazo múltiple solamente cuando se diagnostica trabajo de parto prematuro.

Es importante que pueda reconocer los indicios del trabajo de parto prematuro si está embarazada con más de un bebé y que llame a su proveedor de atención médica si presenta cualquiera de estas señales o síntomas:

• Cambio en las secreciones vaginales (se vuelve acuosa, más mucosa o teñida de sangre)

• Aumento en la cantidad de secreción vaginal

- Presión pélvica o en la parte inferior del abdomen
- Dolor constante y sordo en la espalda
- Cólicos abdominales leves, con o sin diarrea
- Contracciones regulares o frecuentes, u opresión uterina, que a menudo no producen dolor (cuatro veces cada 20 minutos u ocho veces por hora durante más de 1 hora)
- Ruptura de membranas (romper fuente, ya sea que el líquido salga a chorros o poco a poco)

Puede encontrar más información sobre el parto prematuro en el Capítulo 27, "Trabajo de parto prematuro, ruptura prematura de membranas y parto prematuro".

Corionicidad y amnionicidad

En las primeras etapas de un embarazo múltiple, se hace un examen por ecografía (ultrasonido) para determinar si cada bebé tiene su propia placenta, saco amniótico y corion (la membrana más externa que rodea a los bebés). Los tipos de mellizos o gemelos son los siguientes:

- **Dicoriónico–diamniótico**: Mellizos o gemelos que tienen sus propios coriones y sacos amnióticos. Podrían compartir la placenta o no.

- **Monocoriónico–diamniótico**: Gemelos que comparen un mismo corion y placenta pero que tienen sacos amnióticos separados.

- **Monocoriónico–monoamniótico**: Gemelos que comparten un solo corion, placenta y saco amniótico.

Los trillizos pueden tener sus propias placentas y sacos amnióticos, o dos de los trillizos pueden compartir un mismo saco, una misma placenta o ambos. En raras ocasiones, los trillizos podrían compartir una sola placenta y un solo saco amniótico.

Los bebés monocoriónicos corren un riesgo mayor de presentar complicaciones que los que tienen placentas separadas. Un problema que puede ocurrir en los bebés monocoriónicos–diamnióticos es el **síndrome de transfusión feto fetal (STFF)**. En este síndrome, ocurre un desequilibrio en el flujo de sangre entre los gemelos debido a un problema con la placenta. Uno le dona sangre al otro. El gemelo donante tiene muy poca sangre y el bebé receptor tiene demasiada sangre. Este problema médico puede causarles problemas a ambos bebés. Hay tratamiento disponible para el síndrome de transfusión feto fetal si se detecta durante el embarazo. Un posible tratamiento es extraer

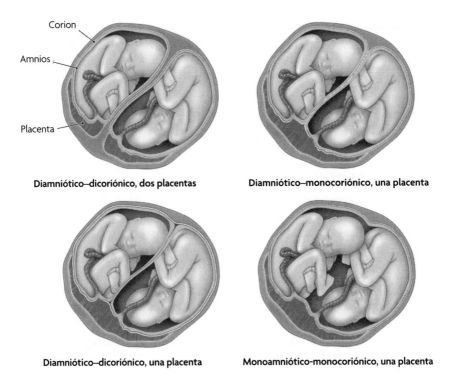

Diamniótico–dicoriónico, dos placentas

Diamniótico–monocoriónico, una placenta

Diamniótico–dicoriónico, una placenta

Monoamniótico-monocoriónico, una placenta

Corionicidad y amnionicidad. Reproducido de Beckman RBC, Ling FW, Herbert WNP, Laube DW, Smith RP, Casanova R y colaboradores. Obstetrics and gynecology. 7th ed. Philadelphia (PA): Lippincott Williams & Wilkins; 2014.

periódicamente la sangre adicional del saco amniótico del gemelo receptor. Este procedimiento se tiene que realizar cada cierta cantidad de días o semanalmente. Los casos graves de este síndrome que se diagnostican en sus primeras etapas se pueden tratar mediante cirugía con láser en la placenta. Esta cirugía la debe realizar un proveedor de atención médica con experiencia en estos procedimientos en un hospital.

Aunque los bebés monocoriónicos–monoamnióticos son raros, este tipo de embarazo es muy arriesgado. El problema más común es una complicación con el ***cordón umbilical***. Si los bebés se enredan en los cordones umbilicales, es posible que no se puedan desplazar y desarrollar. A las mujeres con embarazos monoamnióticos se les da seguimiento más frecuente y los bebés deberán nacer mediante ***parto por cesárea***.

Diabetes mellitus gestacional

Las mujeres embarazadas con múltiples bebés corren un riesgo mayor de presentar ***diabetes mellitus gestacional***, un tipo de diabetes mellitus relacionado con el embarazo. En un embarazo múltiple, la diabetes mellitus gestacional puede aumentar los problemas respiratorios y otros problemas durante el período de recién nacidos. El tratamiento de la diabetes con alimentación, ejercicio y a veces medicamentos puede reducir el riesgo de que ocurran estas complicaciones (consulte el Capítulo 23, "Diabetes Mellitus" para obtener más información).

Presión arterial alta y preeclampsia

Las mujeres con embarazos múltiples corren un mayor riesgo de presentar **presión arterial alta** durante el embarazo que las que están embarazadas con un solo feto. La preeclampsia es un trastorno de la presión arterial que generalmente comienza después de la semana 20 del embarazo. También puede ocurrir en el período de postparto. Ocurre con más frecuencia en las mujeres embarazadas con mellizos o gemelos que en las que tienen un solo feto. Además, tiende a ocurrir en una fase más temprana en los embarazos múltiples. La preeclampsia puede lesionarle los **riñones** y el hígado a la madre a largo plazo y puede aumentar el riesgo de que padezca una enfermedad del corazón más adelante en la vida. El estado que ocurre cuando la preeclampsia empeora y causa convulsiones en la mujer se llama **eclampsia**. Cuando los síntomas de la preeclampsia empeoran en gran medida, y si ocurren durante el embarazo, es posible que los bebés tengan que nacer de inmediato aun si no se han desarrollado completamente. La preeclampsia se trata en más detalle en el Capítulo 22, "Hipertensión y preeclampsia".

Problemas de desarrollo

Los bebés múltiples generalmente se desarrollan a un ritmo más lento durante el embarazo que los bebés únicos. Por ejemplo, aproximadamente el 25% de los mellizos y el 60% de los trillizos nacen más pequeños que el bebé promedio. Un motivo por el cual los bebés múltiples nacen más pequeños del promedio es que es posible que la placenta de uno o más de uno de los bebés no se encuentre en el mejor lugar o es posible que el cordón umbilical no se forme como debe. Estos problemas pueden limitar la cantidad de **nutrientes** que reciben los bebés.

Los mellizos o gemelos se denominan **discordantes** si uno es mucho más pequeño que el otro. Los mellizos o gemelos discordantes tienen una mayor tendencia a presentar problemas durante el embarazo y después de nacer. La discordancia de los mellizos o gemelos puede ocurrir debido a una deficiencia en el funcionamiento de la placenta, problemas genéticos o al síndrome de transfusión feto fetal.

A partir de aproximadamente la semana 24 del embarazo, por lo general se hacen exámenes por ecografía (ultrasonido) para evaluar el desarrollo de cada bebé y la cantidad de *líquido amniótico* presente cada 4 a 6 semanas. Si se sospecha la presencia de un problema de desarrollo, se hacen ecografías con más frecuencia. Si se detecta un problema, también se pueden hacer pruebas especiales.

Qué puede esperar

Si está embarazada con más de un bebé, podría tener que ajustar su alimentación y rutina de ejercicios. Es posible que necesite acudir a su proveedor de atención médica más a menudo que una mujer embarazada con un solo bebé. También podría requerir atención especial durante el embarazo, el trabajo de parto y el parto.

Consideraciones nutricionales

Si está embarazada con múltiples bebés, necesitará comer más que si solo tuviera un bebé. Es importante alimentarse bien por su salud y la salud de los bebés. Si está embarazada con mellizos o gemelos, debe consumir alrededor de 600 calorías adicionales al día. Esto equivale al doble de la cantidad de calorías que se recomienda en el embarazo con un solo bebé. Para trillizos, debe triplicar la cantidad de calorías que se necesitan para el embarazo con un solo bebé. Estas calorías deben provenir de alimentos saludables para cumplir con las necesidades alimenticias del cuerpo. Algunas mujeres con mellizos o gemelos tienen más náuseas y vómito, lo que puede dificultar el consumo correcto de calorías. Puede que le resulte más fácil comer comidas más pequeñas con mayor frecuencia.

Todas las mujeres embarazadas necesitan cantidades adicionales de hierro (27 mg al día) y *ácido fólico* (600 microgramos al día). Tomar un suplemento multivitamínico prenatal garantizará que reciba estas cantidades recomendadas.

Aumento de peso

Además de alimentarse bien, aumentar la cantidad adecuada de peso es muy importante para la salud de sus bebés. Necesitará aumentar más de peso si tiene más de un bebé que si está embarazada con solo uno.

Si está embarazada con mellizos o gemelos y su peso era normal antes del embarazo, se recomienda que aumente entre 37 y 54 libras. Si tenía sobrepeso antes del embarazo, sin embargo, debe aumentar entre 31 libras y 50 libras.

Tabla 19-2 Aumento de peso recomendado en un embarazo de mellizos o gemelos

Índice de masa corporal antes del embarazo	Categoría	Aumento de peso recomendado para un embarazo de mellizos o gemelos (en libras)
Menos de 18.5	Bajo peso	Se desconoce
18.5–24.9	Peso normal	37–54
25.0–29.9	Sobrepeso	31–50
30.0 en adelante	Obesidad	25–42

Datos del Instituto de Medicina. Weight gain during pregnancy: reexamining the guidelines (sobre las pautas para el aumento de peso durante el embarazo). Washington, DC: National Academies Press; 2009.

Si era obesa (un índice de masa corporal de 30 o mayor), debe aumentar entre 25 libras y 42 libras (consulte la Tabla 19-2). Este aumento de peso necesario durante el embarazo debe ocurrir gradualmente. Con mellizos o gemelos, debe aumentar aproximadamente una libra a la semana durante la primera mitad del embarazo. En la segunda mitad del embarazo, debe tratar de aumentar un poco más de una libra cada semana.

Ejercicio

Es importante hacer ejercicios regularmente en cada embarazo. No obstante, si está embarazada con múltiples bebés, la mayoría de los proveedores de atención médica recomiendan tener cierta cautela. Su proveedor de atención médica podría aconsejarle que evite las actividades vigorosas y los ejercicios de gran impacto, como los aeróbicos y correr. Las mejores opciones para mantenerse activa durante el embarazo son los deportes que implican menos impacto, como la natación, el yoga prenatal y caminar.

Pruebas genéticas prenatales de detección y diagnóstico

Tener un embarazo múltiple quiere decir que hay ciertas consideraciones especiales en lo que respecta a hacerse ciertas pruebas de detección y diagnóstico de **defectos congénitos**. Dado que cada uno de los bebés corre el peligro de tener un defecto congénito, aumenta la probabilidad de que ocurra un defecto genético en uno o en más bebés. El riesgo de que ocurra un defecto genético es por lo tanto mayor en un embarazo múltiple. Las **pruebas de detección** de trastornos cromosómicos, como el **síndrome de Down**, conllevan obtener una muestra de sangre y medir el nivel de ciertas sustancias. Aunque los resultados de una prueba de detección indiquen que puede ocurrir un trastorno, no es posible determinar a partir de esos resultados cuántos de los bebés están afectados.

Otro tipo de prueba de detección usa el **ADN libre celular** que circula en la sangre de la madre. Esta prueba se usa para detectar algunos trastornos cromosómicos. Sin embargo, es necesario obtener más información sobre el uso de esta prueba en las mujeres con embarazos múltiples.

Debido al mayor riesgo de defectos congénitos y las limitaciones de las pruebas de detección en un embarazo múltiple, su proveedor de atención médica podría recomendar **pruebas de diagnóstico** de defectos congénitos. El **muestreo de vellosidades coriónicas** y la **amniocentesis** son dos de estos tipos de exámenes. Estos exámenes son invasivos, lo que quiere decir que se debe obtener una pequeña muestra de líquido amniótico o de una parte de la placenta. Antes de tener uno de estos exámenes, debe saber que

- se extrae generalmente una muestra de cada uno de los bebés
- los riesgos de los procedimientos aumentan con más de un bebé
- los resultados pueden revelar que un bebé es normal y el otro tiene un defecto

Además, estos exámenes son técnicamente más difíciles de realizar en la presencia de embarazos múltiples. Para reducir el riesgo de complicaciones, se recomienda que solo proveedores de atención médica con experiencia realicen estos exámenes si está embarazada con más de un bebé.

Control médico

Deberá recibir atención prenatal especial si está embarazada con múltiples bebés. Si está embarazada con mellizos o gemelos deberá acudir con más frecuencia a su proveedor de atención médica. Su proveedor de atención médica llevará un control de la salud de los bebés durante su embarazo mediante exámenes y pruebas especiales. Algunos exámenes son rutinarios. Otros se hacen solo cuando se sospecha un problema. Es posible que tenga algunos o todos estos exámenes lo cual depende del estado de su embarazo:

- Evaluación del **cuello uterino** para detectar señales asociadas con parto prematuro.

- Exámenes por ecografía (ultrasonido) más frecuentes para evaluar el desarrollo de los bebés

- **Examen en reposo**, mediante el cual se mide la frecuencia cardíaca (el ritmo del corazón) de los bebés

- **Perfil biofísico**, que conlleva examinar los movimientos de los cuerpos de los bebés así como los movimientos respiratorios, el tono muscular y la cantidad de líquido amniótico. También se podría examinar la frecuencia cardíaca de los bebés.

Reposo en cama y hospitalización

A las mujeres embarazadas con múltiples bebés se les solía recomendar el reposo en cama con o sin hospitalización. Sin embargo, los estudios recientes han concluido que la hospitalización o el reposo en cama rutinarios en las mujeres con embarazos de mellizos o gemelos sin complicaciones no resulta en bebés más sanos ni mamás más sanas. De hecho, el reposo en cama puede en efecto aumentar el riesgo para la mujer de desarrollar **trombosis venosa profunda**, un problema médico en el que se forma un coágulo de sangre en las venas profundas del cuerpo. Por estos motivos, el reposo en cama y la hospitalización rutinaria no se recomiendan en las mujeres con embarazos múltiples.

Parto

Cuándo y cómo nacerán sus bebés depende de ciertos factores, entre otros:

- La posición de cada bebé
- El peso de cada bebé
- Su salud
- La salud de los bebés

Usted y su proveedor de atención médica hablarán sobre el mejor momento para que nazcan los bebés. Después de aproximadamente la semana 38 del embarazo, la placenta no funciona con la misma eficacia en las mujeres con mellizos o gemelos en comparación con las que tienen un solo feto. Además, el riesgo de que ocurra el **nacimiento de un niño muerto** aumenta levemente. Sin embargo, el que los bebés nazcan demasiado temprano puede aumentar el riesgo de que ocurran los problemas asociados con un niño prematuro. La mayoría de los expertos coincide que si no hay complicaciones, los mellizos o gemelos pueden nacer en la semana 38 del embarazo.

La probabilidad de tener un parto por cesárea es mayor si está embarazada con mellizos o gemelos que si tiene un solo bebé. Sin embargo, la probabilidad de tener un parto vaginal normal es mayor si el mellizo o gemelo que se presenta (el que se encuentra en posición para nacer primero) se encuentra con la cabeza orientada hacia abajo, si no hay complicaciones y si tiene por lo menos 32 semanas de embarazo. Si está embarazada con tres o más bebés, se recomienda un parto por cesárea ya que es más seguro para los bebés.

Si puede tener un parto vaginal, debe prepararse para tener un trabajo de parto más prolongado. El trabajo de parto, especialmente la etapa de pujar, puede ser más largo con mellizos o gemelos. Los bebés generalmente nacen con unos minutos de diferencia en un parto vaginal, aunque puede transcurrir más tiempo.

Consideraciones al prepararse

Tener más de un bebé puede ser un suceso emocionante y también abrumador. Es importante que usted y su pareja se preparen lo más que puedan para la futura aventura de convertirse en los padres de más de un bebé. Puede ser útil hablar con otros padres que han tenido múltiples bebés. Tener ayuda y apoyo le facilitará en gran medida la vida con bebés múltiples.

Aunque es imposible prepararse para cada eventualidad que pueda surgir, a continuación figuran los desafíos que enfrentan muchas familias de múltiples bebés:

• Costos altos de atención médica: Debido a que múltiples bebés a menudo nacen con problemas médicos, pueden requerir atención médica especializada a corto y largo plazo. Prepare un plan financiero para tomar en cuenta estos costos de atención médica. Si tiene seguro médico, asegúrese de que le proporcione cobertura para el costo de la atención especializada.

• Lactancia materna: Muchas mujeres se preguntan si pueden amamantar a más de un bebé. Amamantar a cualquier bebé requiere práctica y lo mismo ocurre con bebés múltiples. La leche materna tiene la cantidad adecuada de todos los nutrientes que los bebés necesitan y se adapta a medida que cambian las necesidades de los bebés. Cuando amamanta, su suministro de leche aumentará a la cantidad adecuada. Deberá alimentarse bien y beber mucho líquido. Puede solicitar la ayuda de especialistas en lactancia, enfermeras y su proveedor de atención médica para comenzar a amamantar y resolver cualquier problema que pueda surgir al hacerlo. Si los bebés son prematuros, puede extraerse la leche y guardarla hasta que los bebés sean lo suficientemente fuertes para alimentarse del seno. Consulte el Capítulo 18, "La alimentación de su bebé con leche materna o fórmula infantil" para obtener más información sobre amamantar a múltiples bebés.

• Ayuda adicional: Necesitará algunas manos más para ayudarla con los bebés, por lo tanto, asegúrese de tener listo un grupo de voluntarios mucho antes de la fecha prevista del parto. Además, asegúrese de que por lo menos algunos de sus ayudantes estén dispuestos a ayudar por bastante tiempo. Es posible que necesite ayudantes durante varias semanas o meses, según la cantidad de bebés que tenga.

- Estrés y agotamiento: Cuidar de múltiples bebés es estresante. Los bebés prematuros necesitan alimentaciones más pequeñas pero más frecuentes, y las horas de sueño pueden ser escasas para los padres. Es posible que uno de los padres necesite quedarse en casa para cuidar de múltiples bebés.

- *Depresión después del parto:* Los sentimientos de melancolía después del parto son muy comunes después del embarazo. Algunas mujeres comienzan a sentirse deprimidas, nerviosas y angustiadas a los 2 o 3 días después de dar a luz. Estos sentimientos generalmente desaparecen al cabo de una o dos semanas. Si no mejoran o si se intensifican, podría ser señal de una enfermedad más grave que se llama depresión después del parto. Tener múltiples bebés puede aumentar su riesgo de presentar esta enfermedad. Si tiene sentimientos intensos de tristeza, ansiedad o desesperación que le impiden realizar sus tareas cotidianas, dígaselo a su proveedor de atención médica.

Es buena idea inscribirse en una clase de nacimiento especialmente diseñada para los padres que esperan mellizos o más bebés. Programe tomar las clases desde el cuarto mes hasta el sexto mes del embarazo cuando es probable que se sienta más cómoda. Su proveedor de atención médica podría ayudarla a encontrar una clase.

RECURSOS INFORMATIVOS

Los siguientes recursos aportan más información sobre el embarazo múltiple:

Challenges of Parenting Multiples (Embarazo y nacimientos múltiples: mellizos, trillizoa, o mayor número de bebés)

Sociedad Americana de Medicina Reproductiva (American Society for Reproductive Medicine)

http://www.reproductivefacts.org/uploadedFiles/ASRM_Content/Resources/Patient_Resources/Fact_Sheets_and_Info_Booklets_en_Espanol/Multiples_spanish(1).pdf

Un folleto completo que analiza todos los aspectos del embarazo multiple.

Mothers of Supertwins (MOST) (Asociación de madres de mellizos o gemelos)

www.mostonline.org

Organización nacional sin fines de lucro que ofrece información y apoyo a los padres de múltiples bebés. Brinda un lugar integral en el que se tratan todos los aspectos de tener múltiples bebés, no solo mellizos o gemelos.

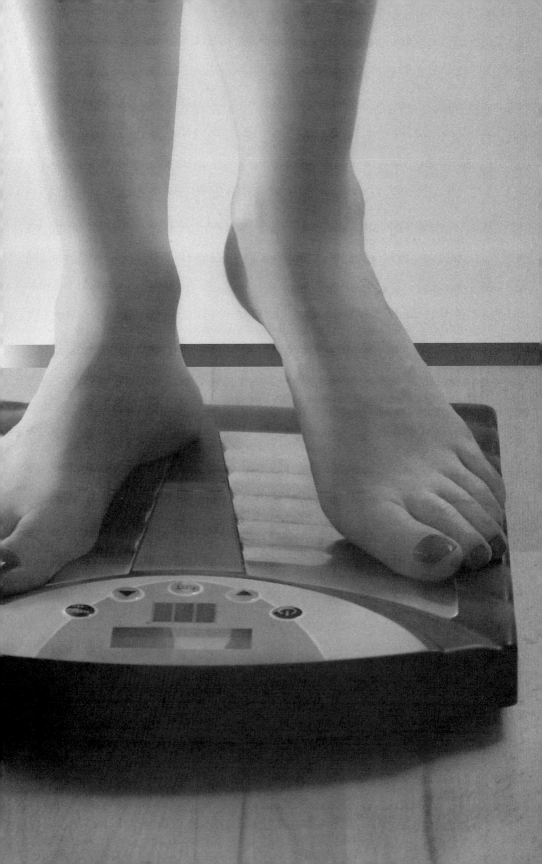

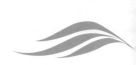

Capítulo 20

La obesidad y los trastornos de la alimentación

La *obesidad* y los trastornos de la alimentación son comunes en las mujeres. Ambos pueden afectar adversamente el embarazo. Si tiene cualquiera de estos problemas médicos, necesita saber los riesgos que conllevan. Usted y su proveedor de atención médica pueden colaborar para controlar su embarazo y evitar algunos de estos riesgos.

La obesidad y el embarazo

La obesidad es un problema de salud grave en Estados Unidos. La cantidad de hombres y mujeres obesos en Estados Unidos ha aumentado en gran medida durante los últimos 25 años. La obesidad es uno de los problemas de salud de mayor crecimiento en el país. Hoy en día, casi la mitad de las mujeres embarazadas son obesas.

Cuando una mujer es obesa, su salud y la salud del bebé se pueden ver gravemente afectadas. Si ya está embarazada, recibir atención prenatal adecuada, alimentarse bien y hacer ejercicio regularmente pueden reducir su riesgo y el de su bebé de presentar problemas. Si está planeando quedar embarazada, la mejor manera de evitar los problemas que causa la obesidad es adelgazar antes de quedar embarazada.

Definición de obesidad

Una mujer se considera obesa si tiene *un índice de masa corporal (IMC)* antes del embarazo de 30 o más (use la tabla del Apéndice A para determinar su IMC o visite www.nhlbi.nih.gov/health/educational/lose_wt/BMI/). El índice de masa corporal mide la cantidad de grasa del cuerpo según la estatura y el peso. Hay cuatro categorías distintas de peso según el IMC. Estas categorías son las siguientes:

1. Bajo peso: IMC de menos de 18.5
2. Peso normal: IMC de 18.5 a 24.9
3. Sobrepeso: IMC de 25 a 29.9
4. Obesidad: IMC de 30 o mayor

Dentro de la categoría general de obesidad, hay tres subcategorías que también se basan en el IMC. A medida que aumenta el IMC, aumenta también el riesgo de presentar una enfermedad potencialmente mortal:

- Obesidad de categoría I: 30–34.9
- Obesidad de categoría II: 35–39.9
- Obesidad de categoría III: 40 o mayor

Riesgos de la obesidad durante el embarazo

Como ocurre durante cualquier otra etapa de su vida, la obesidad durante el embarazo conlleva otros riesgos para la salud. Los problemas que pueden afectar su embarazo si es obesa son, entre otros, los siguientes:

- **Presión arterial alta:** La presión arterial alta que comienza durante la segunda mitad del embarazo se conoce como **hipertensión gestacional**. Este problema médico puede causar complicaciones graves. Las mujeres obesas corren un mayor riesgo de presentar esta enfermedad que las mujeres que no son obesas.

- **Preeclampsia:** La preeclampsia es un trastorno grave de la presión arterial alta que puede ocurrir durante el embarazo (generalmente en la segunda mitad del embarazo) o al poco tiempo del nacimiento del bebé. Este problema médico puede hacer que fallen los **riñones** y el hígado de la madre. Si no se trata, pueden ocurrir convulsiones y en casos raros, un derrame cerebral. El bebé corre peligro de presentar problemas de desarrollo y la **placenta** se puede ver afectada. Se podría tener que adelantar la fecha del parto, aun si el bebé no se ha desarrollado completamente. En casos extremos, la mujer, el bebé o ambos pueden morir si no se reconoce ni trata este problema médico.

- **Diabetes mellitus gestacional:** Niveles elevados de **glucosa** (azúcar) en la sangre durante el embarazo pueden aumentar el riesgo de tener un bebé demasiado grande y un *parto por cesárea*. Las mujeres que han tenido diabetes gestacional tienen una mayor tendencia a tener diabetes en el futuro, al igual que sus hijos (consulte el Capítulo 23, "Diabetes mellitus").

La obesidad durante el embarazo también aumenta el riesgo de que su bebé presente los siguientes problemas:

- Defectos congénitos: Los bebés que nacen de mujeres obesas corren un mayor riesgo de tener defectos congénitos, como defectos del corazón y *defectos del tubo neural*.

- Problemas con los exámenes: El exceso de grasa corporal puede dificultar la capacidad para ver ciertos problemas en la anatomía del bebé en un *examen por ecografía (ultrasonido)*. También es más difícil examinar la frecuencia cardíaca (el ritmo del corazón) del bebé durante el trabajo de parto si es obesa.

- *Macrosomía*: En este problema médico, el bebé es más grande de lo normal. Cuando ocurre, aumenta el riesgo de que el bebé sufra alguna lesión durante el parto. Por ejemplo, el hombro del bebé se podría quedar atorado después de que sale la cabeza. La macrosomía también aumenta el riesgo de tener un parto por cesárea.

- Parto *prematuro*: Los problemas asociados con la obesidad de una mujer pueden hacer que el bebé deba nacer antes de tiempo. Los bebés prematuros tienen una mayor tendencia a presentar problemas de salud, como problemas respiratorios, con la alimentación y dificultades con el desarrollo y el aprendizaje posteriormente en la vida.

- *Nacimiento de un niño muerto*: El riesgo de que ocurra el nacimiento de un niño muerto aumenta mientras mayor sea el IMC de la madre.

Riesgos de la obesidad durante el nacimiento del bebé

La obesidad aumenta los riesgos de que ocurran varias complicaciones durante el nacimiento del bebé. Es menos probable que una mujer obesa pueda tener un parto vaginal sin problemas. También puede ser más difícil controlar la salud del bebé durante el trabajo de parto. Por estos motivos, la obesidad durante el embarazo aumenta el riesgo de tener un parto por cesárea.

Si fuera necesario tener un parto por cesárea, el parto es más peligroso para una mujer obesa que para una mujer cuyo peso es normal. En general, el tiempo que dura la operación puede ser más largo. Mientras más tiempo dure la operación, mayor es el riesgo de complicaciones. Estas complicaciones consisten en infecciones, problemas con la *anestesia* que se usó en la operación y pérdida excesiva de sangre. La cirugía aumenta el riesgo de **trombosis venosa profunda**, especialmente en las mujeres obesas. Puede tardar más en recuperarse y la tendencia a que ocurran problemas en los que se abre la herida y se infecta es mayor.

Seguimiento de la obesidad durante el embarazo

A pesar de los riesgos, puede tener un embarazo saludable y un bebé sano si es obesa. No obstante, colabore con su proveedor de atención médica para dar seguimiento a su peso, recibir *atención prenatal* con regularidad y tomar medidas para lograr el mejor estado de salud posible durante su embarazo.

Nutrición y ejercicio. Alimentarse bien y hacer ejercicio regularmente son importantes para tener un embarazo saludable. Estos dos hábitos también pueden encaminarla para llevar un estilo de vida más saludable después del embarazo.

Durante el embarazo, los alimentos que consume suministran la energía para las actividades del cuerpo y contribuyen al desarrollo de su bebé. Encontrar un equilibrio entre consumir alimentos saludables y mantener un peso saludable es importante para su salud y la de su bebé. El ritmo de aumento de peso es importante también. Los expertos recomiendan que después de un aumento de peso inicial de 2–4 libras en el primer trimestre, las mujeres con sobrepeso aumenten un poco más de media libra a la semana y las mujeres obesas aumenten poco menos de una libra a la semana durante el segundo y el tercer trimestres del embarazo. Si necesita ayuda para planear una dieta saludable, su proveedor de atención médica puede aconsejarle recibir asesoramiento sobre nutrición.

Si nunca antes ha hecho ejercicios, el embarazo es un momento estupendo para comenzar a hacerlo. Hable sobre su plan de ejercicio con su proveedor de atención médica para asegurarse de que no tenga ningún problema médico que le impida hacer ejercicios. Comience con solo 5 minutos de ejercicio al día y agregue 5 minutos al día todas las semanas. Su objetivo es mantenerse activa durante 30 minutos todos los días. Caminar es una buena opción si hacer ejercicio es algo nuevo para usted. Las caminatas vigorosas ejercitan todas las partes del cuerpo y no ejercen demasiada presión sobre las articulaciones. La natación es otro tipo bueno de ejercicio para las mujeres embarazadas. Debido a que el agua le apoya el peso, puede evitar lesiones o torceduras de músculos. También la ayuda a mantenerse fresca.

Seguimiento del peso. En su primera visita prenatal, usted y su proveedor de atención médica deben hablar sobre la cantidad de peso que debe aumentar.

El Instituto de Medicina ha publicado pautas para el aumento de peso durante el embarazo. Estos intervalos de aumento de peso se basan en una cantidad extensa de estudios y están asociados con los mejores desenlaces posibles tanto para las mujeres embarazadas como para sus bebés (consulte la Tabla 20-1).

Usted y su proveedor de atención médica llevarán un registro de cuánto peso ha subido en cada visita prenatal. También se examinará el desarrollo de su bebé. Tenga en cuenta que, incluso en las mujeres obesas, el embarazo no es el momento para tratar de adelgazar activamente. Sin embargo, si tiene sobrepeso o es obesa y está aumentando menos de lo que las pautas recomiendan, y si su bebé se está desarrollando bien, aumentar menos de peso de lo que recomiendan las pautas puede ser beneficioso, como un menor riesgo de parto por cesárea y de tener un bebé demasiado grande. Si su bebé no se está desarrollando bien, puede tener que hacer cambios en su dieta y en su plan de ejercicio.

Pruebas para la diabetes gestacional. Su proveedor de atención médica podría hacerle una prueba de diabetes gestacional durante los tres primeros meses de embarazo. Las mujeres con sobrepeso y obesas tienen una mayor tendencia a presentar esa complicación que las mujeres cuyo peso es normal. Puede que le hagan esta prueba otra vez en los últimos meses de embarazo.

Trabajo de parto y parto. A medida que se acerca la fecha prevista del parto, le podrían recomendar acudir a proveedores de atención médica con experiencia en ciertas áreas que proporcionarán cuidados especializados durante el parto. Por ejemplo, puede acudir a un *anestesiólogo* para hablar sobre sus opciones para controlar el dolor durante el trabajo de parto y el parto.

Generalmente se toman medidas para reducir la probabilidad de que ocurran complicaciones. A medida que se acerca la fecha prevista del parto, su proveedor de atención médica puede indicarle que necesita cuidados especiales si tiene un parto por cesárea. Las mujeres obesas pueden necesitar

Tabla 20-1 Aumento de peso recomendado durante el embarazo

Peso antes del embarazo	IMC	Aumento de peso total (intervalo en libras)
Bajo peso	18.5 o menos	28–40
Peso normal	18.5–24.9	25–35
Sobrepeso	25.0–29.9	15–25
Obesidad	30.0 o mayor	11–20

Modificado de los Institutos de Medicina (EE. UU.). Weight gain during pregnancy: reexamining the guidelines (sobre las pautas para el aumento de peso durante el embarazo). Washington, DC. National Academies Press; 2009. ©2009 National Academy of Sciences.

420 • CONSIDERACIONES ESPECIALES

cuidados especiales antes, durante y después del procedimiento para reducir el riesgo de que ocurran ciertos problemas, como trombosis venosa profunda. Por ejemplo, podrían darle un medicamento para evitar que ocurra trombosis venosa profunda o medias o botas especiales para usarlas antes, durante y después de la cirugía. Aunque todas las mujeres embarazadas reciben **antibióticos** para evitar contraer infecciones durante un parto por cesárea, podría recibir una dosis mayor.

Después de que nazca el bebé. Una vez que se encuentre en casa con su nuevo bebé, siga con sus hábitos saludables de alimentación y de ejercicio para lograr un peso normal. Amamantar a su bebé es la mejor manera de alimentarlo, y también puede ayudarla a perder peso después del parto. En general, las mujeres que amamantan a sus bebés durante por lo menos unos meses tienden a perder el peso aumentado durante el embarazo más rápidamente que las mujeres que no lo hacen.

Si tuvo diabetes gestacional durante el embarazo, corre un mayor riesgo de padecer de diabetes después del embarazo. Deberá hacerse pruebas de seguimiento del nivel de glucosa entre las semanas 6 y 12 después de que dé a luz. Si los resultados de las pruebas son normales, deberá volver a hacerse pruebas de diabetes cada 3 años. Mantener un peso saludable, llevar una dieta balanceada y mantenerse físicamente activa pueden reducir su riesgo de padecer de diabetes en el futuro.

La pérdida de peso después del embarazo

A muchas mujeres les resulta difícil perder el peso que aumentaron durante el embarazo. Si tiene sobrepeso o es obesa y planea otro embarazo en el futuro, hable con su proveedor de atención médica con anticipación sobre adelgazar y lograr un peso más saludable. Perder el exceso de peso antes de quedar embarazada es de especial importancia si tuvo complicaciones en el embarazo previo. Esto se recomienda también porque con cada embarazo se puede seguir acumulando el peso adquirido. Permita que transcurra suficiente tiempo para ponerse en forma entre cada embarazo. Elija un método anticonceptivo y comience a usarlo antes de que usted y su pareja comiencen a tener relaciones sexuales otra vez.

Estrategias para adelgazar de manera segura. Adelgazar conlleva usar más **calorías** de las que consume. Puede lograrlo haciendo ejercicio regularmente y consumiendo alimentos saludables. Otro beneficio de hacer estos cambios es que reducirá el riesgo de presentar problemas médicos graves, como diabetes y presión arterial alta.

El ejercicio debe ser una parte importante de su plan para adelgazar. La mayoría de las personas que han adelgazado y mantenido un buen peso hace de 60 a 90 minutos de una actividad moderada casi todos los días de la semana. Entre las actividades de intensidad moderada figuran el ciclismo, las caminatas vigorosas y el trabajo en el jardín. No es necesario hacer todo este ejercicio a la vez. Por ejemplo, puede hacer de 20–30 minutos tres veces al día.

Medicamentos. Si ha tratado de adelgazar adoptando cambios en la dieta y haciendo ejercicio pero su IMC es todavía mayor de 30 o de por lo menos 27 y tiene ciertos problemas médicos, como diabetes o una enfermedad del corazón, su proveedor de atención médica le podría aconsejar usar medicamentos para ayudarla a adelgazar. Estos medicamentos no se deben usar una vez que quede embarazada.

Cirugía. Si la dieta y el ejercicio o los medicamentos no dan resultado, un tipo especial de cirugía, la *cirugía bariátrica*, puede ser una opción para las personas muy obesas (con un IMC de 40 o mayor o un IMC entre 35 y 39 con problemas médicos importantes provocados por la obesidad). La cirugía bariátrica se puede dividir en dos tipos principales: 1) aquella que reduce la cantidad de alimento que retiene el estómago (que se llama cirugía restrictiva) y 2) la que cambia la manera en que los intestinos absorben los alimentos (que se llama cirugía de absorción deficiente). Cada tipo de cirugía conlleva diferentes beneficios, riesgos e índices de éxito sobre los cuales debe hablar en detalle con su proveedor de atención médica. La pérdida de peso con la cirugía restrictiva tiende a ser lenta y constante, mientras que la pérdida de peso con la cirugía de absorción deficiente puede ser más rápida y considerable.

Si se somete a una cirugía para adelgazar, debe posponer quedar embarazada por 12 a 24 meses después de la cirugía, cuando ocurre la pérdida más acelerada de peso. Si ha tenido problemas de fertilidad, estos se pueden resolver por su cuenta a medida que se deshace rápidamente del exceso de peso. Es importante estar consciente de esta posibilidad ya que el aumento de fertilidad puede dar lugar a un embarazo involuntario. Algunos tipos de cirugías para adelgazar pueden afectar cómo el cuerpo absorbe los medicamentos orales, como las píldoras anticonceptivas. Por ello, es posible que necesite cambiar de método anticonceptivo.

La mayoría de las mujeres que han tenido una cirugía bariátrica anteriormente logran tener embarazos saludables. No obstante, es posible que deba tener en cuenta algunos asuntos especiales:

- Le podrían hacer pruebas de detección de deficiencias de vitaminas, especialmente si se hizo la cirugía de absorción deficiente. Si se detectan deficiencias, podría tener que tomar cantidades adicionales de hierro, vitamina B$_{12}$, ácido fólico, vitamina D y calcio además de las cantidades que proporcionan los suplementos multivitamínicos prenatales. Se recomienda que reciba estas vitaminas como suplementos separados en lugar de un suplemento multivitamínico adicional. El exceso de otras vitaminas en estos suplementos, como de vitamina A, puede ser perjudicial durante el embarazo.

• Le podrían recomendar asesoramiento nutricional para garantizar que reciba la cantidad adecuada de *nutrientes* y ayudarla a lidiar con las exigencias nutricionales del embarazo.

• Su proveedor de atención médica puede recomendarle que acuda a su cirujano bariátrico para una evaluación después de que quede embarazada. Si se hizo una cirugía con banda gástrica (un tipo de cirugía restrictiva), se podrían tener que hacer ciertas adaptaciones a la banda durante el embarazo. Los problemas relacionados con la cirugía pueden ser más difíciles de diagnosticar durante el embarazo ya que las señales y los síntomas de estos problemas son iguales a los que comúnmente ocurren durante el embarazo (dolor abdominal, náuseas y vómito). La intervención de su cirujano desde un principio es útil si presenta alguno de estos problemas ya que puede dar lugar a un diagnóstico más oportuno de posibles problemas con su cirugía.

• Si se le hizo la cirugía de absorción deficiente, es posible que no tolere la prueba de detección de diabetes gestacional que se usa comúnmente, que conlleva beber una mezcla con azúcar. Es importante que le diga a su proveedor de atención médica sobre su cirugía ya que podría tener que hacerse un tipo de prueba diferente de diabetes gestacional.

Trastornos de la alimentación y el embarazo

Cada año en Estados Unidos, 10 millones de mujeres luchan con trastornos de la alimentación. Algunas mujeres con trastornos de la alimentación pueden tener una remisión temporal de sus síntomas cuando quedan embarazadas. En otras mujeres, los trastornos de la alimentación que estaban controlados antes del embarazo pueden volver a manifestarse durante el embarazo. Sin embargo, un trastorno de la alimentación a veces puede comenzar durante el embarazo.

Tipos de trastornos de la alimentación

La *anorexia nerviosa* y la *bulimia nerviosa* son dos tipos de trastornos de la alimentación. Las señales de advertencia de estos trastornos a menudo son distintas y dan lugar a problemas médicos diferentes.

Anorexia nerviosa. Una persona con anorexia nerviosa lleva dietas extremas porque cree que tiene sobrepeso aun cuando no es así. La mayoría de las mujeres con anorexia nerviosa sienten un miedo intenso de engordar. Sus deseos de ser delgadas son tan intensos que se hacen pasar mucha hambre, a veces hasta la muerte.

Debe estar consciente de los síntomas de anorexia nerviosa y decirle a su proveedor de atención médica si los tiene:

- Lleva una dieta continuamente (aun cuando su peso es normal o está por debajo de lo normal), se niega a comer excepto porciones pequeñas o desea comer sola.

- Ha adelgazado mucho y todavía cree que pesa demasiado.

- Sus períodos menstruales han cesado.

- Hace ejercicios excesivamente.

- Tiene un crecimiento de vello fino en la cara y los brazos.

- Se le está cayendo el cabello.

- Tiene la piel reseca, pálida y amarillenta.

Bulimia nerviosa. Las mujeres con bulimia nerviosa se dan atracones de comida, es decir, comen cantidades grandes de alimentos en un período breve. Entonces se purgan el exceso de alimento vomitando; usando *laxantes*, diuréticos (medicamentos para eliminar líquidos) o vomitivos (píldoras que inducen el vómito), o bien, ayunando.

Algunas señales de que podría tener bulimia son las siguientes:

- Hinchazón alrededor de la mandíbula
- Distención abdominal
- Ojos rojizos
- Problemas con los dientes y las encías
- Debilidad y agotamiento
- Cambios en el estado de ánimo y sensación de haber perdido el control

Cómo pueden los trastornos de la alimentación perjudicar a su bebé

Tener un trastorno de la alimentación puede afectar adversamente su embarazo de muchas maneras. Si no aumenta suficiente de peso mientras está embarazada, pueden surgir muchos problemas para usted y el bebé. Algunos de estos problemas son los siguientes:

- Aborto natural
- Parto prematuro
- *Bajo peso al nacer*
- *Depresión*
- Desarrollo lento del bebé
- Preeclampsia

Los laxantes, diuréticos y otros medicamentos que tome para eliminar los alimentos pueden también perjudicar a su bebé. Estas sustancias eliminan nutrientes y líquidos antes de que su cuerpo los pueda absorber y transferírselos al bebé.

Cómo obtener ayuda

Si padece de un trastorno de la alimentación, dígaselo de inmediato a su proveedor de atención médica. Cuanto más pronto pueda hacerle frente y resolver el problema, mejor será. La buena noticia es que muchas mujeres con trastornos de la alimentación pueden tener bebés sanos. Además, a menudo las mujeres con trastornos de la alimentación cuyo peso se encuentra por debajo de lo normal tienen problemas para concebir. Al volver a tener un peso normal, la fertilidad se repone también.

Pídale a su proveedor de atención médica que la refiera a un profesional capacitado que pueda ayudarla a tratar su trastorno y a abordar otras inquietudes. Es buena idea probar tanto la terapia individual como la de grupo. Puede necesitar también medicamentos.

Mientras se esfuerza por superar los efectos negativos de la anorexia nerviosa o bulimia nerviosa, hay varias medidas que puede tomar para ir en camino hacia un embarazo sano. En primer lugar, pídale a su proveedor de atención médica que la refiera a un nutricionista que pueda ayudarla a aprender a alimentarse bien. Una vez que establezca un plan de alimentación, trate de aumentar la cantidad de peso recomendada durante su embarazo. Aumentar la cantidad correcta de peso es vital para tener un bebé saludable. Si necesita más apoyo, pídalo.

Si tiene un historial de trastornos de la alimentación

Algunas mujeres que han tenido trastornos de la alimentación y que han recibido tratamiento pueden volver a presentar las señales y los síntomas del trastorno durante el embarazo. Esto se debe a que con el embarazo surgen ciertos sentimientos asociados con la imagen del cuerpo en casi todas las mujeres. En una mujer con un trastorno previo de la alimentación, estos sentimientos pueden provocar que reaparezca el trastorno.

Si tiene un historial de un trastorno de la alimentación, es importante que se lo diga a su proveedor de atención médica a principios del embarazo. Juntos, pueden dar seguimiento a sus sentimientos y mantenerse atentos a las señales que indiquen que el trastorno ha vuelto a aparecer. Es buena idea seguir recibiendo terapia psicológica o buscar un consejero cuando quede embarazada.

RECURSOS INFORMATIVOS

Los siguientes recursos ofrecen más información sobre algunos de los temas que se trataron en este capítulo:

Healthy Weight Gain During Pregnancy (sobre el aumento de peso saludable durante el embarazo)

Institute of Medicine

http://resources.iom.edu/Pregnancy/WhatToGain.html

Sitio en Internet con una calculadora interactiva que le indica la cantidad recomendada de peso que debe aumentar durante el embarazo sobre la base de su IMC.

National Eating Disorders Association

www.nationaleatingdisorders.org/pregnancy-and-eating-disorders

Presenta un resumen de los riesgos que los trastornos de la alimentación conllevan durante el embarazo y mantiene una lista extensa de recursos para encontrar ayuda y apoyo.

Overweight and Obesity During Pregnancy (Tener sobrepeso durante el embarazo)

March of Dimes Nacersano

http://nacersano.marchofdimes.org/embarazo/tener-sobrepeso-durante-el-embarazo.aspx

Ofrece información y consejos útiles para tratar la obesidad antes, durante y después del embarazo.

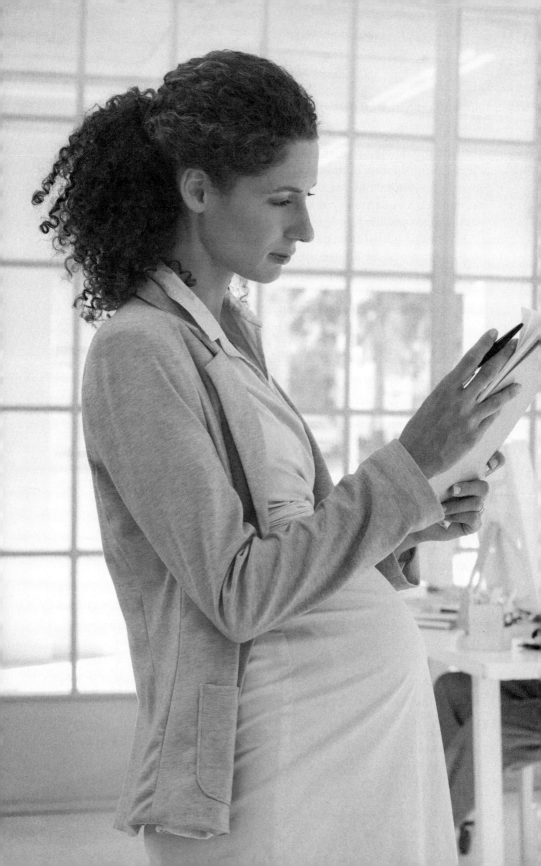

Capítulo 21

La reducción de los riesgos de defectos congénitos

Algunas de las preguntas más comunes que les hacen las mujeres embarazadas a sus proveedores de atención médica tratan sobre el potencial de que alguna sustancia cause **defectos congénitos**. Un defecto congénito es una alteración en su bebé que se puede identificar antes o después del parto y que afecta el aspecto o la capacidad funcional de su bebé o ambas cosas. Desde tinte para el cabello y esmalte de uñas hasta los hornos de microondas y aditivos de los alimentos, muchos padres futuros se preocupan sobre los efectos de ciertos productos en un bebé en desarrollo.

Todas las mujeres embarazadas tienen de un 3 a 5% de probabilidades de tener un bebé con un defecto congénito. Este riesgo se llama "riesgo por antecedentes". Un **teratógeno** es un agente que aumenta el riesgo de tener un bebé con un defecto congénito más allá del riesgo por antecedentes.

Los teratógenos pueden potencialmente encontrarse en el hogar, en el trabajo y en el ambiente. Pueden ser de diversas formas:

- Sustancias químicas y **toxinas** como el mercurio, un metal que se usa en la industria.

- Alcohol y algunas drogas ilegales

- Vitaminas y minerales, como cantidades excesivas de vitamina A

- Medicamentos, como la warfarina, un medicamento que se usa para evitar que la sangre se coagule

- Ciertas infecciones en la madre, como la **varicela** (consulte el Capítulo 30, "Protéjase contra las infecciones").

- Algunos problemas médicos en la madre, como **diabetes mellitus** sin controlar

Aunque es natural sentirse preocupada sobre los posibles efectos que pueden tener los medicamentos y los agentes ambientales en su embarazo, hay muy pocas pruebas científicas para calcular un riesgo en el embarazo humano a causa de la exposición a estos agentes. Se han identificado solo unos pocos agentes que en efecto causan defectos congénitos en los bebés cuyas madres fueron expuestas a ellos. Uno de los teratógenos más comunes es el alcohol (se tratará este tema más adelante en este capítulo). Otro teratógeno común son los niveles elevados de glucosa en la sangre a causa de diabetes no controlada adecuadamente (se tratará este tema en el Capítulo 23, "Diabetes Mellitus"). También se cree que un número relativamente bajo de mujeres entran en contacto con agentes sobre los que se sabe que están asociados con un mayor riesgo de discapacidades físicas o mentales.

La comunidad científica sigue recopilando información sobre los efectos de los agentes ambientales, los medicamentos y otros agentes en la salud reproductiva y el desarrollo fetal. Por lo pronto, tiene sentido estar consciente de su ambiente y estilo de vida, y aprender a tomar medidas prácticas para reducir a un mínimo su riesgo de exposición a teratógenos comprobados, antes y durante el embarazo (consulte el cuadro "Lista de verificación para reducir los riesgos de defectos congénitos").

Los teratógenos y el embarazo

Los científicos usan la palabra "exposición" para describir cuando una persona entra en contacto con algo. Podría estar expuesta a agentes tóxicos en el aire; los alimentos, el agua y los medicamentos; a través del contacto con la piel o por tener un problema médico como la diabetes. La manera exacta en que los teratógenos pueden afectar su salud y la salud del bebé que espera depende de la cantidad de la exposición, la duración de la exposición, el tiempo que lleva embarazada y cómo el cuerpo reacciona a las exposiciones. Muchos de los agentes, aunque no todos, pueden pasar desde su sangre hacia el bebé por medio de la *placenta*. En algunos casos, como ocurre con el plomo, se pueden acumular sustancias químicas en los tejidos del feto. Al hacerlo, la exposición al *feto* es mucho mayor que la de la madre.

La exposición a agentes tóxicos durante ciertas etapas del embarazo puede ser más perjudicial que en otras etapas. Por ejemplo, durante las primeras 8 semanas del embarazo es cuando se forman los órganos y sistemas principales del feto. Las exposiciones que ocurren en las etapas muy tempranas del embarazo pueden ocurrir incluso antes de que sepa que está embarazada. Es

Lista de verificación para reducir los riesgos de defectos congénitos

- Acuda a su proveedor de atención médica antes de quedar embarazada. Si está planeando quedar embarazada, visite a su proveedor de atención médica para recibir **atención antes de la concepción**. El objetivo de este examen médico es detectar problemas que puedan afectar su embarazo. Además de recibir consejos sobre la dieta, el ejercicio y otros comportamientos saludables, puede asegurarse de que sus vacunas estén al día y hablar sobre sus factores de riesgo. Si tiene un problema médico, acudir a su proveedor de atención médica le da la oportunidad de lograr el mejor estado de salud posible antes de quedar embarazada. Por ejemplo, podría tener que cambiar su alimentación, sus medicamentos u otras áreas para controlar bien su problema médico. Consulte el Capítulo 1 "Preparativos para el embarazo".

- Conozca sus factores genéticos de riesgo. Algunas personas tienen **trastornos genéticos** en sus familias que pueden aumentar sus riesgos de tener hijos con defectos congénitos. El Capítulo 25, "Pruebas de detección y de diagnóstico de trastornos genéticos", tiene información detallada sobre las evaluaciones para determinar el riesgo de su bebé de presentar trastornos genéticos y las recomendaciones de pruebas de detección y de diagnóstico.

- Tome un suplemento vitamínico diario que contenga por lo menos 400 microgramos (0.4 mg) de **ácido fólico** antes y durante el embarazo. El ácido fólico—un tipo de vitamina B—puede ayudar a prevenir los **defectos del tubo neural** en su bebé. Para que sea eficaz, debe tener suficiente ácido fólico en el cuerpo por lo menos un mes antes del embarazo y durante el embarazo. Tomar un suplemento que contenga ácido fólico todos los días garantiza que reciba esta importante vitamina. Las mujeres que han tenido previamente un bebé con un defecto del tubo neural deben tomar 4 mg de ácido fólico a partir de un mes antes de tratar de concebir y seguir tomándolo durante los tres primeros meses del embarazo.

- Sea precavida con los medicamentos. Infórmeles a quienes le receten medicamentos que está embarazada o planeando quedar embarazada. No suspenda ningún medicamento recetado para usted sin antes hablar con su proveedor de atención médica ya que el no tomar o usar el medicamento pueda ser perjudicial para usted o el bebé que espera. Además, consulte con su proveedor de atención médica antes de tomar cualquier medicamento de venta sin receta, como para el dolor, **laxantes**, remedios para resfriados o alergias, vitaminas, hierbas medicinales y tratamientos para la piel.

Lista de verificación para reducir los riesgos de defectos congénitos, *continuado*

- Mantenga un peso saludable. Tener un peso saludable antes de quedar embarazada beneficia tanto a la madre como al bebé. Las mujeres que son obesas (tienen un índice de masa corporal de 30 o más) antes de quedar embarazadas tienen una mayor tendencia a tener bebés con defectos congénitos, incluidos defectos del tubo neural, defectos del corazón y defectos de la pared abdominal. También puede ser más difícil diagnosticar defectos en el feto con un *examen por ecografía (ultrasonido)* cuando la madre es obesa. Además de los defectos congénitos, la *obesidad* está asociada con muchos problemas durante el embarazo, como *diabetes gestacional, preeclampsia, partos por cesárea* e infecciones. Consulte el Capítulo 20, "La obesidad y los trastornos de la alimentación".

- No consuma alcohol. El consumo de alcohol durante el embarazo es la causa principal de discapacidad intelectual y otros defectos congénitos. Ya que no está clara la cantidad de alcohol, si hubiera alguna, que se puede ingerir sin riesgo durante el embarazo, las mujeres embarazadas no deben beber alcohol en lo absoluto.

- Evite contraer infecciones. Varias infecciones, como las de *toxoplasmosis, citomegalovirus* y el sarampión alemán, pueden causar defectos congénitos. Consulte el Capítulo 30, "Protéjase contra las infecciones", para enterarse de las recomendaciones dirigidas a evitar contraer infecciones, así como recomendaciones para vacunas.

- Examine su ambiente para detectar agentes potencialmente peligrosos. La exposición a agentes tóxicos, como el plomo, mercurio o la radiación, puede causar defectos congénitos. Entérese de las medidas prácticas que puede tomar—como las que se mencionan en este capítulo—para reducir su riesgo.

durante esas semanas que el feto podría ser más vulnerable a los daños de los agentes tóxicos. Otra etapa vulnerable es durante la lactancia materna. Los agentes a los que se exponga se pueden transferir al bebé por la leche materna.

Un motivo por el cual hay muy poca información científica con respecto a los teratógenos es que es difícil estudiar cómo las sustancia químicas afectan el embarazo. La única forma de determinar los efectos que una sustancia química puede producir en el embarazo es observar lo que les sucede a los hijos que nacen de mujeres con exposiciones confirmadas a dicha sustancia mientras estaban embarazadas. Aunque esta información es útil, no puede especificar las cantidades exactas ni la duración del tiempo de la exposición que puede causar problemas.

¿Qué es un historial de exposición?

Antes de que quede embarazada o en cuanto se entere de que está embarazada, hable con su proveedor de atención médica sobre los medicamentos, las sustancias químicas y los demás agentes a los que podría estar expuesta en el trabajo o el hogar. Esto se llama el historial de exposición ambiental (consulte la Tabla 21-1). En este proceso se le pide que piense en los lugares y las situaciones en los que pudo haber estado expuesta a sustancias tóxicas. Piense sobre ciertas cosas, como los alimentos que consume, los pesticidas

Tabla 21-1 Formulario de historial de exposición ambiental

Evaluación	Sí	No
¿Ha recibido usted o alguna persona que reside en su hogar tratamiento por envenenamiento con plomo?		
¿Vive en una casa que se construyó antes de 1978?		
¿Tiene planes de remodelar su hogar?		
¿Ha vivido alguna vez fuera de Estados Unidos?		
¿Usan usted o sus parientes cerámica importada, otros objetos de cerámica o vajilla o vidrio para cocinar, comer o tomar?		
¿Ha usado usted alguna vez remedios caseros como azarcón, greta o pay-loo-ah?		
¿Alguna vez ha consumido dulces o alimentos enlatados importados de países en el extranjero, especialmente de México?		
¿Alguna vez ha consumido lo siguiente?		
Arcilla		
Tierra		
Cerámica		
Cáscaras de pintura		
¿Usa joyas que pueden contener plomo (p. ej., compradas en tiendas con grandes volúmenes de mercancía o de máquinas vendedoras automáticas)?		
¿Hay un termómetro de mercurio en su hogar?		
¿Consume alguno de los siguientes tipos de pescado?		
Tiburón		
Caballa gigante		
Pez espada		
Lofolátilo		
Atún tipo albacora (atún "blanco")		
¿Consume pescado proveniente de aguas locales?		
¿Consume por lo menos dos comidas a la semana con uno de los pescados de la lista?		
Anchoas, arenque y sábalo		
Bagre		

Tabla 21-1 Formulario de historial de exposición ambiental, *continuado*

Evaluación	Sí	No
Almejas		
Bacalao (Atlántico y Pacífico)		
Cangrejo (azul, real, de las nieves, gigante, de Dungeness)		
Cangrejo de río		
Corvina		
Platija, solla y lenguado		
Eglefino y merluza		
Langosta (norteamericana)		
Caballa (Atlántico y Pacífico, no gigante)		
Marlin		
Ostras		
Perca		
Pez carbonero (del Atlántico y leucoma)		
Salmón (Atlántico, Chinook, coho)		
Sardinas (Atlántico y Pacífico)		
Camarones		
Calamares		
Tilapia		
Trucha (agua dulce)		
Atún (claro enlatado)		
Pescado blanco		
Merlán		
¿Usa insecticidas (rociadores y polvos para insectos), herbicidas (para matar hierbajos) o raticidas (veneno para ratas o ratones)?		
¿Dentro de su hogar?		
¿Fuera de su hogar?		
¿En sus mascotas?		
¿Esta expuesta a alguno de los siguientes en el trabajo?		
Metales		
Solventes		
Sustancias químicas		
Radiación		
Gases de escape		
¿Se dedica a alguno de los siguientes pasatiempos?		
Vitrales		
Cerámica		
Acabado de muebles		

Adaptado del Chicago Consortium for Reproductive Environmental Health in Minority Communities, Chicago, Illinois.

que usa en el jardín, los productos de uso personal, los limpiadores para el hogar o los materiales de construcción, los materiales que usa en las artes manuales o pasatiempos, o los que se encuentran en el trabajo. Su proveedor de atención médica puede ayudarla a determinar el historial de exposición ambiental o puede referirla a otros profesionales médicos con conocimientos especiales y experiencia en esta área. Una vez que haya determinado los agentes con los que podría estar en contacto, puede crear estrategias para reducir a un mínimo la exposición a ellos o evitarlos por completo.

Medicamentos

Es común tomar o usar medicamentos durante el embarazo. De hecho, alrededor del 90% de las mujeres embarazadas toman o usan por lo menos un medicamento y aproximadamente un 70% toma o usa por lo menos un medicamento con receta. Sin embargo, no todos los medicamentos se pueden tomar con seguridad cuando está embarazada. Por este motivo, es muy importante saber cuáles medicamentos son seguros y cuáles se deben evitar tanto durante el embarazo y cuando se prepara para quedar embarazada.

Anteriormente, la Administración de Alimentos y Medicamentos de EE. UU. (FDA) asignaba una categoría con una letra (p. ej., A, B, C, etc.) a cada uno de los medicamentos que reflejaban riesgos documentados y potenciales cuando se usaban durante el embarazo y al amamantar. Estas categorías a menudo simplificaban demasiado la información disponible sobre un medicamento. La FDA ha eliminado estas categorías y ahora les exige a los fabricantes de medicamentos con receta que suministren más información detallada sobre estos riesgos. Esta información puede permitir que los proveedores de atención médica y los pacientes tomen decisiones más informadas sobre los riesgos documentados y potenciales de un medicamento tanto para la mujer como para su bebé. Si surge nueva información sobre un medicamento, la etiqueta del medicamento se tiene que modificar para incluirla.

Tardará un tiempo antes de que se pongan en vigor las nuevas etiquetas. Por lo pronto, es mejor informarle a su proveedor de atención médica sobre todos los medicamentos que toma o usa. No tome decisiones por su cuenta sobre lo que debe o no tomar o usar. Algunas mujeres necesitan seguir usando sus medicamentos durante el embarazo para proteger su salud y la de sus bebés. La cantidad de medicamento que use durante el embarazo podría tener que aumentar o disminuir. Le podrían aconsejar usar o tomar otro medicamento completamente distinto. Todas las decisiones se deben tomar en colaboración con su proveedor de atención médica.

Medicamentos con receta médica

Se considera que la mayoría de los medicamentos se pueden usar con seguridad durante el embarazo. Se ha identificado solo una pequeña cantidad de medicamentos que causan defectos congénitos. Estos son (entre otros) la forma por vía oral de la *isotretinoína*, un medicamento que se usa para tratar el acné quístico grave; la warfarina, un medicamento que se usa para tratar ciertos problemas médicos de la sangre; los medicamentos anticonvulsivos ácido valproico y carbamazepina, y los inhibidores de la enzima convertidora de la angiotensina que se usan para tratar algunos problemas médicos cardíacos y la presión arterial alta. En los demás medicamentos con receta, las pruebas de sus efectos durante el embarazo son contradictorias o no son suficientemente sólidas para llegar a una conclusión definitiva. El sitio de Internet de la Organization of Teratology Information Specialists (OTIS), así como otras organizaciones, ofrecen información sobre el potencial teratogénico de muchos medicamentos comunes con receta (consulte la sección de "Recursos informativos" de este capítulo).

Es importante que le diga a su proveedor de atención médica los medicamentos que usa o toma en cuanto se entere de que está embarazada. Mejor aún, antes de quedar embarazada, hable con su proveedor de atención médica sobre los medicamentos que usa o toma para que se puedan ajustar o cambiar si fuera necesario. Lleve todos los recipientes de sus medicamentos recetados a la cita.

Si se le administra un medicamento para tratar un problema médico, no deje de usarlo hasta que hable con su proveedor de atención médica. Aunque algunos medicamentos pueden aumentar el riesgo de presentar defectos congénitos, los beneficios de seguir usando el medicamento durante el embarazo pueden ser mayores que los riesgos para su bebé. Por ejemplo, el asma es una enfermedad crónica que puede reducir los niveles de *oxígeno* en el cuerpo y la cantidad de oxígeno que le llega al bebé. El asma sin controlar puede dar lugar a problemas con el desarrollo fetal y un bebé más pequeño de lo normal. Los problemas de desarrollo fetal también aumentan el riesgo de parto *prematuro*, que a su vez a veces puede causar problemas médicos durante toda la vida del bebé. Si padece de asma grave sin controlar, tomar un *corticoesteroide* oral puede ser el mejor plan de acción para usted si los otros medicamentos no han dado resultado.

Estas consideraciones también son aplicables a las enfermedades mentales, como la *depresión*, y los medicamentos que se usan para tratarlas. Si está tomando un medicamento *antidepresivo* para tratar la depresión y queda embarazada (o está considerando quedar embarazada), usted y su proveedor de atención médica necesitan hablar sobre si debe suspender o seguir usando el medicamento mientras se encuentre embarazada. A veces, no tomar el antidepresivo puede causar más problemas durante el embarazo que tomar el medicamento. Si vuelve a tener depresión, podría tener dificultad para comer, dormir y hacer ejercicio, los cuales pueden afectar adversamente su embarazo.

Como puede ver por medio de estos ejemplos, la decisión de seguir usando o de suspender un medicamento es compleja y depende de muchos factores, como la gravedad de su enfermedad, si actualmente presenta síntomas y la información que se conozca sobre el riesgo del medicamento de causar defectos congénitos. Usted y su proveedor de atención médica deben dialogar sobre todos estos factores y comparar los riesgos y beneficios. En algunos casos, es posible reducir la dosis o cambiar a un medicamento que se considere más seguro. En otros casos, le podrían recomendar suspender el medicamento. Lo más importante que debe recordar es consultar a su proveedor de atención médica y no tomar decisiones por su cuenta. Los beneficios de seguir usando el medicamento durante el embarazo pueden ser mayores que los riesgos para su bebé.

Los registros de exposición en el embarazo son estudios de investigación que recopilan información para las mujeres que toman o usan medicamentos con receta o vacunas mientras están embarazadas. Si debe usar o tomar un medicamento con receta durante el embarazo, quizás le interese inscribirse en uno de estos estudios. Al contribuir a un registro, puede ayudar a los investigadores a mejorar sus conocimientos sobre la seguridad de ciertos medicamentos durante el embarazo. Consulte la sección de "Recursos informativos" de este capítulo para obtener más información. Estos registros también pueden darle información sobre los medicamentos que debe usar o que puede usar o tomar antes y durante el embarazo.

Medicamentos de venta sin receta

Hay muchos medicamentos que están disponibles sin receta médica: medicamentos para aliviar el dolor, laxantes, antiácidos, remedios para resfriados y alergias, tratamientos para la piel, parches (envolturas térmicas para aliviar el dolor), rociadores nasales y remedios para dejar de fumar. Las hierbas medicinales y los suplementos vitamínicos también se venden sin receta. Algunos medicamentos de venta sin receta médica pueden causar problemas durante el embarazo. Además, algunos de estos medicamentos pueden afectar adversamente la manera en que actúan sus medicamentos con receta. Se desconocen los efectos que pueden causar algunas de estas interacciones en un bebé en desarrollo.

Algunas de las inquietudes sobre los remedios a base de hierbas y las vitaminas tienen que ver con el hecho de que la FDA los considera como suplementos dietéticos, no como medicamentos. Aunque los fabricantes deben realizar sus propios estudios de seguridad, la FDA no supervisa este proceso. Tampoco hay normas para la pureza y no se regulan las cantidades de los ingredientes. Por estos motivos, es mejor no usar suplementos a base de hierbas durante el embarazo. Sin embargo, debe tomar un suplemento vitamínico prenatal todos los días según las recomendaciones de su proveedor de atención médica. Si le recomiendan recibir una cantidad adicional de una vitamina o un mineral, como hierro o ácido fólico, tómela como un suplemento separado; no trate de recibir estas cantidades adicionales tomando suplementos multivitamínicos adicionales.

¿Qué debe hacer si tiene un resfriado o indigestión y desea tomar un medicamento sin receta? Hable siempre con su proveedor de atención médica antes de usar cualquier tipo de medicamento de venta sin receta. Quizás pueda tratar de aliviar los síntomas sin tomar medicamentos. Por ejemplo, tomar mucha agua, colocarse una toalla de mano tibia en la cara y usar un humidificador para agregarle humedad al aire pueden ser útiles para la congestión nasal. Para la acidez, trate de sentarse o pararse para dirigir el contenido acídico del estómago hacia abajo. Su proveedor de atención médica podría darle otras ideas según sus síntomas específicos.

Uso de alcohol

El consumo de alcohol durante el embarazo es la causa principal de defectos congénitos. No se ha establecido un nivel seguro de alcohol durante el embarazo. El alcohol puede afectar a su bebé durante el embarazo, incluso en las primeras semanas del embarazo antes de que muchas mujeres sepan que están embarazadas.

El término "trastornos del espectro de alcoholismo fetal" describe los diferentes efectos que pueden ocurrir en el feto cuando una mujer bebe durante el embarazo. Estos efectos pueden ser, entre otros, discapacidades físicas, mentales, del comportamiento y del aprendizaje, que pueden durar toda la vida. El trastorno más grave es el *síndrome de alcoholismo fetal*. Este síndrome causa problemas de desarrollo y problemas intelectuales y del comportamiento, además de facciones anormales. Las mujeres más propensas a dar a luz a un bebé con el síndrome de alcoholismo fetal son aquellas que beben mucho y siguen bebiendo mucho durante el embarazo. Incluso el consumo moderado de alcohol durante el embarazo puede afectar adversamente el crecimiento y desarrollo de un niño y causar problemas del comportamiento y aprendizaje.

Todos estos efectos relacionados con el alcohol se pueden prevenir completamente si no bebe durante el embarazo ni antes de quedar embarazada. Sin embargo, si bebió alcohol antes de que supiera que estaba embarazada, no se asuste. Simplemente deje de consumir alcohol en cuanto sepa que está embarazada. Es poco probable que beber una pequeña cantidad de alcohol sin querer en los primeros días del embarazo pueda causar defectos congénitos graves.

Toxinas ambientales

Los estudios vigentes indican que casi todas las mujeres embarazadas en Estados Unidos están expuestas a por lo menos 43 sustancias químicas diferentes. Las pruebas científicas indican cada vez más que la exposición a algunos de estos agentes tóxicos en el ambiente antes y durante el embarazo puede tener efectos duraderos en la salud reproductora. A pesar de la cantidad cada vez mayor de estas pruebas científicas, aún no se dispone de suficiente información concreta para usar como fundamento y determinar lo que se debe evitar y cómo reducir a un mínimo su riesgo.

Toxinas en el lugar trabajo

La exposición a sustancias químicas y otras toxinas en el trabajo puede ser muy preocupante para muchas mujeres. Las mujeres que trabajan en la agricultura, manufactura, tintorerías, empresas de equipo electrónico o imprentas deben asegurarse de hablar sobre los posibles agentes perjudiciales con sus proveedores de atención médica. Algunas mujeres que trabajan en el campo de la atención médica pueden estar expuestas a *patógenos* transmitidos por la sangre, como el *virus de inmunodeficiencia humana* y el *virus de hepatitis B (VHB)*.

Si cree que podría estar expuesta a un agente perjudicial en el trabajo, hable con su empleador. La Ley de Seguridad y Salud Ocupacional se promulgó en 1970 para proteger a los trabajadores contra condiciones inseguras y perjudiciales para la salud en el lugar de trabajo. Para hacer cumplir estas medidas, la ley también creó la Administración de Seguridad y Salud Ocupacional dentro del Departamento de Trabajo de Estados Unidos. Los empleadores son responsables de colocar etiquetas de advertencia en todos los materiales potencialmente peligrosos y de capacitar a los trabajadores que pueden exponerse en el trabajo a estos materiales. Los empleados son responsables de conocer los peligros que existen en los trabajos y observar las pautas establecidas para protegerse contra ellos. Los empleadores tienen la responsabilidad de proveerles equipo protector adecuado gratuitamente a los empleados cuyos deberes en el trabajo los exponga a entrar en contacto con ciertos peligros laborales.

Si trabaja en un ambiente que pueda exponerla al VHB, su empleador está obligado a proporcionar la vacuna contra este virus gratuitamente. Si una mujer embarazada se infecta con el VHB, el feto también se puede infectar (consulte el Capítulo 30, "Protéjase contra las infecciones"). Los Centros para el Control y la Prevención de Enfermedades (CDC) y el Colegio Americano de Obstetras y Ginecólogos recomiendan que las mujeres embarazadas bajo riesgo de contraer la infección del VHB se vacunen durante el embarazo. Esta vacuna no contiene virus vivos y el bebé no corre peligro de infectarse si usted se vacuna.

Maneras de evitar toxinas ambientales documentadas

Hay medidas que puede tomar para reducir su exposición durante el embarazo a algunos de los teratógenos químicos que se han identificado. El gobierno federal y otras organizaciones de seguridad han colaborado para determinar las mejores maneras en que puede evitar los riesgos de los siguientes agentes para su salud y la del bebé que espera.

Plomo. Aunque el plomo se ha eliminado de la pintura y la gasolina durante los últimos 30 años, el 1% de las mujeres en edad de procrear aún tienen niveles perjudiciales de plomo en la sangre. El plomo se puede encontrar en casas viejas, en cerámica con vidriado de plomo y en cosméticos importados. Además, aún se usa en algunos trabajos de manufactura. La exposición al plomo durante el embarazo se ha asociado con varias complicaciones en el embarazo, como presión arterial alta y parto prematuro. La exposición prenatal al plomo puede interferir en el desarrollo normal del cerebro del bebé. Se desconoce la cantidad de plomo que causa estos efectos.

Los CDC han emitido pautas sobre las pruebas de exposición al plomo en las mujeres embarazadas (consulte la sección de "Recursos informativos" de este capítulo). Si corre el riesgo de exposición al plomo, los CDC recomiendan que se haga una prueba en sangre para medir los niveles de plomo en el cuerpo. Esta prueba no se recomienda para las mujeres que no corren peligro de la exposición al plomo. Si se determina que tiene niveles elevados de plomo, se debe identificar la fuente de la exposición para que pueda evitar futuros contactos con esta. Muchas veces, evitar la fuente del plomo es suficiente para reducir los niveles de plomo en sangre a un intervalo seguro. Si tiene niveles muy elevados de plomo en el cuerpo, se podría recomendar tratamiento con medicamentos.

La mayoría de las mujeres no están expuestas a niveles elevados de plomo. Sin embargo, siga algunos consejos sensatos. No consuma objetos que no sean comestibles, como arcilla, pintura o tierra, ya que pueden estar contaminados con plomo. Manténgase alejada de trabajos de reparación o remodelación de casas construidas antes de 1978. Evite además los pasatiempos que usan vidriados con plomo.

Mercurio. El mercurio puede afectar adversamente el desarrollo del sistema nervioso del feto. Algunos de los efectos relacionados con la exposición al mercurio durante el embarazo son dificultades de aprendizaje, problemas para pensar y razonar, y problemas con el lenguaje y las destrezas motoras. La exposición fetal al mercurio puede ocurrir cuando una mujer embarazada consume ciertos pescados, usa remedios alternativos o tradicionales que contienen mercurio o inhala vapores con mercurio en el trabajo. La cantidad de mercurio en el pescado es variable; algunos pescados tienen niveles más elevados que otros. El pescado es un alimento saludable, y debe consumir 8–12 onzas (dos o tres porciones) a la semana para recibir los beneficios de los ácidos grasos omega-3 que pueden contribuir al desarrollo del cerebro de su bebé. Para reducir la exposición al mercurio en el pescado, siga estas recomendaciones:

- Evite consumir pescado que se sabe que tiene niveles altos de mercurio, como el tiburón, el pez espada, la caballa gigante (king mackerel) y el lofolátilo (tilefish). En lugar de ello, planifique comidas que contengan pescados saludables, como el salmón, la tilapia y los camarones, por lo menos dos veces a la semana.

- El atún blanco tipo albacora tiene niveles más elevados de mercurio que el atún claro y se debe limitar a no más de 6 onzas a la semana.

- Consulte los informes locales de advertencia sobre la seguridad del pescado proveniente de aguas locales. Si no dispone de información, limite el consumo de pescado de estas aguas a no más de 6 onzas a la semana (y no consuma ningún otro pescado esa semana).

Si desea obtener más información sobre el mercurio en el pescado, consulte los sitios de Internet que aparecen en la sección de "Recursos informativos" de este capítulo.

Pesticidas. Los pesticidas son sustancias químicas que matan insectos, hierbajos, roedores y moho. Cada año se usan más de mil millones de libras de pesticidas en Estados Unidos. Puede estar expuesta a pesticidas cuando consume frutas o vegetales y usa sustancias químicas en el hogar o en sus mascotas. La exposición durante el embarazo puede causar una deficiencia en el desarrollo del cerebro del bebé, índice bajo de inteligencia y leucemia infantil. No use pesticidas en su hogar y no compre collares químicos ni productos de inmersión contra pulgas y garrapatas para sus mascotas. Lave todas las frutas y los vegetales antes de consumirlos.

Otros posibles peligros

Muchas mujeres se preguntan sobre la presencia de otros peligros potenciales. Algunas de estas inquietudes se tratan en esta sección. La sección de "Recursos informativos" de este capítulo ofrece algunas recomendaciones sobre fuentes adicionales de información acerca de otros agentes que no se tratan en este capítulo.

Radiografías

La radiación ionizante es el tipo de radiación que se usa en las radiografías. Hay una creencia errónea de que cualquier exposición a radiación ionizante causa defectos congénitos. Esto no es cierto. El riesgo de defectos congénitos a causa de radiación está relacionado con la dosis. Mientras más alta sea la dosis de radiación, mayor será el riesgo de defectos congénitos. La cantidad de radiación que se usa en una radiografía común es mucho más baja que el nivel necesario para poner en peligro el bienestar del feto en desarrollo. Si necesita una radiografía o algún otro tipo de estudio por imágenes mientras esté embarazada, puede hacerlo con seguridad siempre y cuando se observen ciertas medidas:

- Que se use la dosis más baja de radiación (este recomendación es aplicable a todos, no solo a las mujeres embarazadas).

- Si necesita una radiografía en otra área que no sea la pelvis, se debe colocar una cobertura especial para proteger el útero contra la radiación.

- Si tiene un problema médico que requiere varias radiografías, la *imagen por resonancia magnética (MRI)* puede ser preferible a la imagen por radiografía ya que no usa radiación.

- Los radioisótopos—sustancias químicas que emiten radiación—no son peligrosos para el feto cuando se usan en ciertos exámenes de diagnóstico. La imagen por radioisótopo se usa a menudo para diagnosticar enfermedades de la tiroides. La cantidad de radiación que emiten los radioisótopos en este examen de diagnóstico es baja. Sin embargo, el uso de yodo-131 para el tratamiento de la enfermedad de Graves, un trastorno de la tiroides, se debe evitar. Dosis altas de yodo-131 puede causar defectos en la glándula tiroidea fetal.

• Los **agentes de contraste** (sustancias que se inyectan en el cuerpo durante algunos procedimientos de radiografía o resonancias para visualizar mejor ciertos órganos u otras estructuras) es poco probable que sean perjudiciales al feto. Se ha dudado de la seguridad de los agentes de contraste que contienen yodo. En teoría, estos agentes pueden ser perjudiciales a la glándula tiroidea del feto. Se recomienda que se usen estos agentes durante el embarazo solamente si los posibles beneficios justifican los posibles riesgos para el feto. A todos los bebés se les hacen pruebas de detección de problemas de la tiroides al poco tiempo de nacer.

Temperatura central del cuerpo elevada

Hay algunas pruebas científicas que indican que el aumento en la temperatura corporal durante el embarazo está asociado con defectos congénitos. Por este motivo, es razonable tratar de evitar la exposición prolongada en las saunas (no más de 15 minutos) y los "jacuzzis" (no más de 10 minutos). Además, es mejor asegurarse de que la cabeza, los brazos, los hombros y la parte superior del pecho no se encuentren sumergidos en el agua mientras se encuentre en un "jacuzzi" para reducir el área de superficie expuesta al calor.

Si tiene preguntas

Si tiene alguna pregunta sobre su situación específica, no dude en hacérsela a su proveedor de atención médica. Si él o ella no sabe la respuesta, puede referirla a alguien que la sepa. Recuerde, sin embargo, que no es posible evitar todos los defectos congénitos. Aún así, tiene sentido hacer todo lo que pueda para mejorar sus probabilidades de tener un embarazo saludable evitando los riesgos ya identificados.

RECURSOS INFORMATIVOS

Los siguientes recursos aportan más información sobre los medicamentos, las toxinas y otros agentes, así como los posibles efectos de cada uno en el embarazo.

Food and Drug Administration Pregnancy Registries (Registros Ayudan a las Madres a Medir los Riesgos de la Medicación)

Food and Drug Administration (Administración de Medicamentos y Alimentos)

http://www.fda.gov/downloads/forconsumers/consumerupdates/
consumerupdatesenespanol/ucm425863.pdf

10903 New Hampshire Avenue

WO32-2333

Silver Spring, MD 20993

301-796-9440

Fax: 301-847-8604

Ofrece información sobre los diversos registros para el embarazo que se llevan a cabo en Estados Unidos y contiene algunas pautas para participar en un registro.

Lead and Pregnancy (sobre el plomo y el embarazo)

Centers for Disease Control and Prevention (Centros para el Control y la Prevención de Enfermedades)

www.cdc.gov/nceh/lead/publications/leadandpregnancy2010.pdf

Trata sobre las pautas para las pruebas de exposición al plomo en las mujeres embarazadas.

Motherisk

The Hospital for Sick Children—Toronto

www.motherisk.org

1-877-439-2744

Ofrece información sobre el riesgo o la seguridad de medicamentos con y sin receta médica, los productos a base de hierbas, las sustancias químicas, las radiografías, las enfermedades crónicas y las infecciones, además de exposiciones diarias durante el embarazo y al amamantar, y mantiene líneas de ayuda para hacer sus preguntas específicas a consejeras del Motherisk.

MotherToBaby

Organization of Teratology Information Specialists (OTIS) (La Organización de Especialistas de Información Teratológica)

http://mothertobaby.org/es/

(866) 626-6847

MotherToBaby está dedicada a proporcionar la información más reciente a las madres, los profesionales de atención médica y al público en general sobre los medicamentos y otras exposiciones durante el embarazo y al amamantar.

Occupational Safety and Health Administration (OSHA) (Administración de Seguridad y Salud Ocupacional)
https://www.osha.gov/spanish/index.html
200 Constitution Avenue NW
Washington, DC 20210
800-321-6742
877-889-5627 (TTY)

Previene las lesiones, enfermedades y muertes relacionadas con el empleo imponiendo leyes diseñadas para proteger la salud y la seguridad de los trabajadores.

Parte V
Problemas médicos
durante el embarazo

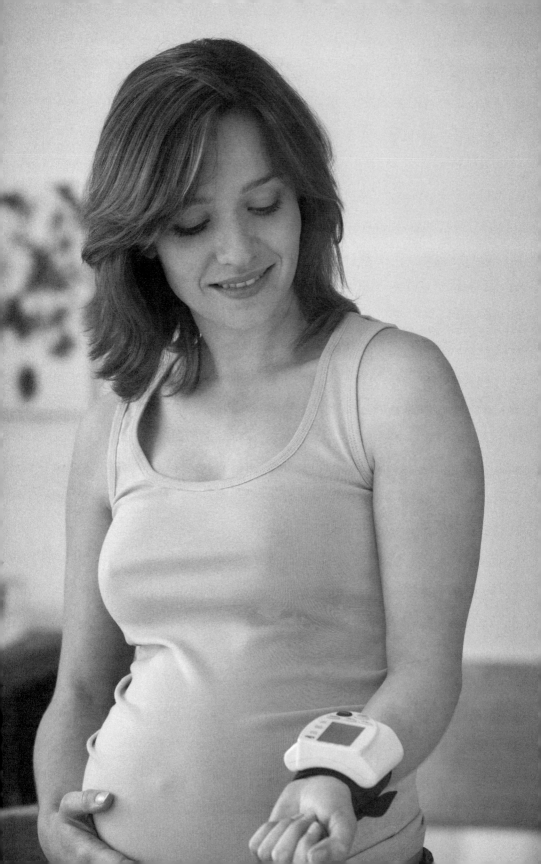

Capítulo 22

Hipertensión y preeclampsia

La **hipertensión**, o **presión arterial alta**, puede causar problemas de salud en cualquier momento en la vida. La hipertensión es una "enfermedad silenciosa" porque no produce síntomas propiamente. Durante el embarazo, cuando se tiene hipertensión grave o descontrolada pueden ocurrir complicaciones para usted y su bebé. Algunas mujeres ya tienen hipertensión cuando quedan embarazadas. Otras la presentan por primera vez durante el embarazo. Un trastorno grave de presión arterial alta que se llama **preeclampsia** también puede ocurrir durante el embarazo o al poco tiempo de nacer el bebé.

La presión arterial alta que ocurre durante el embarazo se clasifica como **hipertensión crónica** o **hipertensión gestaciona**l. El tipo que usted padezca depende de si la presión arterial alta estaba presente antes del embarazo y si deja de ocurrir después del embarazo. Independientemente de cuándo ocurra la presión arterial alta, por lo general aparece sin causar señales ni síntomas. Uno de los motivos por los cuales es tan importante acudir a su proveedor de atención médica es para que le midan la presión arterial regularmente.

Presión arterial

Cada vez que el corazón se contrae (se encoge), bombea sangre a los vasos sanguíneos que se llaman arterias. Las arterias transportan la sangre a los órganos del cuerpo. Otros vasos sanguíneos que se llaman venas transportan la sangre de regreso al corazón. La presión arterial es la presión de la sangre contra las paredes de los vasos sanguíneos.

Para medir la presión arterial, se coloca un manguito, que contiene un balón en el interior, alrededor de la parte superior del brazo. Luego, se bombea aire en el balón y el manguito aprieta el brazo. La presión arterial se expresa en "milímetros de mercurio" (mm Hg) debido a que los medidores originales de presión arterial usaban una columna de mercurio para medir la presión.

La lectura de presión arterial consta de dos números separados por una raya diagonal. Una lectura de presión arterial de 110/80 mm Hg, por ejemplo, se refiere a "110 sobre 80". El primer número es la presión que se ejerce contra las paredes de las arterias cuando el corazón se contrae. Esto se denomina **presión arterial sistólica**. El segundo número es la presión que se ejerce contra las paredes de las arterias cuando el corazón se relaja entre las contracciones. Esto se denomina **presión arterial diastólica**.

Su proveedor de atención médica le medirá la presión arterial en cada una de las visitas de atención prenatal. La presión arterial cambia a menudo durante el día. Puede aumentar si está emocionada o hace ejercicio. Puede disminuir cuando está descansando. Estos cambios a corto plazo en la presión arterial son normales. Debido a las alzas y bajas normales en la presión arterial, si tiene una lectura alta, se podría tomar otra lectura un poco más tarde para confirmar el resultado.

Hipertensión crónica

La hipertensión crónica es la hipertensión que estaba presente antes de que la mujer quedara embarazada o la que ocurre en la primera mitad del embarazo (antes de la semana 20 del embarazo). Si estaba tomando un medicamento para la presión arterial antes de que quedara embarazada—aún si su presión arterial es normal—usted tiene hipertensión crónica. La hipertensión crónica puede ser de leve a moderada o grave. La hipertensión de leve a moderada se define como una presión arterial sistólica de 140 a 159, una presión arterial diastólica de 90 a 109, o ambas. Hipertensión grave se define como una presión arterial sistólica de 160 o mayor, una presión arterial diastólica de 110 o mayor, o ambas.

Riesgos

La hipertensión crónica aumenta los riesgos de complicaciones para la mujer y su bebé. Con hipertensión leve, los riesgos de complicaciones son mínimos. Con hipertensión grave, el riesgo es mayor.

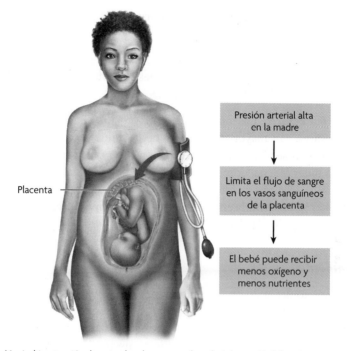

Placenta

Presión arterial alta en la madre

↓

Limita el flujo de sangre en los vasos sanguíneos de la placenta

↓

El bebé puede recibir menos oxígeno y menos nutrientes

Hipertensión. La hipertensión durante el embarazo puede reducir la cantidad de oxígeno y nutrientes que recibe el bebé.

Durante el embarazo, el cuerpo de la mujer produce más sangre para promover el desarrollo del bebé. Si aumenta la presión arterial, este aumento puede ejercer más presión sobre el corazón y los **riñones** de la mujer. Eso puede provocar una enfermedad del corazón, **enfermedad de los riñones** y un derrame cerebral.

La presión arterial alta puede reducir el flujo de sangre a la **placenta**. Por **consiguiente**, el bebé puede recibir menos **nutrientes** y menos **oxígeno** de los que necesita para su desarrollo y funcionamiento. Esto puede provocar un problema médico que se llama restricción del crecimiento fetal en el que el bebé no se desarrolla normalmente.

Otros riesgos de la presión arterial alta durante el embarazo son los siguientes:

- Preeclampsia: Este problema médico tiende a ocurrir más en las mujeres con presión arterial alta crónica que en las mujeres con presión arterial normal.

- Parto **prematuro**: Si la placenta no proporciona suficientes nutrientes y oxígeno al bebé, se podría decidir que lo mejor para el bebé es adelantar la fecha del parto que permitir que continúe el embarazo. Adelantar el parto también puede ser necesario para evitar que ocurran más complicaciones en la mujer embarazada.

- *Abrupción placentaria*: Este problema médico, en el que la placenta se separa prematuramente de las paredes del útero, es una emergencia médica que requiere tratamiento inmediato.

- *Parto por cesárea*: Las mujeres con hipertensión tienden a tener un parto por cesárea con mayor frecuencia que las mujeres con presión arterial normal. Si el bebé es muy pequeño o si hay otras complicaciones, el bebé podría tener que nacer mediante un parto por cesárea. El parto por cesárea conlleva riesgos de infección, lesión a los órganos internos y sangrado. También puede influir en la manera en que la mujer da a luz posteriormente si decide tener más hijos.

Tratamiento

El tratamiento depende de si su hipertensión es leve o grave. En la primera mitad del embarazo, normalmente disminuye la presión arterial a medida que el sistema circulatorio del cuerpo se expande para suministrar oxígeno y nutrientes al bebé en desarrollo. Si su hipertensión es leve, la presión arterial podría permanecer de esa manera o incluso normalizarse durante el embarazo. Su proveedor de atención médica podría decidir reducir la dosis de su medicamento o aconsejarle suspender el medicamento durante el embarazo. Si tiene hipertensión grave o problemas de salud relacionados con la hipertensión, podría tener que comenzar a tomar o seguir tomando un medicamento para la presión arterial durante el embarazo.

Independientemente de que su hipertensión sea leve o grave, se dará seguimiento estrecho a la presión arterial durante el embarazo. Es posible que deba dar seguimiento a la presión arterial en su hogar. Se le podría hacer un *examen por ecografía (ultrasonido)*, o varios de ellos, durante el embarazo para controlar el desarrollo fetal. Si se sospechan problemas de desarrollo, podría necesitar otros exámenes o pruebas para dar seguimiento a la salud del bebé. Estos generalmente comienzan en el tercer trimestre del embarazo.

Si su estado se mantiene estable, por lo general no es necesario adelantar el parto del bebé (antes de la semana 39 del embarazo). Si surgen complicaciones, podría ser necesario dar a luz prematuramente al bebé. Después del parto, deberá seguir dándole seguimiento a su presión arterial. La presión arterial a menudo aumenta en las semanas posteriores al nacimiento del bebé. Podría tener que volver a tomar su medicamento o ajustar la dosis del mismo. Muchos medicamentos para la presión arterial son seguros para las mujeres que amamantan.

Hipertensión gestacional

Cuando la presión arterial alta ocurre por primera vez durante la segunda mitad del embarazo (después de la semana 20), se denomina hipertensión gestacional. En la mayoría de las mujeres con hipertensión gestacional solo ocurre un leve aumento de presión arterial. No obstante, algunas mujeres desarrollan hipertensión grave y corren el peligro de presentar complicaciones graves. Se da seguimiento frecuente a todas las mujeres con hipertensión gestacional para detectar señales de preeclampsia y asegurarse de que la presión arterial no aumente demasiado.

Aunque la hipertensión gestacional por lo general desaparece después del nacimiento del bebé, puede aumentar el riesgo de desarrollar hipertensión en el futuro. Si ha tenido hipertensión gestacional, es importante tener en cuenta este riesgo cuando tome decisiones sobre su salud. Se ha demostrado que alimentarse bien, adelgazar y hacer ejercicio son útiles para evitar tener presión arterial alta.

Preeclampsia

La preeclampsia es un trastorno grave de la presión arterial que puede afectar a todos los órganos del cuerpo de la mujer. Generalmente ocurre después de la semana 20 del embarazo, casi siempre en el tercer trimestre. Cuando ocurre antes de la semana 32 del embarazo, se llama preeclampsia de inicio temprano. También puede ocurrir en el período de postparto. En raras ocasiones, puede ocurrir antes de la semana 20 del embarazo.

No se sabe con exactitud por qué algunas mujeres presentan preeclampsia. El riesgo de que ocurra preeclampsia aumenta en las mujeres que

- están embarazadas por primera vez
- han tenido preeclampsia en embarazos previos o tienen un historial familiar de preeclampsia
- tienen un historial de hipertensión crónica, enfermedades de los riñones o ambos
- tienen 40 años de edad o más
- están embarazadas con más de un bebé
- tienen ciertos problemas médicos, como **diabetes mellitus**, trombofilia o **lupus**
- son obesas
- han tenido **fertilización in vitro**

Riesgos

La preeclampsia es una de las causas principales de muerte entre las mujeres y los bebés en todo el mundo. Cuando la preeclampsia causa convulsiones, se le llama *eclampsia*. También puede causar el *síndrome HELLP*. HELLP son las siglas en inglés de *hemólisis*, niveles elevados de *enzimas hepáticas* (en el hígado) y cifras reducidas de *plaquetas*. En este problema médico, los glóbulos rojos se han lesionado o destruido, la coagulación de la sangre ha disminuido y el hígado puede sangrar internamente y causar dolor de pecho o abdominal. El síndrome HELLP es una emergencia médica. Las mujeres pueden morir a causa de este síndrome o tener problemas de salud durante toda la vida debido al mismo.

Cuando ocurre preeclampsia durante el embarazo, es posible que el bebé tenga que nacer de inmediato aún si no se ha desarrollado completamente. Los bebés prematuros corren un mayor riesgo de sufrir complicaciones graves, como problemas respiratorios, problemas con la alimentación o para mantener la temperatura tibia del cuerpo, o problemas de la vista o de la audición. Algunas de las complicaciones de un nacimiento prematuro duran toda la vida y requieren atención médica continua. Los bebés que nacen antes de tiempo también pueden morir.

Las mujeres que han tenido preeclampsia—especialmente aquellas cuyos bebés nacieron prematuramente—corren un mayor riesgo de padecer de enfermedades cardiovasculares y enfermedades de los riñones, que incluye ataques cardíacos, derrame cerebral y presión arterial alta posteriormente en la vida. Además, haber tenido preeclampsia una vez aumenta el riesgo de presentarla otra vez en un embarazo futuro.

Señales y síntomas

La preeclampsia puede ocurrir sigilosamente sin que usted se percate de que la tiene. Cuando ocurren los síntomas, se pueden confundir con los síntomas normales del embarazo (consulte el cuadro "Señales y síntomas de preeclampsia"). Una mujer tiene preeclampsia cuando tiene presión arterial alta además de otras señales de que los sistemas de órganos no están funcionando normalmente. Una de esas señales es *proteinuria* (una cantidad anormal de proteína en la orina). La mujer con preeclampsia cuya condición empeora presentará otras señales y síntomas que se conocen como "características graves". Estas consisten en cifras bajas de plaquetas en la sangre, funcionamiento renal (del riñón) o hepático (del hígado) anormal, dolor en la parte superior del abdomen, alteraciones de la vista, líquido en los pulmones o dolor de cabeza intenso. Si la presión arterial sistólica es de 160 mm Hg o

Señales y síntomas de preeclampsia

Si presenta cualquiera de los siguientes síntomas, especialmente si ocurren en la segunda mitad del embarazo, debe comunicarse de inmediato con su proveedor de atención médica:

- Hinchazón en la cara o las manos
- Dolor de cabeza que no se alivia
- Ver manchas o alteraciones de la vista
- Dolor en la parte superior del abdomen o el hombro
- Náuseas y vómito (en la segunda mitad del embarazo)
- Aumento de peso repentino
- Dificultad para respirar

mayor o la presión arterial diastólica es de 110 mg Hg o mayor, este estado también se considera una característica grave.

Diagnóstico

Una lectura alta de presión arterial puede ser la primera señal de preeclampsia. Si su medida de la lectura de presión arterial es alta, se podría repetir la medida de la presión para confirmar los resultados. Se le hará una prueba de orina para medir la proteína. Si le diagnostican preeclampsia, se pueden hacer otras pruebas para determinar cómo están funcionando el hígado y los riñones y medir la cantidad de plaquetas en la sangre. También le preguntarán si presenta algunos de los síntomas de preeclampsia.

Tratamiento

Su proveedor de atención médica le hablará sobre el plan de tratamiento según los resultados de las pruebas. El objetivo del tratamiento es limitar las complicaciones para usted y dar a luz a un bebé lo más sano posible.

Tratamiento de la hipertensión gestacional leve o preeclampsia sin características graves. El tratamiento de la hipertensión gestacional leve o la preeclampsia sin características graves se puede realizar en un hospital o de manera ambulatoria (puede quedarse en casa con supervisión estrecha por parte de su proveedor de atención médica). Si recibe tratamiento en casa, generalmente no es necesario el reposo absoluto en cama sino le podrían aconsejar limitar las actividades físicas rigurosas u otras actividades estresantes. Le pueden pedir llevar un control del movimiento fetal por medio de un recuento de patadas diario y medir su presión arterial en la casa. Deberá acudir a su proveedor de atención médica por lo menos semanalmente y a veces dos veces a la semana. En estas visitas, se pueden realizar los siguientes exámenes:

- Medida de presión arterial

- Análisis de sangre para determinar el funcionamiento del hígado y los riñones y la cantidad de plaquetas

- *Examen en reposo* para examinar el bienestar del bebé

- Examen por ecografía (ultrasonido) para examinar el desarrollo fetal y medir la cantidad de *líquido amniótico*

Una vez que se encuentre en la semana 37 del embarazo, le podrían recomendar dar a luz a su bebé. Es posible que se deba inducir (provocar por medio de medicamentos) el trabajo de parto. Si los resultados de las pruebas o los exámenes revelan que el bebé no está bien, podría tener que dar a luz más pronto. El hecho de que ocurra preeclampsia no quiere decir que no podrá tener un parto vaginal. Sin embargo, si presenta problemas durante el trabajo de parto o si hay problemas con el bebé, podría tener que dar a luz mediante un parto por cesárea.

Tratamiento de la preeclampsia con características graves. Si tiene preeclampsia con características graves, es probable que reciba tratamiento en el hospital. Si tiene por lo menos 34 semanas de embarazo, a menudo se recomienda dar a luz al bebé en cuanto se estabilice su situación médica. Si tiene menos de 34 semanas de embarazo y su problema médico está estable, se podría esperar para dar a luz. Demorar el parto incluso por unos días puede ser útil en algunos casos ya que permite que transcurra un tiempo para administrar ciertos medicamentos y tomar otras medidas que pueden reducir el riesgo para su bebé de presentar complicaciones por nacer prematuramente. Es posible que la trasladen a un hospital con una unidad de maternidad especial de alto riesgo y una *unidad neonatal de atención intensiva* de alto nivel. Estas unidades están especialmente equipadas y disponen de médicos y enfermeras con capacitación avanzada y experiencia para atender embarazos complicados y bebés prematuros. Se pueden administrar *corticoesteroides* para promover el desarrollo de los pulmones del bebé y es probable que usted reciba medicamentos para reducir su presión arterial y evitar que ocurran convulsiones. Si empeora su estado médico o el de su bebé, es necesario dar a luz con prontitud.

Medidas de prevención

En la actualidad no hay pruebas de detección que puedan pronosticar si una mujer tendrá preeclampsia durante el embarazo. Por ahora, la prevención consiste en identificar si tiene factores de riesgo para la preeclampsia y tomar medidas para abordar esos factores.

Atención antes de la concepción

Preferiblemente, si ha padecido de hipertensión crónica por varios años, debe acudir a su proveedor de atención médica antes de quedar embarazada. La finalidad de esta evaluación previa al embarazo es determinar si su hipertensión está controlada y si le ha producido algún efecto negativo a su salud. Debe además aprender a reconocer las señales y los síntomas de preeclampsia para que pueda detectarlos.

Debido a que la hipertensión puede afectar adversamente el corazón y los riñones, le harán exámenes o pruebas para evaluar el funcionamiento de estos órganos. La información que se obtenga de estos estudios se usará para evaluar los riesgos que conlleva el embarazo para su salud futura. Si tiene hipertensión grave, corre peligro de presentar complicaciones graves durante el embarazo, como insuficiencia renal (de los riñones) o cardíaca. Sin embargo, casi todas las mujeres con hipertensión crónica leve tienen embarazos perfectamente normales sin problemas a largo plazo.

Además de los exámenes y las pruebas, puede consultar con su proveedor de atención médica acerca de las medidas que puede tomar para que tenga un embarazo más seguro. La finalidad de estas medidas es reducir la presión arterial antes del embarazo:

• Si tiene sobrepeso, adelgace por medio de dieta y ejercicios.
• Tome el medicamento para la presión arterial de la forma recetada.
• Deje de fumar.

Si ha tenido preeclampsia en un embarazo anterior, recibir *atención antes de la concepción* les permite a usted y a su proveedor de atención médica identificar los factores que pueden aumentar el riesgo de que ocurra otra vez y dialogar sobre un plan para lograr la mejor salud posible antes del embarazo. Si tiene sobrepeso, generalmente se aconseja que adelgace antes del embarazo. Si tiene un problema médico, como diabetes, por lo general se recomienda esperar a quedar embarazada hasta que su enfermedad esté bien controlada.

Terapia con aspirina

El tratamiento con dosis bajas de aspirina ha demostrado ser algo prometedor para reducir el riesgo de preeclampsia en las mujeres con alto riesgo. Tomar dosis bajas de aspirina a partir de finales del primer trimestre puede ser recomendable si ha tenido preeclampsia en más de un embarazo o si ha tenido preeclampsia de inicio temprano y un parto prematuro con menos de 34 semanas de embarazo. Aunque no se han detectado problemas de seguridad inmediatos con este tipo de tratamiento con aspirina, se carece de información sobre la seguridad del mismo a largo plazo. Es mejor seguir el consejo habitual de hablar con su proveedor de atención médica antes de tomar cualquier medicamento durante el embarazo.

RECURSOS INFORMATIVOS

Los siguientes recursos aportan más información sobre la hipertensión y la preeclampsia:

High Blood Pressure During Pregnancy (sobre la presión arterial alta durante el embarazo)
National Heart, Lung, and Blood Institute (Instituto Nacional del Corazón, los Pulmones y la Sangre)
www.nhlbi.nih.gov/health/resources/heart/hbp-pregnancy
Información sobre el diagnóstico y tratamiento de la presión arterial alta durante el embarazo.

Preeclampsia and Hypertension in Pregnancy: Resource Overview (Preeclampsia e hipertensión en el embarazo: Resumen de fuentes informativas)
The American College of Obstetricians and Gynecologists (El Colegio Americano de Obstetras y Ginecólogos, ACOG)
http://www.acog.org/Womens-Health/Preeclampsia-and-Hypertension-in-Pregnancy
Ofrece una lista de artículos del ACOG y recursos educativos para las pacientes sobre los trastornos de presión arterial alta que ocurren durante el embarazo.

Preeclampsia Foundation (fundación para la preeclampsia)
www.preeclampsia.org
Organización nacional dedicada a la educación, la defensa y la investigación de la preeclampsia.

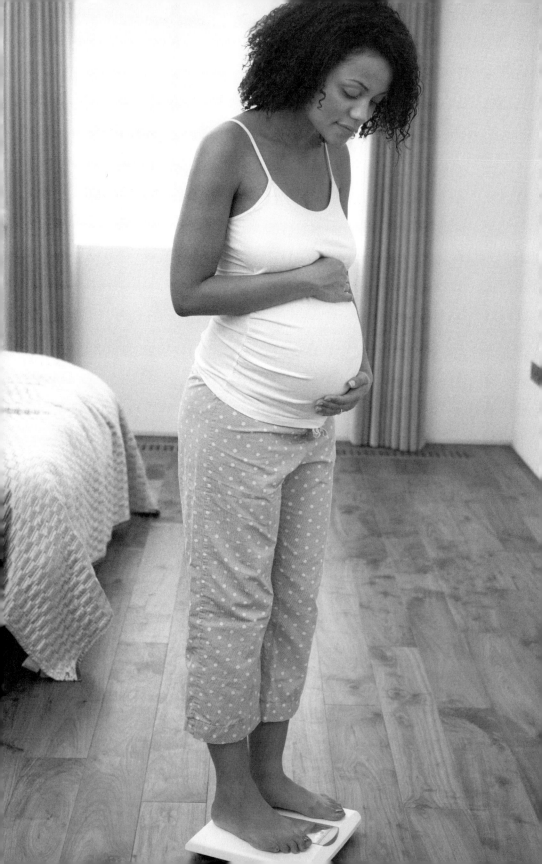

Capítulo 23

Diabetes Mellitus

La *diabetes mellitus* es una enfermedad que ocurre cuando el cuerpo no produce suficiente *insulina* o no puede usar la insulina como debe. La insulina es una hormona que produce el páncreas. Su función es trasladar la *glucosa*, el tipo de combustible principal del cuerpo, hacia dentro de las *células* para que se convierta en energía. Cuando el cuerpo no produce suficiente insulina o cuando las células del cuerpo son resistentes a sus efectos, la glucosa no puede entrar en las células y entonces permanece en la sangre. Al hacerlo, los niveles de glucosa en la sangre aumentan sobre el nivel normal. Con el tiempo, niveles elevados de glucosa pueden afectar adversamente el corazón, los ojos, los *riñones* y otros órganos.

Hay tres tipos de diabetes mellitus: diabetes mellitus de tipo 1, diabetes mellitus de tipo 2 y *diabetes mellitus gestacional*. En la diabetes mellitus de tipo 1, el organismo produce poca o ninguna insulina por sí mismo. En la diabetes mellitus de tipo 2, el organismo produce suficiente insulina pero las células del cuerpo son resistentes a dicha insulina. Para controlar el nivel de glucosa en la sangre, se requieren cantidades de insulina más altas de lo normal. La diabetes mellitus gestacional es el tipo de diabetes que se diagnostica durante el embarazo.

Diabetes mellitus gestacional

En el embarazo, las células de la mujer se vuelven más resistentes, de manera natural, a los efectos de la insulina. Esta alteración aumenta el nivel de glucosa en la sangre de la madre para que haya más *nutrientes* disponibles para el bebé. Para mantener normalizado el nivel de glucosa en la sangre, el cuerpo de la madre tiene que producir más insulina. Alrededor de un 5% de las mujeres no pueden producir suficiente insulina para mantener normalizado el nivel de glucosa en la sangre. Estas mujeres desarrollan diabetes gestacional.

En la mayoría de las mujeres, la diabetes gestacional deja de ocurrir después del nacimiento del bebé, pero permanecen más propensas a padecer de diabetes posteriormente en la vida. Es posible que algunas mujeres que presentan diabetes gestacional hayan tenido un estado leve de diabetes antes del embarazo que no fue diagnosticado. En estas mujeres, la diabetes será una condición crónica.

Factores de riesgo

Hay varios factores de riesgo asociados con la diabetes gestacional, aunque esta enfermedad también puede ocurrir en las mujeres sin factores de riesgo. No obstante, ocurre con más frecuencia en las mujeres que

- tienen más de 25 años
- tienen sobrepeso
- han tenido diabetes gestacional anteriormente
- han dado a luz a un bebé muy grande
- tienen a un pariente cercano con diabetes
- dieron a luz en un parto anterior a un niño muerto (**nacimiento de un niño muerto**)
- son afroamericanas, indígenas norteamericanas, de ascendencia asiática, hispanas, latinas o de una isla del Pacífico

Cómo la diabetes gestacional puede afectarlos a usted y a su bebé

Si no se trata la diabetes gestacional, esta enfermedad puede exponer a la madre y al bebé a presentar ciertos problemas. Por ejemplo, aumenta el riesgo de tener un bebé muy grande (un problema médico que se llama **macrosomía**) y un **parto por cesárea**. En las mujeres con diabetes gestacional ocurre con más frecuencia presión arterial alta y **preeclampsia**. Los bebés que nacen de madres con diabetes gestacional pueden tener problemas respiratorios, niveles bajos de glucosa e **ictericia**.

Las mujeres que han tenido diabetes gestacional tienen una mayor tendencia a tener diabetes en el futuro, al igual que sus hijos. En estas mujeres, se recomiendan hacer pruebas de detección de diabetes regularmente después del embarazo. Además, se debe dar seguimiento a sus hijos debido al riesgo de padecer de diabetes (consulte "Cuidados después del embarazo" más adelante en esta sección).

Pruebas para la diabetes gestacional

Todas las mujeres embarazadas deben hacerse una evaluación de detección de diabetes gestacional. Su proveedor de atención médica puede hacer esta evaluación preguntándole sobre su historial médico, determinando si tiene factores de riesgo o haciéndole una prueba de niveles de glucosa en la sangre. Si tiene ciertos factores de riesgo para la diabetes gestacional, como diabetes gestacional en un embarazo previo, obesidad o prediabetes (un nivel de glucosa en la sangre más alto de lo normal que no ha llegado aún al intervalo de la diabetes), se medirá su nivel de glucosa en la sangre en las primeras etapas del embarazo. Si no presenta factores de riesgo, se hará esta prueba de glucosa en la sangre entre las semanas 24 y 28 del embarazo.

La prueba no presenta riesgos y es sencilla. En la prueba que se usa con mayor frecuencia, deberá tomar primero una bebida con azúcar. Al cabo de una hora, se toma una muestra de sangre. Si el nivel de glucosa es elevado, se hará otra prueba semejante en la que se toman varias muestras de sangre para confirmar el resultado.

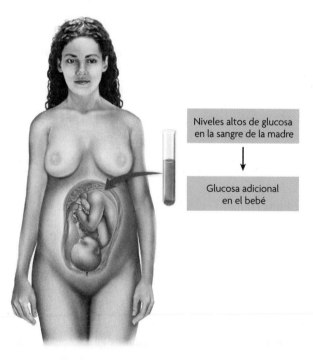

Niveles altos de glucosa en la sangre de la madre

↓

Glucosa adicional en el bebé

La diabetes durante el embarazo. Durante el embarazo, los niveles elevados de glucosa en la sangre pueden hacer que el bebé en desarrollo reciba demasiada glucosa. Por consiguiente, el bebé puede crecer excesivamente.

Tratamiento de la diabetes gestacional

Los estudios han revelado que tratar la diabetes gestacional puede reducir en gran medida el riesgo de complicaciones para usted y su bebé. El tratamiento puede reducir el riesgo de macrosomía y las lesiones durante el parto que pueden ocurrir a consecuencia de este estado médico. La incidencia de **preeclampsia** y de otros trastornos de la **presión arterial alta** también disminuye cuando las mujeres mantienen bajo control sus niveles de glucosa en la sangre.

El tratamiento conlleva hacer varias cosas. Si la diagnostican con diabetes gestacional, tendrá visitas de **atención prenatal** con mayor frecuencia para controlar su salud y la del bebé. Deberá mantener bajo control los niveles de glucosa en la sangre. Para lograrlo, debe consumir alimentos saludables, hacer ejercicio regularmente y pruebas diarias de los niveles de glucosa, y a veces, tomar o usar medicamentos.

Su proveedor de atención médica podría recomendarle acudir a un educador en diabetes o a un dietista. Un educador de la diabetes es un proveedor de atención médica que les enseña a las personas a vivir con diabetes. Un dietista (nutricionista) es un experto en nutrición y planificación de comidas. Más adelante en el embarazo, se pueden hacer exámenes especiales para controlar el desarrollo y el bienestar del bebé. Es más probable que se realicen estos exámenes si la diabetes gestacional no está bien controlada, si debe tomar medicamentos o si surgen problemas.

El control de los niveles de glucosa. Examinarse el nivel de glucosa es una parte importante para mantenerlo dentro del límite normal. Para obtener los mejores resultados, siga el plan que le indique su proveedor de atención médica.

Para medir los niveles de glucosa se usa un medidor de glucosa. Este aparato prueba una pequeña gota de sangre. Escriba en un registro los niveles de glucosa y llévelo consigo a cada visita prenatal. En algunos casos, los registros de glucosa también se pueden hacer en Internet y enviar por correo electrónico a su proveedor de atención médica.

La alimentación saludable. Llevar una dieta balanceada es una parte importante de todo embarazo. Su bebé depende de los alimentos que usted consume para su desarrollo y nutrición. Alimentarse bien es aún más importante si tiene diabetes. Las mujeres con diabetes gestacional tienen necesidades alimenticias especiales. No alimentarse adecuadamente puede producir niveles de glucosa demasiado altos o demasiado bajos.

Si tiene diabetes gestacional deberá consumir comidas regularmente durante el día. Es posible que tenga que comer bocadillos (meriendas) también, especialmente por la noche. Llevar un horario regular de comidas ayuda a evitar que los niveles de glucosa en la sangre suban o bajen demasiado. También lo hace limitar la cantidad de carbohidratos que consume y evitar ciertos alimentos con mucha azúcar. Los carbohidratos son azúcares y almidones. Consumir muchos carbohidratos puede aumentar el nivel de glucosa en la sangre. Algunos expertos recomiendan limitar los carbohidratos de un 33 a un 40% del consumo total de calorías y dividir el resto entre proteínas (20%) y grasa (40%). Consumir más carbohidratos complejos (alimentos con una cantidad alta de almidón o fibra) en lugar de carbohidratos simples (alimentos con azúcar) puede ayudarla a controlar los niveles de glucosa en la sangre.

La cantidad de calorías que necesita diariamente durante el embarazo depende de su peso antes del embarazo, la etapa del embarazo en que se encuentra y su nivel de actividad. Es importante aumentar la cantidad recomendada de peso pero no subir demasiado. Aumentar demasiado de peso durante el embarazo puede ser particularmente problemático para una mujer con diabetes gestacional. El exceso de peso o subir de peso demasiado rápido puede hacer que el cuerpo reaccione en menor grado a la insulina y se dificulte mantener bajo control los niveles de glucosa en la sangre.

Un dietista puede ayudarla a planear sus comidas para asegurarse de que reciba las cantidades recomendadas de nutrientes. Le pedirán llevar un registro de lo que come. Es posible que se hagan algunos cambios a su dieta para regular mejor la glucosa o cumplir con las necesidades de crecimiento del bebé.

El ejercicio. El ejercicio es importante para todas las mujeres embarazadas, pero especialmente para las que padecen de diabetes. El ejercicio ayuda a mantener los niveles de glucosa dentro del límite normal. En general, se recomiendan 30 minutos de ejercicio moderado casi todos los días de la semana. Algunos ejemplos de ejercicio moderado son caminar vigorosamente, nadar o hacer ejercicio en una bicicleta estacionaria. Si nunca ha hecho ejercicio anteriormente, no debe comenzar un programa de ejercicio sin hablar sobre ello con su proveedor de atención médica.

Los medicamentos. La diabetes gestacional a menudo se puede controlar con dieta y ejercicios. Si la dieta y el ejercicio no son suficientes, se podrían usar medicamentos para controlar los niveles de glucosa en la sangre. Algunas mujeres pueden tomar medicamentos orales mientras que otras necesitan insulina. La insulina es un medicamento que se inyecta. Su proveedor de atención médica o educador de la diabetes le enseñará a administrarse usted misma las inyecciones de insulina, si las necesita.

Si le recetan medicamentos, deberá seguir llevando un registro de los niveles de glucosa en la sangre de la manera recomendada por su proveedor de atención médica. Su proveedor de atención médica examinará su registro de glucosa para asegurarse de que el medicamento esté dando resultado. Debido a que el cuerpo se vuelve más resistente a la insulina a medida que evoluciona el embarazo, es probable que se hagan cambios en los medicamentos para ayudar a mantener los niveles de glucosa en la sangre dentro del límite normal.

Se considera que la insulina es un medicamento muy seguro durante el embarazo ya que no pasa por la *placenta*. La mayoría de los medicamentos orales para la diabetes también se consideran seguros, aunque algunas pruebas indican que estos pasan por la placenta. No se han observado efectos a corto plazo en los bebés, pero los efectos a largo plazo no se han estudiado aún.

Pruebas o exámenes especiales

Si tiene diabetes durante su embarazo, es posible que necesite hacerse ciertas pruebas o exámenes especiales para examinar el bienestar del bebé. Estas pruebas o exámenes le permiten al proveedor de atención médica detectar posibles problemas y tomar medidas para tratarlos. Estos pueden consistir en el recuento de movimientos fetales (que a veces se le llama "recuento de patadas"), el *examen en reposo*, el *perfil biofísico* y la *evaluación por monitor con contracciones*. Estos exámenes se explican con más detalle en el Capítulo 26, "Evaluaciones para examinar el bienestar fetal". También se podría llevar un control del desarrollo de su bebé y del nivel de líquido amniótico alrededor del bebé durante su embarazo con el *examen por ecografía (ultrasonido)*.

Trabajo de parto y parto

La mayoría de las mujeres con diabetes gestacional pueden tener un parto vaginal, pero para evitar problemas en el parto, tienen una mayor probabilidad de tener un parto por cesárea que las mujeres sin diabetes. El trabajo de parto también se podría inducir (provocar con medicamentos u otros métodos) antes de la fecha prevista del parto.

Cuidado después del embarazo

La diabetes gestacional no es un problema que solo ocurre durante el embarazo. Esta enfermedad aumenta en gran medida su riesgo de padecer de diabetes después de que tenga el bebé. Un tercio de las mujeres que han tenido diabetes gestacional padecerán de diabetes, o una forma más leve denominada resistencia a la glucosa, después de dar a luz. Dentro de un plazo de 25 años de la fecha del parto, cerca de la mitad de las mujeres que tuvieron diabetes gestacional tendrán diabetes. Los hijos de las mujeres que han tenido diabetes gestacional pueden corren el riesgo de tener sobrepeso o ser obesos durante la niñez. El riesgo de padecer de diabetes también es mayor en ellos.

Si ha tenido diabetes gestacional, debe hacerse periódicamente pruebas de detección de diabetes después del embarazo. Debe hacerse una prueba de diabetes entre las semanas 6–12 después del parto. Si los resultados de la prueba de glucosa después del parto son normales, deberá volver a hacerse pruebas de diabetes cada tres años. Asegúrese de decirles a todos sus proveedores de atención médica que ha tenido diabetes gestacional para que pueda seguir haciéndose las pruebas programadas regularmente. También se deberán hacer pruebas en su bebé durante la niñez para detectar resistencia a la insulina y otros factores de riesgo para la diabetes, como la obesidad.

Amamantar a su bebé es la forma más saludable de alimentarlo. También puede ayudarla a bajar de peso después del parto. A medida que el niño va creciendo, es útil llevar un estilo de vida saludable para prevenir la diabetes. Mantener un peso saludable, llevar una dieta balanceada y mantenerse físicamente activa pueden reducir su riesgo de padecer de diabetes en el futuro.

Diabetes mellitus pregestacional

Si padece de diabetes mellitus de tipo 1 o tipo 2 antes de quedar embarazada, se considera que tiene diabetes mellitus pregestacional. Aproximadamente 1 de cada 100 mujeres embarazadas padece de esta enfermedad.

Riesgos para el embarazo

Las mujeres cuya diabetes pregestacional no está bien controlada corren el riesgo de presentar varias complicaciones en el embarazo. Sin embargo, el riesgo de desarrollar las siguientes complicaciones se puede reducir considerablemente si la mujer controla los niveles de azúcar en la sangre antes y durante el embarazo:

- *Defectos congénitos:* Cuando están elevados los niveles de glucosa en la sangre en las primeras etapas del embarazo, aumenta el riesgo de defectos congénitos, casi siempre en los que se ven afectados el corazón, el cerebro y el esqueleto.

- *Aborto natural* y nacimiento de un niño muerto: El aborto natural y el nacimiento de un niño muerto son sucesos que ocurren con más frecuencia en las mujeres embarazadas con diabetes que no está bien controlada.

- *Hidramnios*: Hidramnios es un problema médico que ocurre cuando hay demasiado *líquido amniótico* en el *saco amniótico* que rodea al bebé. Puede provocar trabajo de parto y parto *prematuros*.

- Preeclampsia

- Macrosomía

- *Síndrome de dificultad respiratoria:* Este síndrome puede causarle problemas respiratorios al bebé después de nacer. El riesgo de que ocurra el síndrome de dificultad respiratoria es mayor en los bebés de madres que padecen de diabetes.

Atención antes de la concepción

Si padece de diabetes y está planeando quedar embarazada, es importante que acuda a su proveedor de atención médica para una visita *antes de la concepción*. Se recomienda controlar los niveles de glucosa en la sangre antes de que quede embarazada (si aún no lo están). Es importante estabilizar el nivel de glucosa, ya que algunos defectos congénitos que se producen debido a niveles elevados de glucosa ocurren cuando los órganos del bebé se están formando en las primeras 8 semanas de embarazo, antes de enterarse de que está embarazada. Controlar los niveles de glucosa puede requerir cambiar sus medicamentos, su alimentación y su programa de ejercicios.

Además de normalizar los niveles de glucosa, la atención antes de la concepción también le permite hacer lo siguiente:

- Recibir tratamiento para los problemas médicos que pueda tener a causa de la diabetes, como presión arterial alta, enfermedades del corazón, *enfermedades de los riñones* y problemas de la vista.

- Aprender cómo bajar de peso antes del embarazo, si fuera necesario, alimentándose bien y haciendo ejercicio.

- Comenzar a tomar multivitaminas o suplementos vitamínicos prenatales que contengan por lo menos 400 microgramos de ácido fólico para ayudar a prevenir los defectos del tubo neural.

Tratamiento de la diabetes durante el embarazo

Controlar la diabetes mientras está embarazada es vital. Puede controlar los niveles de glucosa con una combinación de alimentación saludable, ejercicio y los medicamentos indicados por su proveedor de atención médica.

Las mujeres con diabetes necesitan acudir a sus proveedores de atención médica más a menudo que otras mujeres embarazadas. Su proveedor de atención médica programará visitas prenatales frecuentes para examinar los niveles de glucosa y hacer otros exámenes.

El control de los niveles de glucosa. Muchas mujeres con diabetes que nunca han estado embarazadas se sorprenden del nivel tan bajo de glucosa en la sangre que se recomienda durante el embarazo. Su proveedor de atención médica probablemente le recomendará que se examine el nivel de glucosa en la sangre varias veces al día para asegurarse de que se encuentre dentro de los límites normales. Escriba en un registro los niveles de glucosa y la hora del día y muéstrele este registro a su proveedor de atención médica en todas las visitas prenatales.

Se puede hacer un análisis de sangre que mide la hemoglobina A_{1c} (glucohemoglobina) para dar seguimiento a su progreso. El resultado de esta prueba proporciona un cálculo del grado de control del nivel de glucosa en la sangre en las cuatro a seis semanas anteriores. El valor de la hemoglobina A_{1c} no debe ser superior al 6%.

Tenga en cuenta de que aunque se examine rigurosamente la glucosa en la sangre, las mujeres que padecen de diabetes tienen una mayor probabilidad de tener niveles bajos de glucosa, denominado hipoglucemia, cuando están embarazadas. La hipoglucemia puede ocurrir si no consume suficientes alimentos, omite una comida, no come a la hora adecuada del día o hace demasiado ejercicio. Las señales y los síntomas de hipoglucemia son los siguientes:

- Mareos
- Temblores
- Hambre repentina
- Sudor
- Debilidad

Si cree que está presentando síntomas de hipoglucemia, examínese el nivel de glucosa en la sangre de inmediato. Si se encuentra debajo de 60 mg/dL, coma o beba algo, como un vaso de leche, unas galletas de soda o tabletas especiales de glucosa. Asegúrese de que los miembros de su familia sepan lo que deben darle también. Si presenta valores bajos de glucosa repetidas veces, su cuidador podría recetarle una pluma de glucagón. Esta pluma le permite inyectarse glucagón, una sustancia que hace que se libere glucosa en la sangre.

El nivel de glucosa en la sangre también puede subir demasiado alto a pesar del tratamiento, lo que se llama hiperglucemia. Cuando el nivel de glucosa está demasiado alto, el organismo puede producir unas sustancias que se llaman cetonas que pueden ser perjudiciales para su bebé. Puede ocurrir hiperglucemia si no usa o no toma el medicamento a las horas recomendadas, come más comida de lo habitual o come en un horario irregular, está enferma o está menos activa de lo normal. Si tiene hiperglucemia, hable con su proveedor de atención médica. Es posible que necesite cambiar su alimentación, rutina de ejercicios o los medicamentos.

La alimentación saludable. Llevar una dieta saludable y bien balanceada es una parte vital de cualquier embarazo, ya que su bebé depende de los alimentos que usted consume para su desarrollo y nutrición. En las mujeres que padecen de diabetes, la alimentación es aún más importante. No alimentarse adecuadamente puede producir niveles de glucosa demasiado altos o demasiado bajos. Su proveedor de atención médica podría recomendarle acudir a un dietista o educador de la diabetes para que la ayuden a planear sus comidas. En la mayoría de los casos, el plan de comidas consiste en comer varias comidas y bocadillos (meriendas) pequeñas durante el día y antes de acostarse por la noche.

El ejercicio. Otra parte vital de un embarazo saludable es el ejercicio. El ejercicio ayuda a mantener normalizados los niveles de glucosa y ofrece muchos otros beneficios, por ejemplo, controla el peso, aumenta la energía, la ayuda a dormir mejor y reduce los dolores de espalda, el estreñimiento y la distención abdominal. Colabore con su proveedor de atención médica para decidir el tipo y la cantidad de ejercicio que son adecuados para usted. Es beneficioso tratar de hacer por lo menos 30 minutos de ejercicio casi todos los días de la semana.

Los medicamentos. Si usaba insulina antes del embarazo para controlar la diabetes, la dosis de insulina generalmente aumentará mientras está embarazada. Puede usar insulina sin riesgo durante el embarazo. La insulina no causa defectos congénitos. Si usó una bomba de insulina antes de quedar embarazada, probablemente la seguirá usando. A veces, sin embargo, es posible que necesite cambiar a inyecciones de insulina. Si generalmente trata la diabetes con medicamentos orales, su proveedor de atención médica podría recomendar cambiar la dosis o indicarle usar insulina mientras está embarazada.

Pruebas o exámenes especiales

A medida que progresa su embarazo, es posible que su proveedor de atención médica ordene algunas pruebas o exámenes especiales para determinar el tamaño y el bienestar del bebé. Estas pruebas o exámenes le permiten al proveedor de atención médica detectar posibles problemas y tomar medidas para tratarlos. Consulte el Capítulo 26, "Evaluaciones para examinar el bienestar fetal", si desea obtener más información sobre estas evaluaciones especiales.

Trabajo de parto y parto

Su proveedor de atención médica hablará con usted sobre la fecha del parto. Es posible que el trabajo de parto ocurra naturalmente. Si surgen problemas con el embarazo, el trabajo de parto se podría inducir (provocar mediante medicamentos u otros métodos) antes de la fecha prevista del parto. Si el bebé es muy grande, es posible que deba dar a luz mediante un parto por cesárea.

Mientras se encuentre en trabajo de parto, se le examinarán rigurosamente los niveles de glucosa (por lo general a cada hora inicialmente). Si fuera necesario, podría recibir insulina por *vía intravenosa*. Si usa una bomba de insulina, podrá usarla durante el trabajo de parto. Las mujeres que usan bombas de insulina deben colaborar con sus equipos médicos durante el trabajo de parto para llevar un control de los niveles de glucosa y ajustar las configuraciones de la bomba.

Cuidado después del embarazo

Los expertos hacen hincapié en que las mujeres con diabetes amamanten a sus bebés. La lactancia materna le da al bebé la mejor nutrición para mantenerse sano, y es buena para la madre también. Al amamantar, las nuevas madres pierden el peso adicional que quizás hayan adquirido durante el embarazo. Además, permite que el útero regrese más rápidamente al tamaño que tenía antes del embarazo.

Si amamanta al bebé, necesitará consumir más calorías todos los días. Hable con su proveedor de atención médica sobre la cantidad y los tipos de alimentos que pueden darle esas calorías adicionales. Comer bocadillos o meriendas pequeñas durante el día puede ser útil.

Deberá examinarse el nivel de glucosa en la sangre rigurosamente después del parto. Esto es vital para determinar sus necesidades continuas de medicamentos o decidir la mejor dosis de los medicamentos. La mayoría de las mujeres que usaban insulina antes del embarazo deben poder usar las dosis de insulinas previas al embarazo al poco tiempo de dar a luz.

Antes de que usted y su pareja comiencen a tener relaciones sexuales otra vez, es importante seleccionar un método anticonceptivo para evitar un embarazo involuntario. Hable con su proveedor de atención médica—preferiblemente antes de tener su bebé—sobre el método anticonceptivo que planea usar después de que nazca el bebé. También debe dialogar sobre la cantidad de tiempo que desea que transcurra entre cada embarazo.

RECURSOS INFORMATIVOS

Los siguientes recursos aportan más información sobre la diabetes gestacional y la diabetes pregestacional:

Gestational Diabetes: Resource Overview (Diabetes gestacional: Resumen de fuentes informativas)
The American College of Obstetricians and Gynecologists (El Colegio Americano de Obstetras y Ginecólogos, ACOG)
http://www.acog.org/Womens-Health/Gestational-Diabetes
Ofrece una lista de artículos del ACOG y recursos educativos para las pacientes sobre la diabetes gestacional.

Pregnancy for Women With Diabetes (Vivir con diabetes: Embarazadas)
http://www.diabetes.org/es/vivir-con-diabetes/complicaciones/embarazadas/
American Diabetes Association
1701 North Beauregard Street
Alexandria, VA 22311
Teléfono: 800-DIABETES (800-342-2383)
Sitio principal en Internet con información sobre la diabetes; ofrece datos básicos además de información sobre la diabetes pregestacional y la diabetes gestacional.

What I Need to Know About Preparing for Pregnancy if I Have Diabetes (sobre cómo prepararse para un embarazo si padece de diabetes)
National Diabetes Information Clearinghouse/National Institute of Diabetes and Digestive and Kidney Diseases
http://diabetes.niddk.nih.gov/dm/pubs/pregnancy/
Información antes de la concepción para las mujeres con diabetes preexistente.

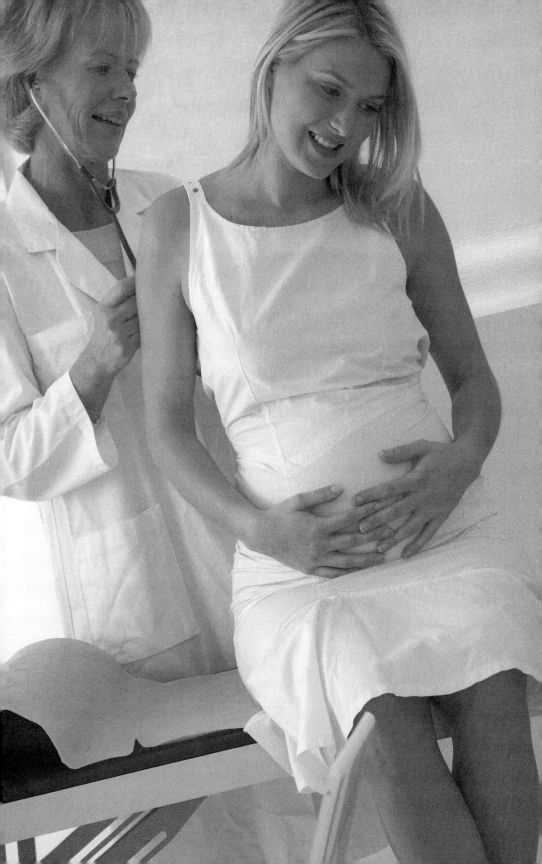

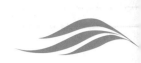

Capítulo 24

Otros problemas médicos crónicos

El embarazo exige mucho de su cuerpo. En las mujeres con problemas médicos, el embarazo puede cambiar la manera en que se trata su afección. La mayoría de las mujeres con problemas médicos pueden tener bebés sanos. Simplemente requieren cuidado especial y más esfuerzo para lograrlo. Las mujeres con algunos problemas médicos pueden necesitar un control más estrecho durante el embarazo para evitar que surjan problemas tanto para ellas como para sus bebés.

Si tiene un problema médico, es posible que necesite realizarse pruebas adicionales, acudir a su proveedor de atención médica con más frecuencia o recibir tratamiento especial. Es posible que pueda controlar su problema médico desde su casa; en otros casos, la podrían tener que hospitalizar durante parte de su embarazo.

A menudo, un equipo de proveedores de atención médica colaborará para asegurarse de que tanto usted como su bebé reciban la atención que necesitan. Su proveedor de atención médica puede recomendarle que acuda a un *subespecialista en medicina maternofetal*, un médico con capacitación especial en la atención de mujeres embarazadas con problemas médicos.

Enfermedades del corazón

Si tiene un historial de enfermedades cardíacas, un soplo del corazón o fiebre reumática, debe hablar con su proveedor de atención médica antes de tratar de quedar embarazada. El riesgo de que surjan problemas durante el embarazo depende del tipo de defecto cardíaco y la gravedad del mismo. Una mujer con una enfermedad congénita cardíaca (que estaba presente al nacer) corre un riesgo mayor de tener un bebé con algún tipo de defecto cardíaco. Puede que sea necesario hacer algunos exámenes o pruebas para determinar si su bebé tiene un defecto congénito del corazón.

El embarazo produce cambios importantes en el sistema circulatorio. El volumen de sangre (la cantidad de sangre en el cuerpo) aumenta en un 40 a 50%. Este aumento en la cantidad de sangre obliga al corazón a esforzarse más. Antes de que quede embarazada, se recomienda que acuda a su cardiólogo o a un subespecialista maternofetal para hablar sobre cómo su problema médico específico puede afectarle el corazón durante el embarazo. En algunos casos, es posible que no se recomiende quedar embarazada. En otros casos, podría intentarlo siempre y cuando observe ciertas pautas y acuda con frecuencia a su proveedor de atención médica.

Es importante saber que algunos medicamentos que son seguros antes del embarazo no se deben usar cuando quede embarazada ya que pueden ser perjudiciales para su bebé. Si tiene una enfermedad cardíaca y necesita tomar medicamentos durante el embarazo, su médico podría cambiar el medicamento a otro que se considere más seguro.

Enfermedades de los riñones

Durante el embarazo, los **riñones** se esfuerzan casi un 50% más. Los riñones no solo tienen que filtrar los productos de desecho que produce su cuerpo, sino también los del bebé. Debido a esta carga mayor, los riñones deben funcionar eficazmente durante el embarazo. Si los riñones no funcionan bien, pueden surgir problemas médicos graves que pueden afectar tanto a la mujer como al bebé:

- *Aborto natural*
- *Hipertensión (presión arterial alta)*
- *Preeclampsia*
- Parto *prematuro*

Además de estas complicaciones, el embarazo también puede empeorar cualquier daño existente en los riñones de la mujer. Eso puede afectar considerablemente su calidad de vida futura y sus expectativas de vida.

Las *enfermedades de los riñones* pueden ser leves, moderadas o graves. Si tiene una enfermedad leve de los riñones, es posible que pueda tener un embarazo saludable. No obstante, se recomienda encarecidamente que acuda a un subespecialista en medicina maternofetal o un especialista en los riñones para la *atención antes de la concepción*. Estos especialistas evaluarán su problema médico y le explicarán los riesgos que el embarazo impone en la salud. También pueden examinar sus medicamentos y sugerir sustituciones, si fuera posible, si toma medicamentos que se sabe que son perjudiciales para un bebé en desarrollo. Por ejemplo, se debe suspender el uso de los bloqueadores del receptor de la angiotensina II y los inhibidores de la enzima convertidora de la angiotensina antes del embarazo o tan pronto como sea posible después de que se confirme el embarazo. Durante el transcurso de su embarazo, sus proveedores de atención médica darán seguimiento estrecho al funcionamiento de los riñones. También se podrían hacer pruebas o exámenes del bienestar fetal posteriormente en el embarazo.

Si tiene una enfermedad de los riñones moderada o grave, podría tener dificultad para quedar embarazada o para sostener un embarazo. Si queda embarazada, el riesgo de que ocurran complicaciones graves es mayor. Además, aumenta la probabilidad de que los riñones se lesionen a largo plazo.

Asma

El asma es un problema médico común que afecta aproximadamente al 5% de los embarazos. En algunas mujeres, los síntomas del asma no cambian o incluso

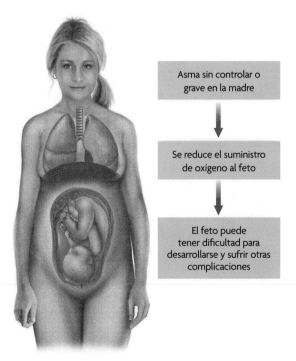

Asma sin controlar o grave en la madre

Se reduce el suministro de oxígeno al feto

El feto puede tener dificultad para desarrollarse y sufrir otras complicaciones

El asma durante el embarazo. Si tiene episodios de asma durante el embarazo, puede reducir el suministro de oxígeno que le llega a su bebé.

mejoran durante el embarazo. No obstante, para un tercio de las mujeres embarazadas, empeoran los síntomas del asma. Durante un episodio de asma, disminuye la cantidad de **oxígeno** en la sangre. En una mujer embarazada, esto también disminuye la cantidad de oxígeno que recibe el bebé a través de la **placenta**. Cuando los síntomas del asma son graves y no se han controlado, puede aumentar el riesgo de que ocurran ciertas complicaciones en el embarazo, como preeclampsia, **restricción del crecimiento fetal**, necesidad de tener un **parto por cesárea**, parto prematuro y riesgos para la salud de la madre. Por estos motivos, es vital controlar los síntomas del asma durante el embarazo.

Si tiene un historial de asma, su proveedor de atención médica evaluará su situación médica actual y hará exámenes para determinar el funcionamiento de los pulmones. Si ha estado embarazada antes, la manera en que el asma afectó sus embarazos previos puede indicar cómo el asma afectará su embarazo actual. Con esta información, usted y su proveedor de atención médica crearán un plan de tratamiento que deberá seguir durante el transcurso del embarazo. Los planes de tratamiento para el asma consisten en los siguientes pasos:

- Acudir a su proveedor de atención médica para controlar el funcionamiento de los pulmones

- Evitar o controlar los desencadenantes del asma

- Tomar o usar los medicamentos de la manera recomendada por su proveedor de atención médica

Si tiene asma leve y solo tiene episodios ocasionales, es posible que no necesite recibir medicamentos para el asma durante el embarazo. Si tiene episodios más frecuentes y sus síntomas son más graves, se podrían recomendar ciertos medicamentos (consulte el cuadro "Tratamiento médico del asma durante el embarazo"). Los tipos y las dosis de los medicamentos se deben individualizar a su situación particular. Colaborar estrechamente con su proveedor de atención médica para controlar el funcionamiento de los pulmones le puede dar una mejor idea de la medida en que funcionarán sus medicamentos. Si tiene asma moderada o grave, sus síntomas no están bien controlados, o si tuvo un episodio grave de asma hace poco, se podría dar seguimiento estrecho al desarrollo y bienestar de su bebé.

La mayoría de los medicamentos para el asma no han demostrado ser perjudiciales para un bebé en desarrollo. Los medicamentos inhalados, como el albuterol y los corticoesteroides inhalados, son los medicamentos preferidos para usarse durante el embarazo. Dado que se necesitan usar dosis más bajas de esos medicamentos para controlar los síntomas, una cantidad menor del medicamento llega al bebé.

Tratamiento médico del asma durante el embarazo

Asma leve intermitente
- Ningún medicamento diario, albuterol según sea necesario

Asma leve persistente
- Preferido: Dosis baja de un corticoesteroide inhalado
- Alternativo: Cromolín, antagonista del receptor de leucotrieno o teofilina

Asma moderada persistente
- Preferido: Dosis baja de un corticoesteroide inhalado y salmeterol o dosis intermedias de un corticoesteroide inhalado o (si fuera necesario) dosis intermedia de un corticoesteroide inhalado y salmeterol
- Alternativo: Dosis baja o (si fuera necesario) dosis intermedia de un corticoesteroide inhalado y un antagonista del receptor de leucotrieno o teofilina

Asma grave persistente
- Preferido: Dosis alta de un corticoesteroide inhalado y salmeterol y (si fuera necesario) un corticoesteroide oral
- Alternativo: Dosis alta de un corticoesteroide inhalado y teofilina y un corticoesteroide oral si fuera necesario

Enfermedad de la tiroides

Algunos trastornos causan que la glándula tiroidea del cuerpo libere una cantidad excesiva o insuficiente de la *hormona tiroidea*. *Hipotiroidismo* significa que la tiroides no está tan activa como debe. *Hipertiroidismo* significa que la tiroides está demasiado activa. Cualquiera de estos dos problemas médicos puede perjudicarlos a usted o a su bebé durante el embarazo. Con tratamiento, sin embargo, la mayoría de las mujeres embarazadas con enfermedades de la tiroides pueden tener bebés sanos. No obstante, la probabilidad de que surjan problemas durante el embarazo es mayor cuando no se tratan ni controlan estas enfermedades.

El hipertiroidismo sin controlar está asociado con un mayor riesgo de parto prematuro, preeclampsia e insuficiencia cardíaca. Estas complicaciones pueden hacer que sea necesario que el bebé nazca antes de tiempo, lo cual aumenta el riesgo de que ocurran problemas graves de salud en el bebé. Las madres con hipotiroidismo tienen una mayor tendencia a tener sangrado excesivo después del parto. El hipotiroidismo sin controlar puede dar lugar a un problema médico raro que se llama mixedema. El mixedema puede causar un estado de coma y en algunos casos puede ser potencialmente mortal. El hipotiroidismo grave también está asociado con un problema médico que se llama mixedema infantil. Esta enfermedad puede causar enanismo, discapacidades intelectuales y otros problemas médicos graves.

Si tiene hipertiroidismo, generalmente se recetan medicamentos (p. ej., metimazol, propiltiouracilo) para mantener el nivel de la hormona tiroidea dentro de un límite normal. Para reducir a un mínimo la exposición del bebé al medicamento, se usa la dosis más baja posible del medicamento. Si tiene hipotiroidismo, es muy probable que le receten tiroxina, un medicamento que actúa para aumentar los niveles de la hormona tiroidea en el cuerpo. Este tratamiento es el mismo que recibiría si no estuviera embarazada. En ambos casos, se harán análisis de sangre periódicamente para examinar el funcionamiento de la tiroides durante su embarazo y garantizar que funcione dentro de un límite normal. El yodo radioactivo, que a veces se usa para tratar el hipertiroidismo, no se puede usar durante el embarazo. Esto se debe a que puede ser perjudicial para la glándula tiroidea del feto y aumentar el riesgo de que ocurra hipotiroidismo en el bebé.

Algunas mujeres tienen un problema médico que se llama hipotiroidismo subclínico en el que el nivel de la hormona tiroidea es normal pero el nivel de tirotropina (la hormona estimulante de la tiroides) está elevado. En este

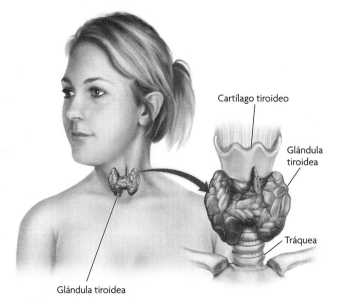

Cartílago tiroideo

Glándula tiroidea

Tráquea

Glándula tiroidea

Glándula tiroidea. La glándula tiroidea se encuentra en el cuello. Esta glándula libera la hormona de la tiroides. La hormona de la tiroides desempeña muchas funciones en el organismo, como mantener la frecuencia cardíaca y regular la temperatura del cuerpo.

momento, hay poca información sobre los riesgos del hipotiroidismo subclínico durante el embarazo o si el tratamiento es beneficioso.

Algunas mujeres que no tienen problemas con la tiroides durante el embarazo pueden desarrollar un problema médico de la tiroides que se llama tiroiditis de postparto después del nacimiento del bebé. A menudo, este problema es pasajero y los niveles hormonales se normalizan rápidamente. A veces, sin embargo, este problema médico puede producir hipotiroidismo a largo plazo que requiere tratamiento.

Las pruebas del funcionamiento de la glándula tiroidea no forman parte de la atención prenatal rutinaria. No obstante, si tiene un historial o síntomas de enfermedades de la tiroides y está considerando quedar embarazada o ya está embarazada, hable con su proveedor de atención médica para que este decida la mejor manera de evaluarla y tratar su embarazo.

Enfermedades digestivas

Si tiene una enfermedad digestiva que afecta la manera en que su cuerpo digiere el alimento, deberá colaborar estrechamente con su proveedor de atención médica durante su embarazo. Debe asegurarse de que usted y su bebé en desarrollo reciban una cantidad adecuada de las vitaminas y los *nutrientes* que son vitales para ambos y para lograr un embarazo sano.

Enfermedad inflamatoria del colon

La enfermedad inflamatoria del colon es un problema médico en el que ocurre una inflamación crónica en el sistema digestivo. Los investigadores creen que esta enfermedad es un *trastorno autoinmunitario* que se debe a un ataque mal dirigido del *sistema inmunitario* contra las bacterias normales que se encuentran en el sistema digestivo. Hay dos tipos de enfermedad inflamatoria del colon: 1) la enfermedad de Crohn y 2) la colitis ulcerosa. Ambas producen síntomas semejantes, como diarrea, dolor abdominal, fiebre y sangrado rectal. Al igual que ocurre con los síntomas de muchos otros trastornos autoinmunitarios, los síntomas de la enfermedad inflamatoria del colon aparecen y desaparecen. Una persona con una enfermedad inflamatoria del colon puede tener períodos de síntomas intensos (recrudecimientos) seguidos de períodos sin síntomas (remisiones) o síntomas leves.

Si tiene una enfermedad inflamatoria del colon, puede que le resulte difícil recibir los nutrientes que necesita de los alimentos que consume. Es posible que el cuerpo no absorba suficientes proteína, vitaminas o calorías. También podría tener algún daño intestinal. Antes de quedar embarazada, es importante que acuda a su proveedor de atención médica para hablar sobre su padecimiento y cómo se debe tratar durante su embarazo. Le recomendarán tratar de quedar embarazada cuando no esté pasando por un recrudecimiento de síntomas. Usted y su proveedor de atención médica deben hablar sobre los medicamentos que toma y si debe seguir usando los mismos medicamentos mientras esté embarazada. Es útil también consultar con un nutricionista o dietista.

Síndrome del colon irritable

El síndrome del colon irritable afecta principalmente a las mujeres entre los 30 y 50 años. En algunas personas, este síndrome solo causa molestias leves. En otras, los síntomas pueden ser intensos. No se sabe con exactitud qué causa el síndrome del colon irritable. Los síntomas pueden consistir en cólicos, distención abdominal y episodios de diarrea que se alternan con episodios de estreñimiento.

El estrés, consumir comidas grandes o viajar puede provocar estos síntomas. Ciertos medicamentos o alimentos también pueden hacer que los síntomas empeoren. Cuando esté embarazada, deberá estar más consciente de los desencadenantes que provocan sus síntomas. De esta manera podrá lidiar mejor con los cambios del cuerpo que ocurrirán durante el transcurso de su embarazo.

Aunque no hay una cura para el síndrome del colon irritable, esta enfermedad puede tratarse para reducir los síntomas. Su proveedor de atención médica o dietista podrían recomendarle hacer cambios en su alimentación, como consumir más fibra o comer comidas más pequeñas con mayor frecuencia para tratar mejor los síntomas. También se pueden usar algunos medicamentos para aliviar los síntomas.

Enfermedad celíaca

Las personas que padecen de la enfermedad celíaca no pueden tolerar el gluten, una proteína que se encuentra naturalmente en el trigo, el centeno y la cebada. También se agrega a ciertos alimentos. Cuando se consume gluten, el sistema inmunitario reacciona lesionando el revestimiento del intestino delgado. Debido a este daño, no se absorben bien los nutrientes. Los síntomas de la enfermedad celíaca varían. Algunas personas no presentan síntomas. Otras pueden tener diarrea, estreñimiento, agotamiento o dolor y distención abdominal. Si no se controla esta enfermedad, pueden ocurrir problemas médicos graves y se podría afectar su capacidad para quedar embarazada. Algunos estudios también han identificado una relación entre la enfermedad celíaca sin controlar con una mayor tendencia a abortos naturales en repetidas ocasiones.

Es completamente posible tener un embarazo saludable si padece de la enfermedad celíaca. La clave es mantener una dieta sin gluten antes, durante y después del embarazo. Es buena idea examinar su dieta sin gluten con su proveedor de atención médica y un dietista para asegurarse de que les proporcionen a usted y al bebé suficientes nutrientes para desarrollarse y mantenerse sanos. Es posible que deba ajustar su dieta si no está aumentando de peso suficiente o si desarrolla complicaciones, como **anemia**.

Otras enfermedades autoinmunitarias

Se llaman enfermedades autoinmunitarias a aquellas que se producen debido al ataque errado del sistema inmunitario contra los propios tejidos del cuerpo. No se entiende bien qué hace que el sistema inmunitario ataque de repente, pero se cree que algunas enfermedades autoinmunitarias son hereditarias (se pasan a través de los genes de una persona), por lo menos en parte. Aunque no se pueden curar estos trastornos, es posible tratarlos. El embarazo produce ciertos efectos en la manera que evolucionan muchas enfermedades autoinmunitarias. En algunas de ellas, el embarazo puede aumentar las señales y los síntomas asociados con la enfermedad y causar ciertas complicaciones. En otras, el embarazo puede en efecto reducir la gravedad de los síntomas. Si tiene un trastorno autoinmunitario, se recomienda que usted, su proveedor de atención médica prenatal y los otros profesionales médicos que colaboren en equipo mantengan adecuadamente controlado su problema médico para mejorar la probabilidad de que tenga un embarazo saludable.

Síndrome antifosfolípido

El **síndrome antifosfolípido** se produce debido a la presencia de ciertos **anticuerpos** que atacan las sustancias que se llaman fosfolípidos. Los fosfolípidos se encuentran en las membranas de las **células**. Cuando estos anticuerpos se unen a los fosfolípidos, las células se afectan adversamente y se pueden producir coágulos de sangre en los vasos sanguíneos del cuerpo. Un lugar común donde se desarrollan los coágulos de sangre es en las venas profundas de la parte inferior de las piernas, un estado que lleva el nombre de **trombosis venosa profunda**. Si una porción de un coágulo se desprende y traslada por los vasos sanguíneos hacia los pulmones, se puede producir una situación muy grave. Este problema médico, que se denomina embolia pulmonar, puede ser mortal. También se pueden formar coágulos de sangre en algunos órganos, como en los riñones, los ojos o el cerebro, y dar lugar a enfermedades de los riñones, problemas de la vista, ataque cardíaco y derrame cerebral. Durante el embarazo, el síndrome antifosfolípido puede afectarlos gravemente a usted y a su bebé, y causar un aborto natural, preeclampsia, problemas de desarrollo fetal y parto prematuro.

El síndrome antifosfolípido ocurre con mayor frecuencia en las mujeres que padecen de otros trastornos, como *lupus* y artritis reumatoide. En las mujeres que han tenido trombosis venosa profunda de origen desconocido, un coágulo de sangre durante el embarazo, un ataque cardíaco o un derrame cerebral, o abortos naturales de origen desconocido, se les hace la prueba de detección del síndrome antifosfolípido.

Si tiene el síndrome antifosfolípido y está embarazada, recibirá cuidado especial durante su embarazo. A partir del tercer trimestre, se harán pruebas o exámenes especiales del bienestar fetal o un *examen por ecografía (ultrasonido)* en serie para controlar el desarrollo del bebé. Su historial de coágulos de sangre determinará si podría tener que tomar un medicamento que se llama heparina, a veces junto con dosis bajas de aspirina. La heparina y la aspirina son medicamentos que contribuyen a prevenir la formación anormal de coágulos de sangre. Es posible que deba seguir tomando los medicamentos por varias semanas después de que nazca su bebé.

Lupus

El lupus es un trastorno autoinmunitario que afecta varias partes del cuerpo, como la piel, las articulaciones, los vasos sanguíneos y algunos órganos, como los riñones o el cerebro. Esta enfermedad está asociada con un mayor riesgo de aborto natural y el nacimiento de un niño muerto. El riesgo de preeclampsia, parto prematuro y problemas del desarrollo fetal también aumenta. Las mujeres con lupus, especialmente aquellas con anticuerpos antifosfolípidos, tienen una mayor tendencia a presentar trombosis venosa profunda que las mujeres que no padecen esta enfermedad. El lupus también puede afectar al bebé después de nacer. Los bebés que nacen de mujeres con lupus pueden presentar síntomas de la enfermedad y estar más expuestos a tener ciertos problemas del corazón.

En la actualidad, más de la mitad de las mujeres con lupus tienen embarazos sin complicaciones. Una forma de mejorar las probabilidades de tener un embarazo saludable es asegurarse de que el lupus esté bajo control durante por lo menos 6 meses antes de tratar de quedar embarazada. Sin embargo, el embarazo de una mujer con lupus se considera de alto riesgo. Si tiene lupus, debe recibir atención de un subespecialista en medicina maternofetal o un especialista en medicina interna con experiencia en el tratamiento de lupus durante el embarazo. Deberá acudir a su proveedor de atención médica a menudo debido a que muchos problemas que pueden surgir durante el embarazo se pueden tratar más fácilmente si se detectan en sus primeras etapas. Es posible que se hagan ciertos exámenes o pruebas más adelante en el embarazo para examinar el desarrollo del bebé y llevar un control de su enfermedad. Podría tener que seguir tomando los medicamentos para tratar su enfermedad durante el embarazo. Su proveedor de atención médica examinará sus medicamentos y determinará si son aceptables, en términos de seguridad, durante su embarazo. En algunos casos, podría tener que tomar un medicamento diferente o ajustar la dosis.

Esclerosis múltiple

La esclerosis múltiple es una enfermedad que ataca al sistema nervioso central. Los síntomas de esta enfermedad son distintos para cada persona, pero casi siempre consisten en agotamiento extremo, problemas de la vista, pérdida del equilibrio y del control muscular, y rigidez. La persona puede tener recrudecimientos en que los síntomas empeoran y también tener períodos sin síntoma alguno.

Las mujeres con esclerosis múltiple pueden tener embarazos saludables. El embarazo no empeora la enfermedad y el bebé se desarrollará normalmente. De hecho, algunas mujeres notifican que sus síntomas mejoran cuando están embarazadas. Si tiene esclerosis múltiple, el mejor tratamiento es llevar un estilo de vida saludable con buena nutrición, ejercicios, reposo y atención prenatal. Sin embargo, los riesgos de que ocurran episodios de recrudecimiento en las semanas después del embarazo son mayores. Si ocurre uno de estos episodios durante el período de postparto, estos no parecen cambiar la evolución de la enfermedad ni empeoran su pronóstico.

Artritis reumatoide

La artritis reumatoide causa dolor e hinchazón en las articulaciones. También puede producir rigidez por la mañana y una sensación general de agotamiento y malestar. La artritis reumatoide puede recrudecer y después mejorar por un tiempo, o puede empeorar y lesionar las articulaciones. Durante el embarazo, la artritis reumatoide mejora en gran medida para muchas mujeres.

Con frecuencia se usan medicamentos antiinflamatorios para tratar esta enfermedad, que a su vez pueden causar complicaciones en las mujeres embarazadas. Asegúrese de que su proveedor de atención médica le diga cuáles medicamentos puede usar para aliviar el dolor mientras esté embarazada.

Algunos medicamentos que se usan para tratar la artritis reumatoide, como el metotrexato y la ciclofosfamida, se deben evitar durante el embarazo.

Trombofilias

Las personas que padecen de trombofilia tienden a formar coágulos de sangre con mucha facilidad debido a que tienen una cantidad excesiva o insuficiente de ciertas proteínas en la sangre. Muchas de estas enfermedades son hereditarias (se transfieren de los padres a los hijos en los genes). En algunos casos, los coágulos de sangre pueden dar lugar a problemas graves, como una embolia pulmonar, un derrame cerebral y ataques cardíacos.

Algunas de estas enfermedades se conocen por el nombre del gen defectuoso y si la persona tiene una copia defectuosa o dos copias defectuosas del gen. Por ejemplo, el **Factor V de Leiden** es una proteína que contribuye a la coagulación de la sangre. Si este factor no actúa correctamente, la sangre tiende a coagularse más fácilmente. El Factor V de Leiden heterocigoto quiere decir que la persona tiene un solo gen defectuoso para el Factor V de Leiden. El Factor V de Leiden homocigoto quiere decir que la persona tiene dos genes defectuosos para el Factor V de Leiden. La presencia de genes defectuosos en otros factores que pueden dar lugar a una trombofilia son, entre otros, los siguientes:

- Protrombina G20210A
- Deficiencia de proteína C
- Deficiencia de proteína S
- Deficiencia de la antitrombina

Las trombofilias se clasifican como de bajo riesgo y alto riesgo. La probabilidad de que se forme un coágulo sanguíneo en la trombofilia de bajo riesgo es pequeña. Las trombofilias de bajo riesgo consisten en el Factor V de Leiden heterocigoto, la protrombina G20210A heterocigota y las deficiencias de proteína C o proteína S. El riesgo de que se forme un coágulo sanguíneo en la trombofilia de alto riesgo es mayor. Las trombofilias de alto riesgo consisten en la deficiencia de la antitrombina, el estado de heterocigoto doble para la mutación de la protrombina G20210A y el Factor V de Leiden, el estado homocigoto del Factor V de Leiden y el estado homocigoto para la mutación de la protrombina G20210A.

La mayoría de las mujeres con una trombofilia tienen embarazos saludables. Sin embargo, podría haber una asociación entre las trombofilias y algunas complicaciones del embarazo, como aborto natural, **abrupción placentaria** y el **nacimiento de un niño muerto**. El riesgo de que ocurran estas complicaciones durante el embarazo depende del tipo de trombofilia que tenga, si alguna vez usted o un pariente cercano han tenido un coágulo de sangre y si toma un medicamento anticoagulante. Su proveedor de atención médica evaluará su historial individual para decidir si debe recibir tratamiento durante el embarazo y, de ser así, el tipo de medicamento y la dosis. Las mujeres con trombofilias de bajo riesgo podrían solo precisar un control estrecho durante el embarazo. Las mujeres con trombofilias de alto riesgo, un historial personal o familiar de coágulos de sangre, o ambos, pueden tener que tomar medicamentos durante el embarazo. El tratamiento con medicamentos puede tener que continuar también después del embarazo. Los medicamentos anticoagulantes warfarina y heparina no se acumulan en la leche materna y los pueden usar las mujeres que amamantan.

Si nunca le han diagnosticado una trombofilia pero tiene un historial de coágulos de sangre, o si uno de sus padres o hermanos tiene una trombofilia, dígaselo a su proveedor de atención médica, preferiblemente antes de quedar embarazada. Es posible que le deban hacer algunas pruebas de detección de ciertas trombofilias. Aunque estas pruebas se pueden hacer mientras esté embarazada, las pruebas de detección se deben hacer cuando no esté embarazada.

Enfermedad de von Willebrand

La enfermedad de Von Willebrand es el trastorno hereditario de sangrado más común que afecta a las mujeres. Lo causa una deficiencia en el Factor de von Willebrand, una proteína que contribuye la coagulación de la sangre. La enfermedad de Von Willebrand es un trastorno hereditario que se transfiere de cualquiera de los dos padres a un hijo. El síntoma más común en las mujeres es sangrado intenso menstrual que ocurre en el primer período menstrual. Otros síntomas pueden consistir en sangrados nasales, sangrado de las encías y problemas de sangrado durante cirugías.

Hay varias situaciones inquietantes para una mujer embarazada con la enfermedad de von Willebrand. Esta enfermedad puede causar un aborto natural y *hemorragia* en el período de posparto. Se debe tener mucha precaución al administrar anestesia epidural o cefalorraquídea ya que la aguja que se usa para colocar estos tipos de anestesia puede causar hinchazón y moretones en la médula espinal. Además, debido a que la enfermedad de von Willebrand es un trastorno hereditario, el riesgo de que el bebé se vea afectado puede ser de hasta un 50%. Por este motivo, se deben evitar ciertos exámenes, como el examen con electrodos del cuero cabelludo fetal o muestreo del cuero cabelludo fetal, y se debe posponer la circuncisión hasta que se puedan hacer pruebas de detección de la enfermedad en el recién nacido. El parto instrumentado vaginal, que conlleva un riesgo mayor de traumatismo en el recién nacido, se debe evitar debido al posible riesgo de sangrado en el cerebro del bebé.

En muchas mujeres, el embarazo hace que aumenten los niveles del Factor de von Willebrand y el riesgo de sangrado es menor que cuando no estaban embarazadas. Los niveles del Factor de von Willebrand y de otras proteínas de coagulación de la sangre se medirán durante el embarazo, especialmente en las últimas etapas cuando se aproxima la fecha del parto. Su proveedor de atención médica podría consultar con un especialista en sangre para planificar la mejor manera de dar a luz al bebé con el menor riesgo de sangrado y hemorragia.

Trastornos convulsivos

La epilepsia y ciertos otros trastornos causan convulsiones. Los **trastornos convulsivos** pueden afectar el embarazo de varias maneras. Algunos de los efectos están relacionados con los medicamentos antiepilépticos. Otros se deben propiamente a la enfermedad. Algunas maneras en las que los trastornos convulsivos pueden afectar el embarazo son las siguientes:

- Riesgo mayor de defectos congénitos, más comúnmente labio leporino, hendidura del paladar, **defectos del tubo neural** y defectos del corazón. El aumento del riesgo de defectos congénitos puede estar relacionado con el trastorno propiamente o con los efectos de los medicamentos antiepilépticos.

- Lesiones y complicaciones a causa de las convulsiones, como lesiones por caídas, menor suministro de oxígeno al bebé durante una convulsión y parto prematuro.

- Aumento en la frecuencia de las convulsiones durante el embarazo, que ocurre en aproximadamente un tercio de las mujeres.

Es posible evitar muchos de estos efectos cuando se recibe buena atención médica antes y durante el embarazo.

Si tiene un trastorno convulsivo es vital prepararse para el embarazo. El uso de medicamentos antiepilépticos puede reducir los niveles de **ácido fólico** en el cuerpo. Niveles bajos de ácido fólico antes del embarazo y durante las primeras etapas del embarazo se han asociado con un mayor riesgo de tener un bebé con un defecto del tubo neural. Se puede reducir el riesgo de este problema tomando más ácido fólico antes y durante las primeras semanas del embarazo. Si está tomando un medicamento antiepiléptico y queda embarazada, se recomienda que reciba 4 mg de ácido fólico al día y que siga tomando esta cantidad durante el primer trimestre del embarazo. Esta cantidad de ácido fólico es 10 veces más alta que la cantidad recomendada a las mujeres que no toman medicamentos antiepilépticos. Para recibir esta cantidad adicional, debe tomar un suplemento con ácido fólico por separado además de una píldora de multivitamina (no píldoras adicionales de la multivitamina). Aunque no se ha probado que el tomar más ácido fólico puede prevenir defectos congénitos relacionados con los medicamentos, este tratamiento se considera seguro y puede ser beneficioso para las mujeres que toman un medicamento antiepiléptico.

Otra manera importante de prepararse para un embarazo es examinar sus medicamentos con su proveedor de atención médica. Durante el embarazo, es posible que cambien el tipo, la cantidad o el número de medicamentos antiepilépticos que toma. Preferiblemente, los cambios en los medicamentos se deben hacer antes del embarazo. De esta manera usted y su proveedor de atención médica pueden determinar los efectos de estos cambios sin poner en peligro al bebé. Los cambios que se hagan dependen de su situación individual:

- Si no ha tenido una convulsión en por lo menos dos años, es posible que pueda suspender gradualmente el medicamento.

- El tipo de medicamento podría cambiar. Algunos medicamentos antiepilépticos se consideran más seguros para el bebé que otros.

- Si toma más de un medicamento para controlar las convulsiones, le podrían recomendar tomar un solo medicamento. Tomar un solo medicamento puede reducir el riesgo de defectos congénitos. Podría también ocurrir menos interacciones entre medicamentos y una menor cantidad de efectos secundarios que si toma varios medicamentos.

Durante el embarazo, acudirá con frecuencia a su proveedor de atención médica. Se podrían hacer análisis de sangre periódicamente para asegurarse de que los niveles de los medicamentos se mantengan constantes. Niveles muy elevados pueden causar efectos secundarios. Niveles muy bajos pueden causar convulsiones. Tenga en cuenta que después de que tenga su bebé, los medicamentos se podrían tener que ajustar otra vez.

Padecer de un trastorno convulsivo no influye en la manera en que nacerá su bebé. Igual que con casi todas las mujeres, aquellas que padecen de un trastorno convulsivo pueden dar a luz vaginalmente a sus bebés a menos que surja un problema durante el trabajo de parto o el parto. En tales casos, podría ser necesario tener un parto por cesárea.

Enfermedades mentales

Millones de mujeres padecen de enfermedades mentales en Estados Unidos. Algunas enfermedades mentales son más comunes en las mujeres que en los hombres:

- *Depresión*
- Trastorno bipolar
- Esquizofrenia
- Trastornos de la ansiedad (trastorno del pánico, trastorno obsesivo–compulsivo y las fobias)
- Trastornos de la personalidad

Aunque la mayoría de las mujeres con una enfermedad mental pueden tener embarazos saludables, estas enfermedades pueden afectar el embarazo de varias maneras. Si padece de una enfermedad mental o ha tenido una anteriormente, asegúrese de decírselo a su proveedor de atención médica. El embarazo puede hacer que empeoren algunas enfermedades mentales. Puede también hacer que una enfermedad vuelva a ocurrir. Esto puede ser el resultado de cambios hormonales o estrés. Si una enfermedad mental no se trata, es posible que no pueda cuidarse adecuadamente. Por ejemplo, podría tener dificultad para alimentarse bien o descansar el tiempo necesario. También puede estar menos propensa a recibir atención prenatal periódicamente.

Su proveedor de atención prenatal necesita saber los medicamentos que toma para controlar su enfermedad mental. Algunos medicamentos son seguros durante el embarazo, mientras que otros pueden ser perjudiciales para un bebé en desarrollo. Si ya toma un medicamento, su proveedor de atención prenatal y el proveedor de atención de la salud mental le hablarán sobre si debe suspender ese medicamento mientras esté embarazada o si debe seguir tomándolo. Esta decisión se basa en varios factores, como la gravedad de su enfermedad, si ha vuelto a ocurrir y si presenta síntomas. Se podría recomendar usar un solo medicamento a una dosis más alta en lugar de usar múltiples medicamentos para el tratamiento de una enfermedad mental durante el embarazo. Usted y sus proveedores de atención médica deben decidir si el beneficio de usar un medicamento para controlar la enfermedad mental es mayor que los posibles riesgos. Si se suspende el medicamento, las terapias alternativas, como la psicoterapia, pueden ser una opción.

Algunas mujeres tendrán problemas de salud mental después del parto. Las mujeres con problemas preexistentes de salud mental tienen una probabilidad 20 veces mayor de ser ingresadas en un hospital debido a una enfermedad psiquiátrica al cabo de un mes de haber dado a luz, que durante los 2 años antes del parto. También están más propensas a tener *depresión después del parto*.

Las primeras semanas después de la llegada de un recién nacido son estresantes para cualquier madre nueva. Durante las primeras semanas, es importante recibir ayuda y apoyo para ayudarla a justarse a ser una nueva madre o la madre de más de un hijo.

Discapacidades físicas

En las mujeres con discapacidades físicas, el embarazo y el convertirse en madres pueden presentar desafíos especiales. Pero eso no quiere decir—ni debe decir—que no pueden ser madres. Son pocas, si las hubiera, las discapacidades físicas que limitan directamente la capacidad de una mujer para quedar embarazada.

Si tiene una discapacidad física, se recomienda que se reúna con su proveedor de atención médica antes de quedar embarazada. Recibir atención antes de la concepción ayudará a reducir la probabilidad de que surjan problemas médicos durante el embarazo. También se le podrían hacer ciertos exámenes o pruebas específicas para detectar problemas médicos que puedan afectar su embarazo. Si su discapacidad es un problema médico hereditario (es decir, se debe a un gen defectuoso que se transfirió de una generación a la próxima), es buena idea recibir asesoramiento genético.

Es necesario además recibir atención especial una vez que comience el embarazo. Su proveedor de atención prenatal podría colaborar estrechamente con su proveedor primario de atención médica o con otros especialistas. Dicho médico posiblemente sugiera sesiones de terapia ocupacional o física para ayudarla a lidiar mejor con la tensión que el embarazo le impone al cuerpo.

Antes del nacimiento del bebé, puede que necesite instalar o modificar un equipo especial en la casa para ayudarla a cuidar del bebé. Cuando salga del hospital, es posible que necesite atención de postparto a domicilio para usted y el bebé.

RECURSOS INFORMATIVOS

Hay organizaciones para muchos problemas médicos que proporcionan educación para los pacientes y abordan las situaciones especiales de los pacientes. Las siguientes organizaciones ofrecen información a las mujeres embarazadas sobre cómo el embarazo afecta la evolución del problema médico, ya sea que este afecta al bebé en desarrollo y el tratamiento del problema médico durante el embarazo:

American College of Allergy, Asthma, and Immunology (asociación para alergias, asma e inmunología)
www.acaai.org/allergies/who-has-allergies/pregnancy-allergies
85 West Algonquin Road, Suite 550
Arlington Heights, IL 60005
Teléfono: (847) 427-1200
Fax: (847) 427-1294
Correo electrónico: mail@acaai.org

American Heart Association (Asociación Americana del Corazón)
www.heart.org
7272 Greenville Ave.
Dallas, TX 75231
Teléfono: 1-800-AHA-USA-1

Arthritis Foundation (fundación para la artritis)
http://espanol.arthritis.org/espanol/?_ga=1.125308362.1904762052.1448464534
1330 W. Peachtree Street, Suite 100
Atlanta, GA 30309
Teléfono: 404-872-7100

Crohn's and Colitis Foundation of America (fundación para la enfermedad de Crohn y la colitis)
www.ccfa.org/resources/pregnancy-and-ibd.html
733 Third Avenue, Suite 510
New York, NY 10017
Teléfono: 800-932-2423
Correo electrónico: info@ccfa.org

Epilepsy Foundation (fundación para la epilepsia)
www.epilepsy.com/learn/gender-issues/women-and-epilepsy
8301 Professional Place
Landover, MD 20785
Teléfono: 800-332-1000
Fax: 301-577-2684

Irritable Bowel Syndrome Self Help and Support Group (ayuda y grupos de apoyo para el síndrome del colon irritable)
www.ibsgroup.org

24 Dixwell Avenue, #118
New Haven, CT 06511
Teléfono: 203-424-0660

Lupus Foundation of America (fundación para el lupus)
http://www.lupus.org/espanol
2000 L Street, N.W., Suite 410
Washington, DC 20036
Teléfono: 800-558-0121

National Alliance on Mental Illness (asociación para las enfermedades mentales)
http://espanol.nami.org/
3803 N. Fairfax Drive, Suite 100
Arlington, VA 22203
Teléfono: 703-524-7600
Fax: 703-524-9094
Línea de información: 800-950-NAMI (6264)

National Endocrine and Metabolic Diseases Information Service (servicio de información sobre enfermedades endócrinas y metabólicas)
www.endocrine.niddk.nih.gov/pubs/pregnancy/
6 Information Way
Bethesda, MD 20892–3569
Teléfono: 888-828-0904
TTY: 866-569-1162
Fax: 703-738-4929
Correo electrónico: endoandmeta@info.niddk.nih.gov

National Foundation for Celiac Awareness (NFCA) (fundación para la enfermedad celíaca)
www.celiaccentral.org
PO Box 544
Ambler, PA 19002-0544
Teléfono: 215-325-1306
Correo electrónico: info@celiaccentral.org

National Kidney Foundation (fundación para los riñones)
https://www.kidney.org/spanish
30 East 33rd Street
New York, NY 10016
Teléfono: (800) 622-9010
Correo electrónico: info@kidney.org

National Multiple Sclerosis Society (organización para la esclerosis múltiple)
www.nationalmssociety.org/Living-well-with-MS/Family-and-Relationships/pregnancy
733 Third Avenue, 3rd Floor
New York, NY 10017
Teléfono: 800-344-4867

Parte VI
Pruebas y exámenes

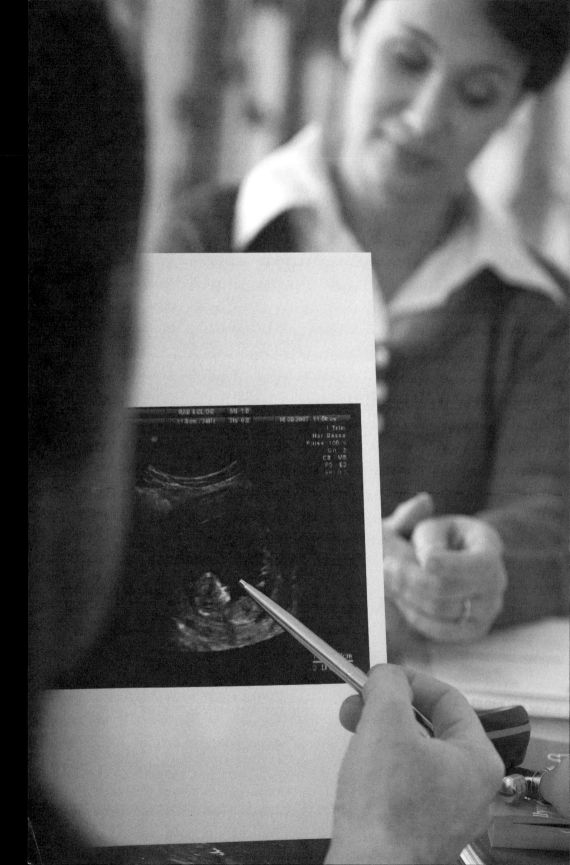

Capítulo 25

Pruebas de detección y de diagnóstico de trastornos genéticos

Casi todos los bebés nacen sanos, pero los futuros padres a menudo se preocupan por la posibilidad de que sus bebés nazcan con un problema médico o una discapacidad física. Un **defecto congénito** es un problema físico o una discapacidad intelectual que está presente cuando nace un bebé, aunque algunos defectos congénitos no se observan hasta que el niño es mayor. En Estados Unidos, aproximadamente 3 de cada 100 bebés nacen con un defecto congénito grave.

Muchos defectos congénitos se producen a causa de problemas con los **cromosomas** o los **genes** de una persona. Estos tipos de trastornos se llaman **trastornos genéticos**. Los trastornos pueden variar de leves, como el **daltonismo**, a graves, como algunas formas de **hemofilia** o la enfermedad de **Tay–Sachs**. Algunos trastornos genéticos no son perjudiciales y no requieren tratamientos especiales. En muchos trastornos genéticos, proporcionar tratamiento médico y atención especializada puede mejorar en gran medida la calidad de vida de un niño. Sin embargo, para otros trastornos genéticos, no hay un tratamiento eficaz. La Tabla 25-1 enumera algunos de los trastornos genéticos más comunes.

Hay muchas maneras de evaluar el riesgo de tener un hijo con ciertos trastornos. Estas evaluaciones se denominan **pruebas de detección**. Hay otras pruebas disponibles que pueden determinar con certeza si el bebé tiene problemas específicos. Estas se denominan **pruebas de diagnóstico**. A todas las mujeres embarazadas se les ofrecen pruebas de detección y de diagnóstico. No tiene que tener una edad específica ni un historial familiar de un trastorno para que se hagan estas pruebas.

La decisión de hacerse estas pruebas es personal. Algunas parejas prefieren no saber si corren algún riesgo o si el bebé tendrá un trastorno, mientras que otras desean saberlo de antemano. Saber de antemano les da tiempo a usted y su familia para obtener información sobre un trastorno en particular y hacer las gestiones para los cuidados que su hijo pueda necesitar. En una cantidad muy pequeña de trastornos, el problema médico se puede tratar durante el embarazo (con cirugía fetal, por ejemplo). También usted puede optar por no continuar con el embarazo. Su proveedor de atención médica o

Tabla 25-1 Trastornos genéticos comunes

Trastorno	¿Qué significa?	¿Quién corre el mayor riesgo?
Trastornos dominantes		
Neurofibromatosis	Trastorno que provoca el desarrollo de tumores en el sistema nervioso.	Personas con un historial familiar del trastorno
Polidactilia aislada	Dedos de más en las manos o los pies.	Personas con un historial familiar del trastorno, afroamericanos; ocurre comúnmente sin factores de riesgo
Trastornos recesivos		
Talasemia	Causa anemia; hay distintos tipos de este trastorno y algunos son más graves que otros.	Depende del tipo de trastorno; ascendencia mediterránea (especialmente griegos o italianos), africana, asiática o del Medio Oriente
Anemia de células falciformes	Trastorno sanguíneo que ocurre cuando los glóbulos rojos tienen forma de media luna u hoz en lugar de la forma normal de rosca. Debido a su forma anormal, estas células quedan atrapadas en los vasos sanguíneos. Al hacerlo, evitan que el oxígeno llegue a los órganos y tejidos, lo que causa dolor.	Afroamericanos
Enfermedad de Tay–Sachs	Enfermedad que ocurre cuando se acumulan cantidades perjudiciales de una sustancia grasa que se denomina gangliósido GM2 en las neuronas del cerebro. Causa discapacidad intelectual, ceguera y convulsiones graves. Los síntomas ocurren por primera vez más o menos a los seis meses de vida.	Judíos asquenazí, francocanadienses

Tabla 25-1 Trastornos genéticos comunes, *continuado*

Trastorno	¿Qué significa?	¿Quién corre el mayor riesgo?
Fibrosis quística	Causa problemas con la digestión y respiración. Los síntomas se presentan en la niñez, a veces, inmediatamente después del parto. Algunas personas presentan síntomas más leves que otras. Con el tiempo, los síntomas tienden a empeorar y son más difíciles de tratar.	Personas blancas de ascendencia del norte de Europa
Trastornos ligados al cromosoma X		
Distrofia muscular de Duchenne	Causa debilidad muscular progresiva, pérdida de tejido muscular y desarrollo anormal de los huesos. Los problemas musculares causan dificultades con el movimiento, especialmente para caminar, y problemas respiratorios. Generalmente ocurren defectos del corazón. Las personas más afectadas no viven después de los 30 años.	Varones
Daltonismo	Problema médico en que la persona no puede ver ciertos colores.	Varones
Hemofilia	Trastorno que ocurre debido a que la sangre carece de una sustancia que promueve la coagulación. Las personas afectadas corren peligro de desangrarse hasta morir si se lesionan.	Varones

un *consejero especialista en genética* le explicarán las opciones y la ayudarán a tomar una decisión.

Genes y cromosomas

Los genes contienen las instrucciones codificadas que controlan todos los procesos que se llevan a cabo en su organismo y proporcionan los componentes principales para todos sus rasgos físicos. Un gen es un segmento corto de una sustancia química que se llama *ADN*. El ADN consiste en dos cadenas de cuatro tipos diferentes de componentes básicos que se llaman nucleótidos. El orden en que ocurren estos componentes básicos a lo largo de las cadenas del ADN es el código genético que les indica a las células la función que tendrán.

Los genes generalmente ocurren en pares. Cada miembro del par que compone un gen se llama *alelo*. Algunos rasgos, como el grupo sanguíneo, están determinados por un solo par de genes. Otros rasgos, como el color de la piel, el color del cabello y la estatura, son el resultado de muchos genes combinados.

El ADN se encuentra dentro de estructuras que se llaman cromosomas. Los cromosomas también ocurren en pares. Un alelo del par que compone un gen se encuentra en el par de un cromosoma y el otro alelo del par que compone el gen se encuentra en el par del otro cromosoma. Todas las **células** del cuerpo, excepto los **óvulos** y espermatozoides, contienen 23 pares de cromosomas (46 cromosomas). El óvulo y el **espermatozoide** contienen cada uno la mitad de esta cantidad: 23 cromosomas (no en pares). Los pares de cromosomas del 1 al 22 se denominan **autosomas**. El par de cromosomas número 23 son los **cromosomas del sexo**, que se denominan X y Y.

Los genes se heredan, es decir se transfieren de los padres a los hijos. Durante la fertilización, cuando el óvulo y el espermatozoide se unen, la

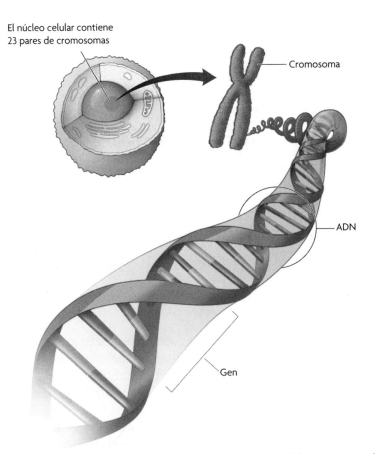

El núcleo celular contiene 23 pares de cromosomas

Cromosoma

ADN

Gen

Cromosomas y genes. Los cromosomas son las estructuras dentro de las células que contienen los genes de una persona. Cada persona tiene 22 pares de autosomas y un par de cromosomas del sexo. Un gen único constituye un segmento de una molécula grande que se llama ADN.

célula que se forma contiene el conjunto completo de 46 cromosomas (o 23 pares de cromosomas). De esta manera, el bebé recibe la mitad de los genes de la madre y la otra mitad del padre.

El sexo de un bebé queda determinado por los cromosomas del sexo que recibe. El óvulo siempre contiene un cromosoma X, pero el espermatozoide puede tener un cromosoma X o un cromosoma Y. La combinación de XX crea una mujer y la combinación XY crea un hombre.

Trastornos heredados

Algunos trastornos genéticos se producen a causa de un cambio en un gen. Estos cambios se llaman **mutaciones**. La mayoría de las mutaciones son inofensivas. Sin embargo, algunas mutaciones pueden provocar una enfermedad o pueden afectar el aspecto o el funcionamiento físico de un niño. Las mutaciones se pueden transmitir de los padres a los hijos o pueden aparecer por primera vez en el niño. Si uno de los padres tiene una mutación, existe la posibilidad de que su hijo reciba la mutación y herede la enfermedad o discapacidad. La probabilidad de que un hijo herede una mutación depende de si el gen es dominante o recesivo (consulte la Tabla 25-1).

Trastornos autosómicos dominantes

En un trastorno de gen dominante, solo un gen heredado de cualquiera de los padres puede causar el trastorno. Un trastorno se llama **dominante autosómico** cuando la mutación se encuentra en uno de los 44 cromosomas que no son los cromosomas del sexo. Si uno de los padres tiene el gen que causa el problema médico dominante autosómico, la probabilidad de que cada hijo de la pareja herede el trastorno es de un 50%. Un ejemplo de un trastorno dominante autosómico es la **neurofibromatosis**. La neurofibromatosis es un grupo de trastornos que provoca el desarrollo de tumores en el sistema nervioso.

Trastornos autosómicos recesivos

En un trastorno de gen **autosómico recesivo**, se deben heredar dos genes de ambos padres para que se produzca el trastorno. Si solo uno de los padres tiene el gen, entonces el hijo no puede heredar el trastorno recesivo. Si un hijo hereda un gen recesivo para un trastorno, se dice que él o ella es **portador** del trastorno. Los portadores a menudo no saben que tienen un gen recesivo para un trastorno. Aunque generalmente no presentan los síntomas del trastorno, les pueden transferir el gen a sus hijos. Si ambos padres son portadores, la probabilidad de que el hijo reciba el gen de cada uno de los padres y que presente el trastorno es de un 25%. También, la probabilidad de que el hijo sea portador de ese trastorno es de un 50%, al igual que los padres portadores. Si solo uno de los padres es portador, la probabilidad de que el hijo sea portador del trastorno es de un 50%.

Se ha establecido que algunos trastornos recesivos ocurren con mayor frecuencia en ciertas razas o grupos étnicos. A continuación figuran algunos ejemplos de trastornos recesivos:

- **Enfermedad de células falciformes**: En este trastorno, los glóbulos rojos tienen forma de media luna, lo que hace que bloqueen los vasos sanguíneos. Al hacerlo, se reduce el flujo de oxígeno a los órganos y se producen episodios variables de dolor intenso y daño a los órganos. Esta enfermedad ocurre con mayor frecuencia en los afroamericanos.

- **Enfermedad de Tay–Sachs**: Este trastorno causa ceguera, convulsiones y la muerte, generalmente antes de los 5 años de edad. Es más común entre los descendientes de judíos del este de Europa (judíos asquenazí) y entre los francocanadienses y los cajúns.

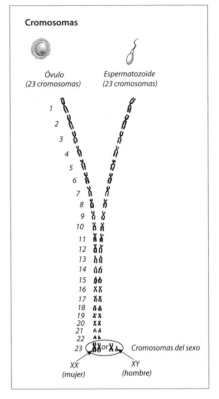

Cromosomas

Óvulo
(23 cromosomas)

Espermatozoide
(23 cromosomas)

1
2
3
4
5
6
7
8
9
10
11
12
13
14
15
16
17
18
19
20
21
22
23   Cromosomas del sexo

XX
(mujer)

XY
(hombre)

Cómo se heredan los genes. Todas las células del cuerpo, excepto los óvulos y espermatozoides, contienen 46 cromosomas. Los cromosomas tienen todos los genes de una persona. Durante la fertilización, cuando el óvulo y el espermatozoide se unen, la célula que se forma contiene el conjunto completo de 46 cromosomas (o 23 pares de cromosomas). De esta manera, el bebé recibe la mitad de los genes de la madre y la otra mitad del padre. El sexo de un bebé queda determinado por los cromosomas del sexo que recibe. El óvulo siempre contiene un cromosoma X, pero el espermatozoide puede tener un cromosoma X o un cromosoma Y. La combinación de XX crea una mujer y la combinación XY crea un hombre.

- **Fibrosis quística**: Este trastorno causa problemas graves respiratorios y digestivos, y conlleva un riesgo de muerte prematura. Es más común entre las personas blancas sin ascendencia hispana.

Trastornos ligados al sexo

Los trastornos que surgen a causa de genes en los cromosomas del sexo (el cromosoma X o cromosoma Y) se denominan **trastornos ligados al sexo**. Un ejemplo de un trastorno ligado al sexo es el daltonismo. En este problema médico, un gen que controla cómo los ojos ven los colores no funciona adecuadamente. Este gen se encuentra en el cromosoma X. Los varones pueden tener daltonismo si heredan una de las mutaciones. Las niñas por lo general no se ven afectadas si heredan una de las mutaciones ya que el otro cromosoma X tiene un gen normal. Este gen normal "anula" el gen anormal.

Trastornos multifactoriales

Los trastornos multifactoriales se deben a varios factores diferentes que actúan a la misma vez. Algunos factores son genéticos mientras que otros son ambientales. Aunque estos trastornos tienden a ocurrir en algunas familias, no se sabe con certeza cómo se heredan. Los **defectos del tubo neural**, los defectos del corazón y la hendidura del paladar son ejemplos de trastornos multifactoriales. Muchas personas nacen con genes que las exponen a una probabilidad mayor de presentar cáncer o **diabetes mellitus** pero nunca desarrollan estas enfermedades. Quizás esto se deba a que un factor ambiental, como la exposición a una sustancia química que causa cáncer, fumar, una dieta alta en grasa o tener sobrepeso, también tiene que estar presente para provocar la enfermedad.

Los investigadores han podido identificar algunos de los factores ambientales que provocan ciertos trastornos. Los defectos del tubo neural son un grupo de trastornos que pueden ocurrir cuando la columna vertebral fetal no se forma correctamente. Se han asociado en algunos casos con las mujeres que no reciben suficiente ácido fólico, una vitamina B, en las semanas antes del embarazo y durante las primeras etapas del embarazo. Por este motivo, se recomienda que todas las mujeres en edad de procrear tomen un suplemento vitamínico que contenga 400 microgramos de **ácido fólico** todos los días para ayudar a evitar defectos del tubo neural si ocurre un embarazo (consulte la sección "Tome ácido fólico" en el Capítulo 1, "Preparativos para el embarazo"). Sin embargo, se desconocen las causas de la mayoría de los trastornos multifactoriales.

Trastornos cromosómicos

Algunos trastornos genéticos ocurren debido a una cantidad excesiva o insuficiente de cromosomas. Tener un número anormal de cromosomas se llama

Tipos de trastornos genéticos

Trastorno dominante

Si uno de los padres tiene un trastorno de gen dominante, hay un 50% de probabilidad de que este se transmita al hijo.

Trastorno recesivo

Si ambos padres tienen el gen recesivo de un trastorno, hay un 25% de probabilidad de que un hijo de ellos tenga el trastorno, un 50% de que un hijo sea portador y un 25% de que un hijo no reciba el gen.

Trastorno ligado al cromosoma X

Si una mujer es portadora de un trastorno ligado al cromosoma X y tiene un hijo varón, dicho hijo tiene un 50% de probabilidad de que tenga el trastorno. Si tiene una hija, hay un 50% de proba-bilidad de que la hija sea portadora. Si el padre tiene un trastorno ligado al cromosoma X, todas las hijas serán portadoras y ninguno de los hijos varones se verá afectado.

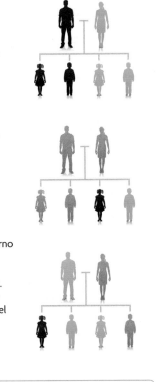

■ Persona afectada   ■ Portador   ■ Persona no afectada

aneuploidía. Otro tipo de trastorno genético se produce a causa de proble-mas con la estructura de los cromosomas. Estos trastornos a veces se llaman "trastornos cromosómicos estructurales".

Aneuploidía

La mayoría de los niños con aneuploidía tienen defectos físicos y discapaci-dades intelectuales. El tipo más común de aneuploidía se conoce como *trisomía*. En este trastorno hay un cromosoma de más. Algunos ejemplos de trisomías son la *trisomía 13 (el síndrome de Patau), la trisomía 18 (el sín-drome de Edwards)* y la *trisomía 21 (el síndrome de Down)*. El síndrome de Down es la trisomía más común en Estados Unidos. Ocurre en alrededor de 1 de cada 700 nacimientos, y se calcula que cada año hay aproximadamente 6,000 casos nuevos. Una *monosomía* es un problema médico en el que falta un cromosoma. Las monosomías son mucho más raras que las trisomías. Un ejemplo de una monosomía en la mujer es el *síndrome de Turner*, en el que falta un cromosoma X.

Generalmente ocurre una aneuploidía cuando el óvulo de la madre o el espermatozoide del padre contiene un número anormal de cromosomas. Estos errores se producen cuando se forma el óvulo o el espermatozoide y generalmente ocurren al azar. Sin embargo, la probabilidad de que estos errores ocurran en los óvulos de una mujer aumenta con la edad. Por lo tanto, la probabilidad de que ocurra una aneuploidía aumenta también. Por ejemplo, el riesgo de tener un bebé con el síndrome de Down calculado de acuerdo con la edad de la madre cuando nace el bebé es el siguiente:

- 1 en 1,250 a los 25 años
- 1 en 1,000 a los 30 años
- 1 en 400 a los 35 años
- 1 en 100 a los 40 años
- 1 en 30 a los 45 años

Es importante tener en cuenta que aunque se considera que las mujeres mayores de 35 años tienen una mayor probabilidad de tener un bebé con el síndrome de Down, casi un 80% de los bebés con este síndrome nacen de mujeres menores de 35 años, simplemente porque las mujeres más jóvenes tienen muchos más bebés.

Trastornos cromosómicos estructurales

En estos tipos de trastornos, podría faltar una parte de un cromosoma (deleción), una parte de un cromosoma podría estar duplicada (duplicación) o una parte de un cromosoma se podría desprender y reubicarse en otro cromosoma (translocación). Algunos trastornos cromosómicos estructurales son heredados debido a la presencia de cromosomas anormales en los óvulos o espermatozoides. Otros ocurren durante el desarrollo prenatal o incluso posteriormente en la vida.

Las translocaciones no siempre ocasionan una enfermedad o discapacidad física. Se dice que una translocación es desequilibrada cuando se pierde o añade material genético. Una translocación equilibrada no da lugar a la adición o pérdida de material genético. Las personas con una translocación equilibrada generalmente no presentan efectos médicos. Sin embargo, una persona con una translocación equilibrada puede tener un hijo con una translocación desequilibrada. Las translocaciones desequilibradas también se han asociado con *abortos naturales* recurrentes.

Los trastornos cromosómicos estructurales se nombran de acuerdo con el número del cromosoma que se ve afectado y a veces con el lugar donde ocurre la deleción, inserción o translocación. Algunos ejemplos de trastornos cromosómicos estructurales son los siguientes:

- Síndrome de deleción 5p: Este trastorno, que también se conoce como el síndrome de maullido de gato, se produce a causa de una deleción en el cromosoma 5. Causa discapacidades intelectuales y físicas graves, desarrollo deficiente y debilidad del tono muscular. El llanto de los bebés con este síndrome tiene un sonido alto y se ha comparado con el de un gato.

- Síndrome de deleción 22q11.2: Este síndrome, que también se llama el síndrome de DiGeorge, se origina por una deleción en el cromosoma 22 en un lugar específico denominado 11.2. Produce una variedad de señales y síntomas. Los niños con este síndrome tienen retrasos del desarrollo y discapacidades del aprendizaje así como defectos del corazón, problemas con algunas de las glándulas endocrinas y facciones características.

- Síndrome de deleción 4p: Este problema médico, que también se llama el síndrome de Wolf-Hirschhorn, se produce por la deleción de material genético cerca del extremo de uno de los brazos del cromosoma 4. Se caracteriza por facciones distintivas que consisten en ojos ampliamente separados, cabeza pequeña y orejas deformes. Los niños con este síndrome pueden tener discapacidades intelectuales y del desarrollo además de problemas físicos, como convulsiones, debilidad muscular y problemas dentales.

Evaluación de su riesgo

A todas las mujeres se les ofrece la opción de tener pruebas de detección y diagnóstico durante el embarazo independientemente de sus factores de riesgo. En años anteriores, si la madre tenía 35 años o más en la fecha del parto, se consideraba automáticamente que el riesgo de que tuviera un bebé con el síndrome de Down era alto y se le ofrecía una prueba de diagnóstico. No obstante, cualquier mujer de cualquier edad puede tener un hijo con el síndrome de Down u otra trisomía, aunque el riesgo aumenta en proporción con la edad de la madre. Por este motivo, la edad de la mujer ya no se usa para determinar si debería tener pruebas de detección o invasivos.

Para facilitar la decisión sobre cuáles pruebas debe o no debe hacerse, su proveedor de atención médica podría hacerle algunas preguntas sobre su salud e historial familiar (consulte el cuadro "Factores de riesgo para trastornos genéticos"). Estas preguntas se han creado para determinar si usted presenta factores de riesgo que aumentan la probabilidad de que tenga un bebé con un trastorno genético. El hecho de que tenga factores de riesgo no quiere decir que su bebé tendrá un trastorno. De hecho, la mayoría de los bebés con defectos congénitos nacen de parejas sin ningún factor de riesgo identificado. Los factores de riesgo que pueden aumentar el riesgo de tener un hijo con un trastorno genético son, entre otros, los siguientes:

- Mayor edad del padre o la madre.
- Uno o ambos padres tienen un trastorno genético.
- La pareja ya tiene un hijo con un trastorno genético.
- Historial familiar de un trastorno genético.
- Uno o ambos padres pertenecen a un grupo étnico con un alto índice de portadores para ciertos trastornos genéticos.

En algunas situaciones es útil consultar a un consejero especialista en genética u otro proveedor de atención médica con experiencia en genética. El consejero especialista en genética puede estudiar su historial médico familiar y hacer recomendaciones referentes a las pruebas más adecuadas en su caso. También puede interpretar los resultados, aconsejarla sobre sus opciones y abordar las inquietudes que pueda tener.

Tipos de pruebas para trastornos genéticos

Hay muchos tipos de pruebas disponibles que ayudan a abordar las inquietudes de posibles trastornos genéticos:

- **Prueba de detección de portadores**: Esta prueba se hace en los padres (o posibles padres). Puede revelar si usted o su pareja tienen el gen de un trastorno que se puede transferir a sus hijos. La prueba de detección de portadores se puede hacer antes del embarazo (**antes de la concepción**) o durante el embarazo y consiste en un análisis sencillo de sangre. La prueba de detección de portadores de fibrosis quística se les ofrece a todas las mujeres en edad reproductora debido a que es uno de los trastornos genéticos más comunes.

- Pruebas de detección de la aneuploidía y los defectos del tubo neural: Estas pruebas prenatales de detección evalúan el riesgo de que un bebé tenga el síndrome de Down y otras trisomías, además de defectos del tubo neural. Se hacen en diferentes períodos durante el embarazo. Estas pruebas no indican si el bebé tiene en efecto los trastornos, solo el riesgo de que el bebé tenga el trastorno. El feto no corre ningún riesgo al hacerse estas pruebas de detección.

- Pruebas de diagnóstico: Estas pruebas pueden proporcionar información sobre si un bebé tiene un problema médico genético. Estas pruebas se

Factores de riesgo para trastornos genéticos

Es buena idea determinar sus factores de riesgo antes de acudir a su proveedor de atención médica para hablar sobre las pruebas de detección y de diagnóstico. Podría resultarle útil hablar con su pareja y los miembros de la familia de su pareja para obtener información sobre las enfermedades o problemas médicos hereditarios.

___ ¿Cuántos años tiene?

___ ¿Cuál es la edad del padre del bebé?

___ Si usted o el padre del bebé son de ascendencia mediterránea o asiática, ¿tiene talasemia uno de ustedes o algún miembro de la familia?

___ ¿Hay antecedentes familiares de defectos del tubo neural?

___ ¿Ha tenido usted o el padre del bebé un hijo con un defecto del tubo neural?

___ ¿Hay antecedentes familiares de defectos congénitos del corazón?

___ ¿Hay antecedentes familiares del síndrome de Down?

___ ¿Han tenido usted o el padre del bebé un hijo con el síndrome de Down?

___ Si usted o el padre del bebé son de ascendencia judía de Europa oriental, francocanadienses o "cajún", ¿hay antecedentes familiares de la enfermedad de Tay–Sachs?

___ Si usted o su pareja son de ascendencia judía de Europa oriental, ¿hay antecedentes familiares de la enfermedad de Canavan o de otros trastornos genéticos?

___ Si usted o su pareja son afroamericanos, ¿hay antecedentes familiares de la enfermedad de células falciformes o el rasgo de células falciformes?

___ ¿Hay antecedentes familiares de hemofilia?

___ ¿Hay antecedentes familiares de distrofia muscular?

___ ¿Hay antecedentes familiares de la enfermedad de Huntington?

___ ¿Tiene alguien en su familia o en la familia del padre del bebé fibrosis quística?

___ ¿Tiene alguien en su familia o en la familia del padre del bebé una discapacidad intelectual? ¿O han tenido menopausia a temprana edad o temblores a una edad temprana?

___ De ser así, ¿le han hecho pruebas a esa persona para detectar el síndrome del cromosoma X frágil?

___ ¿Tienen usted, el padre del bebé, alguna persona en sus familias o alguno de sus hijos otras enfermedades genéticas, trastornos cromosómicos o defectos congénitos?

___ ¿Tiene usted algún trastorno metabólico, como diabetes mellitus o fenilcetonuria?

___ ¿Tiene un historial de problemas con embarazos (aborto natural o *nacimiento de un niño muerto*)?

hacen en células que se obtienen por medio de **amniocentesis, muestreo de vellosidades coriónicas** o, en raras ocasiones, mediante el **muestreo de sangre fetal**. Es posible entonces analizar las células mediante diferentes técnicas.

La decisión de hacerse o no hacerse evaluaciones

Si su riesgo o el de su pareja de ser portadores de un trastorno genético es elevado, podría considerar hacerse una prueba de detección de portadores antes de la concepción. En la mayoría de los trastornos, la prueba de detección de portadores no se recomienda a las personas que no tienen un riesgo elevado. Sin embargo, puede aún pedir que le hagan una prueba de detección de portadores para algunos trastornos incluso si no tiene un historial familiar del trastorno.

A todas las mujeres embarazadas se les ofrecen pruebas de detección, pero la decisión de someterse a ellos o no le corresponde a usted. También se disponen de pruebas de diagnóstico, como la amniocentesis, como primera opción para todas las mujeres embarazadas, aun para aquellas que no presentan factores de riesgo. El primer paso para decidir si debe o no hacerse pruebas genéticas y el tipo de prueba que se hará es obtener información médica sobre los diferentes tipos de pruebas:

- Tipos de resultados: Las pruebas de detección solo le indican la probabilidad de que nazca su bebé con un trastorno. Los resultados de las pruebas prenatales se suelen dar en términos de un número, como 1 en 800, lo que quiere decir que la probabilidad de que su bebé tenga el defecto es de 1 en 800. Estos resultados entonces se describen en términos de "alto riesgo" o "bajo riesgo". Las pruebas de diagnóstico le indican si el bebé nacerá o no nacerá con un trastorno cromosómico o un trastorno específico heredado.

- Riesgos: Las pruebas de diagnóstico son invasivos, es decir, se debe tomar una muestra de tejido con una aguja. Estos procedimientos pueden conllevar ciertos riesgos en el embarazo, aunque estas complicaciones son raras. No hay riesgos asociados con las pruebas de detección, que conllevan tomar una muestra de sangre y hacer un **examen por ecografía (ultrasonido)**.

- Precisión: Si decide hacerse pruebas de detección, hay una posibilidad de que estos revelen resultados falso-positivos y falso-negativos. Se dice que el

Pruebas de detección en el primer trimestre
-Periodo: 10–14 semanas
-Análisis de sangre + examen por ecografía

FASM
-Periodo: 16–18 semanas
-Análisis de sangre

Pruebas de detección en el segundo trimestre
-Periodo: 15–22 semanas
-Análisis de sangre

Prueba de detección integrada y secuencial
-Periodo: 10–22 semanas
-Combina los resultados (integrada) o usa el resultado del 1er trimestre para determinar la necesidad de evaluaciones posteriores (secuencial)

Prueba de detección de ADN libre celular
-Periodo: 10 semanas y posteriormente
-Análisis de sangre

Prueba de detección de portadores
-Periodo: Se puede hacer en cualquier momento; más útil cuando se hace antes del embarazo
-Examen de sangre o tejido (dentro de la mejilla)

MVC
-Periodo: generalmente de 10–12 semanas

Amniocentesis
-Periodo: generalmente de 15–20 semanas

Antes de la concepción

1er trimestre

Semanas de embarazo

2° trimestre

0 1 2 3 4 5 6 7 8 9 10 11 12 13 14 15 16 17 18 19 20 21 22 23 24 25

Detección

Diagnóstico

Pruebas prenatales. Este diagrama ilustra los diversos tipos de pruebas prenatales que están disponibles para evaluar el riesgo de tener un hijo con un trastorno genético (pruebas de detección) o detectar un trastorno genético en el bebé (pruebas de diagnóstico). Abreviaturas: FASM, fetoproteína alfa en el suero de la madre; MVC, muestreo de vellosidades coriónicas.

resultado de una prueba es falso-positivo si la prueba indica que hay un problema cuando realmente no lo hay. Se dice que el resultado de una prueba es falso-negativo si la prueba indica que no hay un problema cuando realmente lo hay. Los resultados falso-positivos pueden causar ansiedad y dar lugar a pruebas o tratamientos innecesarios. Un resultado falso-negativo podría suponer que usted no reciba el asesoramiento ni la preparación recomendada para tener un hijo con un problema médico o una discapacidad. Raras veces ocurren resultados falso-positivos y falso-negativos en las pruebas de diagnóstico. Debe tener acceso a la información sobre el índice de resultados falso-positivos y falso-negativos de cada una de las pruebas de detección.

- Período: Las pruebas de detección de defectos congénitos se pueden hacer en el primer trimestre o en el segundo trimestre, pero los resultados son más precisos cuando se combinan los resultados del primer trimestre y los del segundo trimestre. También se pueden hacer pruebas de diagnóstico en el primer trimestre (generalmente entre la semana 10 y semana 12 del embarazo para el muestreo de vellosidades coriónicas) y en el segundo trimestre (casi siempre entre la semana 15 y semana 20 del embarazo para la amniocentesis). Recibir los resultados del muestreo de vellosidades coriónicas más pronto le dará más seguridad y tiempo para obtener más información de un proveedor de atención médica o consejero especialista en genética si se diagnostica un trastorno. Además, si decide terminar el embarazo, generalmente se considera más seguro hacerlo durante el primer trimestre que más adelante en el embarazo. A menudo es más fácil obtener procedimientos de terminación del embarazo en el primer trimestre que en el segundo trimestre.

- Costo: También es buena idea verificar si su aseguradora cubre las pruebas y los exámenes que usted y su proveedor de atención médica elijan. Algunas aseguradoras cubren pruebas de diagnóstico solo si usted presenta factores de riesgo de tener un bebé con un trastorno genético o si tiene un resultado positivo en una prueba de detección.

Una vez que esté enterada de la información médica, también debe considerar cómo usará la información obtenida de esas pruebas. Sus respuestas a esas preguntas dependen de sus creencias personales, su historial médico y los trastornos específicos que se intentan identificar. Es posible que su decisión no sea definitiva de inmediato y que cambie de parecer a medida que se somete a los procedimientos de las pruebas. A menudo es difícil tomar estas decisiones. Podría obtener más información y apoyo de las redes de apoyo para los padres (como del National Down Syndrome Society [del síndrome de Down], March of Dimes [de

510 • PRUEBAS Y EXÁMENES

defectos congénitos] y de Cystic Fibrosis Foundation [la fundación de la fibrosis quística]).

Su proveedor de atención médica o consejero especialista en genética puede explicarle todas las opciones y recomendarle las pruebas que mejor se adapten a su situación individual. También tiene la opción de no hacerse ninguno de ellos. Si decide someterse a pruebas, debe entender las ventajas, desventajas y las limitaciones de cada uno.

Prueba de detección de portadores

La prueba de detección de portadores detecta si una persona tiene un gen para muchos, aunque no todos, los trastornos recesivos. Si se determina que es portadora, quiere decir que puede transferirles el gen a sus hijos. En esta prueba, se obtiene una muestra de sangre o saliva y se envía a un laboratorio para estudiarla. Las pruebas que se realizan en la muestra pueden determinar si la persona tiene los genes específicos.

La prueba de detección de portadores se les ha recomendado tradicionalmente a las personas que tengan un riesgo mayor de tener ciertos trastornos genéticos por motivo de historial familiar, origen étnico o raza. A las personas de ascendencia judía de Europa oriental (asquenazí) se les puede ofrecer una prueba de portadores para la enfermedad de Tay–Sachs, la *enfermedad de Canavan*, fibrosis quística y *disautonomía familiar*, y pueden tener pruebas para detectar otras enfermedades, como *mucolipidosis IV*, *enfermedad de Niemann–Pick de tipo A*, *anemia de Fanconi de grupo C*, *síndrome de Bloom* y *enfermedad de Gaucher*. A los descendientes de africanos, afroamericanos y de africanos del Caribe se les ofrece la prueba de detección de la enfermedad de células falciformes y de detección de trastornos de la sangre como la *talasemia* β y talasemia α. También se les pueden hacer pruebas de detección de portadores a las personas de ascendencia del sudeste de Asia (talasemia α), francocanadienses y cajún (enfermedad de Tay–Sachs), y mediterránea (talasemia β).

Sin embargo, los científicos están comenzando a reconocer la dificultad cada vez mayor de asignarle a una persona una raza u origen étnico en particular. Muchas personas son de raza mixta y tienen antecedentes étnicos muy variados. Por este motivo, a todas las mujeres se les ofrece la prueba de detección de portador de fibrosis quística ya que es un trastorno común que afecta a muchas razas y grupos étnicos diferentes. Las pruebas de detección de fibrosis quística son más eficaces en muchas poblaciones con índices altos de portadores, como las poblaciones de blancos sin antecedentes hispanos y de judíos asquenazí.

Otra opción de prueba de detección de portadores se llaman las ***pruebas ampliadas de detección de portadores***. Hoy en día es posible, con la nueva tecnología, hacer pruebas de detección para una amplia variedad de trastornos con un alto grado de precisión y a un costo relativamente bajo. Muchos laboratorios ahora ofrecen pruebas ampliadas de detección de portadores. Hay algunos problemas con estas pruebas, entre otros, si las pruebas de detección de portadores son adecuadas para detectar los trastornos que los laboratorios se proponen detectar y cómo se comunican los resultados. Si le interesa ese tipo de prueba de detección, hable con su proveedor de atención médica o consejero especialista en genética.

Una vez que sepa su clasificación de portadora para un trastorno, no necesita volver a hacerse la prueba para ese trastorno en un embarazo posterior. Si se crean pruebas de detección de portadores nuevas para un trastorno para el cual no se ha hecho una prueba pero para el cual usted corre el riesgo, es buena idea hablar con su proveedor de atención médica sobre dicha prueba.

Resultados

Como ejemplo, digamos que ha decidido hacerse una prueba de detección de portadores para la fibrosis quística. Si el resultado de la prueba es negativo, no es necesario hacerle otras pruebas. Si el resultado de la prueba es positivo, el paso siguiente sería hacerle la prueba a su pareja. Si los resultados de ambas pruebas son positivos, un consejero genético o proveedor de atención médica la ayudará a entender los riesgos de tener un hijo con el trastorno, y las otras opciones disponibles.

Período para las pruebas

Las pruebas de detección de portadores se pueden hacer antes del embarazo o durante las primeras semanas del embarazo. Si dicha prueba se hace antes de que quede embarazada, puede usar los resultados para decidir si desea quedar embarazada. Si se le hace después de que quede embarazada y se determina que es portadora de un trastorno en una prueba de detección, se podrían hacer pruebas de diagnostico para ver si el bebé tiene el trastorno o es portador del trastorno.

Consideraciones importantes

El hecho de que el resultado de una prueba de detección sea negativo no necesariamente quiere decir que usted no tenga un gen para el trastorno de la prueba realizada. Por ejemplo, en el caso de la fibrosis quística, la prueba convencional detecta solo una cantidad limitada de alteraciones genéticas. No obstante, hay otras alteraciones genéticas menos comunes que pueden causar fibrosis quística. Por lo tanto, un resultado negativo en la prueba de detección de portadores no descarta del todo el riesgo de que una persona sea portadora. Su proveedor de atención médica o consejero especialista en genética puede darle información sobre las limitaciones de las pruebas de detección que decida hacerse.

Si usted o su pareja son portadores

Ser el portador de un trastorno generalmente no tiene ningún efecto en su propia salud. Tampoco quiere decir que todos sus hijos se verán afectados. Su proveedor de atención médica o consejero especialista en genética puede calcular las probabilidades de que un hijo tenga el trastorno o de que sea un portador. Una vez que reciba esta información, podrá pensar en varias opciones:

• Si se hizo la prueba de detección de portadores antes del embarazo, podría decidir proceder con el embarazo con la opción de considerar pruebas prenatales de diagnóstico. Puede decidir usar *fertilización en vitro* con óvulos o espermatozoides donados para quedar embarazada. El *diagnóstico genético preimplantatorio* se puede usar con esta opción. También puede decidir no quedar embarazada.

• Si ya está embarazada se podría hacer una prueba de diagnóstico, si estuviera disponible, para ver si el bebé nacerá con el trastorno.

También debe considerar decirles a los demás miembros de la familia si usted o su pareja son portadores. Esto se debe a que ellos mismos corren el riesgo de ser portadores. Sin embargo, usted no está obligada a hacerlo. Su proveedor de atención médica o consejero especialista en genética puede aconsejarle la mejor manera de proceder con respecto a esta información. No es posible hacerlo sin su consentimiento.

Pruebas de detección para la aneuploidía y los defectos del tubo neural

Hay una variedad de exámenes que detectan aneuploidía y defectos del tubo neural en el feto. Estos se pueden hacer en el primer trimestre o en el segundo trimestre (consulte la Tabla 25-2). Los resultados de estos exámenes también se pueden combinar de varias maneras. El índice de detección de este tipo de examen de detección integrado o secuencial es mayor que el de los exámenes que se hacen independientemente.

Los tipos de pruebas de detección que le ofrecerán dependen de los que se encuentren disponibles en su localidad, cuánto tiempo lleva embarazada y en la determinación de su proveedor de atención médica referente a las pruebas que cumplen mejor con sus necesidades. Otro tipo de prueba de detección

Tabla 25-2 Pruebas de detección para ciertos trastornos genéticos

Prueba de detección	Tipo de prueba	¿Qué detecta?	Índice de detección del síndrome de Down
Prueba de ADN libre celular	Análisis de sangre que analiza el ADN fetal de la placenta que circula en la sangre de la madre	• Síndrome de Down • Trisomía 18 • Trisomía 13 (algunos laboratorios)	99% 99%
Prueba combinada de detección durante el primer trimestre	Análisis de sangre para dos proteínas en la sangre de la madre más un examen por ecografía	• Síndrome de Down • Trisomía 18	82–87%
Prueba única de detección en el segundo trimestre para defectos del tubo neural	Análisis de sangre para la fetoproteína alfa	• Defectos del tubo neural	80%
Prueba cuádruple en el segundo trimestre	Análisis de sangre para cuatro proteínas en la sangre de la madre	• Síndrome de Down • Trisomía 18 • Defectos del tubo neural	81%
Prueba integrada	Análisis de sangre y un examen por ecografía en el primer trimestre, seguido de una prueba cuádruple en el segundo trimestre	• Síndrome de Down • Trisomía 18 • Defectos del tubo neural	94–96%
Contingente secuencial	Resultado de la prueba combinada en el primer trimestre:		
	• Positivo: Se ofrece una prueba de diagnóstico • Negativo: No se requieren otras evaluaciones • Intermedio: Se ofrece una prueba de detección en el segundo trimestre	• Síndrome de Down • Trisomía 18 • Defectos del tubo neural	88–94%

514 • PRUEBAS Y EXÁMENES

Prueba de ADN libre celular

Actualmente se dispone de una prueba de detección en las mujeres que se llama la prueba de ADN libre celular. Una cantidad pequeña de ADN fetal, que proviene principalmente de la *placenta*, circula en la sangre de la madre. El ADN libre celular en una muestra de la sangre de la madre se puede analizar para detectar el síndrome de Down, trisomía 13, trisomía 18 y anormalidades en los cromosomas del sexo. En las mujeres cuyo riesgo de tener un bebé con un trastorno cromosómico es alto, la precisión de esta prueba para detectar casos de síndrome de Down es de un 99% y el índice de resultados falso-positivos es muy bajo. Esta prueba se puede hacer con tan solo 10 semanas de embarazo en algunas mujeres. Los resultados tardan aproximadamente una semana en procesarse.

La prueba de ADN libre celular funciona mejor para las mujeres cuyo riesgo de tener un hijo con un trastorno cromosómico es mayor, como las mujeres que ya han tenido un hijo con un trastorno cromosómico. Para las mujeres cuyo riesgo de tener un bebé con un trastorno cromosómico bajo, la mejor opción es la prueba de diagnostico convencional. No se recomienda la prueba de ADN fetal para las mujeres que estan embarazadas con más de un bebé.

La prueba de ADN libre celular tiene ciertas limitaciones. Esta prueba no detecta la presencia de defectos del tubo neural. Es necesario hacer una prueba de detección adicional para detectar estos trastornos. Además, aunque es sumamente precisa para detectar problemas cromosómicos en las mujeres de alto riesgo, no es tan exacta como las pruebas de diagnóstico. A una prueba positiva de ADN libre celular le debe seguir una prueba de diagnóstico.

que se llama la prueba de *ADN libre celular* se les podría ofrecer a las mujeres con alto riesgo de tener un hijo con una aneuploidía (consulte el cuadro "Prueba de ADN libre celular").

Pruebas de detección en el primer trimestre

Las pruebas de detección en el primer trimestre consisten en un análisis de sangre junto con un examen por ecografía (ultrasonido). A estos a veces se les llama la "prueba combinada de detección durante el primer trimestre". Se realiza la semana 10 y semana 14 del embarazo para evaluar el riesgo del síndrome de Down y de otras aneuploidías. El análisis de sangre mide los niveles de dos proteínas diferentes en la sangre de la madre. Se usa además un examen por ecografía, que se llama *examen de detección por translucidez nucal*, para medir el grosor de la nuca del bebé. Un aumento en el grosor de este espacio puede ser un indicio de síndrome de Down, trisomía 18 u otros problemas.

Pruebas de detección en el segundo trimestre

Si decide hacerse solo la prueba combinada de detección durante el primer trimestre para detectar una aneuploidía, se puede hacer un análisis de sangre que mide una sustancia que se llama fetoproteína alfa en el suero de la madre para detectar defectos del tubo neural. Esta prueba generalmente se hace en el segundo trimestre entre la semana 16 y semana 18 del embarazo.

En el segundo trimestre, se podría hacer una prueba de detección que se llama "cuádruple" para detectar la presencia de cuatro proteínas diferentes en la sangre de la madre. Esta prueba se usa para detectar el síndrome de Down, la trisomía 18 y defectos del tubo neural. La prueba cuádruple se puede hacer entre la semana 15 y semana 22 del embarazo. La etapa del embarazo en la fecha de la prueba es importante ya que cambian los niveles de las sustancias medidas durante el transcurso del embarazo.

Prueba de detección integrada y secuencial

Los resultados de las pruebas del primer y segundo trimestres pueden usarse juntos para mejorar la capacidad para detectar el síndrome de Down. Los exámenes se pueden realizar de las siguientes maneras:

- Prueba de detección integrada: Los resultados de las pruebas y exámenes del primer y segundo trimestres se analizan juntos. Los resultados se informan solo cuando se han realizado las pruebas de detección durante el primer y segundo trimestres. Las pruebas de detección integradas son sumamente precisas y el índice de resultados falso-positivos es bajo.

- Prueba de detección secuencial: Los resultados de las pruebas de detección en el primer trimestre se usan para determinar las evaluaciones futuras. Si los resultados revelan que su riesgo es alto, puede optar por hacerse una prueba de diagnóstico. Si los resultados revelan que su riesgo es bajo o intermedio, puede decidir proseguir o no proseguir con la prueba de detección en el segundo trimestre. En comparación con la prueba de detección integrada, la probabilidad de que ocurra un resultado falso-positivo en la prueba de detección secuencial es ligeramente mayor y la precisión de la misma es más o menos igual.

Resultados

Al igual que con cualquier tipo de prueba, es importante estar al tanto de la posibilidad de que ocurran resultados falso positivos y falso-negativos además de las consecuencias de dichos resultados. Puede obtener información sobre el índice de resultados falso-positivos y falso-negativos de su proveedor de atención médica.

Los resultados de las pruebas de detección se informan como el riesgo de la presencia de un defecto en específico y toman en cuenta su edad y otros factores. Por ejemplo, en la población general, el riesgo de mujeres de 31 años de tener un bebé con el síndrome de Down es de 1 en 820. Si tiene 31 años de edad y recibe un resultado de 1 en 900 en una prueba de detección del síndrome de Down, quiere decir que su riesgo de tener un bebé con el síndrome de Down es menor que el de la población general de mujeres de su misma edad.

Los resultados también se pueden describir como "detección negativa" si el riesgo es menor que un valor límite de referencia específico y se describen como "detección positiva" si el riesgo es mayor que el valor límite de referencia. Los diferentes laboratorios tienen distintos valores de referencia límite para lo que se consideran "detección positiva" y "detección negativa".

Si los resultados de una prueba de detección revelan un riesgo mayor

En la mayoría de los casos, los resultados de las pruebas de detección son normales. Si los resultados plantean alguna duda sobre su embarazo, deberá procesar la información y decidir cómo proceder. Su proveedor de atención médica o consejero especialista en genética puede ayudarla a determinar sus opciones. Se pueden hacer otros tipos de evaluaciones para obtener más información, de haberlas para el trastorno en cuestión, como por ejemplo pruebas de diagnóstico. Las probabilidades de que tenga un resultado positivo en una prueba de diagnóstico después de una prueba de detección positivo son bajas. Si está considerando hacerse un examen de diagnóstico, debe tomar en cuenta el pequeño riesgo de complicaciones en el embarazo asociado con dicho examen contra el riesgo de tener un hijo con el trastorno. Su proveedor de atención médica o consejero especialista en genética puede explicarle estos riesgos en detalle para que pueda tomar una decisión informada.

Pruebas de diagnóstico

Las células fetales que se usan en las pruebas de diagnóstico se obtienen por medio de diferentes técnicas. Una vez que se obtengan, se pueden estudiar de distintas maneras según los trastornos que se vayan a evaluar. Es posible que ciertas pruebas no estén disponibles en algunas áreas o que se deban hacer en un centro especial equipado para realizarlos.

Amniocentesis

La amniocentesis por lo general se hace entre la semana 15 y semana 20 del embarazo. Este examen generalmente no se hace antes de la semana 15 debido a que el riesgo de complicaciones es mayor.

Para hacer la amniocentesis, se introduce una aguja delgada a través del abdomen y útero de la mujer. Luego se extrae una pequeña muestra de líquido amniótico. El líquido amniótico contiene células del bebé. Estas células se envían a un laboratorio donde se hacen crecer en un cultivo especial. Este proceso dura aproximadamente de 10 a 12 días. Cuando las células están listas, se analizan para determinar si el bebé tiene ciertos trastornos, como el síndrome de Down o trastornos genéticos específicos según el historial de la familia y las determinaciones del examen por ecografía (consulte el cuadro

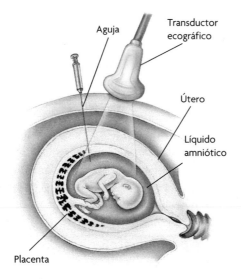

Aguja

Transductor ecográfico

Útero

Líquido amniótico

Placenta

Amniocentesis. En este procedimiento, se extrae con aguja una pequeña muestra de líquido amniótico para estudiarla.

"Cómo se analizan las células" más adelante en este capítulo). El líquido amniótico también se puede analizar para detectar defectos del tubo neural.

Las complicaciones de la amniocentesis son, entre otras, cólicos, sangrado vaginal, infección y pérdida gradual de líquido amniótico. Hay una pequeña probabilidad de que ocurra un aborto natural (1 en 300–500).

Muestreo de vellosidades coriónicas

El muestreo de vellosidades coriónicas se hace durante una etapa del embarazo anterior a la amniocentesis, generalmente entre la semana 10 y semana 13 del embarazo. El hacerlo en esa etapa anterior le da más tiempo para considerar sus opciones y tomar decisiones. Sin embargo, el muestreo de vellosidades coriónicas no se hace con tanta frecuencia como la amniocentesis por lo que es posible que no esté disponible en todos los hospitales o centros. También es importante que el procedimiento lo realice un proveedor de atención médica con experiencia en el mismo.

Para realizar el muestreo de vellosidades coriónicas, se obtiene una pequeña muestra de tejido de la placenta. Este tejido contiene células con la misma composición genética del bebé. La muestra se puede obtener en una de dos maneras. Se puede introducir una pequeña sonda o tubo a través de la vagina y el **cuello uterino** (método transcervical) o se puede introducir una aguja delgada a través del abdomen y la pared uterina de la mujer (método transabdominal). Esta muestra se envía a un laboratorio. Las células se hacen crecer en un cultivo, lo cual lleva de 7 a 14 días aproximadamente. Las células entonces se analizan.

Las complicaciones del muestreo de vellosidades coriónicas son, entre otras, sangrado vaginal, pérdida gradual de líquido amniótico e infección. Cuando este procedimiento lo realiza un proveedor de atención médica con experiencia y en un centro que realiza muchos de estos procedimientos, el riesgo de que ocurra un aborto natural a causa del procedimiento es más o menos igual al riesgo de la amniocentesis.

El muestreo de vellosidades coriónicas no se puede usar para diagnosticar defectos del tubo neural antes del nacimiento. Si le hacen un muestreo de vellosidades coriónicas, se podría hacer también un análisis de sangre para la fetoproteína alfa en el suero de la madre, un examen por ecografía detallado, o ambos, para detectar defectos del tubo neural.

Diagnóstico genético preimplantatorio

Este examen se les puede ofrecer a las parejas que están usando la fertilización in vitro para procrear y tienen un riesgo mayor de tener un bebé con un

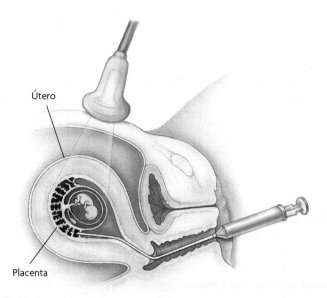

Útero

Placenta

Muestreo de vellosidades coriónicas. En este procedimiento, se extrae una pequeña muestra de células (vellosidades coriónicas) de la placenta para estudiarla.

trastorno genético o cromosómico. Antes de que se transfiera un *embrión* al útero de una mujer, este se examina para determinar si tiene un trastorno genético específico que la pareja corre el riesgo de presentar.

Cómo se analizan las células

Se usan varias tecnologías diferentes en las pruebas prenatales de diagnóstico. Cada una se usa para detectar distintos tipos de alteraciones genéticas. Su proveedor de atención médica o consejero especialista en genética evaluará la información que se pretende obtener y seleccionará las pruebas más adecuados.

Es posible detectar cromosomas faltantes, adicionales o averiados tomando una foto de los cromosomas y colocándolos en orden de menor a mayor. Esto se denomina cariotipado. Esta prueba puede revelar si

- la cantidad de cromosomas es anormal
- la forma de uno o más cromosomas es anormal
- un cromosoma se ha fracturado

Se puede usar una técnica que se llama *hibridación in situ por fluorescencia* para detectar las aneuploidías más comunes que se encuentran en los cromosomas 13, 18, 21 y los cromosomas X y Y. Los resultados están disponibles más rápidamente que con el cariotipo tradicional ya que no es necesario cultivar células en un laboratorio. Un resultado positivo se confirma con cariotipo.

La **micromatriz multigénica** puede detectar deleciones, inserciones y translocaciones cromosómicas en el conjunto entero de genes. Los resultados pueden están disponibles más rápidamente que con el cariotipo ya que no es necesario cultivar células en un laboratorio. Aunque esta prueba puede darle mucha información, no se sabe con certeza si todo lo que detecta es motivo de preocupación.

También se pueden hacer pruebas para detectar mutaciones genéticas específicas. Hay una variedad de técnicas disponibles para detectar mutaciones genéticas. Las pruebas de detección de mutaciones genéticas se deben solicitar específicamente. No hay una sola prueba que pueda detectar todas las mutaciones genéticas. Por ejemplo, si usted y su pareja son portadores del gen de fibrosis quística, es buena idea solicitar una prueba de diagnóstico prenatal para esa mutación específica.

Si su bebé tiene un trastorno

Si las pruebas de diagnóstico revelan que su bebé tiene un trastorno, deberá considerar sus opciones. Puede optar por continuar con el embarazo o puede terminar el embarazo. No hay tal cosa como una decisión correcta en estos casos. Su salud, sus valores y creencias, y su situación influyen en la decisión.

Si decide continuar con el embarazo, es buena idea obtener toda la información que pueda sobre el problema medico y las implicaciones que tendrá en la salud de su bebé. Algunos problemas médicos no son graves ni potencialmente mortales y solo requieren poca intervención médica especial. Con otros trastornos, es útil prepararse para cuidar de un hijo con necesidades especiales. Los neonatólogos son médicos que atienden a bebés que nacen con trastornos médicos complejos. También hay subespecialistas pediátricos con experiencia en trastornos específicos. Su proveedor de atención médica o el equipo del hospital pueden ayudarla a encontrar esta atención especial. Puede además buscar la ayuda de grupos de apoyo para usted y su pareja. Pregunte si el hospital donde planea dar a luz cuenta con médicos pediátricos que puedan brindarle la mejor atención posible a su bebé. Si no es así, considere solicitar una transferencia para que pueda dar a luz en una instalación que cuente con dichos médicos.

Recuerde que es vital educarse sobre el problema médico de su hijo. Podría ser útil encontrar recursos en su localidad que puedan ponerla en contacto con padres de niños con trastornos semejantes (consulte la sección de "Recursos informativos" de este capítulo).

RECURSOS INFORMATIVOS

Los siguientes recursos aportan más información sobre la ciencia de los trastornos genéticos, las señales, los síntomas y los tratamientos de los diferentes tipos de trastornos genéticos, y dónde puede encontrar apoyo y asesoramiento si corre un riesgo mayor de tener un bebé con un trastorno genético o ha recibido el diagnóstico de un trastorno en su hijo.

Cystic Fibrosis Foundation (fundación de la fibrosis quística)
https://www.cff.org/En-Espanol/
Organización nacional dedicada a la investigación de la fibrosis quística y la defensa de las personas afectadas por este trastorno.

Genetic Disorders, Genomics and Healthcare (sobre los trastornos genéticos, las ciencias genómicas y la atención médica)
http://www.genome.gov/27560970
Información del Instituto Nacional de Investigación del Genoma Humano (National Human Genome Research Institute) que trata muchos aspectos de la genética y cómo se relacionan con las personas individuales y sus familias.

Genetic Science Learning Center (un centro para el aprendizaje de la genética)
http://learn.genetics.utah.edu/es/
Centro que imparte información básica sobre la genética mediante videos, animaciones y otros elementos de aprendizaje.

March of Dimes Nacersano
http://nacersano.marchofdimes.org/
Sitio integral que ofrece información sobre una amplia variedad de defectos congénitos, así como las causas, el diagnóstico y el tratamiento de los mismos. También explica las investigaciones que se están llevando a cabo para mejorar los desenlaces de los niños y adultos que nacen con ciertos trastornos.

National Center on Birth Defects and Developmental Disabilities (NCBDDD) (centro para defectos congénitos y discapacidades del desarrollo)
www.cdc.gov/ncbddd/index.html
Ofrece información sobre defectos congénitos, discapacidades del desarrollo y trastornos sanguíneos hereditarios.

National Down Syndrome Society (organización del síndrome de Down)
http://www.ndss.org/Resources/NDSS-en-Espanol/
Sociedad nacional que aboga por las personas con el síndrome de Down. Ofrece información para los padres nuevos y los que esperan el nacimiento de su bebé sobre las necesidades de atención médica de los niños con el síndrome de Down además de apoyo para personas individuales y las familias.

National Tay–Sachs & Allied Diseases (organización para la enfermedad de Tay–Sachs y otras enfermedades aliadas)
www.ntsad.org
Ofrece servicios, investigación y educación para las enfermedades de Tay–Sachs, Canavan y otras enfermedades relacionadas.

Sickle Cell Disease Association of America (asociación para la enfermedad de células falciformes)
www.sicklecelldisease.org/index.cfm
Organización nacional para la educación, concientización e investigación de la enfermedad de células falciformes.

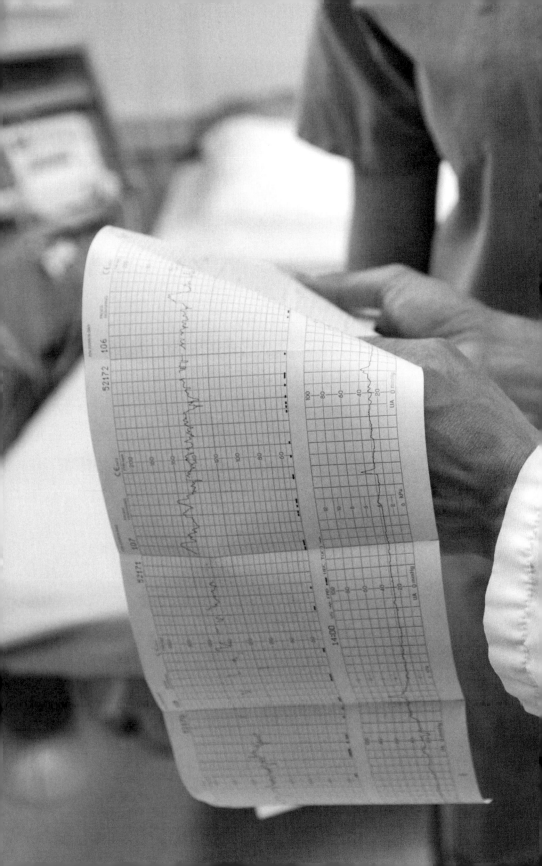

Capítulo 26

Evaluaciones para examinar el bienestar fetal

Durante el embarazo, se pueden hacer varios exámenes especiales para comprobar el bienestar del bebé. Estos exámenes se pueden hacer si surge un problema durante el embarazo, si tiene un embarazo de alto riesgo o si ya ha pasado la fecha prevista del parto. Si necesita hacerse uno de estos exámenes, es posible que tenga algunas preguntas (consulte el cuadro "Preguntas frecuentes"). Las evaluaciones pueden hacer que usted y su proveedor de atención médica se sientan tranquilos al saber que todo marcha bien en su embarazo. Si los resultados indican la presencia de un problema, pueden realizarse otras evaluaciones. En algunos casos, puede ser necesario dar a luz de inmediato. Su proveedor de atención médica tomará en cuenta detenidamente varios factores cuando decida cómo lidiar con un resultado anormal en alguna prueba. Entre estos factores se encuentran la **edad gestacional** del bebé, su estado de salud y el estado de salud del bebé. Cada situación es diferente. Por lo tanto, no hay tal cosa como una sola solución para todas las situaciones.

Por qué se pueden hacer evaluaciones

A menudo se realizan pruebas especiales cuando el bebé corre un riesgo mayor de presentar problemas que pueden dar lugar a complicaciones en el embarazo o al **nacimiento de un niño muerto**. Estas evaluaciones generalmente se les hacen a las mujeres con embarazos de alto riesgo. Los embarazos de alto riesgo son aquellos en los que la mujer ha presentado complicaciones en embarazos previos o si la mujer tiene un problema médico preexistente. Algunos de estos problemas médicos preexistentes son los siguientes:

- **Diabetes mellitus**
- **Presión arterial alta**
- **Lupus eritematoso diseminado** ("SLE", por sus siglas en inglés, o "lupus")
- **Enfermedades de los riñones**
- Ciertos trastornos de la sangre
- **Hipertiroidismo** que no está bien controlado
- Ciertos tipos de enfermedades del corazón

El embarazo de una mujer puede llegar a ser de alto riesgo si surgen ciertos problemas en el período prenatal. Algunos de los problemas médicos relacionados con el embarazo que pueden indicar la necesidad de hacer evaluaciones especiales son los siguientes:

- **Hipertensión gestacional**
- **Preeclampsia**
- Disminución del movimiento del feto
- **Diabetes gestacional**
- Exceso o escasez de **líquido amniótico**
- Problemas de desarrollo fetal
- **Embarazo prolongado** o **embarazo posmaduro**
- **Sensibilización de Rh**
- Muerte fetal previa
- **Embarazo múltiple** (si hay complicaciones)

No todas las complicaciones que pueden ocurrir durante el embarazo se pueden detectar con estas evaluaciones. Algunos problemas ocurren repentinamente, como la **abrupción placentaria** o los problemas con el **cordón umbilical**. Las evaluaciones que se tratan en este capítulo no se pueden usar para pronosticar estos sucesos.

Interpretación de los resultados de las evaluaciones

Ningún examen es 100% exacto. Se dice que el resultado de un examen es falso-negativo si estos indican que no hay un problema cuando realmente lo hay. Un resultado falso negativo en una de estas evaluaciones especiales quiere decir que un problema ha pasado por desapercibido que podría dar lugar a complicaciones posteriormente. El índice de resultados falso negativos con estas pruebas es bajo. Si se hace una evaluación especial y el resultado es negativo, hay una buena probabilidad de que el bebé no tenga problemas.

Preguntas frecuentes

1. ¿Son seguros estos?

La mayoría de estos exámenes no son invasivos (no se introduce equipo médico en el cuerpo) y conllevan muy pocos riesgos para el bebé y la mujer. A veces, *el examen por ecografía (ultrasonido)* se puede realizar colocando una sonda ecográfica en la vagina, pero este procedimiento se considera seguro cuando lo realiza un técnico capacitado o un proveedor de atención médica.

2. ¿Son dolorosas las evaluaciones?

En la mayoría de las mujeres, estos exámenes no producen dolor. Algunas mujeres pueden sentir molestias leves por la introducción de la sonda ecográfica vaginal, a causa de tener que permanecer en ciertas posiciones por un tiempo o por las contracciones que se producen en una evaluación por monitor con contracciones.

3. ¿En qué orden se realizarán?

No hay un orden fijo para realizar estos exámenes. Del mismo modo, no se ha demostrado que una prueba o un examen es mejor que otro. Su proveedor de atención médica seguirá el orden que sea más adecuado en su situación.

4. ¿Por qué deben repetirse algunas de las mismas evaluaciones?

Las evaluaciones que se usan para determinar el bienestar del bebé se pueden hacer una vez o periódicamente según el motivo del examen o la prueba. Si los resultados no son definitivos o indican que hay un problema, se repetirán las evaluaciones en forma periódica para asegurar de que el bebé siga bien durante el resto del embarazo. Las evaluaciones también se repiten para que el proveedor de atención médica determine la precisión de las mismas. Podría tener que recibir otros cuidados médicos. Las evaluaciones se repiten además para asegurarse de que no se tomen medidas innecesarias.

Se dice que el resultado de una prueba es falso-positivo si la prueba indica que hay un problema cuando no lo hay. Un resultado falso positivo puede ocasionar intervenciones innecesarias, incluso dar a luz prematuramente. Por este motivo, si el resultado de una prueba es positivo, es probable que se realicen otras evaluaciones para determinar si en realidad existe un problema.

¿Cuándo se hacen las pruebas o los exámenes?

Excepto por los exámenes por ecografía, que se pueden realizar en cualquier momento durante el embarazo, las evaluaciones especiales por lo general se pueden empezar a hacer en la semana 32 del embarazo o posteriormente. Se pueden hacer antes de la semana 32 si los problemas son muy graves o si hay varios factores de riesgo. La frecuencia con la que se hacen las pruebas depende del problema médico que haya propiciado las evaluaciones, si el problema médico permanece estable y de los resultados de los mismos. Si el problema que propició la evaluación se resuelve y el resultado de la evaluación es normal, es posible que no se tengan que hacer más evaluaciones. Algunas pruebas se realizan semanalmente. En ciertas situaciones, como si la madre padece de diabetes, el embarazo es posmaduro, hay problemas de desarrollo fetal o si hay ciertos problemas médicos crónicos, se hacen evaluaciones dos veces a la semana.

Tipos de evaluaciones especiales

Las evaluaciones que se usan para controlar la salud fetal son el recuento de movimientos fetales, la ecografía (ultrasonido), la ecografía por Doppler, el *examen en reposo,* el *perfil biofísico* y la *evaluación por monitor con contracciones*.

Recuento de movimientos fetales

El recuento de movimientos fetales (o "recuento de patadas") es un examen que puede hacerse en casa. Este examen no requiere equipos especiales.

Por qué se realiza. El recuento de movimientos fetales se podría recomendar si siente que el bebé se mueve con menos frecuencia de lo que usted considera que es normal. Sentir la misma cantidad de movimientos de un día al otro puede ser una indicación de que el bebé está bien.

Cómo se realiza. Una manera de hacer el recuento de movimiento fetal es acostarse de un lado y determinar cuánto tiempo le lleva al bebé hacer 10 movimientos. Si se tarda menos de 2 horas, el resultado es "alentador" (que quiere decir que todo marcha bien en ese momento). Una vez que haya sentido 10 movimientos, puede dejar de contar por ese día. Este examen se repite a diario. Otra estrategia es contar los movimientos durante 1 hora 3 días a la semana. Un resultado alentador es un número que sea igual o mayor que los conteos previos.

Independientemente del método que use, asegúrese de contar los movimientos fetales. No cuente el hipo del bebé, por ejemplo. Además, cuando cuente las patadas, elija el momento de mayor actividad del bebé, como después de una comida.

Cuál es el posible significado de los resultados. Cuando comience a hacer el recuento de patadas, recibirá instrucciones sobre cuándo debe llamar al proveedor de atención médica de acuerdo con los resultados que reciba. Si no percibe suficientes movimientos, esto no quiere necesariamente decir que hay un problema. Puede ser solo que el bebé está durmiendo. Generalmente es necesario hacer otros exámenes para obtener más información.

Examen por ecografía (ultrasonido)

La mayoría de las mujeres tienen por lo menos un examen por ecografía durante el embarazo. La ecografía es un tipo de energía que crea imágenes o sonidos del bebé a partir de ondas sonoras. Este examen no es perjudicial ni para usted ni para su bebé.

Por qué se realiza. A algunas mujeres se les hace un examen por ecografía en el primer trimestre del embarazo. Algunos motivos comunes de ello son para confirmar el embarazo, calcular la *edad gestacional* o determinar si hay múltiples bebés. El examen por ecografía combinado con un análisis de sangre se puede usar durante el primer trimestre para detectar ciertos problemas cromosómicos en el bebé.

Si no se hace este examen en el primer trimestre, probablemente se hará lo que se llama un examen por ecografía estándar entre la semana 18 y 20 del embarazo. Este examen puede proporcionar la siguiente información acerca del embarazo:

- Una estimación de la edad gestacional

- El peso calculado del bebé

- La ubicación de la *placenta*

- Si ciertas estructuras se están desarrollando normalmente, como el corazón, el abdomen, la cara, la cabeza y la columna

- El sexo del bebé

- La posición, el movimiento, la respiración y la frecuencia cardíaca del bebé

- La cantidad de líquido amniótico en el útero

- Si está embarazada con más de un bebé

Se pueden hacer otros tipos de exámenes por ecografía si se sospecha que hay algún problema en su embarazo. Un examen por ecografía limitado se puede hacer para comprobar una situación específica. Se podría hacer un examen por ecografía limitado si tiene sangrado o dolor pélvico. Si se sospecha que hay un problema de desarrollo fetal, se hacen exámenes por ecografía en serie para controlar el desarrollo del bebé. La ecografía a veces se usa para evaluar las señales y los síntomas del trabajo de parto *prematuro*. También se usa para facilitar los procedimientos de *muestreo de vellosidades coriónicas* y la *amniocentesis*.

Se podría recomendar un examen por ecografía especializado según su historial médico, debido al resultado de una prueba de laboratorio o los resultados de los exámenes por ecografía estándar o limitado. Las evaluaciones especializadas podrían usar tecnología adicional. Por ejemplo, la ecografía por Doppler puede evaluar el flujo de sangre a través de un vaso sanguíneo. El examen por ecografía tridimensional se puede usar para mostrar la anatomía fetal en más detalle.

Cuando un técnico capacitado los realiza por motivos médicos, los exámenes por ecografía son procedimientos seguros durante el embarazo. Los exámenes por ecografía que se hacen sin motivos médicos—como para determinar el sexo del bebé o para conservar una foto de recuerdo—no se recomiendan. La ecografía es una herramienta médica que solo debe usarse cuando haya un motivo médico válido.

Cómo se realiza. El proveedor de atención médica o un técnico hará el examen por ecografía mediante el uso de un instrumento que se llama transductor. Hay dos tipos de *transductores*: uno que se desplaza sobre el abdomen (*examen por ecografía transabdominal*) y otro que se introduce en la vagina (*examen por ecografía transvaginal*).

En el examen por ecografía transabdominal, deberá acostarse boca arriba con el abdomen expuesto. Se usa un gel en el abdomen para mejorar el contacto entre el transductor y la superficie de la piel. El transductor entonces se desplaza sobre el abdomen y registra las ondas sonoras a medida que rebotan en el bebé. Estas ondas sonoras proyectan imágenes que se visualizan en una pantalla. En el examen por ecografía transvaginal, se introduce un transductor en la vagina para ver mejor los órganos pélvicos y al bebé. Este examen proyecta imágenes de la misma manera que lo hace una ecografía abdominal. Ambos tipos de exámenes por ecografía figuran en el Capítulo 3, "3er mes (Semanas 9 a 12)".

Cuál es el posible significado de los resultados. Si algo no parece ser normal en un examen por ecografía, es muy probable que se hagan otros exámenes para proporcionar más información. Es importante saber que es posible tener un resultado "normal" en un examen por ecografía pero aún tener un bebé con un defecto congénito u otro problema. El examen por ecografía no puede detectar todos los problemas.

Examen en reposo

El examen en reposo mide la frecuencia cardíaca fetal (el ritmo del latido del corazón) en respuesta a los movimientos fetales durante un período determinado. El término "en reposo" quiere decir que durante el examen no se hace nada para alterar al feto.

Por qué se realiza. El corazón fetal normalmente late más rápido (un término que se llama *aceleración*) cuando el bebé se mueve. En el examen en reposo, se registra el ritmo de los latidos cardíacos fetales. Su proveedor de atención médica entonces registra la cantidad de aceleraciones que ocurren durante el período de prueba.

Cómo se realiza. Este examen puede realizarse en el consultorio del proveedor de atención médica o en un hospital. Deberá estar acostada o reclinada durante el mismo y generalmente dura por lo menos 20 minutos. En el examen se colocará un cinturón con un sensor que mide el ritmo cardíaco fetal. El ritmo cardíaco fetal se registra en una máquina.

Cuál es el posible significado de los resultados. Si ocurren dos o más aceleraciones dentro de un período de 20 minutos, el resultado se considera reactivo o "alentador". Un resultado reactivo quiere decir que por el momento, no parece que hay problemas. Los resultados reactivos son un poco diferentes si la edad gestacional es de menos de 32 semanas. A veces, el bebé podría estar dormido y no moverse dos veces en 20 minutos. Si esto ocurre, el examen puede durar 40 minutos o más, o se puede estimular al bebé a moverse mediante la proyección de sonido sobre el abdomen de la madre.

Un resultado no reactivo es aquel en el que no se detectan suficientes aceleraciones en un período de 40 minutos. Puede indicar varias cosas. Puede ser que el bebé esté bien pero que es muy pequeño para que el examen se considere preciso. Puede ocurrir si la mujer ha tomado ciertos medicamentos. Un resultado no reactivo también puede indicar que el bebé no está recibiendo suficiente *oxígeno* o que el sistema nervioso del bebé no está funcionando adecuadamente. Para obtener más información, se puede tener que hacer el perfil biofísico o la evaluación por monitor con contracciones.

Perfil biofísico

El perfil biofísico se puede hacer cuando los resultados de otros exámenes no son alentadores. Este examen usa un sistema de puntuación para evaluar el bienestar del feto.

Por qué se realiza. El perfil biofísico consiste en un examen en reposo y un examen por ecografía que evalúa el bienestar del bebé en cuatro áreas adicionales durante un período de 30 minutos. El perfil biofísico evalúa las siguientes cinco áreas:

1. La frecuencia cardíaca fetal (examen en reposo): Si los resultados de los cuatro componentes del examen por ecografía del perfil biofísico son normales, es posible que no se haga el examen en reposo.

2. Movimientos respiratorios: Se observan uno o más de los movimientos respiratorios que duran 30 segundos.

3. Movimientos corporales: Se observan tres o más movimientos del cuerpo o las extremidades.

4. Tono: El feto abre o cierra la mano o extiende y retrae una extremidad por lo menos una vez.

5. Cantidad de líquido amniótico: El bolsillo vertical más profundo del líquido amniótico es mayor de 2 cm.

Cómo se realiza. El perfil biofísico consiste en la monitorización de la frecuencia cardíaca del feto por medio de un examen en reposo y un examen por ecografía (ultrasonido). El volumen del líquido amniótico se evalúa midiendo la profundidad del bolsillo más profundo de líquido amniótico (que se llama bolsillo vertical) en cualquier parte del útero.

Cuál es el posible significado de los resultados. A cada una de las áreas se le asigna una puntuación de 0 (no está presente) o 2 (presente) para un posible total de 10. Una puntuación de 8 o 10 es normal. Las puntuaciones menores de lo normal se interpretan según la edad gestacional del bebé. Una puntuación de 6 es equívoca (no es alentadora ni tampoco no alentadora). Si la puntuación es equívoca, la duración de su embarazo determinará si tendrá otro perfil biofísico en las próximas 12 a 24 horas o si es necesario que nazca el bebé. Una puntuación de 4 o menos generalmente quiere decir que el bebé debe nacer de inmediato. Si el embarazo tiene menos de 32 semanas, se le podría dar seguimiento a su estado de salud hasta que el embarazo haya evolucionado más. Independientemente de cuál sea la puntuación, una

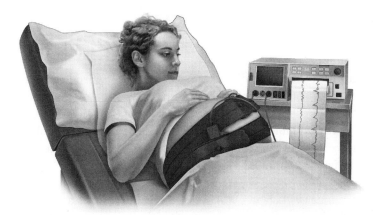

Monitorización electrónica fetal. El latido cardíaco fetal se puede evaluar continuamente por medio de un cinturón que tiene sensores especiales. Se puede usar otro cinturón para evaluar la intensidad de las contracciones.

cantidad insuficiente de líquido amniótico significa que deben realizarse exámenes más frecuentes o la posibilidad de dar a luz pronto. La decisión se basa en la edad gestacional, su estado de salud y el estado de salud del bebé.

Perfil biofísico modificado

El perfil biofísico modificado consiste en un examen en reposo con una evaluación del líquido amniótico que se realiza mediante un examen por eco-grafía. Este examen permite que su proveedor de atención médica evalúe si el bebé está recibiendo suficiente oxígeno y cómo está funcionando la placenta.

Por qué se realiza. Este examen se realiza por los mismos motivos por los que se realiza el perfil biofísico.

Cómo se realiza. La frecuencia cardíaca fetal se monitoriza del mismo modo que se hace para un examen en reposo. El examen por ecografía se usa para medir la cantidad de líquido amniótico.

Cuál es el posible significado de los resultados. Un resultado no reactivo en el examen en reposo puede indicar que el bebé no está recibiendo suficiente oxígeno. Si el nivel de líquido amniótico está bajo, puede indicar que hay un problema con el flujo de sangre en la placenta. Se podría tener que hacer un perfil biofísico completo o una evaluación por monitor con contracciones para confirmar los resultados.

Evaluación por monitor con contracciones

La evaluación por monitor con contracciones ayuda al proveedor de atención médica a determinar cómo reacciona la frecuencia cardíaca fetal cuando el útero se contrae. La frecuencia cardíaca de un bebé que está teniendo dificultades para recibir oxígeno seguirá un patrón característico durante una contracción. Probablemente haya oído hablar de desaceleración tardía para describir este patrón. También puede ocurrir una desaceleración variable. Este patrón puede ocurrir si se comprime el cordón umbilical a causa de una cantidad baja de líquido amniótico.

Por qué se realiza. La evaluación por monitor con contracciones a veces se utiliza si los resultados de las otras pruebas son positivos o no son definitivos.

Cómo se realiza. En este examen se colocan cinturones con sensores sobre el abdomen que detectan la frecuencia cardíaca del bebé y las contracciones del útero, al igual que en el examen en reposo. Para provocar contracciones leves del útero, le podrían pedir que se frote los pezones a través de la ropa o podrían administrarle oxitocina. El útero podría también contraerse espontáneamente si el examen se realiza en las últimas etapas del embarazo.

Cuál es el posible significado de los resultados. Los resultados son negativos cuando no se producen desaceleraciones tardías ni desaceleraciones variables importantes. El resultado sería positivo si ocurren desaceleraciones tardías después de por lo menos la mitad de las contracciones. Los resultados también pueden ser equívocos–sospechosos (hay intermitentes desaceleraciones tardías o variables), equívocas (los resultados no son definitivos) o insatisfactorios (no ocurrieron suficientes contracciones para que se produzca un resultado significativo).

RECURSOS INFORMATIVOS

Los siguientes recursos aportan más información sobre las evaluaciones especiales fetales:

Monitoring Your Baby Before Labor (Monitoreo del bebé antes del parto)
Medline Plus
https://www.nlm.nih.gov/medlineplus/spanish/ency/patientinstructions/000485.htm

Describe las evaluaciones especiales que se pueden hacer para evaluar el bienestar fetal antes del trabajo de parto.

Obstetric Ultrasound (sobre la ecografía [ultrasonido] obstétrica)
American College of Radiology and Radiological Society of North America
http://www.radiologyinfo.org/sp/info.cfm?pg=obstetricus

Ofrece un resumen de cómo se realizan las ecografías durante el embarazo, qué pueden indicarles a usted y a su proveedor de atención médica, y los riesgos y beneficios.

Parte VII
Complicaciones durante el embarazo y el nacimiento del bebé

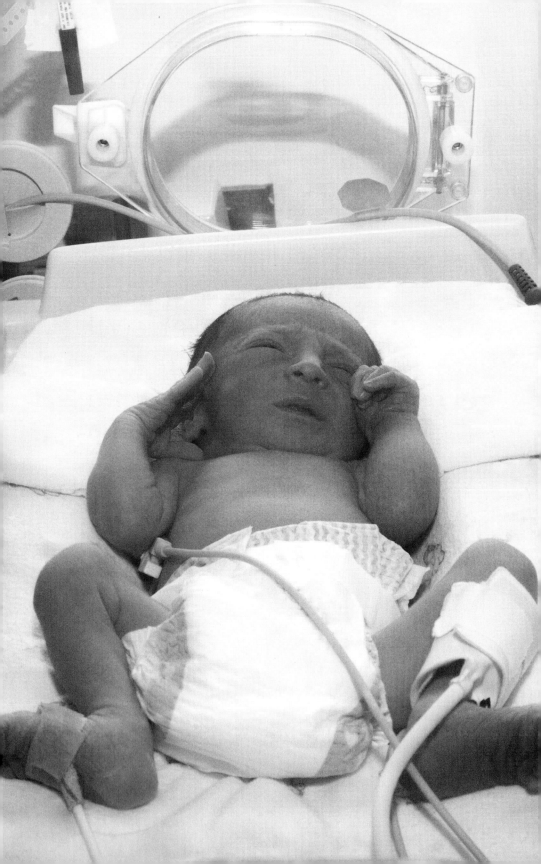

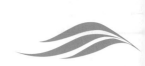

Capítulo 27

Trabajo de parto prematuro, ruptura prematura de membranas y parto prematuro

Un embarazo normal dura aproximadamente 40 semanas desde el primer día del último período menstrual. Cuando el trabajo de parto comienza antes de la semana 37 del embarazo, se le llama trabajo de parto *prematuro*. Una *ruptura prematura de membranas* ocurre cuando el *saco amniótico* que acojina al bebé se rompe antes del comienzo del trabajo de parto. Cuando la ruptura prematura de membranas sucede antes de la semana 37 del embarazo, se le llama *ruptura prematura de membranas pretérmino*. La ruptura prematura de membranas pretérmino generalmente indica que hay un problema. El trabajo de parto prematuro y la ruptura prematura de membranas requieren atención médica de inmediato.

Un parto prematuro es el nacimiento de un bebé antes de la semana 37 del embarazo. Casi la mitad de todos los partos prematuros en Estados Unidos son precedidos por trabajo de parto prematuro. No obstante, también se podría recomendar tener un parto prematuro en algunas situaciones. Esto se llama parto prematuro indicado. Se podría recomendar un parto prematuro indicado cuando ocurren problemas médicos y complicaciones durante el embarazo que hacen que sea más seguro dar a luz prematuramente que continuar con el embarazo.

Trabajo de parto prematuro

El trabajo de parto prematuro se define como contracciones regulares del útero que dan lugar a cambios en el *cuello uterino* y que comienzan antes de la semana 37 del embarazo. Estos cambios son *borramiento* (cuando se adelgaza el cuello uterino) y **dilatación** (cuando el cuello uterino se abre para que el bebé pueda entrar en el canal de parto).

Un parto prematuro es una situación preocupante ya que los bebés que nacen antes de tiempo no se han desarrollado completamente. Por ello, podrían nacer con problemas graves de salud. El riesgo de que ocurran problemas de salud es mayor para los bebés que nacen antes de la semana 34 del embarazo. No obstante, los bebés que nacen entre la semana 34 y la semana 37 del embarazo también corren peligro. Algunos problemas de salud, como la **parálisis cerebral**, pueden durar toda la vida. Otros, como los problemas de aprendizaje, aparecen posteriormente en la niñez o incluso en la adultez.

Es importante saber si tiene factores de riesgo para un parto prematuro, reconocer las señales y los síntomas de trabajo de parto prematuro y recibir atención médica desde un principio si presenta señales y síntomas. El trabajo de parto prematuro puede cesar por su cuenta. Si no lo hace, se pueden administrar tratamientos que pueden aplazar el parto y reducir el riesgo de complicaciones para el bebé.

Factores de riesgo

Cualquier mujer puede presentar trabajo de parto prematuro sin advertencia alguna. Hay algunos factores de riesgo, sin embargo, que pueden aumentar el peligro de que ocurra trabajo de parto prematuro, por ejemplo, haber tenido problemas médicos obstétricos y ginecológicos previos, complicaciones con el embarazo actual y factores del estilo de vida (consulte el cuadro "Factores de riesgo para un parto prematuro"). Las mujeres que han tenido un parto prematuro previo corren el mayor riesgo. El riesgo también es mayor en las mujeres que tienen un cuello uterino corto, según la medida de un examen por ecografía transvaginal.

Diagnóstico

Las señales y los síntomas de trabajo de parto prematuro aparecen en el cuadro "Señales de advertencia de trabajo de parto prematuro". Si presenta alguna de estas señales o síntomas, no espere. Llame al consultorio de su proveedor de atención médica o vaya al hospital de inmediato.

Tener contracciones regulares no necesariamente quiere decir que presenta trabajo de parto prematuro. Se puede diagnosticar trabajo de parto prematuro solamente cuando se detectan cambios en el cuello uterino. Su proveedor de atención médica puede realizar un **examen pélvico** para determinar si el cuello uterino ha comenzado a cambiar. Es posible que haya que examinarla varias veces durante un período de unas horas. También se dará seguimiento a las contracciones.

Factores de riesgo para un parto prematuro

A pesar de lo que se sabe sobre estos factores de riesgo, es mucho lo que queda por aprender sobre el trabajo de parto prematuro y el parto prematuro. Muchas mujeres que tienen un parto prematuro no presentan factores de riesgo específicos.

Historial obstétrico y ginecológico
- Parto prematuro previo
- Longitud cervical corta (de acuerdo con la medida durante un examen por ecografía transvaginal)
- Historial de ciertos tipos de cirugía en el útero o el cuello uterino (como un procedimiento con asa de escisión electroquirúrgica)
- Intervalo breve entre embarazos

Complicaciones del embarazo
- **Embarazos múltiples**
- Sangrado vaginal durante el trabajo de parto
- Infecciones durante el embarazo

Factores del estilo de vida
- Bajo peso antes del embarazo
- Fumar durante el embarazo
- Abuso de sustancias durante el embarazo

Otros factores
- Edad menor de 17 años o mayor de 35 años
- Raza afroamericana
- Nivel socioeconómico bajo

Tratamiento

Es difícil para los proveedores de atención médica pronosticar cuáles mujeres que presentan trabajo de parto prematuro tendrán un parto prematuro. Solo un 10% de las mujeres que presentan trabajo de parto prematuro dan a luz dentro de un plazo de 7 días. En un 30% de las mujeres, el trabajo de parto prematuro se detiene por su cuenta.

Si presenta síntomas de trabajo de parto prematuro, su proveedor de atención médica podría ordenar ciertos exámenes. Se podría hacer un examen por ecografía para medir la longitud del cuello uterino y calcular la **edad gestacional**. También se podría tomar una muestra vaginal con aplicador de algodón (hisopo) para detectar la presencia de una proteína que se llama *fibronectina fetal*. La fibronectina fetal es una proteína que actúa como pegamento y permite que el **saco amniótico** permanezca conectado dentro del útero. La presencia de esta proteína en las secreciones vaginales la expone a tener un parto prematuro. Si el resultado de la prueba es positivo—se detecta fibronectina fetal en las secreciones vaginales o un examen por ecografía transvaginal determina que el cuello uterino es corto—su proveedor de atención médica tiene entonces una mejor idea de lo que está sucediendo. Sin embargo, los resultados de estas evaluaciones no pueden pronosticar si ocurrirá un parto prematuro.

El tratamiento para el trabajo de parto prematuro se basa en lo que se considere que sea mejor para su salud y la salud del bebé. Una importante consideración es la edad gestacional. Si existe la posibilidad de que el bebé se beneficie de aplazar el parto, se pueden administrar medicamentos para promover la maduración de los órganos del bebé, reducir el riesgo de ciertas complicaciones y aplazar el parto por un tiempo breve. Cuando el trabajo de parto prematuro ha llegado a un punto en que no se puede detener o si hay motivos para que su bebé nazca antes de lo previsto, es necesario dar a luz al bebé.

Corticoesteroides. Los **corticoesteroides** son medicamentos que atraviesan la placenta y ayudan a acelerar el desarrollo de los pulmones, el cerebro y los órganos digestivos del bebé. Es más probable que estos medicamentos sean beneficiosos para su bebé si se administran entre la semana 24 y la semana 34 del embarazo si corre el riesgo de dar a luz dentro de los próximos 7 días. Si es probable que dé a luz dentro del plazo de una semana, se administran dos dosis de corticoesteroides durante un período de 24 a 48 horas o cuatro dosis

Señales de advertencia de trabajo de parto prematuro

Llame a su proveedor de atención médica de inmediato si observa alguna de estas señales o síntomas:

- Cólicos abdominales leves, con o sin diarrea
- Cambio en el tipo de secreción vaginal (líquida, con mucosidad o hemorrágica)
- Aumento en la cantidad de secreción
- Presión pélvica o en la parte inferior del abdomen
- Dolor constante y sordo en la espalda
- Contracciones regulares o frecuentes u opresión uterina, a menudo sin dolor
- Ruptura de membranas (romper fuente, ya sea que el líquido salga a chorros o poco a poco)

cada 12 horas. Los mayores beneficios de los corticoesteroides ocurren al cabo de dos días de haber administrado la primera dosis, aunque algunos pueden ocurrir después de 24 horas.

Sulfato de magnesio. El *sulfato de magnesio* es un tocolítico. Los tocolíticos son medicamentos que se usan para aplazar el parto por un período breve (hasta por 48 horas). El sulfato de magnesio se puede administrar si ha estado embarazada durante menos de 32 semanas y corre el riesgo de dar a luz dentro de las próximas 24 horas. Además, aplazar el parto puede reducir el riesgo y la gravedad de la parálisis cerebral que está asociada con partos muy prematuros. El sulfato de magnesio puede producir efectos secundarios leves en la mujer, como rubor facial, sofocos o calores, visión borrosa y debilidad. Rara vez ocurren complicaciones graves.

Otros tocolíticos. El uso de otros tocolíticos puede permitir que transcurra más tiempo para administrarle corticoesteroides o sulfato de magnesio o para trasladarla a un hospital que ofrezca atención especializada para bebés prematuros.

Los medicamentos tocolíticos pueden causar efectos secundarios. Algunos de ellos pueden ser graves. Los efectos secundarios dependen del tipo de medicamento. Los tocolíticos se administran cuando se considera que los beneficios del tratamiento son mayores que los riesgos. Las mujeres que presentan síntomas de trabajo de parto prematuro pero no revelan cambios en el cuello uterino no se benefician del tratamiento tocolítico. Tampoco es beneficioso seguir administrando tocolíticos después de que se haya detenido el trabajo de parto prematuro.

Medidas de prevención

Hay tratamientos que se pueden administrar para ayudar a evitar que ocurra un parto prematuro si tiene factores de riesgo. Los siguientes tratamientos se podrían recomendar según su situación individual:

• Inyecciones de *progesterona*: Si anteriormente tuvo un parto prematuro de un solo bebé y está embarazada ahora con un solo bebé, le podrían ofrecer inyecciones de progesterona que comenzarían entre la semana 16 y 24 del embarazo. Esta es una hormona que puede prevenir que ocurra otro parto prematuro. Estas inyecciones se seguirán administrando semanalmente hasta el parto o hasta la semana 36 del embarazo.

• Progesterona vaginal: Este tratamiento se puede administrar si no ha tenido un parto prematuro previo pero se determina que el cuello uterino es muy corto antes o en la semana 24 del embarazo. La progesterona vaginal es un gel o supositorio que usted misma se coloca en la vagina todos los días hasta el parto o hasta la semana 37 del embarazo. En las mujeres embarazadas con un solo bebé, este tratamiento puede reducir el riesgo de dar a luz antes de la semana 35 del embarazo en casi un 50%.

- *Cerclaje*: Si tuvo un parto prematuro previo antes de la semana 34 del embarazo, y presenta un cuello uterino corto en un examen por ecografía antes de la semana 24 del embarazo, se puede considerar un procedimiento que se llama cerclaje. En este procedimiento, el cuello uterino se cierra con suturas. El cerclaje se recomienda en las mujeres con embarazos de un solo bebé solamente ya que puede aumentar el riesgo de que ocurra un parto prematuro si se realiza en mujeres con embarazos múltiples y cuello uterino corto.

Ruptura prematura de membranas

Cuando el saco que contiene el líquido amniótico se rompe y ocurre la rotura de fuente, este suceso por lo general va seguido por otras señales de trabajo de parto. Si las membranas se rompen en la fecha prevista del parto de la mujer o cerca de dicha fecha, pero el trabajo de parto no comienza al poco tiempo, se dice que ha ocurrido una ruptura prematura de membranas ("RPDM" a término o simplemente "RPDM"). Cuando las membranas se rompen antes de la semana 37, se denomina ruptura prematura de membranas pretérmino (o "RPDM pretérmino").

La RPDM a término ocurre en aproximadamente el 8% de los embarazos. Se produce a causa de la debilidad normal del saco amniótico a medida que el parto se aproxima así como debido a las fuerzas de las contracciones uterinas. En casi el 95% de los casos, el trabajo de parto comienza dentro de las próximas 28 horas. El riesgo de RPDM es infección del útero y problemas con el *cordón umbilical*. La probabilidad de que ocurran estas complicaciones aumenta mientras más se demore el trabajo de parto.

La ruptura prematura de membranas pretérmino conlleva los miembros riesgos que la ruptura a término. Debido a que ocurre antes de la semana 37 del embarazo, la ruptura prematura de membranas pretérmino también puede dar lugar a problemas para el bebé relacionados con prematuridad.

Factores de riesgo

Casi todos los casos de ruptura prematura de membranas ocurren sin factores de riesgo, pero hay varios factores de riesgo bien establecidos que aumentan las probabilidades de que ocurra. Los factores de riesgo asociados con la ruptura prematura de membranas son infección, *índice de masa corporal* bajo (menos de 19), sangrado durante el segundo o tercer trimestre, fumar y deficiencias alimenticias. Un factor de riesgo importante es haber tenido ruptura prematura de membranas pretérmino en un embarazo previo. El riesgo de que vuelva a ocurrir es de un 16% a un 32%.

Diagnóstico

El síntoma principal de ruptura prematura de membranas es descarga de líquido de la vagina. Llame a su proveedor de atención médica si se le ha salido algún tipo líquido. Su proveedor de atención médica querrá determinar si se han desgarrado las membranas. A veces, puede tener secreciones por otros motivos, como pérdida accidental de *orina*, secreción de moco cervical, sangrado vaginal o infección vaginal. Se le podrían hacer un examen físico y pruebas de laboratorio para determinar si hay líquido amniótico en la vagina.

Tratamiento

Una vez que se confirme el diagnóstico de ruptura prematura de membranas, una de las primeras medidas que tomará su proveedor de atención médica es evaluar la edad gestacional de su bebé. Si tiene algún problema médico que pueda poner en peligro su vida o la de su bebé, como *abrupción placentaria* o infección del útero, la asistirán para dar a luz de inmediato, independientemente de la edad gestacional del bebé. Sin embargo, si no presenta ninguno de estos problemas médicos, la edad gestacional de su bebé es un factor importante para determinar cómo se tratará su problema médico.

Si ocurre ruptura prematura de membranas, su bebé se encuentra en la posición correcta para el parto y el trabajo de parto no comienza por sí mismo dentro de unas horas, es probable que se recomiende inducir el parto con *oxitocina*. Si el bebé no se encuentra en la posición correcta (*presentación de nalgas*), es probable que tenga un *parto por cesáre*a. En cualquiera de los dos casos, recibirá *antibióticos* para *estreptococos del grupo B* según los resultados de pruebas previas o de sus factores de riesgo si no se han hecho dichas pruebas.

Si ocurre ruptura prematura de membranas pretérmino y ya tiene 34 semanas de embarazo, generalmente se recomienda dar a luz. Si la ruptura prematura de membranas pretérmino ocurre después de la semana 24 del embarazo y antes de la semana 34 del embarazo, es posible que su proveedor de atención médica trate de aplazar el parto hasta que el bebé se encuentre más desarrollado. Quizás tenga que permanecer hospitalizada para que le puedan dar seguimiento estrecho. Además, puede recibir antibióticos para evitar una infección y corticoesteroides para promover la maduración de los pulmones del bebé. Estas medidas pueden detener la descarga de líquido amniótico. A veces, la ruptura prematura de membranas pretérmino se detiene por sí misma y el nivel de líquido amniótico se normaliza.

Si ocurre ruptura prematura de membranas pretérmino antes de que termine la semana 24 del embarazo, su proveedor de atención médica le explicará los riesgos de tener un bebé muy prematuro y los posibles riesgos y beneficios de aplazar el parto. Quizás decida tener el bebé inmediatamente. Si su situación está estable y no hay señales de infección, puede optar por esperar y ver lo que sucede. Su proveedor de atención médica le explicará las precauciones que debe tomar. Debe regresar al hospital si tiene síntomas de infección, trabajo de parto u otras complicaciones. Le podrían pedir que se tome la temperatura diariamente para detectar una infección. Una vez que haya llegado a la semana 24 del embarazo, generalmente deberá permanecer en el hospital. El tratamiento en este momento por lo general consiste en antibióticos y corticoesteroides.

Parto prematuro

A veces no es posible detener un trabajo de parto prematuro. En algunos casos, se podría decidir que el bebé debe nacer antes de tiempo por la seguridad del bebé y la seguridad de la madre. Si parece que dará a luz al bebé prematuramente, su proveedor de atención médica le explicará las posibles consecuencias médicas para su bebé prematuro.

En general, los bebés que nacen antes de la semana 24 del embarazo tienen una probabilidad menor de sobrevivir. Los que sobreviven probablemente tengan discapacidades de desarrollo y físicas sumamente graves que pueden afectar el movimiento, el habla, la audición y la vista, y necesitarán atención médica durante toda la vida. Al final de la semana 25 del embarazo, las probabilidades de supervivencia aumentan a un 75%, pero un tercio de esos bebés tendrán discapacidades graves y crónicas, y la mitad tendrá discapacidades de moderadas a graves.

Los bebés prematuros casi a término (los que nacen entre la semana 34 y 0/7 y la semana 36 y 6/7 del embarazo) e incluso los bebés a término casi prematuros (los que nacen entre la semana 37 y 0/7 y la semana 38 y 6/7 del embarazo) también pueden tener problemas de salud. Los bebés necesitan las 40 semanas completas del embarazo para desarrollarse. Muchos órganos, como el cerebro, los pulmones y el hígado no se terminan de desarrollar hasta las últimas semanas del embarazo. Los bebés que nacen unas semanas antes de tiempo pueden tener problemas para respirar, comer, dormir y controlar la temperatura del cuerpo. Aunque el riesgo de estos bebés es menor del que los que nacen antes de la semana 34, podrían tener que permanecer en el hospital más tiempo y requerir atención más especializada que los bebés que nacen después de la semana 39 del embarazo.

Atención neonatal intensiva

Si es posible que dé a luz a un bebé prematuro, un equipo de proveedores de atención médica los atenderá a usted y a su bebé. Este equipo por lo general cuenta con un neonatólogo, un médico que se especializa en el tratamiento de problemas de recién nacidos. Los cuidados de su bebé dependen de cuánto tiempo antes de lo previsto nace el bebé. Las **unidades neonatales de atención intensiva** (NICU) de alto nivel ofrecen estos cuidados especializados a bebés prematuros. Estas unidades están mejor equipadas y disponen de médicos y enfermeras con capacitación avanzada y experiencia para cuidar de bebés prematuros.

Debido a la posible necesidad de que el bebé prematuro necesite atención médica urgente cuando nazca, la podrían trasladar a un hospital que ofrezca esta atención especializada si da a luz prematuramente. Es más seguro y el desenlace puede ser mejor si da a luz a un bebé prematuro en estos hospitales que trasladar al bebé después del parto. Después de que nace el bebé, podría necesitar seguir recibiendo cuidados intensivos. Algunos bebés permanecen en la NICU durante semanas o a veces durante meses.

Tratamiento de reemplazo con surfactante

A los bebés que sobreviven pero corren riesgo de tener problemas respiratorios se les puede dar un tratamiento de reemplazo con **surfactante**. Un surfactante es una sustancia que ayuda a que los sacos aéreos de los pulmones (que se llaman **alvéolos**) se mantengan inflados. Los pulmones comienzan a producir surfactante alrededor de la semana 23 del embarazo. La falta de surfactante es la causa principal de una enfermedad pulmonar grave que se llama el **síndrome de dificultad respiratoria** en los bebés prematuros.

Los bebés que necesitan tratamiento de reemplazo con surfactante a menudo están muy enfermos y necesitan cuidados sumamente especializados. Por este motivo, el tratamiento con surfactante solo se ofrece en hospitales que dispone de personal especialmente capacitado para administrar este tratamiento y cuidar de bebés muy enfermos.

Reanimación y medidas de apoyo respiratorio

Es posible que se deba actuar rápidamente para ayudar al bebé a respirar. El equipo de atención médica se preparará de antemano para esta posibilidad. En los bebés que nacen mucho antes de lo previsto, esto podría consistir en introducir una sonda respiratoria y usar un dispositivo que se llama *respirador*.

Decisiones difíciles

Si es probable que dé a luz a un bebé prematuro, su proveedor de atención médica y el equipo de la NICU usarán toda la información disponible para que tome en cuenta una variedad de posibles desenlaces. Esta información proviene de estudios de bebés que han nacido prematuramente. En los partos prematuros que posiblemente ocurran antes de la semana 26 del embarazo, el *Eunice Kennedy Shriver* National Institute of Child Health and Human Development, un instituto nacional de salud infantil y desarrollo humano, tiene una calculadora en línea que les permite a usted y su proveedor de atención médica ver una amplia gama de posibles desenlaces según los factores que se ingresen (www.nichd.nih.gov/about/org/der/branches/ppb/programs/epbo/Pages/index.aspx).

Independientemente de la utilidad de la calculadora, es importante recordar que cada bebé es un individuo y que cada situación es diferente. Además, las tasas de supervivencia y complicaciones cambian con el tiempo y difieren de un estado al otro e incluso de un hospital a otro. El equipo de atención médica puede proporcionarle información local y regional sobre desenlaces si está disponible.

Aunque es posible que se hable de un plan de tratamiento antes de que nazca el bebé, es mejor tomar las decisiones después de que nazca el bebé cuando se pueda evaluar el estado médico del niño. Cuando el bebé haya nacido, el neonatólogo podrá darle una mejor idea de lo que puede esperar. Las decisiones y los desenlaces previstos pueden cambiar conforme a qué tan bien el bebé responda al tratamiento. Haga preguntas si no entiende bien la información. Es importante que cuente con el apoyo de sus amistades, familiares y el equipo médico para poder decidir lo que sea mejor para su bebé.

Los cuidados de un bebé prematuro

Cuando nazca el bebé, el equipo de atención médica tendrá una mejor idea de la salud del bebé y si hay otros problemas. Aun si su bebé está lo suficientemente sano como para superar los desafíos que conlleva nacer antes de tiempo, necesitará recibir cuidados especiales. Los neonatólogos son especialistas pediátricos que cuidan de bebés y niños prematuros. Algunas clínicas también están centradas en el cuidado de seguimiento de bebés prematuros. Asegúrese de encontrar un médico con quien se sienta cómoda y que sea de su confianza. El médico vigilará cuidadosamente el crecimiento del bebé y lo examinará para detectar cualquier problema de desarrollo durante la niñez.

Puede también encontrar información para los padres que cuidan de bebés prematuros. Es buena idea mantenerse lo más informada posible para que pueda brindarle al bebé la mejor atención. Si desea obtener más información sobre el parto prematuro y el cuidado de un bebé prematuro, consulte la sección de "Recursos informativos" de este capítulo.

RECURSOS INFORMATIVOS

Los siguientes recursos ofrecen más información sobre algunos de los temas que se trataron en este capítulo:

Preterm Birth (sobre el parto prematuro)
www.cdc.gov/reproductivehealth/MaternalInfantHealth/PretermBirth.htm
Centros para el Control y la Prevención de Enfermedades (Centers for Disease Control and Prevention)
Ofrece un resumen del problema de partos prematuros en Estados Unidos y las señales de advertencia que debe vigilar.

Preterm Labor and Preterm Birth (sobre el trabajo de parto prematuro y el parto prematuro)
Eunice Kennedy Shriver National Institute of Child Health and Human Development
www.nichd.nih.gov/health/topics/preterm/Pages/default.aspx
Un instituto nacional que estudia los problemas de salud de los niños; ofrece información general sobre el trabajo de parto prematuro y el parto prematuro y detalla cómo los expertos están estudiando las maneras de pronosticar y prevenirlos.

Preterm (Premature) Labor and Birth: Resource Overview (Trabajo de parto prematuro y parto prematuro: Resumen de fuentes informativas)
The American College of Obstetricians and Gynecologists (El Colegio Americano de Obstetras y Ginecólogos, ACOG)
http://www.acog.org/Womens-Health/Preterm-Premature-Labor-and-Birth
Ofrece una lista de artículos del ACOG y recursos educativos para las pacientes sobre el trabajo de parto prematuro y el parto prematuro.

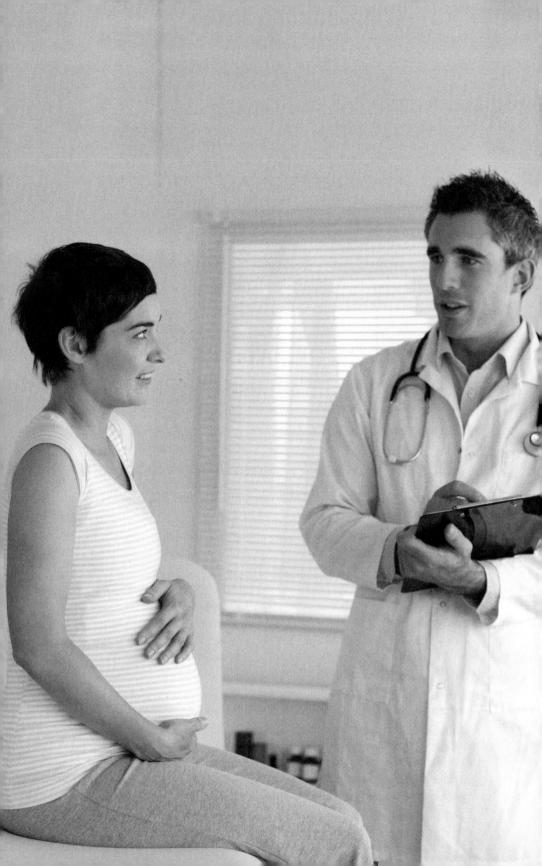

Incompatibilidad del grupo sanguíneo

Su tipo sanguíneo es A, B, AB u O. Los tipos sanguíneos están determinados por la clase de *antígenos*—proteínas diminutas—que se encuentran en los glóbulos rojos (las *células* de la sangre). El tipo A tiene solo antígenos A, el tipo B tiene solo antígenos B, el tipo AB tiene antígenos A y B, y el tipo O no tiene ninguno de estos antígenos. También hay un antígeno que se llama el factor Rh. Si su sangre tiene el *factor Rh*, usted es Rh positiva. Si no tiene este factor, usted es Rh negativa.

Como parte de su *atención prenatal*, le harán análisis de sangre para determinar su grupo sanguíneo y si es Rh positiva o Rh negativa. Esta información es importante ya que pueden ocurrir complicaciones si su grupo sanguíneo es diferente al del bebé. Esto se denomina incompatibilidad del grupo sanguíneo. Antes, este problema era una causa principal de enfermedades e incluso la muerte de recién nacidos. Hoy en día, con pruebas y tratamiento desde un principio, se pueden evitar estas complicaciones.

Incompatibilidad de Rh

El factor Rh se hereda, es decir, se pasa de los *genes* de los padres a los hijos. La mayoría de la gente es Rh positiva. Si la madre y el padre son Rh positivos, entonces el bebé será Rh positivo. Si la madre y el padre son Rh negativos, el bebé también será Rh negativo. Sin embargo, si la madre es Rh negativa y el padre es Rh positivo, y el bebé hereda el gen Rh del padre, el bebé será Rh positivo. Pueden surgir problemas, no obstante, si usted es Rh negativa y el bebé es Rh positivo. Esto se denomina incompatibilidad de Rh. Estos problemas generalmente no ocurren en el primer embarazo, pero pueden surgir en embarazos futuros.

Cómo se ve afectado su bebé

Si usted es Rh negativa y su bebé es Rh positivo y una pequeña cantidad de la sangre del bebé se mezcla con su sangre, esto puede hacer que su organismo produzca **anticuerpos** contra el factor Rh. Si su organismo ha producido anticuerpos contra el Rh, se dice que usted está "sensibilizada al Rh". Los anticuerpos contra el Rh atacan al factor Rh como si fuera una sustancia perjudicial.

La **sensibilidad al Rh** generalmente no causa problemas durante el primer embarazo de una mujer Rh negativa con un bebé Rh positivo. El bebé a menudo nace antes de que el cuerpo de la madre tenga la oportunidad de producir muchos anticuerpos. Sin embargo, si no se administra un tratamiento preventivo durante el primer embarazo y una mujer Rh negativa queda embarazada posteriormente con un bebé Rh positivo, el segundo bebé está en peligro de tener una enfermedad inducida por Rh.

Aproximadamente 2 de cada 10 mujeres Rh negativas presentarán sensibilización al Rh si quedan embarazadas con un bebé Rh positivo. Si tanto la mujer como el bebé son Rh negativos, no existe el riesgo de que la mujer se sensibilice al Rh.

La enfermedad inducida por Rh ocurre cuando los antibióticos contra el Rh destruyen algunos de los glóbulos rojos del bebé. Al hacerlo, da lugar a lo que se llama **enfermedad hemolítica del recién nacido**, en la que los glóbulos rojos se destruyen a un ritmo más acelerado de lo que se pueden reemplazar.

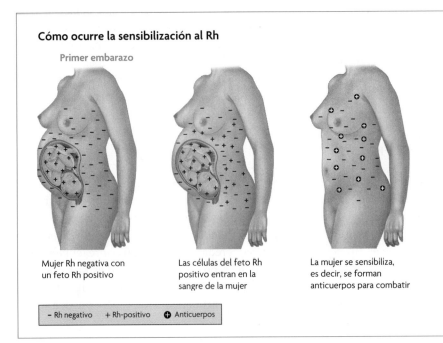

Cómo ocurre la sensibilización al Rh

Primer embarazo

Mujer Rh negativa con un feto Rh positivo

Las células del feto Rh positivo entran en la sangre de la mujer

La mujer se sensibiliza, es decir, se forman anticuerpos para combatir

- Rh negativo   + Rh-positivo   ⊕ Anticuerpos

Los glóbulos rojos transportan oxígeno a todas las partes del cuerpo. Cuando no hay suficientes glóbulos rojos, el bebé no recibe suficiente oxígeno. La enfermedad hemolítica del recién nacido puede dar lugar a una enfermedad grave. En casos más graves, esta enfermedad puede ser fatal para el bebé.

Cómo puede ocurrir la sensibilización

Durante el embarazo, la mujer y el bebé no comparten los sistemas sanguíneos. Sin embargo, una cantidad pequeña de la sangre del bebé puede atravesar la **placenta** y llegar al sistema de la mujer. Esto puede ocurrir a veces durante el embarazo, el trabajo de parto o el nacimiento del bebé. También puede ocurrir si sucede lo siguiente en una mujer Rh negativa:

- *Amniocentesis*
- *Muestreo de vellosidades coriónicas*
- Sangrado durante el embarazo
- Rotación manual de un bebé con *presentación de nalgas* antes del trabajo de parto
- Traumatismo contuso en el abdomen durante el embarazo
- *Aborto natural*
- *Embarazo ectópico*
- *Aborto provocado*

Si una mujer Rh negativa no recibe tratamiento después de uno de estos sucesos, y queda embarazada con un bebé Rh positivo, el bebé podría presentar problemas relacionados con el factor Rh.

Medidas de prevención

La buena noticia es que los problemas durante el embarazo debido a la incompatibilidad de Rh se pueden evitar fácilmente. El objetivo del tratamiento preventivo es evitar que una mujer Rh negativa produzca anticuerpos contra el Rh desde un principio. Esto se logra por medio de un análisis de sangre en las primeras etapas del embarazo o antes del embarazo. Si fuera necesario, se puede administrar un medicamento para evitar que ocurra la enfermedad hemolítica del recién nacido.

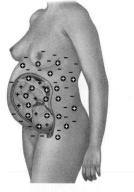

Embarazo futuro

En un embarazo Rh positivo futuro, los anticuerpos atacan los glóbulos rojos

Análisis de sangre. Con una sencilla prueba de sangre se puede identificar su grupo sanguíneo y factor Rh. Para hacerla, durante la primera visita prenatal, generalmente se obtiene una muestra de sangre en el consultorio de su proveedor de atención médica y se envía a un laboratorio para analizarla.

Otro análisis de sangre, que se llama prueba de detección de anticuerpos o prueba de Coombs indirecta, puede indicar si una mujer Rh negativa ha producido anticuerpos contra la sangre Rh positiva y la cantidad de anticuerpos que hay. Si usted es Rh negativa y hay una probabilidad de que su bebé sea Rh positivo, su proveedor de atención médica podría ordenar esta prueba durante el primer trimestre y nuevamente durante la semana 28 del embarazo.

Inmunoglobulina contra el Rh. La *inmunoglobulina contra el Rh (IgRh)* se produce a partir de sangre donada. Cuando se administra a una mujer embarazada Rh negativa que no se ha sensibilizado, esta inmunoglobulina detecta y destruye las células fetales Rh positivas que pudieron haber entrado al sistema sanguíneo de la madre. De esta manera la madre no produce anticuerpos contra el Rh. La inmunoglobulina contra el Rh puede evitar que ocurra la enfermedad hemolítica del recién nacido en un embarazo futuro. Esta inmunoglobulina no es eficaz si la madre ya se ha sensibilizado al Rh. La inmunoglobulina contra el Rh se administra a mujeres Rh negativas en las siguientes situaciones:

- Alrededor de la semana 28 del embarazo para evitar que ocurra sensibilización al Rh durante el resto del embarazo: una pequeña cantidad de mujeres podría exponerse a los glóbulos rojos Rh positivos del bebé en los últimos meses del embarazo y producir anticuerpos contra dichos glóbulos. Cuando la inmunoglobulina contra el Rh se administra aproximadamente en la semana 28 del embarazo, esta destruye estas células Rh positivas y evita la formación de anticuerpos Rh positivos.

- Dentro de un plazo de 72 horas del parto de un bebé Rh positivo: la inmunoglobulina contra el Rh evita que la mujer produzca anticuerpos que puedan afectar embarazos futuros. Cada embarazo y parto de un bebé Rh positivo requiere repetir la dosis de inmunoglobulina contra el Rh.

- Después de un aborto natural, aborto provocado o embarazo ectópico

- Después de una amniocentesis o un muestreo de vellosidades coriónicas

Una mujer Rh negativa puede recibir inmunoglobulina contra el Rh después del parto si esta decide hacerse un procedimiento de *esterilización posterior al parto*. En tal caso, el tratamiento con inmunoglobulina contra el Rh podría administrarse por tres motivos:

1. La mujer podría decidir revertir posteriormente la esterilización.

2. Hay una leve probabilidad de que la esterilización no evite otro embarazo.

3. El tratamiento le impide desarrollar anticuerpos en caso de que necesite recibir una *transfusión* de sangre en el futuro. La presencia de anticuerpos dificulta en cierta medida la determinación del grupo sanguíneo para transfusiones.

Tratamiento si se producen anticuerpos

El tratamiento con inmunoglobulina contra el Rh no es eficaz si la mujer ya ha producido anticuerpos. El grupo sanguíneo del padre determinará si será necesario evaluar la sangre del feto para identificar si el bebé es Rh negativo o Rh positivo. Esto se hace por *amniocentesis*. Si el bebé es Rh positivo, es necesario dar seguimiento especial al estado del embarazo. Generalmente eso se logra por medio de un *examen por ecografía (ultrasonido)* especializado y un análisis de sangre para examinar los niveles de anticuerpos. Si las evaluaciones revelan que el bebé tiene un estado grave de la enfermedad hemolítica del recién nacido, puede ser necesario que el bebé nazca prematuramente (antes de la semana 37 del embarazo). En algunos casos graves de la enfermedad hemolítica del recién nacido, podría tener que administrarse una *transfusión* de sangre por el cordón umbilical mientras el bebé aún se encuentra en el útero de la madre. Si el bebé tiene una forma leve de la enfermedad hemolítica del recién nacido, el bebé puede nacer en las semanas 37 a 38 del embarazo. Después del parto, el bebé puede necesitar una transfusión para reemplazar los glóbulos rojos.

Incompatibilidad ABO

Aunque ocurre en raras ocasiones, el grupo sanguíneo de algunas mujeres embarazadas es incompatible con el de sus bebés. Cuando esto sucede, generalmente es porque la madre es del grupo O y su bebé es del grupo A o grupo B. Una mujer que es del grupo sanguíneo O produce anticuerpos contra los antígenos que están presentes en las células del grupo sanguíneo A y el grupo B. Si estos anticuerpos atraviesan la placenta, pueden atacar los glóbulos rojos del bebé. Esto se denomina incompatibilidad ABO.

A diferencia de la incompatibilidad de Rh, los efectos de la incompatibilidad ABO ocurren durante el primer embarazo con un bebé incompatible, y no empeoran en los embarazos futuros.

Cómo se ve afectado su bebé

Los recién nacidos que nacen con incompatibilidad ABO pueden tener un caso leve de enfermedad hemolítica del recién nacido y niveles elevados de bilirrubina en la sangre. La **bilirrubina** es una sustancia que se forma cuando se descomponen los glóbulos rojos viejos. Una señal de niveles elevados de bilirrubina es *ictericia* (piel y ojos amarillentos). Una cantidad excesiva de esta sustancia puede ser perjudicial, especialmente al sistema nervioso del bebé, y causar problemas de desarrollo.

Tratamiento

No hay un tratamiento preventivo que se pueda administrar durante el embarazo. La incompatibilidad ABO generalmente se diagnostica después de que nace el bebé y por lo general es leve. Si su bebé tiene ictericia debido a la enfermedad hemolítica del recién nacido, se medirá el nivel de bilirrubina en la sangre del bebé. Si es alto, se le administrará un tratamiento especial, como el uso de luces especiales, para reducir el nivel. Si este tratamiento no reduce el nivel de bilirrubina, si el nivel es muy alto desde un principio o si el bebé revela indicios de toxicidad por bilirrubina, se le podría administrar una transfusión de sangre.

RECURSOS INFORMATIVOS

Los siguientes recursos aportan más información sobre la incompatibilidad de Rh y ABO durante el embarazo:

Hemolytic Anemia (sobre la anemia hemolítica)
Institutos Nacionales de la Salud/Instituto Nacional del Corazón, los Pulmones y la Sangre (National Heart, Lung, and Blood Institute)
www.nhlbi.nih.gov/health/health-topics/topics/ha/
Describe la anemia hemolítica, por qué ocurre y cómo se trata.

Rh Incompatibility (sobre la incompatibilidad de Rh)
Institutos Nacionales de la Salud/Instituto Nacional del Corazón, los Pulmones y la Sangre (National Heart, Lung, and Blood Institute)
www.nhlbi.nih.gov/health/health-topics/topics/rh/
Ofrece una definición de la incompatibilidad de Rh y explica cómo se previene y trata este problema médico.

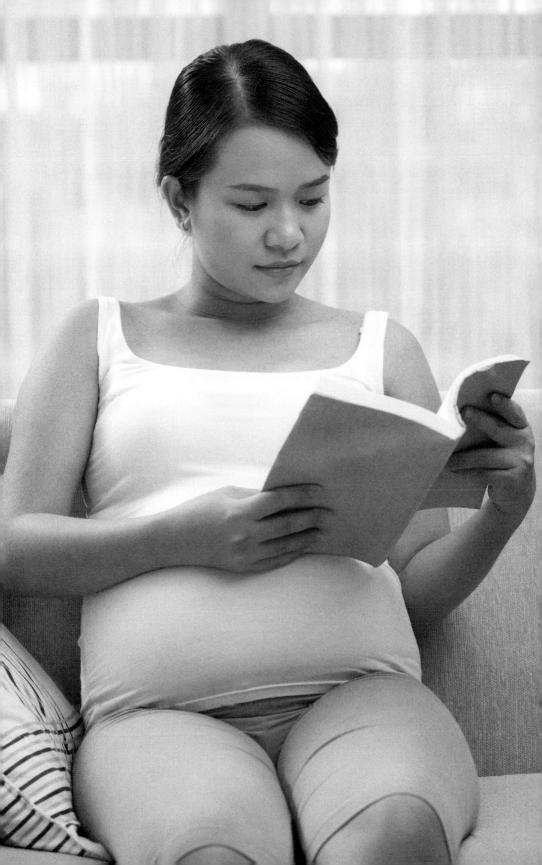

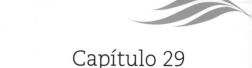

Capítulo 29

Problemas placentarios

La **placenta** es un órgano singular que solo está presente durante el embarazo. Suministra **nutrientes** y **oxígeno** al bebé y elimina sus productos de desecho. En un embarazo normal, la placenta se adhiere a la pared uterina alejada del **cuello uterino**. Ahí permanece ubicada hasta poco después del nacimiento del bebé cuando se separa de la pared del útero.

Durante el embarazo, pueden ocurrir ciertos problemas con la placenta. Estos problemas pueden causar complicaciones graves si no se detectan a tiempo. Debe estar atenta a las señales y los síntomas de estos problemas y avisarle a su proveedor de atención médica inmediatamente si cree que presenta alguno de ellos.

Placenta previa

La **placenta previa** es un problema médico que ocurre cuando la placenta se encuentra en la parte inferior del útero y cubre una parte la entrada interna del cuello uterino (denominada **orificio interno**). Debido a que cubre esta entrada, la placenta bloquea la salida del bebé del útero.

Este problema ocurre en 1 de cada 200 embarazos. Aunque se desconocen los motivos que hacen que ocurra placenta previa en algunas mujeres, es más común en una mujer con las siguientes situaciones:

- Ha tenido más de un hijo
- Ha tenido un **parto por cesárea**
- Ha tenido una cirugía en el útero
- Está embarazada con mellizos, gemelos o trillizos

Fumar y usar cocaína durante el embarazo también puede aumentar el riesgo de que ocurra placenta previa.

Si no se diagnostica ni se trata la placenta previa, se pueden producir complicaciones graves, como **hemorragia** e infección en la madre. Se podrían necesitar varias transfusiones. En algunos casos, es posible que sea necesario practicar una **histerectomía** de emergencia para detener el sangrado. El bebé también corre peligro cuando hay placenta previa. Debido a que es posible que el bebé deba nacer prematuramente, hay un mayor riesgo de que tenga problemas asociados con ser **prematuro**, como problemas neurológicos, complicaciones respiratorias y otras posibles discapacidades crónicas. Afortunadamente, la mayoría de los casos de placenta previa se diagnostican mucho antes de que comience el trabajo de parto y así se pueden tomar medidas para reducir estos riesgos.

Tipos

La placenta previa se clasifica en diferentes tipos según la ubicación de la placenta y cuánto cubre el orificio interno del cuello uterino:

- Completa: La placenta cubre completamente el orificio interno.

- Parcial: La placenta cubre parcialmente el orificio interno.

- Marginal: La placenta llega al orificio interno pero no lo cubre.

Se usa el término placenta baja cuando esta se implanta en la parte inferior del útero pero no llega al orificio interno.

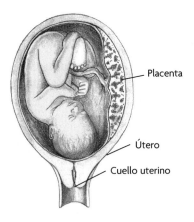

Ubicación normal de la placenta.
La placenta normalmente se adhiere en la parte superior de la pared uterina, alejada del cuello uterino.

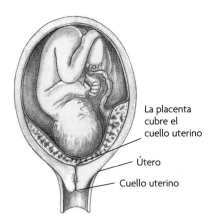

Placenta previa. En este problema médico, la placenta se encuentra en la parte inferior del útero y bloquea parcial o totalmente el cuello uterino.

Señales y síntomas

La señal principal de placenta previa es sangrado vaginal que no produce dolor. Este sangrado por lo general ocurre hacia finales del segundo trimestre o comienzos del tercer trimestre. Los episodios de sangrado suelen ser leves al principio y a menudo cesan por sí mismos. Estos pueden ir seguidos por un episodio de sangrado profuso. Llame a su proveedor de atención médica de inmediato si presenta cualquier tipo de sangrado en el tercer trimestre. Sin embargo, no todas las mujeres con placenta previa tendrán sangrado. Aproximadamente una de cada cuatro mujeres con este problema médico no presentará ningún tipo de sangrado.

Diagnóstico

La mayoría de los casos de placenta previa se diagnostican durante un *examen por ecografía (ultrasonido)* en el primer o segundo trimestre, antes de que ocurra sangrado. Si le diagnostican placenta previa antes de la semana 21 del embarazo, es probable que controlen su situación con exámenes por ecografía periódicos. La mayoría de los casos de placenta previa parcial y placenta baja se resuelven por sí solos entre la semana 32 y 35 del embarazo a medida que la parte inferior del útero se estira y adelgaza. El trabajo de parto y el parto pueden proceder normalmente.

Tratamiento

Si la placenta previa no se corrige por su cuenta, generalmente se toman otras medidas. El objetivo de las mismas es prolongar el embarazo lo más que sea posible y darle al bebé suficiente tiempo par crecer y desarrollarse mientras se le da seguimiento a la madre para detectar sangrado profuso. Si tiene episodios de sangrado, es posible que la hospitalicen para que se pueda dar seguimiento estrecho al estado de salud del bebé. Se podrían tener que administrar *transfusiones* de sangre. Se usará el examen por ecografía para examinar la ubicación de la placenta dentro del útero. Podría recibir medicamentos que se llaman *corticoesteroides* para promover el desarrollo de los pulmones y otros órganos del bebé en caso de que ocurra un parto *prematuro*.

Si el sangrado cesa por su cuenta y tiene menos de 34 semanas de embarazo, es posible que controlen su estado como paciente ambulatoria (sin necesidad de hospitalizarla). Sin embargo, necesitará acudir con frecuencia a su proveedor de atención médica y llamarlo de inmediato si presenta cualquier tipo de sangrado vaginal. También debe poder llegar a un hospital rápidamente en caso de emergencia.

Si no tiene otras complicaciones y el bebé también está bien, generalmente se recomienda que el bebé nazca por medio de un parto por cesárea desde la semana 36 y 0/7 a la semana 37 y 6/7 del embarazo. Si tiene otros problemas médicos, complicaciones fetales u otros problemas con la placenta (consulte "Placenta adherente"), el parto podría tener que ocurrir antes de esa fecha, desde la semana 34 y 0/7 a la semana 35 y 6/7 del embarazo. Su proveedor de atención médica podría referirla a un **neonatólogo**, quien puede darle más información sobre lo que puede esperar cuando nace un bebé prematuro.

Abrupción placentaria

La **abrupción placentaria** ocurre cuando la placenta se separa de la pared del útero antes de o durante el parto. Al hacerlo, por lo general se produce sangrado vaginal y dolor intenso en el abdomen. La abrupción placentaria es un problema potencialmente peligroso tanto para la mujer como para el bebé. Esto se debe a que el bebé podría recibir menos oxígeno y la mujer podría perder una cantidad grande de sangre. Es necesario tratar esta situación de inmediato.

Solo el 1% de las mujeres embarazadas presentan este problema y por lo general sucede en las últimas 12 semanas del embarazo. En las mujeres que tienen **presión arterial alta**, fuman, o usan cocaína o anfetaminas durante el embarazo ocurre abrupción placentaria más a menudo. También es más común en aquellas que

- ya han tenido hijos
- tienen más de 35 años
- han tenido abrupción placentaria anteriormente
- tienen la enfermedad de células falciformes

Tipos

La abrupción placentaria se clasifica en diferentes tipos según el grado de abrupción y dónde se encuentre la separación.

- Completa: La placenta entera se separa de la pared del útero.
- Parcial: Una parte de la placenta se separa de la pared del útero.

Señales y síntomas

Las señales y los síntomas más comunes son sangrado vaginal y dolor abdominal o de espalda. Si la abrupción es parcial, es posible que solo ocurra sangrado. Algunas mujeres no presentan mucho sangrado con la abrupción placentaria porque la sangre se queda atrapada dentro del útero detrás de la placenta.

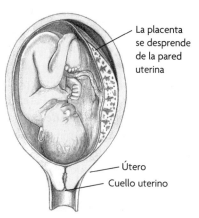

La placenta se desprende de la pared uterina

Útero

Cuello uterino

Abrupción placentaria. La placenta se desprende de la pared uterina.

Tratamiento

El tratamiento de la abrupción placentaria depende de su estado médico y la cantidad de tiempo que lleva embarazada. Aunque se puede emplear un examen por ecografía, a veces no es posible identificar la abrupción placentaria por ecografía. Si ha perdido mucha sangre, podría necesitar una transfusión de sangre. Después de que se haya estabilizado su estado de salud, su proveedor de atención médica examinará la frecuencia cardíaca fetal. Tal vez tenga que permanecer hospitalizada para que los médicos puedan controlar su salud estrechamente.

Si la abrupción es pequeña, y se aproxima la fecha prevista del parto, se podría inducir el parto o asistirla para que tenga un parto por cesárea si hay otros problemas presentes. A veces el sangrado cesa por su cuenta. En tal caso, controlarán su estado estrechamente para asegurarse de que no empeore la abrupción. Si falta mucho para la fecha prevista del parto (está entre las semanas 24 y 34 del embarazo), podría recibir medicamentos que se llaman **tocolíticos** para tratar de aplazar el parto además de corticoesteroides para promover la maduración de los pulmones del bebé. Después de las 34 semanas del embarazo, la madre por lo general da a luz. Aunque el bebé corre peligro de tener problemas médicos relacionados con la prematuridad, en algunos casos es más seguro que nazca el bebé.

Placenta adherente

La placenta adherente (accreta) es un término general que se usa para describir un problema médico en el que la placenta (o parte de la placenta) invade y no se separa de la pared uterina. Un factor de riesgo importante para este problema médico es haber tenido un parto por cesárea previo y este riesgo aumenta proporcionalmente con la cantidad de partos por cesárea previos. Cualquier cirugía que haya lesionado la pared muscular del útero, que se llama **miometrio**, aumenta este riesgo. Los tipos de cirugía que pueden producir este efecto son la extirpación quirúrgica de **fibromas** que se encuentran dentro de la pared del útero, la **ablación endometrial** que se realiza con calor y la **embolización de las arterias uterinas**. Otros factores de riesgo son tener mayor edad y embarazos múltiples.

En aproximadamente 1 de cada 533 embarazos ocurre placenta adherente. Este problema médico puede causar una pérdida profusa y potencialmente mortal de sangre durante el parto cuando la placenta se separa del útero después del nacimiento bebé.

Tipos

Cuando la placenta penetra hacia el interior de la pared muscular del útero, se llama placenta penetrante (increta). Cuando la placenta atraviesa toda la pared muscular del útero, se llama placenta perforante (percreta). En algunos casos de placenta perforante, la placenta puede penetrar los órganos adyacentes, como la vejiga.

Señales y síntomas

La placenta adherente puede causar sangrado durante el tercer trimestre y ocurre comúnmente también con placenta previa. Sin embargo, es posible que no ocurran indicios obvios de advertencia de este problema médico como con la placenta previa y abrupción placentaria.

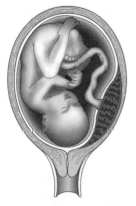

Placenta adherente. La placenta invade la pared del útero.

Diagnóstico

Los proveedores de atención médica tratan de diagnosticar placenta adherente antes del parto para prepararse por si acaso ocurren hemorragia y complicaciones. Anteriormente, a menudo la placenta adherente no se diagnosticaba hasta después del parto del bebé. Aunque esto aún ocurre, el examen por ecografía puede identificar la mayoría de los casos de placenta adherente mucho antes del parto. Su proveedor de atención médica sospechará a un mayor grado que este problema médico está presente si usted tiene factores de riesgo. Si los resultados del examen por ecografía no son definitivos, se podría hacer un examen de *imagen por resonancia magnética* para esclarecerlos.

Tratamiento

El tratamiento recomendado para la placenta adherente es un parto por cesárea programado seguido por una histerectomía. Si se sospecha que ha ocurrido placenta adherente, su proveedor de atención médica comenzará a preparar la fecha y el lugar donde dará a luz. Es probable que la atienda un equipo de proveedores de atención médica, que incluye un cirujano y un neonatólogo. La podrían trasladar a otro hospital con instalaciones especiales y equipo con experiencia para tratar este problema médico con fácil acceso a transfusiones de sangre. Aunque se prevé tener un parto por cesárea programado, podría ocurrir un parto de emergencia.

Cuándo tendrá su bebé es una decisión que la tomarán usted y su proveedor de atención médica. Se le podría hacer un examen (*amniocentesis*) para determinar si los pulmones fetales han madurado y puede ocurrir el parto. También se le podría recomendar dar a luz a las 34 semanas sin este examen. Le podrían administrar corticoesteroides para acelerar el ritmo de desarrollo de los pulmones y otros órganos fetales.

Debe saber que corre el riesgo de sufrir una hemorragia potencialmente mortal durante el parto y que podría ser necesario practicarle una histerectomía para salvarle la vida. Se ordenará una transfusión de sangre para que esté allí si fuera necesario. En algunos casos, se podría evitar practicar una histerectomía, pero el riesgo de no hacerla es considerable, como el de que ocurra sangrado profuso. Es posible que deba someterse a una histerectomía en cualquier caso. No obstante, si desea tener más hijos, es buena idea hablar sobre esta opción con sus proveedores de atención médica para que le expliquen los riesgos con más detalle.

RECURSOS INFORMATIVOS

Los siguientes recursos aportan más información sobre los problemas médicos placentarios:

Placenta Accreta, Increta, and Percreta (Placenta accreta, increta y percreta)
March of Dimes Nacersano
http://nacersano.marchofdimes.org/embarazo/placenta-accreta-increta-y-percreta.aspx
Ofrece información básica sobre estas complicaciones del embarazo.

Placenta Previa
U.S. National Library of Medicine (Medline Plus/Biblioteca Nacional de Medicina de EE. UU.)
https://www.nlm.nih.gov/medlineplus/spanish/ency/article/000900.htm
Trata todos los aspectos de la placenta previa, como las señales y los síntomas, el diagnóstico y el tratamiento.

Placental Abruption (Desprendimiento prematuro de placenta)
U.S. National Library of Medicine (Medline Plus/Biblioteca Nacional de Medicina de EE. UU.)
https://www.nlm.nih.gov/medlineplus/spanish/ency/article/000901.htm
Ofrece un resumen de la abrupción placentaria.

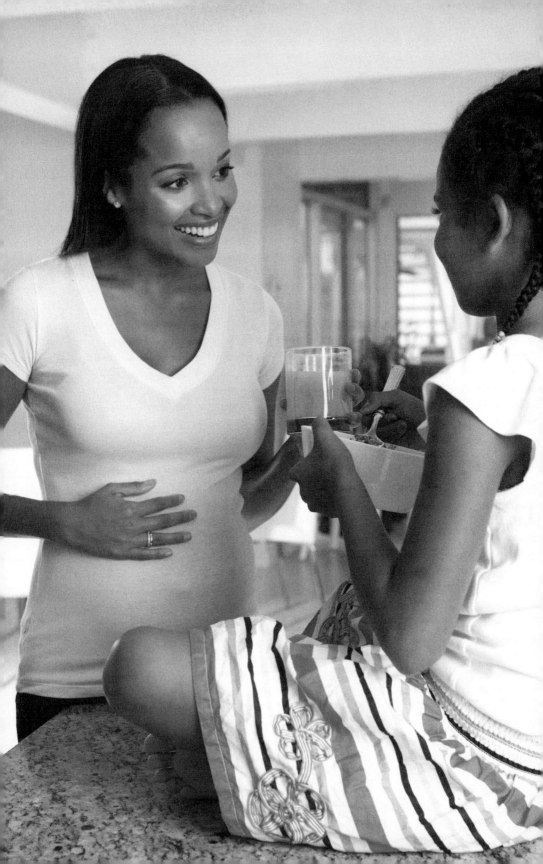

Capítulo 30

Protéjase contra las infecciones

Ciertas infecciones pueden presentar riesgos para usted y el bebé que espera. Algunas infecciones puede transmitírselas al bebé durante el embarazo; otras se le transmiten al bebé cuando nace. Muchas de las pruebas y los exámenes que se hacen durante las visitas de *atención prenatal* se usan para detectar estas infecciones. Diagnosticar las infecciones en sus primeras etapas a menudo es la clave para reducir lo más posible las complicaciones para usted y su bebé. Sin duda, la mejor manera de reducir su riesgo de presentar los problemas que surgen con las infecciones es con prevención (consulte el cuadro "Pasos sencillos para prevenir que ocurran infecciones").

Qué ocurre durante una infección

Las infecciones son enfermedades que se producen a causa de *patógenos*. Los patógenos consisten en *bacterias*, *virus*, hongos y parásitos. Cuando uno de estos organismos invade el cuerpo, el *sistema inmunitario* del cuerpo entra en acción. El sistema inmunitario es un grupo de *células* y tejidos que detectan la presencia de un patógeno, suenan una alarma y desencadenan medidas de defensa para combatir la infección. Para combatir algunas infecciones, el sistema inmunitario produce *anticuerpos*. Estas proteínas especiales las producen ciertas células inmunitarias en reacción a un patógeno. Los anticuerpos "marcan" las células patogénicas para que otros componentes del sistema inmunitario las destruyan.

Los anticuerpos son la base de algunos análisis de sangre que se usan para detectar si tiene una infección específica. Estos análisis pueden revelar si el cuerpo ha formado anticuerpos. Si lo ha hecho, quiere decir que ha estado expuesta a esa infección. En muchos casos, una vez que el cuerpo produce anticuerpos contra una enfermedad, usted se vuelve *inmune* a esa enfermedad y no la contraerá en el futuro. Esto se debe a que los anticuerpos que se formaron contra la infección permanecen en el cuerpo y están preparados para combatir la misma infección si vuelve a exponerse a ella otra vez.

Es posible que una infección no produzca señales ni síntomas. En algunas infecciones, las señales y los síntomas solo ocurren a medida que evoluciona la infección. Si presenta señales o síntomas poco comunes, dígaselo a su proveedor de atención médica de inmediato. Las infecciones que se producen a causa de bacterias o parásitos a menudo se pueden tratar con medicamentos. Hay medicamentos disponibles que pueden reducir la gravedad de ciertas infecciones provocadas por los virus. Cuanto más pronto reciba tratamiento, mejor será.

Las inmunizaciones y el embarazo

Prevenir las infecciones desde un principio puede ayudarlos a usted y a su bebé a mantenerse sanos durante el embarazo y después de que nazca el bebé. Quizás piense que solo los bebés y los niños necesitan recibir inmunizaciones, pero los adolescentes, los adultos y los adultos mayores necesitan recibirlas en momentos determinados. Las mujeres embarazadas y las que están considerando quedar embarazadas también necesitan recibir ciertas vacunas. Dos vacunas que son sumamente importantes para las mujeres embarazadas son la vacuna contra la *influenza* (o gripe) y la *vacuna contra el*

Pasos sencillos para prevenir que ocurran infecciones

- Asegúrese de que sus vacunas estén al día antes de quedar embarazada.
- Sepa cuáles son los síntomas de una infección para avisarle a su proveedor de atención médica de inmediato si presenta alguno.
- Compórtese en formas que eviten aumentar su riesgo de contraer una infección.
- Siga buenas costumbres de higiene, como lavarse a menudo las manos.
- Evite tener contacto con personas enfermas.

tétanos, el toxoide diftérico con concentración reducida y la tosferina ace-lular (Tdap , por sus siglas en inglés). Una mujer embarazada que contraiga la gripe tiene una mayor probabilidad de sufrir una forma más grave de la enfermedad y de que su feto sufra problemas graves, como trabajo de parto prematuro y parto *prematuro,* que una mujer que no está embarazada. La *tosferina* es sumamente contagiosa y puede ser potencialmente mortal para los bebés ya que no se les puede vacunar hasta que tengan 2 meses de edad.

¿Pero son seguras las vacunas para las mujeres embarazadas? Quizás le preocupe sobre lo que dicen algunos informes de que las vacunas que contienen timerosal, un conservante que contiene mercurio y que se agrega a ciertas vacunas, como la vacuna contra la gripe, causan *autismo.* Tal vez haya oído los comentarios de que las vacunas pueden dar lugar a efectos secundarios debilitadores o que pueden causar las enfermedades contra las cuales se suponen que protejan. Educarse es el primer y mejor paso que puede tomar para disipar esas inquietudes. Aquí le ofrecemos la información más actualizada sobre algunas de esas declaraciones:

- No hay pruebas científicas de que las vacunas que contienen timerosal sean perjudiciales para los niños que nacen de mujeres que recibieron estas vacunas. Si aún le preocupa el timerosal, hay versiones de la vacuna contra la gripe sin este componente. No obstante, es importante saber que los expertos no han indicado una preferencia en lo que respecta a un grupo en particular—ni siquiera en el grupo de mujeres embarazadas— que deba recibir vacunas con o sin timerosal.

- Las vacunas se elaboran con las normas más altas de seguridad. Las vacunas aprobadas por la Administración de Alimentos y Medicamentos de EE. UU. y son recomendadas por el Comité Asesor en Prácticas de Vacunación (Advisory Committee on Immunization Practices), que pertenece a los Centros para el Control y la Prevención de Enfermedades (CDC), han sido analizadas rigurosamente. Durante varias décadas las vacunas se han usado en mujeres embarazadas sin efectos adversos. No obstante, al igual que sucede con otros medicamentos, las vacunas conllevan ciertos riesgos. Las personas reaccionan de diferentes maneras a las vacunas y no hay un método para pronosticar cómo se reaccionará a una vacuna en particular. La mayoría de los efectos secundarios son leves, como brazo adolorido o fiebre leve, y mejoran en uno o dos días. Los efectos secundarios y las reacciones graves son raros. Los CDC dan seguimiento a los efectos secundarios y las reacciones de todas las vacunas administradas en Estados Unidos. Cuando reciba una vacuna, también debe recibir un documento con información sobre la vacuna titulado "Vaccine Information Statement" que enumera los posibles efectos secundarios y reacciones de esa vacuna (consulte la sección de "Recursos informativos" de este capítulo). Si le preocupan los efectos secundarios de una vacuna, hable con su proveedor de atención médica.

- La mayoría de las vacunas se elaboran con versiones de patógenos inactivados o muertos. Algunas vacunas se preparan con ciertas partes de un patógeno (como con los componentes que forman la pared celular de una bacteria) o con una toxina inactivada que produce el patógeno. Ninguna de estas cosas puede causar la enfermedad en sí cuando se administra como una vacuna. Ciertas vacunas contienen virus vivos y atenuados. "Atenuado" quiere decir que el virus se ha debilitado para que no cause la enfermedad. Entre estas están la *vacuna contra la influenza con organismos vivos atenuados* en rociador nasal; la *vacuna contra el sarampión–paperas–rubéola* y la vacuna contra la *varicela*. Hay un pequeño riesgo teórico de que estos virus se puedan transformar en el cuerpo y recuperar la capacidad para causar enfermedades. Sin embargo, no hay casos documentados de que haya ocurrido esto. Sin embargo, para eliminar el riesgo por completo, es mejor vacunarse contra el sarampión–paperas–rubéola y contra la varicela por lo menos 4 semanas antes de tratar de quedar embarazada. No debe recibir una vacuna con organismos vivos y atenuados mientras esté embarazada.

Enfermedades que se previenen con vacunas

Las enfermedades que se previenen con vacunas son la gripe (influenza); la *tos ferina*; la *infección del virus de hepatitis A*; la *infección del virus de hepatitis B*; el *virus del papiloma humano (VPH)*; el *herpes zóster (culebrilla)*; el *tétanos* y la *difteria*; el sarampión; las paperas y la rubéola; la varicela; la *enfermedad neumocócica* y la *enfermedad meningocócica*. Estas enfermedades se abordan más adelante. Puede encontrar las recomendaciones para las inmunizaciones durante el embarazo en la Tabla 30-1.

Influenza

Influenza (o gripe) es una infección contagiosa del *sistema respiratorio*. La causa un virus. Las señales y los síntomas consisten en fiebre, dolor de cabeza, agotamiento, dolores musculares, tos, congestión, goteo nasal y dolor de garganta. La gripe es mucho más grave que un resfriado. Puede causar complicaciones graves, como pulmonía. Las mujeres embarazadas, los fetos y los

Tabla 30-1 Las inmunizaciones y el embarazo

Vacuna	¿La necesita?
Influenza	¡Sí! Necesita la vacuna contra la gripe todos los años para su propia protección y la protección de las demás personas cerca de usted. Puede recibir de manera segura esta vacuna durante el embarazo.
Tétanos, difteria, tosferina (Tdap, Td)	¡Sí! Las mujeres embarazadas necesitan una dosis de la vacuna Tdap (vacuna de la tosferina para adultos) durante cada embarazo, idealmente en el tercer trimestre. De ahí en adelante, se debe recibir la vacuna Td de refuerzo cada 10 años. Hable con su proveedor de atención médica si no ha recibido por lo menos tres vacunas contra el tétanos y la difteria en algún momento de su vida o si tiene una herida profunda o sucia.
Varicela (VAR)	No. *No se recomienda recibir la vacuna contra la varicela durante el embarazo, pero si la recibe sin querer, no se debe preocupar. Si no se ha vacunado contra la varicela o si no ha tenido la varicela, es mejor que usted (y sus futuros bebés) se protejan con la vacuna antes de tratar de quedar embarazada. Si nació en Estados Unidos en 1980 o después y nunca ha tenido varicela ni se ha vacunado contra esta infección, necesita dos dosis con 4–8 semanas de diferencia.
Hepatitis A (HepA)	Quizás. Necesita esta vacuna si tiene un factor de riesgo específico para la infección del virus de hepatitis A* o simplemente desea protegerse contra esta enfermedad. Esta vacuna generalmente se administra en dos dosis durante un período de seis meses. Puede recibir de manera segura esta vacuna durante el embarazo.
Hepatitis B (HepB)	Quizás. Necesita esta vacuna si tiene un factor de riesgo específico para la infección del virus de hepatitis B* o simplemente desea protegerse contra esta enfermedad. La vacuna generalmente se administra en tres dosis durante un período de seis meses. Puede recibir de manera segura esta vacuna durante el embarazo. También es importante que su bebé recién nacido comience a recibir la serie de vacunas de la hepatitis B antes de irse del hospital.
Virus del papiloma humano (VPH)	No. No se recomienda recibir esta vacuna durante el embarazo, pero si la recibe sin querer, no se debe preocupar. La vacuna contra el VPH se les recomienda a todas las mujeres de 26 años o menores; por lo tanto, asegúrese de vacunarse antes o después de su embarazo. La vacuna se administra en tres dosis durante un período de seis meses.
Sarampión, paperas y rubéola (MMR)	No. No se recomienda recibir esta vacuna durante el embarazo, pero si la recibe sin querer, no se debe preocupar. Se recomienda recibir por lo menos una dosis de la vacuna MMR si nació en el 1957 o después. (Podría necesitar también una segunda dosis).* Es mejor recibir la protección que confiere este vacuna para usted (y sus futuros bebés) antes de tratar de concebir.
Meningocócica (MCV4, MPSV4)	Quizás. Necesita esta vacuna si padece uno de varios problemas médicos o si tiene de 9 a 21 años y es una estudiante universitaria de primer año que vive en una residencia para estudiantes y nunca se ha vacunado o se vacunó antes de los 16 años.* Puede recibir esta vacuna de manera segura durante el embarazo.
Neumocócica (PCV13, PPSV23)	Quizás. Necesita esta vacuna si tiene un factor de riesgo específico para la enfermedad neumocócica, como diabetes. Si no está segura sobre su riesgo, hable con su proveedor de atención médica para averiguar si necesita esta vacuna.* Puede recibir esta vacuna de manera segura durante el embarazo.

*Consulte a su proveedor de atención médica para determinar su nivel de riesgo referente a la infección y su necesidad de recibir esta vacuna.

recién nacidos corren un mayor riesgo de presentar una forma más grave de la enfermedad y complicaciones peligrosas a causa de la gripe.

La vacuna contra la gripe desempeña una función doble ya que los protege a usted y a su bebé. Los bebés no se pueden vacunar contra la gripe hasta que tiene 6 meses de edad. Cuando se vacuna contra la gripe durante el embarazo, los anticuerpos protectores que elabora su cuerpo se le transfieren al bebé. Estos anticuerpos lo protegen contra esta enfermedad hasta que el bebé se pueda vacunar a los 6 meses de edad. Todas las mujeres embarazadas se deben vacunar al principio de la "temporada de la gripe" (de octubre a mayo), en cuanto se ofrezca la vacuna, independientemente del tiempo que tengan de embarazo. Las mujeres que no se vacunen al principio de esta temporada pueden aún vacunarse en cualquier momento durante la temporada de la gripe siempre y cuando duren los suministros de vacunas. Las mujeres con problemas médicos que aumenten el riesgo de sufrir de las complicaciones de la gripe deben considerar recibir la vacuna antes de que comience la temporada de la gripe.

La vacuna contra la gripe es segura para las mujeres embarazadas. No se han notificado consecuencias perjudiciales a causa de esta vacuna en las mujeres embarazadas ni en sus bebés. Tampoco existe el riesgo de contraer la gripe por medio de la vacuna. La vacuna contra la gripe contiene una forma inactivada del virus, por lo que no puede producir la enfermedad. Sin embargo, las mujeres embarazadas no deben recibir la vacuna intranasal contra la gripe ya que tiene organismos vivos y atenuados y no está aprobada para las mujeres embarazadas.

Tosferina

La tosferina es una enfermedad muy contagiosa que causa tos intensa. Las personas con tosferina presentan una tos "convulsiva" cuando tratan de respirar y les falta el aire. Los recién nacidos y los bebés están más expuestos a presentar una forma más grave de la infección de tosferina que a veces puede ser potencialmente mortal. Sin embargo, los bebés no pueden recibir la vacuna contra la tosferina hasta que tengan 2 meses de edad.

La vacuna contra el tétanos, el toxoide diftérico con concentración reducida y la tos ferina acelular (Tdap, por sus siglas en inglés) previene tres enfermedades diferentes: el tétanos, la difteria y la tos ferina. Todas las mujeres embarazadas deben recibir la vacuna Tdap durante cada embarazo preferiblemente entre la semana 27 y semana 36 del embarazo. Vacunarse entre la semana 27 y la semana 36 del embarazo le permite al cuerpo producir suficientes anticuerpos para protegerse contra estas enfermedades y también transferir anticuerpos a su bebé. La vacuna Tdap durante el embarazo es una manera eficaz y segura de protegerse y proteger a su bebé contra una enfermedad grave y evitar las complicaciones de esta enfermedad. Si no recibe esta vacuna durante el embarazo, debe vacunarse inmediatamente después de que nazca el bebé.

Los miembros de su familia que entrarán en contacto con su bebé, o que tengan contacto con otros bebés menores de 12 meses, y que no hayan recibido la vacuna Tdap, también deben recibir una sola dosis de la vacuna Tdap. Esta vacuna se debe recibir por lo menos 2 semanas antes de tener cualquier tipo de contacto cercano con el bebé.

No podrá contraer tétanos, difteria ni tosferina de la vacuna Tdap. Esto se debe a que la vacuna Tdap contiene versiones inactivadas de las toxinas que produce la bacteria del tétanos y la difteria combinada con ciertas partes inactivadas de las células bacterianas que causan la tosferina. Estos componentes son suficientes para que su cuerpo produzca anticuerpos contra estas enfermedades pero no pueden causar las enfermedades por sí solos.

Tétanos y difteria

El tétanos lo causa una bacteria que entra en el cuerpo a través de una herida abierta en la piel. Puede dar lugar a parálisis de los músculos respiratorios y es mortal en el 20% de los casos. La difteria también la produce una bacteria. Puede restringir la respiración y también puede ser mortal. Es posible prevenir ambas enfermedades con una vacuna combinada (la vacuna contra el tétanos y la difteria [Td]) o con la vacuna Tdap. Los adultos necesitan recibir una vacuna de refuerzo de Td cada 10 años. Por lo menos una de estas vacunas debe ser la de Tdap. Las mujeres embarazadas que ya deban recibir una vacuna de refuerzo Td (si han transcurrido más de 10 años desde la última vacuna de refuerzo de Td) deben recibir una dosis de refuerzo de la vacuna Tdap entre la semana 27 y semana 36 del embarazo.

Si está embarazada y se lastima y necesita recibir una vacuna de refuerzo contra el tétanos (si han transcurrido más de 5 años desde la última vacuna contra el tétanos), debe recibir la vacuna Tdap independientemente de la etapa del embarazo en que esté. No necesita recibir otra vez esta vacuna en el mismo embarazo si se vacuna en el primer o segundo trimestre.

Varicela

La varicela la produce el *virus de varicela zóster*. En los niños, la varicela generalmente no produce una enfermedad grave. En los adultos, la varicela puede causar complicaciones graves, como pulmonía. Una mujer embarazada infectada con el virus de varicela zóster puede contagiarle (transmitirle) el virus al bebé. Cuando esto ocurre en las primeras 28 semanas del embarazo, puede dar lugar a un problema médico raro que se llama el *síndrome de la varicela congénita*. Este síndrome puede causar bajo peso al nacer, tejido cicatrizante en la piel, extremidades pequeñas y defectos del cerebro y los ojos. Cuando la transmisión ocurre posteriormente en el embarazo, el bebé puede presentar un sarpullido doloroso que se llama herpes zóster (culebrilla) temprano en la vida. Si una mujer embarazada se infecta desde 5 días antes hasta 2 días después del parto, el bebé puede presentar una forma grave de la varicela que puede ser mortal si no se reconoce ni trata con prontitud.

Si contrae varicela durante el embarazo, los síntomas se pueden tratar con medicamentos antivíricos, pero este tratamiento no previene ni reduce la gravedad del síndrome de la varicela congénita. Las mujeres embarazadas con varicela corren un mayor riesgo de desarrollar pulmonía. Debe obtener atención médica inmediatamente si presenta fiebre alta, tos, escalofríos con temblor o dificultad para respirar. Si está embarazada y ha estado expuesta a alguien con varicela, comuníquese de inmediato con su proveedor de atención médica.

La vacuna de la varicela se administra en dos dosis con 4 a 8 semanas de diferencia. Debido a que la vacuna contiene un virus vivo y atenuado, no se recomienda a las mujeres embarazadas. Sin embargo, no se han notificado casos de bebés que han contraído la infección cuando la vacuna se administra sin querer durante el embarazo. Cuando se vacune, debe evitar quedar embarazada por un mes después de cada dosis. Si nunca ha contraído varicela y no ha recibido la vacuna, debe recibir la primera dosis de la vacuna antes de que salga del hospital después de que nazca el bebé. Si tuvo varicela previamente, no necesita recibir esta vacuna.

Una vez que tenga varicela, el virus de herpes zóster nunca abandona el cuerpo. Este virus permanece en un estado inactivado en ciertos nervios. Posteriormente puede activarse y producir un sarpullido doloroso que se llama culebrilla. Se puede administrar una vacuna que previene la culebrilla. Esta vacuna se recomienda a los adultos de 60 años en adelante, pero como contiene el virus vivo y atenuado, no se recomienda a las mujeres embarazadas.

Infecciones de hepatitis

La **hepatitis** es una infección viral que afecta el hígado. Los cuatro tipos más comunes del virus de hepatitis que provocan infecciones son el virus de hepatitis A, el virus de hepatitis B, el virus de hepatitis C y el virus de hepatitis D.

El virus de hepatitis A no se le puede transmitir a un bebé durante el embarazo y el virus de hepatitis D ocurre en raras ocasiones. El virus de hepatitis B y el virus de hepatitis C son los más preocupantes durante el embarazo ya que tienen una mayor probabilidad de que se le transmitan al bebé. Las infecciones de hepatitis A y hepatitis B se pueden prevenir con vacunas. No hay una vacuna contra la hepatitis C. La hepatitis C se explicará más adelante en este capítulo bajo "Otras infecciones".

Hepatitis B. La hepatitis B se transmite de una persona a otra a través del contacto con los líquidos corporales. Esto puede suceder al tener relaciones sexuales sin protección o al compartir agujas para inyectarse drogas. Un bebé puede infectarse durante el parto si la madre está infectada con hepatitis B. La hepatitis B a menudo no produce síntomas. Algunas personas tienen señales y síntomas como fiebre, náuseas, cansancio y falta de apetito. En muchas personas, el virus desaparece por su cuenta. Sin embargo, en otras personas, el virus no se elimina. Estas personas se convierten en portadoras del virus y pueden infectar a otras. Los portadores pueden desarrollar hepatitis crónica que puede dar lugar a cirrosis, cáncer del hígado y muerte prematura.

Si no se toman medidas preventivas, de un 70% a 90% de las mujeres infectadas con el virus de hepatitis B les transmitirán la infección a sus bebés durante el embarazo. La hepatitis puede ser una infección peligrosa e incluso potencialmente mortal en los bebés. Aun los bebés que aparentan estar bien corren el riesgo de presentar problemas graves de salud. Los recién nacidos infectados tienen un alto riesgo (hasta un 90%) de convertirse en portadores del virus.

La vacuna contra la hepatitis B consiste en una serie de tres inyecciones y se les recomienda a todas las personas de 18 años en adelante y a todos los adultos que desean vacunarse o que están expuestos a contraer la infección del virus de hepatitis B. La vacuna tiene una proteína purificada del virus de hepatitis B. Se puede administrar a las mujeres embarazadas, a las mujeres después del parto y a las mujeres que amamantan. Todos los bebés deben recibir la primera dosis de la vacuna contra la hepatitis B antes de irse del hospital después del parto. La segunda dosis se administra cuando el bebé tiene de uno a dos meses de edad y la tercera dosis cuando el bebé tiene de 6 a 18 meses de edad.

A todas las mujeres embarazadas se les hace una prueba de detección del virus de hepatitis B en las primeras visitas de atención prenatal. Si el resultado de la prueba de hepatitis B es negativo y tiene factores de riesgo para la infección (si se inyecta drogas ilegales, por ejemplo), se le debe ofrecer la vacuna contra la hepatitis B.

Los bebés que nacen de madres infectadas recibirán la primera dosis de la vacuna contra la hepatitis B dentro de las primeras 12 horas del parto. También pueden recibir un medicamento que se llama *inmunoglobulina contra la hepatitis B* al poco tiempo de nacer. La inmunoglobulina contra la hepatitis B tiene anticuerpos para el virus y puede proteger más contra la infección. El resto de las vacunas de la serie se pueden administrar durante el transcurso de los próximos 6 meses. Con este tratamiento, la probabilidad de que el bebé contraiga la infección se reduce en gran medida. Las mujeres que tienen la infección de la hepatitis B aún pueden amamantar a sus bebés.

Hepatitis A. La hepatitis A se transmite al comer alimentos o beber agua que tiene el virus o por contacto directo con una persona infectada. La infección de hepatitis A puede causa fiebre repentina, falta de apetito, náuseas, dolor de estómago, orina oscura, ictericia y sensación de malestar generalizado. La vacuna contra la hepatitis A se les recomienda a las personas con un mayor riesgo de contraer la infección, como las personas que viajan a áreas donde la hepatitis A es común o las que padecen de una enfermedad hepática (del hígado). Esta vacuna es segura para las mujeres embarazadas o las que amamantan. Hay una vacuna combinada que protege contra el virus de hepatitis A y el virus de hepatitis B también está disponible para las personas de 18 años en adelante.

Virus del papiloma humano

El virus del papiloma humano es un virus muy común que se puede transmitir de una persona a otra. Se han identificado más de 100 tipos del VPH y 30 de estos tipos se transmiten de una persona a otra por medio del contacto sexual. Algunos tipos del VPH producen verrugas genitales, mientras que otros causan cáncer del *cuello uterino*, el ano, la vulva y la vagina. El embarazo puede hacer que empeore una infección existente del VPH. Las verrugas genitales pueden llegar a ser numerosas y sangrar. Estas verrugas se pueden tratar durante el embarazo congelándolas, extrayéndolas con láser o con ciertos medicamentos orales. Algunos de los medicamentos que se usan para tratar las verrugas genitales no se deben usar durante el embarazo porque pueden ser tóxicos para el bebé.

No hay cura para el virus del papiloma humano, por ello lo mejor es tratar de prevenirlo. Hay tres vacunas disponibles que pueden proteger contra algunos de estos tipos del VPH. Una vacuna protege contra el tipo 6 y el tipo 11, que son los responsables de la mayoría de los casos de verrugas vaginales, y contra el tipo 16 y tipo 18, que causan la mayoría de los casos de cáncer de cuello uterino. Otra vacuna protege contra el tipo 16 y el tipo 18. Un tercer tipo protege contra nueve tipos del VPH.

Las tres vacunas se administran en una serie de tres inyecciones a las mujeres de 9 años a 26 años. Los hombres dentro de este grupo de edades también pueden recibir la vacuna del cuarto tipo y la vacuna del noveno tipo. En este momento, no se recomienda administrar las vacunas contra el VPH durante el embarazo. Sin embargo, se pueden administrar durante la lactancia. Es buena idea asegurarse de que reciba la serie completa de vacunas contra el VPH antes de quedar embarazada. Si queda embarazada entre las dosis de la serie de vacunas contra el VPH, debe recibir la serie completa después de tener el bebé.

Otra medida que se puede tomar para evitar el cáncer de cuello uterino es hacerse una prueba de detección de cáncer de cuello uterino regularmente según lo que se recomiende para su edad e historial médico. El uso de condones con su pareja sexual puede reducir el riesgo de contraer la infección del VPH.

Sarampión, paperas y rubéola

Estas tres enfermedades se tratan juntas ya que se previenen con una vacuna combinada que se llama la vacuna MMR:

- La infección de sarampión (rubéola) causa fiebre, goteo nasal, tos y sarpullido en todo el cuerpo. En casos más graves, puede ocurrir infecciones de los oídos, convulsiones, pulmonía o daño cerebral. Algunas personas que contraen sarampión pueden morir.

- La infección de paperas comienza con síntomas semejantes a la gripe como fiebre, dolor de cabeza, dolores musculares, agotamiento y falta de apetito. Las glándulas salivares se hinchan y duelen. Los casos más graves de paperas pueden causar sordera o problemas de la fertilidad.

- La infección de rubéola causa fiebre alta y sarpullido que dura varios días en la mayoría de las personas. La rubéola es mucho más grave para algunas personas. Las mujeres embarazadas que contraen rubéola pueden transmitírsela al bebé y eso puede dar lugar a un *aborto natural*, muerte fetal o parto prematuro. En los recién nacidos, la rubéola puede causar una enfermedad muy grave que se llama el síndrome de rubéola congénita. El síndrome de rubéola congénita puede causar sordera; defectos graves en los ojos, el corazón y el cerebro; discapacidad intelectual y problemas de desarrollo. Los bebés con el síndrome de rubéola congénita también son sumamente contagiosos y pueden transmitirles la infección a otras personas.

La vacuna MMR se administra a los niños en dos dosis. Los adultos de 18 años en adelante que nacieron antes de 1956 también deben recibir una dosis de esta vacuna a menos que puedan demostrar que ya fueron vacunados o han tenido las tres enfermedades. Debido a que la vacuna tiene organismos vivos y atenuados, las mujeres embarazadas deben esperar para vacunarse hasta que den a luz y luego esperar por lo menos un mes antes de quedar embarazadas otra vez. A todas las mujeres embarazadas se les hace una prueba para determinar si son inmunes a la rubéola a principios de la atención prenatal. Si usted no es inmune (si no tiene anticuerpos que demuestren una infección previa o inmunización contra la rubéola) se recomienda que reciba la vacuna después del parto.

Meningitis meningocócica

La meningitis es una infección en el revestimiento protector del cerebro y la médula espinal. Esta infección puede ocurrir a causa de varios tipos de patógenos. La meningitis que produce una bacteria que se llama meningococo es muy grave. La bacteria se reproduce rápidamente y puede causar una enfermedad grave en solo uno o dos días. Las señales y los síntomas son fiebre alta; dolor de cabeza; cuello rígido; pequeñas manchas oscuras en los brazos y las piernas; confusión; náuseas, vómito y dificultad para ver frente a brillantes. Esta enfermedad puede provocar la muerte o graves complicaciones crónicas en aproximadamente un 25% de las personas que contraen la infección.

Vacunarse es la mejor manera de no contraer la infección de meningitis meningocócica. Idealmente, debe recibir la vacuna contra la meningitis meningocócica que se llama MenACWY entre los 11–12 años de edad. Sin embargo, si no se vacunó, puede vacunarse con la vacuna MenACWY o con el otro tipo de la vacuna que se llama MPSV4. Es posible que necesite esta vacuna si ha estado expuesta a alguien con meningitis meningocócica, está viajando a un lugar donde la enfermedad es común o si tiene ciertos problemas médicos. Ambas vacunas se elaboran con ciertas partes de la pared que rodea a la bacteria meningococo. Hable con su proveedor de atención médica si desea obtener más información sobre esta vacuna.

Pulmonía neumocócica

Igual que la meningitis, hay tres tipos diferentes de pulmonía que se producen a causa de diferentes tipos de patógenos. Una forma de pulmonía la causa un tipo de bacteria que se llama *Streptococcus pneumoniae*. La bacteria se transmite fácilmente entre las personas y puede causar infecciones de las vías respiratorias inferiores, infecciones del oído e infecciones

de los senos nasales. Las infecciones pueden ser más graves o potencialmente mortales en algunas personas. En los adultos mayores y especialmente en las personas con enfermedades crónicas, la infección puede
causar bacteremia (bacteria en la sangre), meningitis y pulmonía. La
infección también puede causar problemas a largo plazo, como daño
cerebral o pérdida auditiva.

Hay una vacuna disponible que previene la pulmonía neumocócica. La
vacuna se elabora con componentes de la pared celular bacteriana. Se recomienda a las personas de 65 años en adelante o a los adultos jóvenes que
tienen factores de riesgo para la pulmonía, por ejemplo, por fumar y por
diabetes. Si pertenece a un grupo de alto riesgo y podría quedar embarazada, debe vacunarse antes de quedar embarazada. Si ya está embarazada,
hable con su proveedor de atención médica sobre si debe recibir esta
vacuna. No se han notificado casos de efectos perjudiciales cuando se
administra la vacuna durante el embarazo.

Otras infecciones

Las otras infecciones que pueden afectar el embarazo se tratan en la siguiente
sección. Estas infecciones no se pueden prevenir con vacunas. Sin embargo,
se suelen tomar otras medidas para ayudar a prevenirlas.

Estreptococos del grupo B

Alrededor de 10–30% de las mujeres embarazadas tienen una bacteria que se
llama *estreptococos del grupo B*. En las mujeres, esta bacteria puede estar
alojada en la vagina y el recto. Tanto los hombres como las mujeres pueden
tener estreptococos del grupo B. Generalmente la bacteria vive en el cuerpo
sin causar daño alguno, por lo que no presentará síntomas.

Aunque los estreptococos del grupo B son bastante comunes en el embarazo, son muy pocos los bebés que se enferman por la infección de esta
bacteria. Si esta bacteria se transmite de la mujer al bebé, el bebé puede infectarse. Esto ocurre en raras ocasiones solamente (del 1 al 2% de los bebés se
infectan). El riesgo de infección es mayor en los bebés que nacen antes de la
semana 37 del embarazo. Los bebés que se infectan pueden presentar infecciones al poco tiempo de contagiarse con la bacteria o posteriormente:

- Infecciones de inicio temprano: El bebé por lo general se enferma al cabo
  de 6 horas del parto o hasta los primeros 7 días. Estas infecciones pueden

causar problemas graves, como inflamación del cerebro (meningitis), pulmonía y fiebre. Casi un 5% de los bebés con infecciones de inicio temprano mueren aun cuando se les administra tratamiento inmediato.

- Infecciones de inicio tardío: El bebé se infecta al cabo de una semana hasta varios meses después del parto. Aproximadamente la mitad de las infecciones de inicio tardío se transmiten de la madre al bebé durante el parto. El resto de las infecciones provienen de otras fuentes, como del contacto con personas con estreptococos del grupo B. Las infecciones de inicio tardío son peligrosas y pueden causar meningitis.

A las mujeres embarazadas se les hace una prueba de detección de estreptococos del grupo B como parte de la atención prenatal de rutina. La prueba de detección de esta bacteria se llama cultivo. Por lo general se hace entre la semana 35 y semana 37 del embarazo. En esta prueba, se usa un aplicador de algodón (hisopo) para obtener una muestra de la vagina y el recto. Este procedimiento se hace rápidamente y no es doloroso. La muestra entonces se analiza para detectar la presencia de la bacteria de estreptococo del grupo B. Si los resultados revelan que esta bacteria está presente, se le administrarán **antibióticos** durante el trabajo de parto para evitar que se infecte el bebé. Le deberán hacer una prueba de detección de estreptococos del grupo B durante cada embarazo, independientemente de los resultados de detección de esta bacteria en embarazos previos. La cantidad de estreptococos del grupo B que tiene una persona puede cambiar con el transcurso del tiempo. Podría tener una gran cantidad de estreptococos del grupo B y luego una cantidad pequeña al cabo de unos meses o años.

No es necesario hacerles la prueba de detección de estreptococos del grupo B a algunas mujeres. Si tuvo un hijo anteriormente con una infección de estreptococos del grupo B, no le harán la prueba, pero recibirá antibióticos durante el trabajo de parto. Si le detectan la bacteria de estreptococo del grupo B en la orina en algún momento durante el embarazo, tampoco le harán la prueba de detección y recibirá antibióticos durante el trabajo de parto. Además, no se le hará la prueba si se desconoce si tiene estreptococos del grupo B cuando comience el trabajo de parto y presenta una de las siguientes situaciones:

- Tiene fiebre
- El trabajo de parto comienza antes de la semana 37 del embarazo
- Han transcurrido 18 horas o más desde que rompió fuente

Si cumple cualquiera de estos criterios, recibirá antibióticos automáticamente durante el trabajo de parto sin que le hagan la prueba.

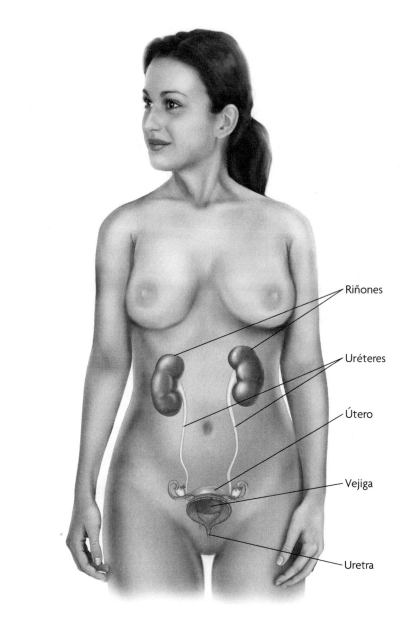

Riñones

Uréteres

Útero

Vejiga

Uretra

Vías urinarias de la mujer. Si no se tratan, las infecciones de la vejiga pueden diseminarse a los riñones.

Infecciones de las vías urinarias

Las infecciones de las vías urinarias son infecciones de la **vejiga**, los **riñones** o la **uretra**, y son comunes durante el embarazo. Los casos graves de estas infecciones pueden ser perjudiciales para usted y el bebé, por ello, es importante tratar estas infecciones en sus primeras etapas. Debido a que algunas infecciones de las vías urinarias no producen síntomas, le harán pruebas para detectarlas en la primera visita prenatal. Si se detecta una infección, puede tratarse fácilmente con antibióticos.

Cuando una infección de la vejiga produce síntomas, podría sentir ardor doloroso al orinar. Las infecciones de la vejiga hacen que sienta una mayor necesidad de orinar, que la orina tenga sangre y que presente dolor abdominal.

Si no se trata una infección de la vejiga o no se cura con tratamiento, puede causar una infección de los riñones. Es importante tomarse todo el medicamento recetado para tratar la infección de la vejiga, aun cuando deje de tener síntomas. La infección de los riñones puede producir síntomas como escalofríos, fiebre, dolor de espalda, latido cardíaco acelerado, y náuseas o vómito. Comuníquese de inmediato con su proveedor de atención médica si presenta cualquiera de estos síntomas para que reciba tratamiento con antibióticos. Las infecciones de riñones que no se tratan pueden causar trabajo de parto prematuro o infecciones graves.

Infecciones de transmisión sexual

Las **infecciones de transmisión sexual** son infecciones que se transmiten por medio del contacto sexual. Pueden producirse a causa de bacterias, virus o parásitos. Las infecciones de transmisión sexual pueden ser muy perjudiciales para la salud si no se diagnostican ni tratan. Algunas infecciones de transmisión sexual pueden ser perjudiciales durante el embarazo. Las mujeres embarazadas reciben pruebas de detección de algunas infecciones de transmisión sexual como parte de la atención prenatal de rutina. Es importante que se proteja contra este tipo de infecciones siguiendo las siguientes recomendaciones:

- Limite sus parejas sexuales. Cuantas más parejas sexuales tenga, mayor será su riesgo de contraer una infección de transmisión sexual.

- Conozca a su pareja. Pregúntele a su pareja sobre su historial sexual. Pregúntele además si ha tenido infecciones de transmisión sexual. Aunque su pareja no presente síntomas, puede estar infectada.

- Use un condón (profiláctico). Los condones masculinos y femeninos se venden sin receta en las farmacias y la ayudan a protegerse contra las infecciones de transmisión sexual.

- Evite tener contacto directo con llagas en los genitales.

Herpes genital. El *herpes genital* es una infección que puede producir llagas y ampollas dolorosas en los órganos sexuales o alrededor de estos, así como en la boca, los ojos y los dedos. Otros síntomas son glándulas hinchadas, fiebre, escalofríos, dolores musculares, agotamiento y náuseas. A veces, sin embargo, no surgen síntomas.

Esta infección se transmite mediante el contacto directo con una persona con llagas activas. En algunos casos, el virus puede transmitirse a otras personas aun cuando las llagas han sanado. Aunque las llagas se sanen, el virus permanece en el cuerpo hasta que algo provoque un nuevo episodio, y vuelva a tener un brote de llagas. En la mayoría de la gente, estos brotes no son tan dolorosos ni intensos como cuando ocurre el brote inicial. Algunas personas presentar ciertos síntomas por unos días antes de un brote, como una sensación de hormigueo o de ardor. Esto se llama un ***pródromo***.

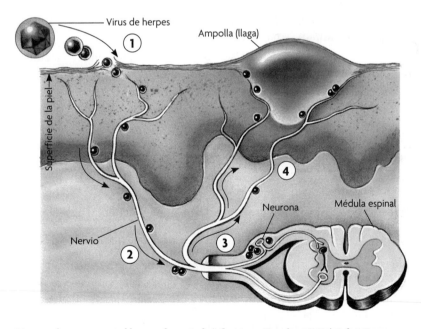

Cómo vuelve a aparecer el herpes después de infectarse. Cuando contrae la infección por primera vez, el virus de herpes atraviesa la piel (1). De ahí viaja por los nervios (2) y se aloja en las neuronas cerca de la columna vertebral (3). Si algo desencadena el virus, este viaja otra vez por los nervios (4) a la superficie de la piel y comienza un nuevo brote.

No hay cura para el herpes genital. Sin embargo, hay medicamentos antivíricos disponibles que pueden prevenir algunos brotes o reducir la duración o intensidad de los mismos. Es vital tomarse estos medicamentos todos los días.

En casos raros, los recién nacidos se pueden infectar con el virus de herpes durante el parto si la madre tiene llagas de herpes en la fecha del parto. Las infecciones de herpes en los recién nacidos pueden afectar adversamente el sistema nervioso, causar ceguera, discapacidad intelectual o la muerte. El mayor riesgo es cuando la mujer contrae herpes por primera vez durante las últimas semanas del embarazo (30–50%). El riesgo es bajo en las mujeres con un brote recurrente en la fecha del parto (2–3%).

Si tiene un historial de herpes genital, se recomienda que reciba medicamentos antivíricos durante las últimas 4 semanas del embarazo. Se ha comprobado que este tratamiento reduce la incidencia de un nuevo episodio de herpes durante el parto. Si ha tenido herpes anteriormente pero no tiene llagas de herpes durante el parto, el bebé puede nacer por vía vaginal. Si hay indicios de una infección activa durante el trabajo de parto, es posible que el bebé deba nacer mediante un parto por cesárea para reducir la probabilidad de infectarlo.

Si usted o su pareja sexual tienen herpes, no debe tener ningún tipo de contacto sexual mientras las llagas estén presentes o si usted o su pareja tienen síntomas prodrómicos. Use condones cuando tenga relaciones sexuales (aunque la eficacia de los condones es de solo un 50% con respecto a reducir la transmisión del virus de herpes). En las últimas 6 a 8 semanas del embarazo, no debe tener ningún tipo de contacto sexual si su pareja tiene un brote (si su pareja tiene herpes oral, se debe evitar el contacto oral y genital).

Si usted tiene herpes genital u oral, es necesario tomar algunas precauciones para evitar que se infecte el recién nacido. Lávese las manos a menudo y antes de tocar al bebé, y evite que el bebé entre en contacto con todo lo que pueda ser infeccioso. Puede aún amamantar si no hay llagas de herpes en el área de los senos y se tapan las demás llagas activas.

Gonorrea y clamidia. La *gonorrea* y la *clamidia* son enfermedades provocadas por bacterias. Las mujeres de 25 años y menores corren un mayor riesgo de contraer estas dos infecciones, aunque pueden ocurrir a cualquier edad. A menudo ocurren a la misma vez.

La clamidia y la gonorrea pueden causar infecciones en la boca, los órganos reproductores y el recto. En las mujeres, estas infecciones ocurren con más frecuencia en el cuello uterino. Del cuello uterino, las bacterias se pueden diseminar al útero y las trompas de Falopio, y causar una **enfermedad inflamatoria pélvica**. La enfermedad inflamatoria pélvica es una infección peligrosa que puede lesionar las trompas de Falopio y por consiguiente causar infertilidad. La formación de tejido cicatrizante que se crea debido a la lesión de una enfermedad inflamatoria pélvica también aumenta el riesgo de tener un **embarazo ectópico**.

Si no se tratan, ambas infecciones pueden causar problemas durante el embarazo. Una mujer embarazada con clamidia o gonorrea no tratadas corre un peligro mayor de **ruptura prematura de membranas**, parto prematuro y problemas de desarrollo fetal. La gonorrea también se ha asociado con aborto natural e infección del líquido amniótico. La gonorrea y la clamidia se transmiten de la madre al bebé durante el nacimiento. Los bebés que nacen de madres infectadas pueden tener **conjuntivitis** (una infección de los ojos). La clamidia puede causar pulmonía en un bebé infectado y la gonorrea puede causar una infección en el corazón, el cerebro las articulaciones y la piel del bebé. Para evitar que ocurra conjuntivitis a causa de gonorrea, a todos los recién nacidos, independientemente de si la madre está o no infectada, se les da tratamiento en los ojos. Si un recién nacido presenta señales y síntomas de una infección de gonorrea o clamidia, recibirá tratamiento con antibióticos. La madre y las parejas sexuales de la madre también deben recibir tratamiento.

Las mujeres con clamidia o gonorrea a menudo no presentan síntomas o estos son leves. Algunos síntomas son los siguientes:

- Secreción de la vagina de la mujer o el pene del hombre
- Dolor al orinar o necesidad frecuente de orinar
- Dolor en la pelvis o el abdomen
- Ardor o comezón (picazón) en el área de la vagina
- Enrojecimiento o hinchazón de la vulva
- Sangrado entre períodos menstruales
- Dolor de garganta con o sin fiebre
- Glándulas linfáticas hinchadas o agrandadas

Todas las mujeres embarazadas reciben una prueba de clamidia en las primeras etapas del embarazo, y también se les hacen pruebas a las mujeres con ciertos factores de riesgo más adelante en el embarazo. Las mujeres que corren un mayor peligro de contraer gonorrea o que presentan síntomas reciben una prueba para detectar la infección a principios del embarazo y nuevamente en el tercer trimestre. Estas infecciones se tratan con antibióticos durante el embarazo. Las parejas sexuales también deben recibir tratamiento.

Virus de inmunodeficiencia humana. El *virus de inmunodeficiencia humana (VIH)* se transmite mediante el contacto con los líquidos del cuerpo—principalmente sangre o semen—de una persona infectada. Las formas más comunes de transmitir esta infección son a través del contacto sexual y al compartir las agujas que se usan para inyectarse drogas.

Una vez que se encuentre en el cuerpo, el VIH destruye las células que forman parte del sistema inmunitario, la defensa natural del cuerpo contra las enfermedades. Al hacerlo, el organismo queda expuesto a infecciones graves, algunas de las cuales pueden causar la muerte. Cuando una persona con VIH contrae una de estas infecciones o tiene un nivel muy bajo de estas células del sistema inmunitario, entonces ha desarrollado el *síndrome de inmunodeficiencia adquirida (SIDA)*.

No hay cura para la infección del VIH. La persona infectada tendrá el virus por el resto de su vida.

En la mayoría de los casos, la persona infectada con el VIH no se enferma inmediatamente. Pueden transcurrir 5 años o más antes de que algunas personas comiencen a presentar las señales y los síntomas de SIDA. Algunas personas presentan una enfermedad breve como la gripe o influenza cerca de la fecha en que se infectan con el VIH. Los síntomas que se producen posteriormente son, entre otros, pérdida de peso, agotamiento, ganglios linfáticos hinchados, sudor nocturno, fiebre, diarrea y tos.

El VIH puede transmitirse de la madre al bebé durante el embarazo, el parto vaginal o al amamantar. En Estados Unidos, se calcula que 280,000 mujeres viven con el VIH, y el 15% de ellas no saben que están infectadas. Cerca del 80% de estas mujeres están en edad de procrear. Por este motivo, a todas las mujeres embarazadas se les hace la prueba del VIH en las primeras visitas de atención prenatal. Esta prueba se podría repetir en el tercer trimestre si el riesgo de una mujer de contraer la infección del VIH es alto (por ejemplo, si reside en un área con una alta incidencia del VIH).

Si una mujer se entera de que está infectada en las primeras etapas del embarazo, puede recibir atención médica que podría mejorar en gran medida su propia salud además de proteger la salud de su bebé. Esta atención consiste en tomar medicamentos y, en algunos casos, tener un parto por cesárea. También se deben administrar medicamentos al bebé durante las primeras 6 semanas de vida. En Estados unidos, las mujeres con el VIH no deben amamantar ya que el virus se puede transmitir durante la lactancia. Este programa de tratamiento previene que el 99% de las mujeres infectadas les transmitan la infección a sus bebés. Sin tratamiento, uno de cada cuatro bebés contraerá la infección del VIH.

Sífilis. La *sífilis* la produce una bacteria y ocurre en etapas. En algunas etapas se transmite más fácilmente que en otras. Si no se le da tratamiento, la sífilis puede causar daños al corazón y al cerebro, ceguera, parálisis y la muerte. Si se detecta y trata a tiempo, el daño puede ser menor.

La sífilis se puede transmitir de una mujer a su bebé a través de la placenta. De ser así, el peligro de que ocurra parto prematuro, nacimiento de un niño muerto y muerte es mayor. Los bebés que nacen infectados y que sobreviven pueden presentar problemas graves de salud en el cerebro, los ojos, los dientes, la piel y los huesos.

La sífilis produce pocas señales o síntomas en las primeras etapas de la enfermedad. Se podría formar una pequeña llaga en el lugar de la infección. Esta llaga—que se llama chancro—no produce dolor. Podría estar alojada en la vagina y por lo tanto no se puede ver. Aunque el chancro sana por su cuenta, la infección continúa en el cuerpo. Los síntomas que se presentan posteriormente consisten en sarpullido, falta de energía o fiebre leve.

En las etapas iniciales de la sífilis, puede realizarse un análisis de sangre que a veces detecta la enfermedad. Si se observa un chancro, la infección puede diagnosticarse raspando tejido del chancro. El chancro desaparece por su cuenta sin tratamiento. Una vez que desaparece el chancro, la única forma confiable de diagnosticar la sífilis es mediante un análisis de sangre.

A todas las mujeres se les hace una prueba de sífilis en las primeras etapas del embarazo. La prueba se puede repetir posteriormente en el embarazo si la mujer reside en un área donde la sífilis es común. La infección de sífilis durante el embarazo se trata con antibióticos. Es necesario hacer análisis de sangre para garantizar la eficacia del tratamiento. A los bebés que nacen de mujeres que tienen sífilis o que han sido tratadas por sífilis durante el embarazo se les hacen pruebas para detectar la infección y reciben tratamiento si se detecta la misma.

Tricomoniasis. La *tricomoniasis* es una enfermedad que la produce el parásito microscópico *Trichomonas vaginalis*. Las mujeres con tricomoniasis corren un mayor riesgo de tener otra infección de transmisión sexual. Algunos estudios de investigación indican una asociación entre la tricomoniasis y ciertos problemas en el embarazo, como ruptura prematura de membranas, parto prematuro y problemas de desarrollo fetal.

Los indicios de tricomoniasis pueden consistir en secreción vaginal gris amarillenta o verdosa. Esta secreción puede oler a pescado. También puede ocurrir ardor, irritación, enrojecimiento e hinchazón de la vulva. A veces, ocurre dolor al orinar. A menudo, la mujer no presenta síntomas o estos son leves. La tricomoniasis se puede tratar durante el embarazo con medicamentos.

Infección de hepatitis C

El virus de hepatitis C se transmite por contacto directo con sangre infectada. Esta transmisión puede ocurrir al compartir agujas o artículos del hogar que entran en contacto con la sangre. Un bebé puede infectarse durante el parto si la madre está infectada con la infección de hepatitis C. También se puede transmitir al tener relaciones sexuales sin protección, aunque es más difícil transmitir el virus de esta manera. El virus de hepatitis C no se transmite por contacto casual ni al amamantar al bebé.

La infección del virus de hepatitis C causa señales y síntomas parecidos a los de la infección de hepatitis B. Es posible, sin embargo, que no produzca síntomas. A diferencia de la infección con el virus de hepatitis B, la mayoría de los adultos infectados con el virus de hepatitis C—de 75% al 85%—se convierten en portadores. La mayoría de los portadores posteriormente padecen de una enfermedad hepática (del hígado) crónica. Una cantidad pequeña de ellos sufrirá de cirrosis y otros problemas graves y potencialmente mortales del hígado. Aproximadamente un 4% de las mujeres embarazadas infectadas con el virus de hepatitis C les transmitirán el virus a sus bebés. El riesgo está relacionado con la cantidad de virus que tenga una mujer y si está infectada también con el VIH.

Si tiene factores de riesgo de la infección, debe hacerse una prueba de detección del virus de hepatitis C durante el embarazo. Si está infectada con el virus de hepatitis C, será necesario hacerle una prueba en el bebé, generalmente cuando tenga por lo menos 18 meses de edad. Los bebés que se infectan con el virus de hepatitis C deberán recibir cuidados médicos continuos. También usted necesitará cuidados médicos a largo plazo. Hay varios medicamentos antivíricos que se usan para tratar a las personas infectadas con el virus de hepatitis C. Estar infectada con el virus de hepatitis C no quiere decir que no puede amamantar.

Tuberculosis

La **tuberculosis** es una enfermedad bacteriana que se transmite por el aire. Se contrae cuando una persona infectada tose o estornuda. Por lo general, la infección ocurre en los pulmones.

Si su proveedor de atención médica determina que tiene factores de riesgo de la tuberculosis, como haberse trasladado de un país con un índice elevado de esta infección, le deben hacer la prueba en la piel o en sangre durante el embarazo. Si el resultado de la prueba es positivo, necesitará una radiografía del pecho o una prueba de cultivo en esputo para confirmarlo.

La tuberculosis puede estar activa o latente. Las personas con tuberculosis activa pueden tener síntomas como fiebre, pérdida de peso, sudor nocturno, tos, dolor de pecho y agotamiento. La infección activa por lo general aparece en una radiografía del pecho.

La tuberculosis latente, sin embargo, generalmente no produce síntomas y no se detecta en una radiografía del pecho. La mayoría de las personas infectadas con tuberculosis tiene la forma latente de esta enfermedad. Sin embargo, sus cuerpos pueden detener la propagación de la bacteria. La bacteria se vuelve inactiva pero permanece viva en el cuerpo y puede activarse posteriormente.

En las mujeres embarazadas que tienen tuberculosis latente y radiografías normales del pecho, el tratamiento de la tuberculosis latente se puede prorrogar hasta después de 2–3 meses del parto. Las mujeres con tuberculosis latente que podría activarse deben recibir tratamiento durante el embarazo. La mayoría de los expertos recomiendan esperar hasta el segundo trimestre del embarazo antes de comenzar el tratamiento. Aunque no se han notificado casos de defectos congénitos a causa del medicamento que se usa para tratar la tuberculosis latente, el riesgo de que el bebé presente problemas relacionados con el medicamento se reduce cuando el tratamiento comienza después del primer trimestre, que es el período cuando la mayoría de los sistemas de órganos se forman. El medicamento se debe tomar por 2–9 meses. Es importante terminar con el tratamiento. Puede amamantar con seguridad mientras recibe el tratamiento después de que nazca el bebé.

En las mujeres con tuberculosis activa, el tratamiento consiste en varios medicamentos diferentes (lo que se conoce como multitratamiento). Este tratamiento dura por lo menos 6 meses. No se ha publicado información sobre la seguridad de los medicamentos que se usan para tratar la tuberculosis activa en el embarazo. Sin embargo, se han usado en mujeres embarazadas sin problemas aparentes tanto para la mujer como para el bebé.

La tuberculosis se puede transmitir al bebé antes del parto a través de la placenta o después del parto si el bebé inhala líquidos corporales infectados. En los casos raros en que ocurre esta infección, el bebé recibirá tratamiento después del parto.

Vaginosis bacteriana

Cuando hay un desequilibrio en las bacterias que se proliferan en la vagina, puede ocurrir *vaginosis bacteriana*. Esta es la causa más común de secreción vaginal con olor a pescado. La vaginosis bacteriana puede causar una secreción poco densa grisácea o blanca. El olor puede ser más intenso después de tener relaciones sexuales. También puede ocurrir picazón (comezón) alrededor de la vagina. Sin embargo, el 50% de las mujeres con vaginosis bacteriana no presentan síntomas.

La vaginosis bacteriana no es una infección de transmisión sexual. Algunos estudios indican que las mujeres que tienen esta infección durante el embarazo corren un mayor riesgo de tener un parto prematuro o ruptura prematura de membranas. Si se le diagnostica vaginosis bacteriana a una mujer embarazada que presenta síntomas, se recomienda administrar tratamiento. No se recomienda administrar tratamiento si no hay síntomas presentes. El tratamiento consiste en medicamentos por vía oral o que se introducen en la vagina.

En la actualidad no se recomiendan pruebas rutinarias de detección en las mujeres embarazadas sin síntomas. Sin embargo, en las mujeres con embarazos de alto riesgo, algunos estudios han revelado que hacer pruebas de detección y tratar la vaginosis bacteriana con antibióticos orales pueden reducir el riesgo de ruptura prematura de membranas pretérmino y parto prematuro; otros estudios no demuestran este grado menor de riesgo.

Listeriosis

La **listeriosis** es una infección peligrosa que ocurre al comer alimentos contaminados con la bacteria *Listeria monocytogenes*. La probabilidad de que una mujer embarazada contraiga listeriosis es 20 veces mayor que la de los demás adultos sanos, y un tercio de los casos de listeriosis ocurren durante el embarazo.

Si se infecta durante el embarazo, puede presentar síntomas semejantes a la gripe (influenza). Esta infección es muy peligrosa y puede provocar un aborto natural, el nacimiento de un niño muerto, parto prematuro o infección del bebé. El diagnóstico y tratamiento oportunos de esta infección puede ayudar a evitar que el bebé se infecte. La listeriosis se diagnostica con un análisis de sangre y se trata con antibióticos.

Para reducir su riesgo de contraer listeriosis, siga estas precauciones:

- Cocine bien todos los alimentos crudos provenientes de animales, como las carnes de res, cerdo o aves.

- Evite los siguientes alimentos riesgosos (alimentos en que es más probable que esté presente la bacteria):

  - *Hot dogs,* fiambres (carne para sándwiches), embutidos (cuando se sirven fríos o a temperatura ambiente, caliéntelos hasta que la temperatura interna registre 165°F o estén humeando)

  - Paté y pastas de carne para untar refrigerados

- Mariscos ahumados y refrigerados
- Leche cruda (sin pasteurizar)
- Quesos blandos sin pasteurizar, como feta, queso blanco, queso fresco, brie, queso panela, Camembert y quesos vetados con moho azul verdoso

- Lave bien los vegetales crudos antes de comérselos.

- Mantenga separadas las carnes crudas de los vegetales y de los alimentos cocidos listos para comer.

- Lávese las manos y lave los cuchillos y picadores después de preparar alimentos crudos.

Citomegalovirus

El **citomegalovirus (CMV)** es un virus común. De un 50% al 80% de las mujeres en Estados Unidos se infectan con este virus antes de los 40 años de edad. Cerca de 1–4 de cada 100 mujeres se infectará por primera vez durante el embarazo. Es difícil detectar el citomegalovirus debido a que rara vez produce síntomas. Cuando lo hace, los síntomas son, entre otros, fiebre, dolor de garganta y agotamiento. Las personas sanas generalmente no necesitan tratamiento para una infección del citomegalovirus. Sin embargo, las personas que padecen de otras enfermedades podrían necesitar tratamiento con medicamentos antivíricos.

Las mujeres por lo general se infectan cuando entran en contacto con los líquidos infectados de otra persona, como orina, saliva, sangre y semen. Las personas que trabajan en el campo de la atención médica y con niños corren el mayor riesgo de contraer la infección. El virus se le puede transmitir al bebé a través de la placenta durante el embarazo o después del parto mediante el contacto con los líquidos corporales infectados de la madre. Es más probable que esto ocurra si la infección se contrae por primera vez durante el embarazo o si se ha reactivado una infección anterior, especialmente en el último trimestre del embarazo. Los bebés que nacen a término generalmente no se enferman si se infectan con este virus durante el parto o después del parto con la leche materna. Sin embargo, los bebés prematuros y los bebés con bajo peso al nacer tienden a enfermarse si se infectan durante el parto o a través de la leche materna. No se le recomendará amamantar si tiene una infección del citomegalovirus y su bebé es prematuro.

La infección del citomegalovirus puede causar problemas graves en los bebés, como **ictericia**, problemas neurológicos y pérdida auditiva. El citomegalovirus es la causa principal de pérdida auditiva en los niños en Estados Unidos y representa un tercio de todos los casos. Comúnmente

594 • COMPLICACIONES DURANTE EL EMBARAZO Y EL NACIMIENTO DEL BEBÉ

ocurren retrasos del desarrollo. Aunque no hay tratamiento para el citomegalovirus, a las personas que padecen de otras enfermedades a menudo se les administran medicamentos antivíricos si contraen esta infección. Los bebés infectados con citomegalovirus al nacer podrían recibir tratamiento con medicamentos antivíricos, pero este tratamiento conlleva riesgos considerables.

Si tiene alguna inquietud sobre la infección del citomegalovirus, hable con su proveedor de atención médica a cerca de la prueba de detección de este virus. Puede tomar algunas medidas sencillas para evitar contraer una infección del citomegalovirus:

- Lávese las manos con agua y jabón después de cambiar pañales, alimentar a un niño o tocar los juguetes de un niño.

- Tenga cuidado cuando bese a un niño para evitar entrar en contacto con la saliva del niño.

- No comparta utensilios de comida ni cepillos de diente con los niños.

Toxoplasmosis

La **toxoplasmosis** es una infección que la causa un parásito y generalmente se contrae por medio de carnes contaminadas crudas o por animales. La toxoplasmosis a veces no produce síntomas. Cuando los síntomas aparecen, son semejantes a la gripe, como agotamiento y dolores musculares. Si contrae la infección antes de quedar embarazada, no se la transmitirá a su bebé. Sin embargo, puede contagiar a su bebé si la contrae por primera vez mientras está embarazada.

Aunque es posible que usted no presente síntomas, el bebé corre peligro de padecer problemas graves, como enfermedades del sistema nervioso y de los ojos. Si se infecta durante el embarazo, hay medicamentos disponibles contra esta infección. Se controlará estrechamente su salud y la de su bebé durante el embarazo y después de que nazca el bebé.

Los gatos que salen de la casa y cazan presas salvajes desempeñan una función en la transmisión de la toxoplasmosis. Esto se debe a que pueden contraer la infección comiendo roedores, pájaros u otros animales pequeños infectados. El parásito entonces se transmite a las heces del gato. No tiene que deshacerse de su gato mientras está embarazada, pero necesita tomar algunas precauciones: Si tiene un gato que sale fuera de la casa, evite limpiar la caja de arena si es posible. Si no hay quien lo haga, use guantes desechables y lávese bien las manos con agua y jabón cuando termine. Limpie la caja de arena todos los días. Las cajas de arena limpias no son peligrosas;

son las cajas de arena usadas las que pueden transmitir la infección. No adopte ni toque gatos callejeros, especialmente los gatitos. No adopte un gato nuevo mientras esté embarazada.

Otras medidas que puede tomar para no contraer toxoplasmosis son las siguientes:

- Consuma solo carne bien cocida.

- Lave los picadores, mostradores de la cocina, utensilios y las manos con agua caliente y jabón cuando entre en contacto directo con carnes, aves o pescado crudos, o con frutas o vegetales sin lavar.

- Use guantes cuando trabaje en el jardín o cuando toque tierra o arena ya que pueden estar contaminados con heces de gatos.

- Lávese bien las manos después de trabajar en el jardín o tocar tierra o arena.

Parvovirus

El *parvovirus* es una infección contagiosa que se conoce como eritema infeccioso o también "quinta enfermedad". Es común entre los niños en edad escolar, y si la contrajo durante la infancia, es probable que no se vuelva a infectar otra vez.

El parvovirus puede causar síntomas semejantes a los de un resfriado, seguidos por sarpullido en las mejillas, los brazos y las piernas. También puede producir dolor e hinchazón en las articulaciones que puede durar varios días o semanas.

Si cree que ha estado expuesta al parvovirus o presenta algún síntoma, acuda a su proveedor de atención médica para que le hagan un análisis de sangre y confirmen si está infectada. El parvovirus rara vez causa problemas en las mujeres embarazadas o en los bebés. En algunos casos, el parvovirus puede dar lugar a un aborto natural. Si tiene síntomas del parvovirus, acuda a su proveedor de atención médica. Se le puede hacer una prueba para determinar si ha contraído la infección. Si está infectada, es buena idea hacerse exámenes por ecografía durante unas semanas para examinar la salud del bebé.

RECURSOS INFORMATIVOS

Los siguientes recursos aportan más información sobre las inmunizaciones y las infecciones durante el embarazo:

Centers for Disease Control and Prevention (Centros Para el Control y la Prevención de Enfermedades)

Sitio que ofrece recomendaciones para la inmunización de personas de todas las edades. Una parte de la información disponible referente a las vacunas y el embarazo trata sobre lo siguiente:

- La gripe (influenza) y el embarazo: http://www.cdc.gov/spanish/especialesCDC/InfluenzaEmbarazo/index.html
- El embarazo y la tosferina: http://www.cdc.gov/spanish/especialescdc/tdap/index.html
- Recomendaciones sobre vacunas por parte del Comité Asesor en Prácticas de Vacunación: www.cdc.gov/vaccines/hcp/acip-recs/index.html
- Información sobre vacunas: www.cdc.gov/vaccines/hcp/vis/

Food Safety for Moms-To-Be (Seguridad alimentaria para futuras mamás)
Administración de Alimentos y Medicamentos de EE. UU.
http://www.fda.gov/Food/FoodborneIllnessContaminants/PeopleAtRisk/ucm179458.htm

U.S. Sitio de la Administración de Alimentos y Medicamentos con consejos sobre cómo preparar, cocinar y guardar de manera segura los alimentos además de precauciones especiales que las mujeres embarazadas deben observar para mantener seguros los alimentos que consumen.

Immunization for Women (sobre las inmunizaciones para las mujeres)
www.immunizationforwomen.org
Sitio integral del Colegio Americano de Obstetras y Ginecólogos que trata sobre todos los aspectos de las inmunizaciones en las mujeres.

Sexually Transmitted Infections (Enfermedades de transmisión sexual)
Centers for Disease Control and Prevention (Centros Para el Control y la Prevención de Enfermedades)
http://www.cdc.gov/std/spanish/default.htm

Ofrece información actualizada sobre las infecciones de transmisión sexual, como las señales, los síntomas, el tratamiento y la prevención.

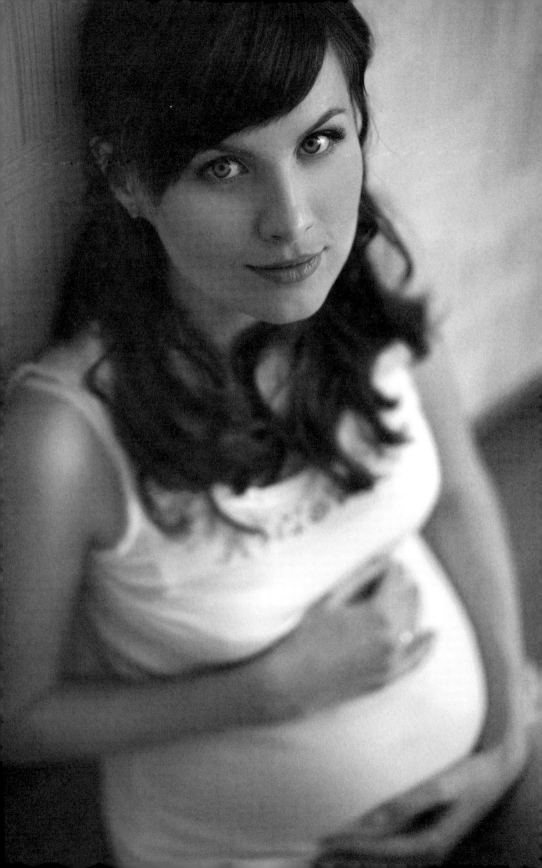

Capítulo 31

Problemas de desarrollo

En algunos embarazos, el feto no crece ni se desarrolla de la manera prevista. Algunos bebés nacen más pequeños que el tamaño promedio mientras que otros nacen más grandes que el tamaño promedio. Cualquiera de estas dos situaciones puede causar problemas para la mujer y el bebé. A menudo, se anticipan ciertos problemas de desarrollo en el bebé ya que la mujer padece de un problema médico o ha ocurrido una complicación durante el embarazo. Además, durante el transcurso del embarazo, se lleva un control periódico para detectar problemas de desarrollo. En muchos casos, si se sospecha un problema de desarrollo en el bebé, se pueden tomar medidas para reducir al mínimo posible otras complicaciones.

Restricción del crecimiento fetal

Cuando un bebé en desarrollo es más pequeño de lo previsto, el proveedor de atención médica intentará determinar si el bebé está sano y se trata simplemente de que no es tan grande como los demás bebés o si hay un problema de salud que le impide al bebé alcanzar su potencial de crecimiento. El término "**restricción del crecimiento fetal**" (anteriormente conocido como "retardo del crecimiento intrauterino") se usa para describir a los bebés que están desarrollándose en el útero y cuyo peso fetal calculado parece más bajo de lo previsto. El término "pequeño para la edad gestacional" se usa para describir a los bebés cuyo peso se encuentra por debajo de lo normal al nacer. Se considera que un bebé es pequeño para la edad gestacional si su tamaño cuando nace es menor que el de 9 de cada 10 bebés de la misma **edad gestacional**.

599

La restricción del crecimiento fetal aumenta considerablemente el riesgo de que ocurran problemas graves durante el trabajo de parto y el parto y problemas de salud para el bebé recién nacido. Mientras más se vea afectado un bebé por la restricción del crecimiento mayor será el riesgo de que ocurran estos problemas. Una pequeña cantidad de bebés con restricciones del crecimiento también podrían presentar problemas de salud posteriormente en la vida.

Causas

La salud de la mujer embarazada puede ser uno de los factores de riesgo principales de restricción del crecimiento fetal. Las mujeres con los siguientes problemas médicos crónicos (de larga duración) corren un mayor riesgo de tener un bebé afectado por restricción del crecimiento fetal:

- *Hipertensión (presión arterial alta)*
- *Enfermedad de los riñones*
- *Diabetes mellitus*
- Ciertos problemas del corazón y de los pulmones
- *Síndrome antifosfolípido*
- *Hemoglobinopatías* (como la *enfermedad de células falciformes*)

Además de los problemas de salud propiamente, ciertos medicamentos para tratar algunos estados médicos, como la hipertensión, la epilepsia y los coágulos de sangre, pueden aumentar el riesgo de que el bebé presente restricción del crecimiento fetal. Ciertas complicaciones en el embarazo, como los embarazos múltiples y los problemas placentarios, así como el contraer algunas infecciones durante el embarazo, como la del *citomegalovirus (CMV)*, la *rubéola* (sarampión alemán) y la *varicela* aumentan el riesgo de que ocurra una restricción del crecimiento fetal.

Otros factores de riesgo para la restricción del crecimiento fetal son las deficiencias en la nutrición y los hábitos poco saludables durante el embarazo. Fumar, y usar alcohol y drogas ilegales son factores de riesgo comprobados para la restricción del crecimiento fetal. Una mujer embarazada que fuma tiene una probabilidad tres veces y media mayor de tener un bebé pequeño para la edad gestacional que una que no fuma. El riesgo de que el bebé sea pequeño para la edad gestacional aumenta con solo una o dos bebidas alcohólicas al día. Las drogas ilegales, como la heroína y la cocaína, aumentan en gran medida el riesgo de tener un bebé pequeño para la edad gestacional.

La restricción del crecimiento fetal puede ser indicio de un problema con la salud del bebé. Esta restricción está asociada con ciertas anormalidades cromosómicas, como la **trisomía 13** y **la trisomía 18**. Los bebés que nacen con defectos del corazón tienen una mayor tendencia a ser más pequeños para la edad gestacional en comparación con los demás bebés. La **gastrosquisis**, un defecto congénito que afecta la pared abdominal, está asociada comúnmente con la restricción del crecimiento fetal.

Diagnóstico

Hay varias maneras de diagnosticar una restricción del crecimiento fetal durante el embarazo. Muchos de los exámenes que tendrá durante las visitas de **atención prenatal** fueron diseñados para detectar problemas lo antes posible en el embarazo:

• Medida de la altura del fondo uterino: Aproximadamente a partir de la semana 24 del embarazo, su proveedor de atención médica le medirá la altura del fondo uterino, que es la distancia desde el hueso púbico hasta la parte superior de útero, en cada una de las visitas prenatales. Llevar un registro de estas medidas le permite al proveedor evaluar el tamaño y el ritmo del desarrollo de su bebé.

• **Examen por ecografía (ultrasonido)**: Entre la semana 18 y semana 22 del embarazo, se les hace a la mayoría de las mujeres un examen por ecografía. Durante este examen se toman medidas del bebé que se usan para calcular el peso del niño.

Si su proveedor de atención médica sospecha que hay una restricción del crecimiento fetal, o si tiene factores de riesgo para este problema médico, tendrá exámenes por ecografía más frecuentes (generalmente a intervalos de 2–4 semanas más o menos) para llevar un control del desarrollo de su bebé durante el embarazo.

A medida que se aproxima la fecha prevista del parto, se podrían hacer evaluaciones especiales de la salud fetal semanalmente. Estas evaluaciones pueden consistir en la **velocimetría Doppler** (un examen por ecografía especial que mide el flujo de sangre en varias arterias del bebé), el **examen en reposo**, la **evaluación por monitor con contracciones**, el **perfil biofísico** y el **perfil biofísico modificado**. Estas evaluaciones se explican en más detalle en el Capítulo 26, "Evaluaciones para examinar el bienestar fetal".

Tratamiento

El tratamiento de la restricción del crecimiento fetal depende en parte del origen de la misma. Su proveedor de atención médica tratará de determinar su causa. Si se sospecha que un problema médico es la causa, por ejemplo, su proveedor de atención médica se asegurará de que reciba tratamiento óptimo. Si se sospecha que existe un trastorno genético, le harán pruebas para identificar el tipo de trastorno. Sin embargo, aun cuando se determina su causa, es poco lo que se puede hacer durante el embarazo para revertir una restricción del crecimiento fetal. Se ha comprobado, no obstante, que dejar de fumar es beneficioso. Las mujeres que dejan de fumar antes de la semana 16 del embarazo derivan los mayores beneficios en lo que respecta a un mejor peso de sus bebés al nacer, pero incluso dejar de fumar en el séptimo mes puede tener un efecto positivo en el peso del bebé.

No hay una regla concreta que indique cuándo debe nacer un bebé con restricción del crecimiento fetal. En algunos casos, se recomienda dar a luz prematuramente. Esta recomendación se podría hacer si los resultados de las evaluaciones fetales indican que el bebé está teniendo problemas o si los exámenes por ecografía revelan que el bebé ha dejado de desarrollarse del todo. En otros casos, si los resultados de las evaluaciones fetales indican que el bebé está bien, se le podría recomendar tener el bebé a término. Si da a luz prematuramente, le podrían dar medicamentos para promover la maduración de los órganos del bebé y reducir el riesgo de parálisis cerebral. También la podrían trasladar a una **unidad neonatal de atención intensiva** de alto nivel que ofrezca atención especializada a un bebé **prematuro**.

Medidas de prevención

Puede mejorar su probabilidad de tener un bebé con peso normal adoptando hábitos sanos de alimentación y asegurándose de recibir todos los nutrientes adecuados recomendados por su proveedor de atención médica y en las secciones de este libro dedicadas a los distintos meses específicos. La medida más importante de todas es renunciar a los hábitos que puedan sean perjudiciales. No beba alcohol ni fume mientras esté embarazada. Si usa drogas ilegales, como heroína y cocaína, reciba asesoramiento de inmediato para que pueda abandonar este hábito.

Es importante tomar medidas para evitar tener un bebé más pequeño de lo normal. Hable francamente con su proveedor de atención médica si tiene dificultades para abandonar estos hábitos poco saludables para que pueda darle la ayuda que necesita.

Macrosomía

Cuando un bebé nace más grande de lo previsto, a menudo se le describe con el término "grande para la edad gestacional". Se considera que los bebés son grandes para la edad gestacional cuando nacen más grandes que 9 de cada 10 bebés de la misma edad gestacional. La macrosomía es el término que describe a un bebé que ha crecido demasiado, es decir, que pesa más de 4,000 a 4,500 gramos al nacer (entre 8 libras, 13 onzas y 9 libras, 14 onzas), independientemente de la edad gestacional.

Hay varios factores de riesgo asociados con la macrosomía, como diabetes mellitus gestacional y pregestacional, historial previo de macrosomía, sobrepeso antes del embarazo, aumento excesivo de peso durante el embarazo, haber tenido más de un hijo y estar embarazada con un bebé varón.

La diabetes puede causar macrosomía si su nivel de *glucosa* en la sangre es elevado durante el embarazo. El bebé recibe una cantidad excesiva de glucosa, lo que puede causar que crezca demasiado. Debido a que la macrosomía puede causar problemas durante el parto, es importante controlar la diabetes y seguir al pie de la letra los consejos de su proveedor de atención médica (consulte el Capítulo 23, "Diabetes mellitus", para obtener más información sobre la diabetes en el embarazo.

Diagnóstico

Al igual que el tamaño pequeño para la edad gestacional, es difícil diagnosticar macrosomía. Solo se puede diagnosticar con certeza después de que nace el bebé. La medida de la altura del fondo uterino y las palpaciones del abdomen, junto con los exámenes por ecografía, se pueden usar para ayudar a diagnosticar la macrosomía. Resulta interesante que algunos estudios sugieren que a medida que se acerca la fecha prevista del parto, usted tal vez pueda calcular el peso del bebé tan bien como lo puede hacer su proveedor de atención médica con un examen por ecografía.

Complicaciones

La macrosomía puede causar complicaciones para la mujer y el bebé. Los problemas más comunes ocurren durante el trabajo de parto y el parto. Las mujeres con bebés grandes tienen una mayor probabilidad de tener un *parto por cesárea*. El bebé puede afectarse debido a un parto difícil. Los bebés más grandes corren un riesgo mayor de tener un *puntaje Apgar* bajo (consulte el Capítulo 16, "El período de postparto") y mayor tendencia a necesitar atención especializada en una unidad neonatal de atención intensiva.

La ***distocia de hombros*** es un problema durante el trabajo de parto y el parto que ocurre cuando los hombros del bebé son demasiado grandes (anchos) para pasar por el canal de parto de la mujer. Aunque la distocia de hombros también puede ocurrir en el parto de bebés de tamaño normal, ocurre con más frecuencia en casos de macrosomía. Este problema no se puede pronosticar antes del trabajo de parto. La distocia de hombros puede lesionar al bebé, por ejemplo, causar una fractura de la clavícula y una lesión del plexo braquial. El plexo braquial es un grupo de nervios cerca de los hombros. Estos nervios se podrían comprimir o estirar y causar debilidad o parálisis del brazo y el hombro. Este problema médico a menudo se resuelve por su cuenta cerca del primer año del bebé. Las lesiones del plexo braquial no son comunes y pueden ocurrir también en bebés de tamaño normal, durante un parto por cesárea y en ausencia de distocia de hombros.

Cuando los hombros del bebé tienen dificultad para pasar por el canal de parto, el proveedor de atención médica puede tratar de cambiar la posición de la mujer para abrir más la pelvis. Hay además varias técnicas que se pueden emplear para facilitar el parto de los hombros del bebé y evitar lesiones. Sin embargo, esas técnicas no funcionan con algunos bebés aun en manos de un proveedor con mucha experiencia.

La sospecha de macrosomía no siempre es en sí una indicación de parto por cesárea debido a que el pronóstico de macrosomía antes del parto es muy impreciso y porque las cesáreas acarrean más riegos para las mujeres que los partos vaginales. El bebé puede sufrir una lesión aún si se practica un parto por cesárea. No obstante, el parto por cesárea se podría considerar si se calcula que el bebé pesa más de 5,000 gramos (aproximadamente 11 libras) en las mujeres sin diabetes mellitus. Los proveedores de atención médica podrían recomendarles la opción de parto por cesárea programado a las mujeres con diabetes si se calcula que el peso del bebé es de 4,500 gramos o más.

RECURSOS INFORMATIVOS

Los siguientes recursos ofrecen más información sobre algunos de los temas que se trataron en este capítulo:

Fetal Macrosomia (sobre la macrosomía fetal)
Mayo Clinic
http://www.mayoclinic.org/diseases-conditions/fetal-macrosomia/basics/definition/con-20035423
Ofrece explicaciones básicas y detalladas sobre la macrosomía además de las causas, el diagnóstico y el tratamiento de este problema médico.

Intrauterine Growth Restriction (Retraso del crecimiento intrauterino)
Medline Plus
https://www.nlm.nih.gov/medlineplus/spanish/ency/article/001500.htm
Ofrece una explicación básica sobre la restricción del crecimiento fetal y tiene enlaces a fuentes adicionales de información.

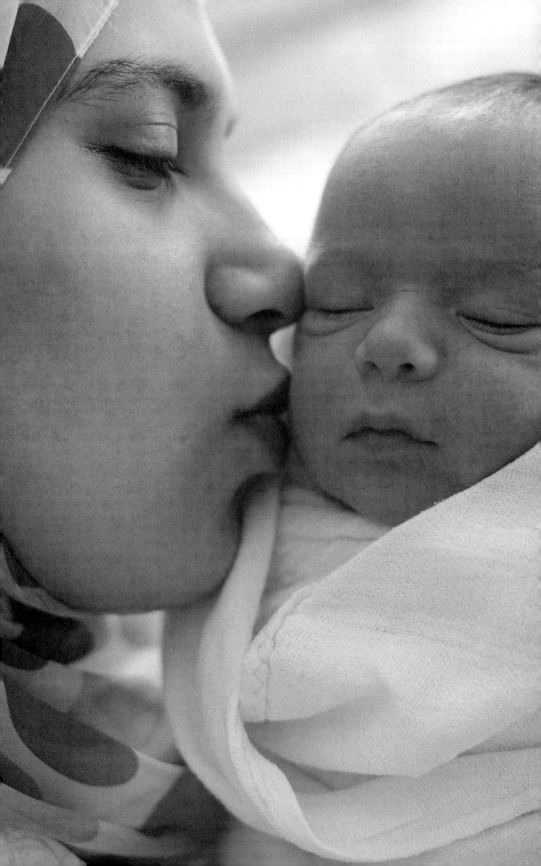

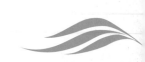

Capítulo 32

Problemas durante el trabajo de parto y el parto

Aunque el trabajo de parto y el parto de la mayoría de las mujeres ocurren sin dificultad, a veces surgen problemas. Algunas mujeres tienen factores de riesgo que las exponen a estos problemas. En algunos casos, los problemas durante el trabajo de parto y el parto se pueden anticipar y entonces tomar medidas por anticipado para reducir los riesgos. Sin embargo, a veces surgen problemas aun cuando todo ha marchado bien durante el embarazo.

En cuanto llegue al hospital con trabajo de parto, su equipo de atención médica examinará su estado médico y el del bebé para asegurarse de que todo ande bien. Estos controles médicos durante el trabajo de parto, el parto y después de dar a luz pueden ayudar a detectar problemas desde un principio. En muchas situaciones, mientras más pronto se detecte y trate un problema, mejor será el desenlace.

Trabajo de parto anormal

Cuando el trabajo de parto no evoluciona como debe, se le llama trabajo de parto anormal o *trabajo de parto distócico*. Tal vez oiga el término "falta de progreso" para describir el trabajo de parto que evoluciona lentamente o que se ha detenido. El motivo principal por el cual un bebé nace por medio de un *parto por cesárea* en lugar de un parto vaginal es debido a la distocia.

Causas

Las posibles causas de trabajo de parto anormal son, entre otras, las siguientes:

- Un bebé grande (**macrosomía**): Los bebés que pesan más de 8 libras y 13 onzas (4,000 gramos) a 9 libras y 15 onzas (4,500 gramos) se consideran más grandes que el promedio y pueden dificultar el parto vaginal.

- La posición del bebé: A veces, los bebés se encuentran en posiciones inusuales en el útero que dificultan el parto por la vagina (lo que se conoce como **malapresentación**). Por ejemplo, en la **presentación de nalgas**, las nalgas del bebé están en posición para aparecer primero por la vagina. En la presentación de frente, la cabeza del bebé está flexionada hacia atrás, por lo que pasa por la pelvis con la cara de frente. En algunos casos, la mano o el pie del bebé se pueden hallar junto a la cabeza en el canal de parto durante el alumbramiento (lo que se conoce como presentación compuesta).

- Problemas con el cuello uterino o útero: Si el útero no se contrae a los intervalos correctos de tiempo ni con suficiente presión, el trabajo de parto puede durar más y se podría tener que asistir.

- La **obesidad**: La obesidad puede aumentar el riesgo de macrosomía, que a su vez aumenta el riesgo de que ocurran problemas durante el trabajo de parto. Tener demasiada grasa en el cuerpo puede obstruir el paso de un bebé de tamaño normal por la pelvis.

Riesgos

Cuando surgen problemas con el trabajo de parto, el parto del bebé se prolonga más. El riesgo principal de un trabajo de parto prolongado es que puede causar **corioamnionitis**. Esta es una infección en las membranas que rodean al bebé en el útero. En la mayoría de los casos, la infección se trata eficazmente con **antibióticos**. En casos raros, la corioamnionitis puede provocar complicaciones graves tanto para la madre como para el bebé. Para la madre, puede causar un estado médico potencialmente mortal que se llama **sepsis**. Para el bebé, puede causar problemas pulmonares, parálisis cerebral, discapacidades del desarrollo y, en algunos casos, el **nacimiento de un niño muerto**. Sin embargo, no se entiende bien la relación entre la corioamnionitis y el trabajo de parto prolongado. Es posible que la corioamnionitis por sí misma haga que el trabajo de parto sea más prolongado en lugar de ser una consecuencia de un trabajo de parto prolongado.

Otro riesgo del trabajo de parto anormal es que puede dar lugar a un parto por cesárea. Los partos por cesárea conllevan varios riesgos para la madre, como pérdida abundante de sangre o coágulos de sangre en las piernas, los órganos pélvicos o los pulmones. También puede ocurrir una infección después de un parto por cesárea. Con cada parto por cesárea aumenta el riesgo de que ocurran problemas en los embarazos futuros.

Evaluación

El trabajo de parto se divide en tres etapas. Durante la primera etapa, el cuello uterino se dilata a medida que el útero se contrae. En la segunda etapa, la mujer expulsa activamente al bebé fuera de la vagina. En la tercera etapa, la *placenta* se expulsa. Los proveedores de atención médica miden la cantidad de tiempo que dura cada etapa del trabajo de parto para determinar si este evoluciona como debe. Son muchos los factores que influyen en cómo evoluciona el trabajo de parto. En las madres primerizas por lo general dura más tiempo que en las que han dado a luz anteriormente. El uso de un *bloqueo epidural* también es un factor que influye en la duración del trabajo de parto. Por lo general, el trabajo de parto dura más tiempo si se usa un bloqueo epidural.

Tratamiento

Si el proveedor de atención médica que le da seguimiento observa que su trabajo de parto evoluciona demasiado lento o se ha detenido, hay varias opciones disponibles para que regrese al ritmo inicial. La decisión de la opción o las opciones que se usen depende de los riesgos y beneficios de cada opción. A veces, la primera opción que se prueba es simplemente esperar un rato para ver si el trabajo de parto evoluciona por su cuenta. En algunas situaciones, se podría probar un procedimiento de *aceleración del trabajo de parto*. En este procedimiento, se usan medicamentos u otros medios para estimular las contracciones del útero:

- *Amniotomía*: Si no se ha roto aún la fuente, su proveedor de atención médica podría practicar una amniotomía en la cual se hace un pequeño agujero en el *saco amniótico* para hacer que salga el *líquido amniótico*. Se ha demostrado que la amniotomía acelera el trabajo de parto en algunos casos permitiendo que la cabeza fetal ejerza una mayor fuerza dilatadora sobre el cuello uterino. También se liberan *prostaglandinas* que son los estimulantes naturales del trabajo de parto que produce el cuerpo.

- *Oxitocina*: Otra intervención que se puede probar es la administración de oxitocina. La oxitocina es una hormona que hace que comiencen y se intensifiquen las contracciones del trabajo de parto. Su cuerpo produce oxitocina naturalmente. Si su proveedor de atención médica le administra oxitocina, será la forma sintética de la hormona. La oxitocina intensifica las contracciones. Si se administra oxitocina, probablemente se controle de manera constante la frecuencia cardíaca fetal.

En algunos casos, se podría decidir dar a luz al bebé con la ayuda de fórceps o de extracción por vacío. Esto se denomina *parto instrumentado vaginal* (consulte el Capítulo 14, "Parto instrumentado y presentación de nalgas"). Su proveedor de atención médica podría decidir que debe dar a luz por medio de un parto por cesárea.

Distocia de hombros

Ocurre *distocia de hombros* cuando uno de los hombros del bebé no sale de la vagina después de que sale la cabeza. Se debe a que el hombro del bebé queda impactado (atorado) detrás de la parte anterior o posterior de los huesos pélvicos de la madre. En algunos casos, es fácil diagnosticar la distocia de hombros. En otros casos, es difícil saber si ha ocurrido. Los proveedores de atención médica diagnostican distocia de hombros cuando la aplicación de una tracción leve y descendente no es eficaz y hay que asistir la salida de los hombros del bebé.

La diabetes y tener un bebé grande aumentan el riesgo de distocia de hombros. También tiende a volver a presentarse; si ha ocurrido distocia de hombros en un parto previo, es más probable que vuelva a suceder. Sin embargo, la distocia de hombros también ocurre en la ausencia de factores de riesgo. Por este motivo, es difícil de pronosticar y prevenirla.

La distocia de hombros puede causar una lesión fetal principalmente en la clavícula, el brazo y en un grupo de nervios que se llama el plexo braquial. Los nervios del plexo braquial se pueden lesionar si se estiran o comprimen a causa de la distocia de hombros. El daño a los nervios puede causar debilidad o parálisis del brazo y el hombro. La lesión del plexo braquial por lo general se resuelve por su cuenta en el primer año de vida del bebé y no causa una discapacidad permanente. Las mujeres con partos complicados por distocia de hombros tienen un mayor riesgo de presentar *hemorragia* en el período de postparto y desgarros graves del *perineo* (el área entre el *ano* y la entrada de la vagina) que requieren cirugía para repararlos.

Cuando se reconozca la presencia de distocia de hombros, le indicarán que deje de pujar. Generalmente se prueba primero lo que se llama la maniobra de McRoberts. Esta posición ayuda a desprender los hombros del bebé haciendo que gire la cabeza del bebé y se aplane la columna de la mujer. Su proveedor de atención médica podría probar otras maniobras también.

Si le ha ocurrido distocia de hombros en un embarazo previo, usted y su proveedor de atención médica querrán pensar sobre cómo nacerá su bebé en un embarazo posterior. Los partos por cesárea no necesariamente evitan las lesiones en el bebé. Además, con mucha frecuencia, la mayoría de los partos posteriores no se ven afectados por distocia de hombros. Usted y su proveedor de atención médica deben tener en cuenta varios factores cuando tomen esta decisión, como el

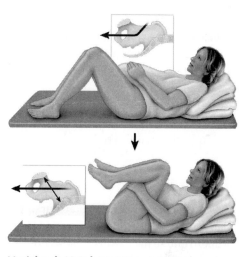

Maniobra de McRoberts. Esta posición puede ayudar a aliviar la distocia de hombros. Reimpreso de Beckman RBC, Ling FW, Herbert WNP, Laube DW, Smith RP, Casanova R y colaboradores. Obstetrics and gynecology. 7th ed. Philadelphia (PA): Lippincott Williams & Wilkins.

peso calculado del bebé, si ha podido controlar los niveles de *glucosa* en la sangre si tuvo diabetes durante el embarazo y si su bebé sufrió una lesión durante el parto.

Compresión del cordón umbilical

Durante el trabajo de parto, el *cordón umbilical* se podría comprimir si se enrolla alrededor de alguna parte del bebé (como el cuello del bebé) o si el cordón se enreda o forma un nudo. La compresión del cordón puede reducir o restringir el flujo de sangre al bebé. Este problema médico se puede detectar por cambios en la frecuencia cardíaca fetal y generalmente se pueden tomar medidas para evitar que ocurran complicaciones graves.

Factores de riesgo

Es más probable que ocurra la compresión del cordón umbilical si el nivel del líquido amniótico es anormalmente bajo (un problema médico que se llama *oligohidramnios*) o después del rompimiento de fuente. El líquido amniótico ofrece un espacio para que el cordón umbilical flote libremente. Después del rompimiento de fuente, este espacio se pierde y el cordón umbilical se podría enrollar alrededor del bebé. A veces, las contracciones uterinas durante el trabajo de parto comprimen el cordón umbilical.

Señales y síntomas

La compresión del cordón umbilical generalmente causa un cambio en la frecuencia cardíaca fetal. Este cambio se puede detectar mediante monitorización fetal durante el trabajo de parto.

Tratamiento

Si la frecuencia cardíaca fetal durante el trabajo de parto cambia de tal manera que indica una compresión del cordón umbilical, generalmente lo primero que se hace es cambiar su posición. El cambio de posición a menudo puede aliviar la presión sobre el cordón umbilical. Otra intervención que se puede hacer se llama amnioinfusión. Mediante este procedimiento, se administran líquidos dentro del útero a través de una sonda que se introduce en el útero por el cuello uterino. El líquido ofrece un espacio protector para el cordón umbilical y puede reducir la compresión. La sonda entonces se extrae antes del parto del bebé. Si los cambios en la frecuencia cardíaca fetal persisten aun después de probar estas medidas, se podría tener que hacer un parto por cesárea.

Prolapso del cordón umbilical

Aunque ocurre en raras ocasiones, a veces el cordón umbilical del bebé se sale de la vagina junto con la cabeza del bebé durante el parto. Si esto ocurre, el cordón umbilical se podría pinchar (o comprimir) y el bebé podría dejar de recibir suficiente oxígeno. Esto se conoce como ***prolapso del cordón umbilical***. Este problema médico puede lesionar gravemente al bebé o causar muerte fetal si no se trata de inmediato.

Factores de riesgo

Ciertas situaciones en el embarazo pueden aumentar el riesgo de que ocurra prolapso del cordón umbilical:

- Posición del bebé (malapresentación): Aunque la mayoría de los casos de prolapso del cordón umbilical ocurren cuando el bebé se encuentra en una posición normal con la cabeza orientada hacia abajo (***presentación de vértice***), el riesgo de prolapso del cordón umbilical es mayor con las presentaciones anormales. La presentación de nalgas (cuando los pies o las nalgas del bebé nacen primero) conlleva el mayor riesgo de prolapso del cordón umbilical.

- Prematuridad o bajo el peso al nacer: Los bebés más pequeños de lo normal tienen un mayor riesgo de presentar prolapso del cordón umbilical.

- Embarazo de mellizos: El riesgo de prolapso del cordón umbilical aumenta en el nacimiento del segundo mellizo.

- Ruptura de membranas: Cuando se rompen las *membranas amnióticas* durante el transcurso normal del trabajo de parto (o rompimiento de fuente), el chorro de líquido amniótico podría llevarse consigo el cordón a medida que fluye fuera del útero. El riesgo aumenta aún más si la cantidad de líquido amniótico es mayor de lo normal (un problema médico que se llama *polihidramnios*).

Señales y síntomas

La primera señal de prolapso del cordón umbilical es una reducción repentina del latido cardíaco fetal. Se podría también palpar el cordón en la vagina.

Tratamiento

Si se diagnostica o sospecha un prolapso del cordón umbilical, el bebé deberá nacer con prontitud. A menudo esto quiere decir por medio de un *parto por cesárea*. Sin embargo, si su proveedor de atención médica considera que sería más seguro y rápido tener un parto vaginal, el bebé podría nacer por vía vaginal. Mientras tanto, el proveedor de atención médica podría tratar de reducir la presión en el cordón umbilical introduciéndole la mano en la vagina y levantando la cabeza del bebé para alejarla del cordón. La podrían colocar con las rodillas contra el pecho para aliviar más la presión sobre el cordón.

En la mayoría de los casos de prolapso del cordón, el parto ocurre sin ningún problema y el bebé nace sano. El tiempo entre cuando se reconoce que el cordón está prolapsado y el parto del bebé es un factor para un desenlace exitoso, pero otros factores, como la gravedad del prolapso y cuánto tiempo ha estado presente, también influyen.

Hemorragia en el período de postparto

Cuando una mujer da a luz a un bebé—ya sea por vía vaginal o por cesárea—y después comienza a sangrar profusamente, se dice que ha ocurrido una hemorragia en el período de postparto. Cada año, la hemorragia en el período de postparto provoca alrededor de 140,000 muertes de nuevas madres alrededor del mundo. La pérdida intensa de sangre también puede causar complicaciones graves para la mujer.

La hemorragia en el período de postparto puede ocurrir dentro de las primeras 24 horas del parto de un bebé (denominada hemorragia "primaria" o de inicio temprano) o entre el primer día hasta las 12 semanas después del parto (denominada hemorragia "secundaria" o tardía). La hemorragia primaria ocurre en un 4% al 6% de todos los embarazos. Más del 80% de estas hemorragias se deben a **atonía uterina**. Ocurre atonía uterina cuando los músculos del útero no se contraen normalmente para comprimir los vasos sanguíneos después de que se expulsa al bebé y la placenta. Otra causa común es un problema con la placenta que se llama **placenta adherente**. En este problema médico, la placenta se incrusta en la pared uterina y no se puede separarla. Al hacerlo, puede ocurrir una hemorragia durante la tercera etapa del trabajo de parto cuando se expulsa la placenta. En la mayoría de los casos se puede diagnosticar placenta adherente durante el embarazo y tomar medidas antes del trabajo de parto y el parto para tratar la hemorragia en el período de postparto (consulte el Capítulo 29, "Problemas placentarios"). La hemorragia en el período de postparto también puede ocurrir a causa de **ruptura uterina**. Esto puede ocurrir cuando se desgarra la cicatriz de una cesárea previa durante el trabajo de parto.

Factores de riesgo

La hemorragia en el período de postparto a menudo ocurre sin señales de advertencia para las mujeres que no tienen factores de riesgo. Sin embargo, las siguientes situaciones pueden aumentar el riesgo de pérdida excesiva de sangre después del parto:

- Trabajo de parto prolongado
- Trabajo de parto acelerado por medios externos
- Trabajo de parto naturalmente acelerado
- Historial de hemorragia en el período de postparto
- *Episiotomía*
- *Preeclampsia*
- Útero agrandado por tener un bebé grande, mellizos o demasiado líquido amniótico
- Parto por cesárea
- Origen étnico asiático o hispano
- Corioamnionitis

Tratamiento

Aun si no revela señales de sangrado profuso, los proveedores administran oxitocina rutinariamente al poco tiempo del parto para evitar que ocurra atonía uterina y el sangrado asociado con ella. Si sangra de manera profusa, el equipo de atención médica responderá rápidamente para detener el sangrado. Cuando la hemorragia en el período de postparto se debe a la atonía uterina, uno de los primeros pasos que tomará el proveedor de atención médica es usar sus manos para masajear o aplicar presión sobre el útero a fin de hacerlo contraer. También se podrían usar medicamentos inicialmente como la oxitocina, las prostaglandinas u otros tipos para tratar la atonía uterina y hacer que el útero se contraiga y disminuya el sangrado.

Si estas medidas no dan resultado, el proveedor de atención médica podría introducir un material hecho de gasa o un dispositivo en el útero para detener el sangrado. A veces, es necesario recurrir a una cirugía para detener la pérdida de sangre. La **embolización de las arterias uterinas** es una técnica que se puede practicar sin una incisión abdominal. En esta técnica se introduce un dispositivo en una arteria para detener el sangrado. En otros tipos de cirugía se hace una incisión abdominal (**laparotomía**) para que el proveedor de atención médica pueda acceder mejor al útero. Hay varios tipos de técnicas quirúrgicas disponibles. Las arterias del útero se podrían atar para detener el flujo de sangre. El útero se podría comprimir con distintos tipos de suturas para detener el sangrado. Si estas técnicas no dan resultado, se podría tener que recurrir a una histerectomía de emergencia.

Si ha perdido mucha sangre, podría tener que recibir una transfusión de sangre. Una vez que se estabilice su estado médico, su proveedor de atención médica podría recomendarle tomar suplementos adicionales con hierro para reemplazar el hierro que el cuerpo perdió durante el sangrado profuso. Tomar una vitamina prenatal junto con dos tabletas adicionales de hierro (300 mg) puede aligerar su recuperación.

Endometritis

La **endometritis** es una infección del **endometrio**, el revestimiento del útero. Cuando ocurre después del nacimiento del bebé, se llama **endometritis en el período de postparto**. Antes solían ocurrir infecciones en el período de postparto con mucha frecuencia a causa de condiciones antihigiénicas durante el nacimiento del bebé. Hoy en día raras veces ocurre endometritis en el período de postparto. Sin embargo, la probabilidad de contraer endometritis es de hasta 10 veces mayor después de un parto por cesárea. Por este motivo, se administra un tratamiento con antibióticos a modo preventivo antes de todos los partos por cesárea. Cuando se administran **antibióticos** antes de un parto por cesárea, el riesgo de endometritis se reduce en un 75%.

Factores de riesgo

Además de un parto por cesárea, hay otros riesgos de endometritis en el período de postparto. Estos son, entre otros, ruptura prolongada de membranas, trabajo de parto muy prolongado que ha necesitado muchos exámenes vaginales y haber tenido fiebre durante el trabajo de parto.

Señales y síntomas

La mayoría de los casos de endometritis se diagnostican al cabo de unos días del parto. Una de las primeras señales comunes de endometritis es fiebre. Otras señales y síntomas son abdomen sensible o doloroso, cansancio y una sensación de malestar general. La secreción normal que ocurre después del nacimiento del bebé, que se llama **loquios**, puede tener mal olor.

Tratamiento

La endometritis en el período de postparto se trata con antibióticos. Generalmente, se comenzará a sentir mejor y la fiebre cederá cn uno o dos días. Si los antibióticos no son eficaces, su proveedor de atención médica podría tratar de determinar otras causas de la infección, como infección de la herida o placenta retenida (cuando una parte de la placenta no se expulsa del útero y en lugar de ello se retiene adentro).

Su bebé se podría ver afectado si usted presenta endometritis en el período de postparto. Generalmente se le informa al proveedor de atención médica del bebé de su estado médico. Entonces, se pueden tomar medidas para examinar al bebé y detectar señales de una infección y así administrar el tratamiento necesario.

RECURSOS INFORMATIVOS

Los siguientes recursos aportan más información sobre los problemas durante el trabajo de parto y el parto:

Childbirth Problems (Problemas durante el parto)
Medline Plus
www.nlm.nih.gov/medlineplus/childbirthproblems.html#cat42
Información general y enlaces para consultar sobre las diversas complicaciones que pueden ocurrir durante y después del trabajo de parto y el parto.

Prevention and Management of Postpartum Hemorrhage (sobre la prevención y el tratamiento de la hemorragia en el período de postparto)
American Family Physician
www.aafp.org/afp/2007/0315/p875.html
Un artículo escrito por médicos que describe el diagnóstico y tratamiento de la hemorragia en el período de postparto.

Parte VIII
La pérdida del embarazo

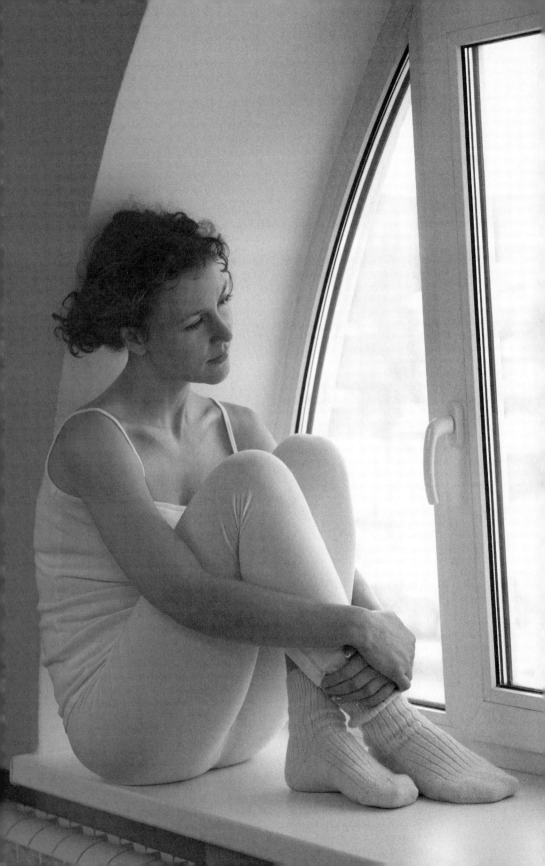

Capítulo 33

La pérdida prematura del embarazo

Aborto natural, embarazo ectópico y la enfermedad trofoblástica gestacional

Es muy probable que su embarazo proceda normalmente y que tenga un bebé sano. Sin embargo, lamentablemente, pueden surgir problemas que causan la pérdida del embarazo. Perder un embarazo—aún si ocurre en las primeras etapas—puede dar lugar a sentimientos de tristeza y aflicción. Usted y su pareja necesitarán recuperarse física y emocionalmente. Para muchos padres, la recuperación emocional dura mucho más que la física.

Aborto natural

Un embarazo normal dura aproximadamente 40 semanas. La pérdida de un embarazo antes de que termine la semana 13 del embarazo se denomina pérdida prematura del embarazo o ***aborto natural***. Los abortos naturales ocurren en aproximadamente un 15% de los embarazos confirmados. Algunos abortos naturales ocurren antes de que la mujer se dé cuenta que no ha tenido un período menstrual o incluso antes de que sepa que está embarazada.

Causas

Es importante que una mujer que ha tenido un aborto natural sepa que esto es algo que sucede, no algo que ella causó. Así podrá sentirse más tranquila de que ella no hizo nada que le provocara el aborto natural. Trabajar, hacer ejercicio, el estrés, las discusiones, tener relaciones sexuales o haber usado píldoras anticonceptivas antes de quedar embarazada no provocan abortos naturales. Además, son pocos los medicamentos que causan abortos naturales. Las náuseas del embarazo —las náuseas y el vómito que ocurren comúnmente en las primeras etapas del embarazo— tampoco causan abortos naturales. Algunas mujeres que han tenido un aborto natural creen que este se debió a una caída reciente, un golpe o incluso un susto repentino. En la mayoría de los casos, no es así. Se trata simplemente de que estas situaciones ocurrieron alrededor de ese momento y se recuerdan mejor.

El uso de tabaco, alcohol y cafeína también se ha estudiado como causa de abortos naturales. Algunos estudios de investigación indican que fumar aumenta el riesgo de un aborto natural, pero otros estudios no. Beber diez o más bebidas alcohólicas a la semana puede aumentar el riesgo de que ocurra un aborto natural, pero el riesgo cuando se consumen niveles menores no es definitivo. De todas maneras, es mejor ni fumar ni beber alcohol durante el embarazo. Consumir 200 mg o menos de cafeína al día (la cantidad en dos tazas de café) no parece aumentar el riesgo de un aborto natural.

La mayoría de los abortos naturales se producen a causa de un suceso al azar en el cual el *embrión* no se desarrolla, a menudo porque recibió una cantidad anormal de *cromosomas*. Los cromosomas están en todas las células del cuerpo y tienen los componentes principales (los *genes*) que controlan cómo nos desarrollamos y funcionamos. La mayoría de las células tienen 23 pares de cromosomas, con un total de 46 cromosomas. Cada una de las células de los *espermatozoides* y los *óvulos* tiene 23 cromosomas. Durante la *fertilización*, cuando el óvulo y el espermatozoide se unen, los dos grupos de cromosomas se juntan. Si un óvulo o un espermatozoide tiene una cantidad anormal de cromosomas, el embrión también la tendrá y no se desarrollará normalmente, lo que a veces da lugar a un aborto natural. La probabilidad de que ocurra este tipo de problema cromosómico aumenta con la edad de la mujer. En las mujeres mayores de 40 años, alrededor de un tercio de los embarazos termina en un aborto natural, casi todos debido a este tipo de anormalidad cromosómica. También hay prueba de que las anormalidades cromosómicas aumentan con la edad de los hombres, aunque no se entiende bien a qué edad comienza este efecto.

Señales y síntomas

La señal más común de un aborto natural es la presencia de sangrado. Comuníquese con su proveedor de atención médica si presenta cualquiera de estas señales o síntomas:

- Manchas de sangre o sangrado vaginal con o sin dolor

- Expulsión de un chorro de líquido de la vagina, independientemente de la presencia de dolor o sangrado

- Tejido que sale por la vagina

Es común sangrar un poco en las primeras etapas del embarazo. Este sangrado no necesariamente quiere decir que tendrá un aborto natural. Si el sangrado es intenso u ocurre junto con un dolor parecido a los cólicos menstruales, es más probable que haya ocurrido un aborto natural y debe comunicarse con su proveedor de atención médica de inmediato.

Diagnóstico

Si tiene sangrado o cólicos, su proveedor de atención médica podría hacerle un *examen por ecografía (ultrasonido)*. Este examen puede determinar si el embarazo se está desarrollando normalmente. Si su embarazo ha evolucionado bastante, el examen por ecografía puede detectar si hay un latido cardíaco. La presencia de un latido cardíaco es alentadora e indica una probabilidad mucho mayor de que el embarazo continuará. Si no se detecta un latido cardíaco, puede ser que es demasiado temprano en el embarazo y que el embarazo es muy pequeño para detectarlo. Sin embargo, en algunos casos, no detectar un latido cardíaco indica que el embrión no se está desarrollando o que ha dejado de crecer. Su proveedor de atención médica también le puede hacer un *examen pélvico* para determinar si el *cuello uterino* se ha comenzado a abrir (dilatar). La *dilatación* del cuello uterino indica que es más probable que ocurra un aborto natural.

Si su proveedor de atención médica no cree que haya ocurrido un aborto natural y parece que el embarazo se está desarrollando normalmente, hay una buena probabilidad de que el embarazo continúe sin más problemas. Es posible que le aconsejen reposar y abstenerse de tener *coito sexual*. Aunque no se ha comprobado que estas medidas eviten un aborto natural, pueden ayudar a reducir las molestias y reducir su ansiedad.

Tratamiento

Rara vez es posible prevenir o detener un aborto natural. A veces, no se expulsa todo el tejido del embarazo después de que ocurre un aborto natural. Esto se llama aborto incompleto. Hay varias opciones para extraer este tejido. La opción que se usa depende de muchos factores, como el tamaño que tiene el embarazo.

Si no presenta señales de una infección, su proveedor de atención médica podría recomendar esperar y dejar que el tejido salga naturalmente. Casi siempre esto ocurre en el transcurro de hasta dos semanas, aunque en algunos casos puede tardar más. Otra opción es tomar un medicamento que contribuye a expulsar el tejido. Con estas opciones sangrará, algunas veces intensamente. También puede ocurrir dolor, diarrea y náuseas. Es posible que salga tejido además de sangrado. Cuando el aborto natural ocurre en las primeras etapas del embarazo, el tejido que se expulsa generalmente parece un coágulo de sangre mezclado con un material gris blancuzco o como un saco lleno de líquido transparente.

En algunos casos, se usa un procedimiento que se llama aspiración por vacío para extraer el tejido restante. En este procedimiento se introduce un dispositivo en el útero. A menudo se puede realizar en el consultorio de su proveedor de atención médica. Si el embarazo es grande o si está sangrando profusamente, su proveedor de atención médica podría recomendarle un procedimiento que se llama *dilatación y raspado*. Este procedimiento se realiza en una sala de operaciones. El cuello uterino se dilata y se usa un instrumento para extraer el tejido restante. Los riesgos de este procedimiento son, entre otros, sangrado, infección y lesión a los órganos internos. Antes de hacerle cualquier procedimiento, su proveedor de atención médica le explicará cómo se hace el procedimiento además de los riesgos y beneficios. Si su grupo sanguíneo es Rh negativo, podría recibir una inyección de *inmunoglobulina contra el Rh* para evitar problemas en un embarazo futuro. Consulte el Capítulo 28, "Incompatibilidad del grupo sanguíneo", para obtener más información sobre este tema.

Recuperación

Después de un aborto natural, le podrían recomendar que no introduzca nada en la vagina (como tampones ni tener coito sexual) generalmente durante dos semanas. Esto se hace para evitar que ocurra una infección. Acuda a su proveedor de atención médica después de unas semanas del aborto natural a modo de seguimiento. Llame a su proveedor de atención médica de inmediato si observa alguna de estas señales o síntomas:

- Sangrado intenso
- Fiebre
- Escalofríos
- Dolor intenso

Concebir otra vez

Es posible ovular y quedar embarazada al cabo de tan solo dos semanas de un aborto natural prematuro. Si no desea quedar embarazada inmediatamente otra vez, asegúrese de usar un método anticonceptivo. Si desea quedar embarazada, no tiene que esperar para tratar de concebir otra vez. Quizás sea buena idea esperar hasta después de tener varios períodos menstruales para que sea más fácil calcular la fecha prevista de su próximo embarazo. Debe dedicar todo el tiempo que sea necesario a recuperarse de un aborto natural antes de tratar de quedar embarazada otra vez. No hay una sola respuesta sobre cuánto tiempo se debe esperar ya que esto puede variar entre las parejas.

Tal vez le preocupe su capacidad para tener otro bebé después de un aborto natural. Generalmente los abortos naturales no pronostican lo que sucederá en embarazos futuros. La mayoría de las mujeres que tienen abortos naturales tendrán embarazos saludables posteriormente. Los abortos naturales que ocurren repetidas veces son poco comunes. Se pueden hacer pruebas y evaluaciones para tratar de determinar el origen de los abortos naturales sucesivos. Aún si no se determina una causa, la mayoría de las parejas logran quedar embarazadas después de haber tenido varios abortos naturales.

Embarazo ectópico

En un embarazo normal, el óvulo fertilizado se traslada por la *trompa de Falopio* y se implanta en el revestimiento del útero donde se comienza a desarrollar. El nombre que se le da cuando un óvulo fertilizado se desarrolla fuera del útero es *embarazo ectópico*. Aproximadamente el 2% de todos los embarazos son ectópicos. La mayoría de estos embarazos ocurren en la trompa de Falopio. Debido a que ocurre fuera del útero, el embarazo ectópico no se puede desarrollar en un bebé sano y puede amenazar la salud de la madre a causa de sangrado interno. Un embarazo ectópico no se puede trasladar ni se puede mover al "lugar correcto". Por estos motivos, es necesario abortar un embarazo ectópico ya sea por medio de cirugía o un tratamiento médico.

Factores de riesgo

Toda mujer sexualmente activa en edad de procrear corre el riesgo de tener un embarazo ectópico. Sin embargo, las mujeres que han tenido los siguientes problemas médicos o procedimientos corren un riesgo mayor:

- Embarazo ectópico previo
- Cirugía tubárica previa (tal como *ligadura de trompas*)
- Cirugía pélvica o abdominal previa
- Ciertas *infecciones de transmisión sexual*
- *Enfermedad inflamatoria pélvica*
- *Endometriosis*

Algunos de estos problemas médicos producen tejido cicatrizante en las trompas. Al hacerlo, se obstruye el paso del óvulo fertilizado hacia el útero.

Otros factores que pueden aumentar el riesgo de una mujer de tener un embarazo ectópico son el hábito de fumar y el uso de la *tecnología de reproducción asistida*, como la *fertilización in vitro*, para quedar embarazada.

Señales y síntomas

Los síntomas de un embarazo ectópico a veces consisten en los mismos síntomas de un embarazo normal, como senos sensibles al tacto o malestar estomacal. Es posible que algunas mujeres no presenten síntomas e incluso no sepan que están embarazadas. Si tiene un embarazo ectópico, puede presentar todos o algunos de los siguientes síntomas:

- Sangrado vaginal que ocurre fuera de la fecha del período menstrual normal
- Dolor agudo y repentino en el abdomen o área pélvica
- Dolor en el hombro
- Debilidad, mareo o desmayo

Los síntomas se pueden presentar incluso antes de que sospeche que está embarazada. Si tiene estos síntomas, llame a su proveedor de atención médica de inmediato. Si tiene sangrado vaginal con dolor abdominal o del hombro, o debilidad, mareos o desmayo, debe ir al hospital para una evaluación.

Diagnóstico

Si su proveedor de atención médica cree que tiene un embarazo ectópico, le harán una prueba de embarazo en orina o un análisis de sangre para determinar su nivel de *gonadotrofina coriónica humana (hCG, por sus siglas en inglés)*, la hormona que se produce cuando una mujer está embarazada.

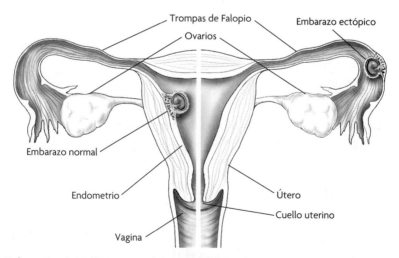

Embarazo ectópico. Durante un embarazo normal (izquierda), el óvulo fertilizado o feto se desarrolla en el útero. En un embarazo ectópico (derecha), el óvulo fertilizado o feto se desarrolla en una trompa de Falopio o en otro órgano abdominal.

También se le hará un examen por ecografía (ultrasonido) para ver cómo se está desarrollando el embarazo. Si el diagnóstico presentara alguna duda, la prueba de hCG se podría repetir en un par de días para determinar si los niveles de hCG en la sangre han aumentado adecuadamente. Si los niveles son los mismos o menores, y no se observa un embarazo en el útero, el diagnóstico más probable es un embarazo ectópico o aborto natural.

Las pruebas que determinan la presencia de un embarazo ectópico requieren tiempo. Es posible que los resultados no sean claros inmediatamente Sin embargo, si su proveedor de atención médica sospecha que tiene sangrado interno o que se ha desgarrado una trompa de Falopio, esta es una situación de emergencia y requiere una cirugía. Si el embarazo aún se encuentra en sus primeras etapas y la trompa no corre peligro de desgarrarse, es posible dar tratamiento médico.

Tratamiento

Hay dos métodos que se emplean para tratar un embarazo ectópico: medicamentos y cirugía. Si su proveedor de atención médica decide que el tratamiento con medicamentos es la mejor opción, le darán un medicamento que se llama metotrexato. Este medicamento hace que se aborte el embarazo suspendiendo el desarrollo del mismo. El cuerpo entonces lo absorbe.

Administración de metotrexato. Hay muchos factores que debe considerar a la hora de decidir si se debe usar metotrexato. Este medicamento no se puede usar en mujeres que amamantar o en las que padecen de ciertos problemas médicos. La ventaja del tratamiento con metotrexato es que preserva la trompa de Falopio y podría ayudarla a evitar una cirugía. La desventaja es que el embarazo ectópico tarda un tiempo antes de que se absorba. El metotrexato también puede causar efectos secundarios desagradables. Es importante sopesar cuidadosamente los beneficios y los riesgos de este tratamiento.

El metotrexato a menudo se administra en una o dos dosis. En algunos casos, se administran muchas dosis durante varios días. Después del tratamiento, el embarazo se absorbe durante un período de aproximadamente 4–6 semanas.

Antes de tomar metotrexato, su proveedor de atención médica obtendrá una muestra de sangre para medir el funcionamiento de ciertos órganos y el nivel de la hormona hCG del embarazo. Después de recibir el metotrexato, se le harán más análisis de sangre por varios días para determinar si el nivel de hCG disminuye como debe. Si los niveles no están disminuyendo suficientemente, se podría recomendar hacer una cirugía o tomar otra dosis de metotrexato.

628 • LA PÉRDIDA DEL EMBARAZO

Mientras esté recibiendo metotrexato, se le dará seguimiento cuidadoso. Durante y después del tratamiento debe evitar lo siguiente:

- El alcohol
- Las vitaminas con *ácido fólico*
- Exponerse a la luz solar
- Los medicamentos antiinflamatorios sin esteroides, como el ibuprofeno
- Tener relaciones sexuales

Su proveedor de atención médica le dirá cuándo puede reanudar estas actividades sin riesgo.

El tratamiento médico de un embarazo ectópico puede producir algunos efectos secundarios. La mayoría de las mujeres tienen dolor abdominal. También puede ocurrir sangrado o manchas de sangre vaginales. Otros efectos secundarios del medicamento son los siguientes:

- Náuseas
- Vómito
- Diarrea
- Mareos

Durante el tratamiento con metotrexato, el riesgo de que la trompa de Falopio se desgarre aún está presente. Comuníquese con su proveedor de atención médica si presenta cualquiera de estas señales o síntomas:

- Dolor abdominal agudo
- Dolor en el hombro
- Desmayo, mareo o debilidad.

Después de que termine el tratamiento, es necesario controlar su estado médico por un tiempo (alrededor de 30 días) hasta que no se detecten niveles de hCG en la sangre.

Cirugía. En algunos casos es posible extraer el embarazo ectópico por medio de una pequeña incisión en la trompa durante una *laparoscopía*. En este procedimiento, se introduce un *laparoscopio* a través de una pequeña abertura en el abdomen. Se podría tener que hacer una incisión más grande en el abdomen si el embarazo es grande, si se sospecha que la trompa de Falopio se ha desgarrado o si se cree que ha ocurrido una pérdida considerable de sangre. En cualquiera de estas situaciones, puede que haya que extraer una parte o toda la trompa de Falopio.

Es importante extraer todo el embarazo ectópico. Si queda tejido restante, este puede provocar sangrado interno. Se podrían tener que hacer análisis de sangre para detectar hCG durante unas semanas después de la cirugía y verificar que se haya extraído el embarazo completamente.

Si no se ha hecho una cirugía y no se ha extirpado ninguna de las trompas, hay una buena posibilidad de que pueda tener un embarazo normal en el futuro. Sin embargo, una vez que haya tenido un embarazo ectópico, el riesgo de tener otro es mayor. Durante los embarazos futuros, podría tener que estar atenta a las señales y los síntomas de un embarazo ectópico hasta que su proveedor de atención médica confirme que el embarazo se está desarrollando donde debe.

Enfermedad trofoblástica gestacional

La *enfermedad trofoblástica gestacional* es un grupo raro de trastornos en el que se forma tejido anormal de la placenta. La forma más común de esta enfermedad se llama "embarazo molar" que también se le conoce como *mola hidatiforme*. Una mola hidatiforme se produce cuando un espermatozoide fertiliza un óvulo que no contiene material genético. La parte de la placenta que se desarrolla en la pared del útero—que se llama *vellosidad*—se hincha llena de líquido y adquiere una forma semejante a la de un racimo de uvas. Una mola hidatiforme completa no tiene tejido fetal. Una mola hidatiforme parcial tiene algo de tejido fetal pero este no puede desarrollarse ni sobrevivir porque el material genético que tiene es anormal.

Señales, síntomas y diagnóstico

La mayoría de los casos de enfermedad trofoblástica gestacional producen síntomas que indican la presencia de un problema. El síntoma más común es sangrado vaginal durante el primer trimestre. Su proveedor de atención médica podría detectar otros indicios de embarazo molar, como un útero demasiado grande para la etapa del embarazo. Si su proveedor de atención médica sospecha que tiene un embarazo molar, le podría ordenar un examen por ecografía o una prueba de hCG. Niveles anormalmente elevados de hCG para la etapa del embarazo indican la presencia de un embarazo molar, aunque no siempre ocurren niveles elevados. Su proveedor de atención médica le hará un examen por ecografía para determinar si tiene un embarazo molar. Si se detecta dicho embarazo, le harán una serie de pruebas para detectar la presencia de otros problemas médicos que a veces ocurren junto con un embarazo molar. Estos problemas consisten en *presión arterial alta*, *anemia* e *hipertiroidismo* (glándula tiroidea hiperactiva). Muchos de estos problemas se resuelven cuando se extrae el embarazo molar.

Tratamiento

Si tiene una enfermedad trofoblástica gestacional, es necesario extraer el tejido. Por lo general esto se hace con dilatación y raspado de una manera parecida al procedimiento que a veces se hace en el caso de un aborto natural (consulte la explicación de "Aborto natural" que aparece anteriormente en este capítulo). Alrededor de un 90% de las mujeres a quienes se les extrae un embarazo molar no requieren ningún otro tipo de tratamiento. Sin embargo, es necesario recibir atención de seguimiento estrecha y hacer pruebas de niveles de hCG periódicamente durante por lo menos seis meses hasta un año. Una vez que se extraiga el embarazo, pueden quedar algunas células anormales. Esto se llama enfermedad trofoblástica gestacional persistente. Se detecta por medio de niveles de hCG que aumentan o no cambian. También puede ocurrir después de un embarazo normal. Algunas formas de enfermedad trofoblástica gestacional persistente son *malignas* (cancerosas) y en una pequeña cantidad de mujeres, las células malignas se trasladan a otras partes del cuerpo. La enfermedad trofoblástica gestacional persistente se trata con medicamentos y a veces con *histerectomía* (extirpación del útero). En la mayoría de los casos el tratamiento es completamente eficaz.

Si ha tenido un embarazo molar, su proveedor de atención médica le podría aconsejar que espere de seis meses a un año antes de tratar de quedar embarazada otra vez. Puede usar con seguridad píldoras anticonceptivas durante ese período. La probabilidad de tener otro embarazo molar es baja (aproximadamente 1%).

La pena de perder un embarazo

Después de perder un embarazo, necesitará recuperarse física y emocionalmente. Para muchas mujeres, la recuperación emocional puede durar mucho más que la física. Los sentimientos de pérdida pueden ser intensos. Aún si el embarazo terminó al poco tiempo de quedar embarazada, el enlace emocional entre la mujer y el embarazo puede ser profundo. La pérdida de un embarazo—aún si esta ocurre en las primeras etapas—puede causar sentimientos de tristeza y aflicción.

La aflicción puede dar lugar a una amplia gama de emociones. Tal vez piense sobre el motivo por el cual perdió el embarazo. Se podría culpar injustamente. Puede tener dolores de cabeza, falta de apetito, cansancio o dificultad para concentrarse o dormir. A veces, la mujer puede sentir *depresión* y necesitar tratamiento.

Sus sentimientos de aflicción pueden ser distintos a los de su pareja. Recuerde que usted fue la que sintió los cambios físicos del embarazo. Es posible que su pareja no exprese la angustia de la misma manera que lo hace usted. Esta reacción puede crear tensiones entre ambos cuando necesitan apoyarse mutuamente más que nunca.

Si uno de ustedes está teniendo dificultad para lidiar con los sentimientos que surgen con esta pérdida, hable con su proveedor de atención médica. También puede resultarle útil hablar con un consejero.

RECURSOS INFORMATIVOS

Los siguientes recursos aportan más información sobre la pérdida de un embarazo:

Ectopic Pregnancy (Embarazo ectópico)
Medline Plus
https://www.nlm.nih.gov/medlineplus/spanish/ency/article/000895.htm
Trata sobre las causas, los factores de riesgo y el tratamiento de los embarazos ectópicos.

Gestational Trophoblastic Disease (Enfermedad trofoblástica gestacional)
Medline Plus
https://www.nlm.nih.gov/medlineplus/spanish/ency/article/007333.htm
Ofrece información básica sobre la enfermedad trofoblástica gestacional y enlaces para obtener más información.

Recurrent Pregnancy Loss (Pérdida recurrente de embarazos)
American Society for Reproductive Medicine (Sociedad Americana de Medicina Reproductiva)
http://www.reproductivefacts.org/uploadedFiles/ASRM_Content/Resources/
Patient_Resources/Fact_Sheets_and_Info_Booklets_en_Espanol/Perdida%20
recurrente%20del%20embarazo%2010-27-11.pdf
Explicación por parte de expertos sobre la pérdida recurrente del embarazo además de las posibles causas. También explica cómo se podría evaluar la pérdida recurrente de los embarazos y las probabilidades de lograr un embarazo saludable después de varias pérdidas sucesivas.

SHARE: Pregnancy and Infant Loss Support, Inc.
www.nationalshare.org
Esta organización ofrece apoyo a las familias que han perdido un bebé debido a un aborto natural, nacimiento de un niño muerto o a la muerte de un recién nacido.

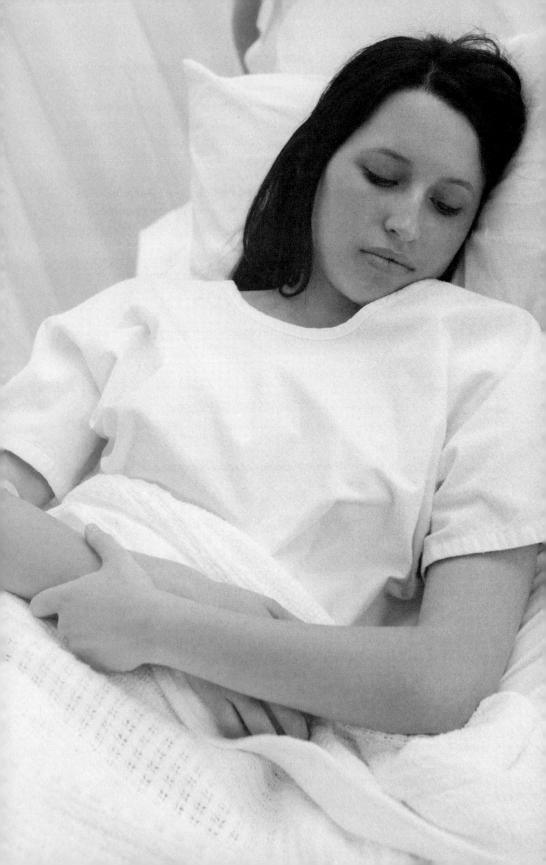

Capítulo 34

Pérdida del embarazo en una etapa avanzada
Nacimiento de un niño muerto

Cuando un bebé muere en el vientre después de la semana 20 del embarazo, se dice que ha ocurrido el **nacimiento de un niño muerto**. La pérdida de un bebé es trágica, y enfrentará sentimientos intensos de tristeza y conmoción. Resulta beneficioso lamentar esta pérdida todo el tiempo que sea necesario y contar con el apoyo de su pareja y sus seres queridos durante este momento difícil. Podría resultarle útil entender por qué sucedió, pero a veces no es posible hallar una respuesta completa a esta pregunta.

Cómo se diagnostica el nacimiento de un niño muerto

En muchos casos de nacimiento de un niño muerto, se sospecha que hay un problema antes de que nazca el bebé. La madre podría notar que el bebé ha dejado de moverse. El nacimiento de un niño muerto se puede diagnosticar durante el trabajo de parto si no es posible detectar el latido cardíaco del feto por monitor fetal. A veces, el proveedor de atención médica no puede oír el latido del corazón del bebé en una visita prenatal.

Si hay alguna inquietud sobre el estado del bebé, se le podría hacer un **examen por ecografía (ultrasonido)** para verificar si el corazón del bebé está latiendo. Si no se pueden detectar los latidos del corazón, entonces el bebé ha fallecido en el útero. Su proveedor de atención médica le indicará las mejores opciones para el parto. En el segundo trimestre, se podría considerar un procedimiento que se llama **dilatación y evacuación**. Después del segundo trimestre, se podría inducir el trabajo de parto. La decisión depende de su estado de salud y de la etapa del embarazo.

¿Qué salió mal?

Quizá la pregunta más difícil para su proveedor de atención médica es responder qué fue lo que pasó. Lamentablemente, se desconocen las causas de la mayoría de los nacimientos de niños muertos. La muerte la pudo haber causado un *defecto congénito*. A veces el bebé tiene dificultad para desarrollarse en el útero debido a problemas con la *placenta* o a la circulación de la madre. Ciertas infecciones pueden causar enfermedades leves o que no se detectan en la madre pero que afectan gravemente al bebé o provocan el nacimiento de un niño muerto. Algunos ejemplos son ciertas infecciones víricas, como una infección de *herpes genital* que se contrae por primera vez durante el embarazo, infecciones del *citomegalovirus (CMV)* y del *parvovirus*. Otros tipos de infecciones, como la *sífilis* y la *toxoplasmosis* también aumentan el riesgo de que ocurra el nacimiento de un niño muerto (Consulte el Capítulo 30, "Protéjase contra las infecciones"). Ciertos problemas con los *cromosomas*, como una cantidad anormal de cromosomas, se detectan en 1 de cada 10 nacimientos de niños muertos. Otros factores que pueden contribuir al nacimiento de un niño muerto son los problemas médicos que afectan a la madre, por ejemplo, *presión arterial alta*, *enfermedades de los riñones* o *diabetes mellitus*. Algunas complicaciones durante el trabajo de parto y el parto, como problemas con la placenta o el *cordón umbilical*, infección o falta de *oxígeno*, pueden provocar la muerte de un bebé. Sin embargo, estos problemas no son muy probables si se ha llevado un control médico estrecho del trabajo de parto. El nacimiento de un niño muerto casi nunca ocurre a causa de algo que haya hecho la mujer ni por un medicamento.

Pruebas y evaluaciones

Después del nacimiento de un niño muerto, se analizan los resultados de los exámenes y las pruebas para tratar de determinar la causa probable del mismo. Es posible que participe un equipo de profesionales médicos, entre ellos su proveedor de atención médica y otros con experiencia especial. La evaluación del bebé después del parto la podría hacer un médico experto en genética (*genetista*), un pediatra o un *neonatólogo*. Esta evaluación se hace para identificar alguna señal de un problema médico o síndrome hereditario.

Un *patólogo* podría realizar algunas pruebas para detectar los signos de un defecto congénito, desarrollo anormal placentario o una infección.

Su proveedor de atención médica creará un historial detallado del transcurso de su embarazo y documentará los problemas o las enfermedades que haya tenido, si no se ha hecho anteriormente. Se podría crear también un historial familiar para investigar la posible presencia de trastornos hereditarios. Se podrían tomar fotos del bebé para usarlas durante la evaluación y se registrarán las medidas y el peso del bebé.

Si su proveedor de atención médica sospecha que la muerte del bebé está relacionada con un problema genético o una infección, se podría recomendar hacer una *amniocentesis* antes del parto. Es más fácil cultivar *células* de una amniocentesis que cultivar células obtenidas después del parto de un bebé que ha nacido muerto. Para hacer la amniocentesis, se introduce una aguja delgada a través del abdomen y útero de la mujer. Luego se extrae una pequeña muestra de *líquido amniótico*. Este líquido contiene células del bebé. Las células se hacen crecer en un cultivo especial y los cromosomas en las células se pueden contar y analizar. A veces puede ser útil hacerle análisis de sangre a la madre si se sospecha de una infección.

En algunos casos, se podría recomendar una autopsia. Durante una autopsia, se examinan los órganos del bebé para ver si hay defectos congénitos o anormalidades en el desarrollo del bebé. Se podrían hacer pruebas para identificar una infección en el bebé o la placenta. Si no desea que se haga una autopsia, se podrían hacer otros exámenes y pruebas si están disponibles. Por ejemplo, un examen físico del bebé y la placenta, radiografías, muestras de tejidos para pruebas y una *imagen por resonancia magnética*. Con estas alternativas, los órganos del bebé permanecen intactos. Aunque quizás no se determine por qué su bebé falleció, la autopsia o estas otras pruebas y exámenes pueden ayudar a responder a las preguntas sobre lo que sucedió. Esta información podría ser útil para usted y su proveedor de atención médica a la hora de planear embarazos futuros.

Aflicción

La muerte de un bebé es un suceso profundamente doloroso. La aflicción es una respuesta normal y natural ante la pérdida de un bebé. Es importante que lamente su pérdida todo el tiempo que sea necesario (consulte el cuadro "Honre su pena"). También debe pasar por todo el período de aflicción para que pueda enfrentar mejor su pérdida y seguir adelante. Recuerde que los sentimientos de aflicción del padre y de la madre son distintos. Es importante hablar con su pareja o con otra persona de su confianza sobre lo que siente.

Etapas de la aflicción

Durante la aflicción es posible sentir una amplia gama de emociones. Al igual que cada embarazo es especial, las distintas reacciones que surgen ante la pérdida de un embarazo también son únicas. La cultura en la que se haya criado, la función que desempeñe en su familia, sus experiencias con la muerte y lo que crea que los demás esperan de usted influirán en el proceso que siga.

Honre su pena

Lamentar la pérdida de su bebé lleva tiempo. Hay algunas medidas que puede tomar para sobrellevar mejor el dolor:

- Despídase: En el momento en que nazca su bebé, a menudo es útil sostener al bebé en sus brazos y decirle adiós. El personal del hospital tomará fotos de su bebé o le dará algunos objetos de recuerdo, como el gorrito del bebé, una huella digital de la mano o el pie, un brazalete de identificación o la tarjeta de la cuna de su bebé. Si no se los ofrecen, pídalos.

- Exprese lo que siente: Hable sobre sus sentimientos con su pareja, familia y amistades. Puede ser útil escribir lo que siente en un diario o en cartas al bebé y otras personas.

- Pida ayuda: Dígales a sus familiares y amistades lo que pueden hacer para ayudarlos a usted y su pareja, ya sea con la preparación de comidas, las tareas del hogar, mandados o simplemente acompañarla.

- Cuídese: Aliméntese bien, trate de dormir lo suficiente todas las noches y manténgase físicamente activa. Evite usar alcohol o drogas para sobrellevar la aflicción.

- Elija un nombre: Nombrar al bebé ayuda a darle una identidad. El nombre le permite a usted, sus amistades y su familia hablar de él o ella por su nombre específico, no sólo "del bebé que perdió". Es posible que desee usar el nombre que escogió inicialmente o elegir otro.

- Planee un entierro o servicio conmemorativo: A muchos padres les consuela en gran medida que la familia y las amistades reconozcan la vida y la muerte de sus bebés y expresen la pena durante un servicio especial. Puede que desee comunicarse con una funeraria para programar el entierro o la cremación.

Su aflicción puede durar semanas, meses o años. El proceso de aflicción conlleva atravesar por ciertas etapas que pueden coincidir y repetirse. Sin embargo, el proceso a menudo parece seguir un patrón y evoluciona de choque, entumecimiento emocional e incredulidad, a búsqueda y añoranza; enojo o ira; depresión y soledad, y aceptación.

Choque, entumecimiento emocional e incredulidad

Al enfrentarse a la noticia de la muerte de su bebé, los padres a menudo piensan "Esto no puede estar sucediendo" o "No puede ser cierto". Puede que tenga dificultad para comprender la noticia o que no sienta absolutamente nada. Tal vez niegue que el suceso haya ocurrido. Aunque usted y su pareja se encuentren juntas físicamente, cada uno puede tener una sensación muy privada de aislamiento o vacío.

Búsqueda y añoranza

Estos sentimientos tienden a coincidir con el choque emocional inicial y se intensifican con el tiempo. Puede que comience a buscar el motivo de la muerte del bebé: ¿quién o qué le causó la muerte? Es común sentirse culpable durante esta etapa. Tal vez piense que de alguna manera usted provocó la muerte del bebé y se culpe por lo que hizo o no hizo. Es posible que sueñe con el bebé y añore la vida que pudo haber tenido con él o ella.

Enojo o ira

"¿Qué hice para merecer esto?" y "¿Cómo es posible que esto me esté sucediendo?" son sentimientos comunes que se suscitan después de la muerte de un bebé. En esta etapa de la aflicción puede que dirija su ira contra su pareja, los médicos o el proveedor de atención médica, el personal del hospital o incluso contra otras mujeres cuyos bebés nacieron saludables. Muchos padres se enojan si no se puede determinar la causa del nacimiento del niño muerto. Los resultados de las evaluaciones se pueden tardar semanas o meses en llegar, lo que puede contribuir a la frustración y el enojo. Es bueno aceptar la ira, expresarla y deshacerse de ella. Si usted y su pareja están enojados uno con el otro, puede que les resulte difícil darse consuelo. La ira se vuelve peligrosa a la salud cuando se reprime y se dirige a su propia persona.

Depresión y soledad

En esta etapa, usted toma conciencia de que ha perdido a su bebé. Puede que se sienta cansada, triste e impotente. Tal vez tenga dificultad para reanudar su rutina habitual. Puede que ya no cuente con el grado de apoyo que recibió de los amigos y familiares durante las primeras semanas después de la muerte, aunque todavía necesita consuelo y consideración. Lentamente comenzará a valerse por sí misma y a lidiar con la pena.

Aceptación

En esta etapa final de la aflicción, usted acepta lo que ha sucedido. La muerte de su bebé ya no domina sus pensamientos. Comienza a sentirse renovada con energía. Aunque nunca olvidará a su bebé, empieza a pensar en él o ella con menos frecuencia y menos dolor. Comienza a reanudar su rutina habitual y vida social. Hace planes para el futuro.

Mientras acepta la muerte de su bebé, podría sentirse culpable sobre haber pasado por lo peor de su aflicción. Sin embargo, es bueno aceptar lo que ha sucedido. Una parte normal de la vida es hacer planes para el futuro. Seguir adelante no quiere decir que olvidará a su bebé; solo significa que se está recuperando y está lista para aceptar lo que la vida tiene que ofrecerle.

Usted y su pareja

La relación con su pareja podría verse afectada por la tensión de la pérdida del bebé. Es posible que tengan dificultad para comunicar los pensamientos y sentimientos uno con otro. Uno o ambos podrían sentir hostilidad hacia el otro. Puede que les resulte difícil volver a tener relaciones sexuales o hacer lo que antes disfrutaban. Esto es normal. Traten de tener paciencia el uno con el otro. Dígale a su pareja cuáles son sus necesidades y cómo se siente. Reserven unos momentos para darse afecto, cariño y acercarse más. Pongan más empeño en mantenerse receptivos y honestos.

Durante el proceso de aflicción, es posible que su pareja no reaccione igual que usted. Puede que sus sentimientos sean distintos a los suyos y que sea capaz de seguir adelante antes que usted. Es posible que su pareja no quiera hablar sobre la pena cuando usted desee. Cada persona debe sentir que puede afligirse de su propia manera. Trate de comprender y responder a las necesidades de su pareja y a las suyas también.

Búsqueda de apoyo

Manténgase rodeada de su pareja, familia y amistades para recibir apoyo durante los próximos meses. Tenga en cuenta que usted no está sola. Hay varias personas que tienen los conocimientos y destrezas necesarias para ayudarla. Pídale a su proveedor de atención médica que la ayude a encontrar los sistemas de apoyo disponibles en su comunidad. Por ejemplo, educadoras en los métodos de nacimiento de los bebés, grupos de autoayuda, trabajadores sociales y miembros del clero. Dedique el tiempo necesario a encontrar el grupo que mejor se adapte a sus necesidades (consulte la sección de "Recursos informativos" de este capítulo).

Muchos padres que lamentan la muerte de sus hijos consideran beneficioso compartir con grupos de padres que han tenido la misma experiencia. Los miembros de estos grupos de apoyo comprenden sus sentimientos, tensiones y temores, y saben el tipo de consideración que necesita.

También puede ser útil recibir terapia profesional para ayudar a mitigar el sufrimiento, la culpa y la depresión. Hablar con un consejero capacitado puede ayudarla a comprender y aceptar lo que ha acontecido. Puede que desee recibir ayuda solo para usted, para usted y su pareja o para la familia entera.

Otro embarazo

Con el tiempo, podría sentirse lista para comenzar a planificar su próximo embarazo. Esta planificación puede ocurrir cuando usted y su pareja se sientan física y emocionalmente listos para hacerlo. Antes de pensar en quedar embarazada nuevamente, permita que transcurra algún tiempo para que usted y su pareja puedan sobreponerse a la pena. Después de perder a un bebé, algunas parejas sienten la necesidad de tener otro bebé de inmediato. Creen que de esa manera se llenará el vacío que sienten o se mitigará el dolor. Un bebé nuevo no puede reemplazar al bebé que ha muerto. Si tiene un bebé al poco tiempo de la muerte del otro bebé, tal vez le resulte difícil pensar en el hijo nuevo como una persona independiente y especial.

Si decide quedar embarazada nuevamente, tenga en cuenta que la probabilidad de perder a otro bebé es muy pequeña en la mayoría de los casos. Si se desconoce la causa del nacimiento del niño muerto y no tiene un problema médico como diabetes, la probabilidad de que vuelva a ocurrir el nacimiento de un niño muerto es de menos de 1%. Aún así, es posible que se sienta nerviosa y preocupada durante el siguiente embarazo. Hay muchas medidas que puede tomar para lograr el mejor estado de salud posible antes del embarazo, como adelgazar si es obesa, recibir asesoramiento genético si se sospecha que hay un trastorno genético, y pruebas y evaluaciones si tiene un historial de problemas médicos. Durante el embarazo, se pueden hacer exámenes por ecografía y otras evaluaciones para llevar un control médico de la salud fetal. Los días de aniversario de la fecha prevista del embarazo previo, la fecha cuando perdió a su bebé o el cumpleaños del bebé probablemente la entristezcan por muchos años y pueden ser muy estresantes durante un embarazo futuro. Durante el transcurso de su embarazo, es vital recibir apoyo emocional y palabras alentadoras. Su proveedor de atención médica podría recomendarle servicios adecuados de terapia psicológica o un grupo de apoyo si cree que sería beneficioso para usted.

El futuro

El dolor de perder a su bebé nunca se disipará por completo, pero no siempre será el enfoque central de su vida y sus pensamientos. Llegará el momento en que usted podrá hablar y pensar en el bebé con más facilidad y menos dolor. Un día se encontrará haciendo las cosas que acostumbraba hacer, como disfrutar de actividades favoritas y la compañía de viejas amistades y mirar con esperanza hacia el futuro.

RECURSOS INFORMATIVOS

Los siguientes recursos aportan más información sobre el nacimiento de un niño muerto:

CLIMB: Center for Loss in Multiple Birth, Inc.
http://www.climb-support.org/index.html?espanol

Ofrece apoyo a las familias que han perdido a un bebé durante un embarazo múltiple o durante la infancia y la niñez.

The Compassionate Friends (Los Amigos Compasivos)
http://www.compassionatefriends.org/en_espanol.aspx
Ofrece apoyo a las familias que están afligidas por la muerte de un hijo de cualquier edad.

SHARE: Pregnancy and Infant Loss Support, Inc.
www.nationalshare.org
Esta organización ofrece apoyo a las familias que han perdido un bebé debido a un aborto natural, nacimiento de un niño muerto o a la muerte de un recién nacido.

Parte IX
Una mirada al futuro

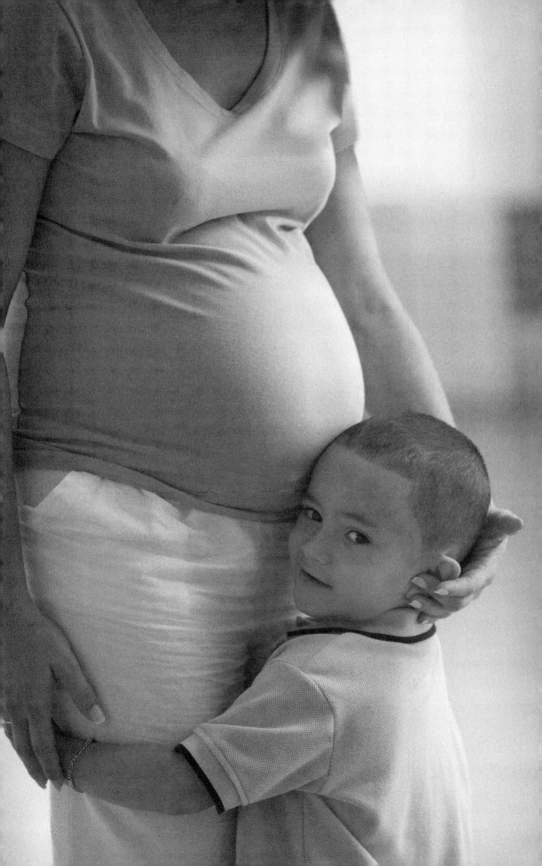

Capítulo 35

Embarazada otra vez

Qué puede esperar la segunda vez

Ahora que ya ha vivido la experiencia del embarazo y el nacimiento de un bebé, ya sabe mucho sobre lo que puede esperar si queda embarazada otra vez. Sin embargo, es importante recordar que cada embarazo es distinto. Ya sea que esté pensando tener otro hijo o que ya esté embarazada, hay varias cosas que usted y su pareja deben considerar.

La planificación de otro bebé

Algunas parejas creen que es mejor cuando no hay mucha diferencia en la edad de los hermanos. Otras creen que tener otro bebé cuando el primer hijo está por cumplir la edad escolar es el momento que mejor se adapta a su estilo de vida.

Cuándo deben planear su próximo embarazo es una decisión que la deben tomar usted y su pareja. Solo ustedes dos pueden decidir si están listos para enfrentar los factores físicos, emocionales y financieros (consulte el cuadro "El costo de criar a un hijo"). Sin embargo, hay algunas situaciones médicas que debe tener en cuenta a la hora de decidir cuándo debe tener otro bebé.

¿Cuánto tiempo debe esperar?

Cuando decida quedar embarazada otra vez, programe un examen médico con su proveedor de atención médica *antes de la concepción* para hablar sobre sus planes. Se recomienda que las mujeres esperen por lo menos 18 meses después de tener un bebé y antes de tratar de quedar embarazadas otra vez para que la mamá y el bebé tengan el mejor estado de salud posible. Algunos estudios señalan que hay un riesgo mayor de ciertas complicaciones, como parto **prematuro** y peso más bajo del promedio al nacer, cuando el período entre los embarazos es de 18 meses o menos. Hay algunas teorías que explican por qué estos problemas pueden ocurrir. Algunos expertos creen que el tener hijos muy cerca en edad el uno del otro no le permite a la madre tener suficiente tiempo para reponer los nutrientes del cuerpo. Otras teorías indican que el cuerpo de una mujer necesita suficiente tiempo para recuperarse del nacimiento de un bebé antes de tratar de que ocurra otro embarazo. Las infecciones también pueden desempeñar una función en todo esto.

Sin embargo, esto no quiere decir que todas las mujeres necesiten esperar 18 meses entre cada embarazo. Por ejemplo, cuando consideren añadir miembros a la familia, las mujeres que tienen más de 35 años también deben estar conscientes de que la fertilidad disminuye después de esta edad. Si tiene más de 35 años, podría ser aceptable dejar que transcurra un intervalo de 12 meses entre los embarazos. Es buena idea hablar sobre su situación individual con su proveedor de atención médica, como su edad, e historial familiar y médico, cuando decida el tiempo que debe transcurrir entre el nacimiento de cada hijo.

También es útil esperar el comienzo de los ciclos menstruales regulares. Tener un ciclo menstrual regular la ayudará a detectar un embarazo más pronto y podría ayudar a su proveedor de atención médica a calcular la fecha prevista del parto.

El costo de criar a un hijo

Cuando tratan de decidir cuántos hijos quieren tener, muchas parejas consideran el gasto económico. El costo para una pareja de clase media de criar a un hijo desde el nacimiento hasta los 18 años de edad es de aproximadamente $241,000, según un informe del Departamento de Agricultura de EE. UU. Esta cifra incluye los gastos de vivienda, transporte, comida, atención médica, ropa y cuidado de los hijos. Sin embargo, no incluye los costos de una educación universitaria. La cantidad de dinero que gaste puede cambiar de acuerdo a dónde viva, su estado civil y cuántos hijos ya tenga. Para obtener un cálculo de cuánto le costaría criar a un hijo, acceda a la calculadora del Departamento de Agricultura de EE. UU. en el sitio de Internet www.cnpp.usda.gov/calculatorintro.htm..

Datos del U.S. Department of Agriculture. Expenditures on children by families. USDA Center for Nutrition Policy and Promotion, 2012.

¿Está preparado su cuerpo?

Piense sobre si tiene la energía para ser la mamá de otro bebé. Algo que casi siempre ocurre con los embarazos posteriores es que se sentirá más cansada que con el primero. Hay varias razones que explican este hecho. En primer lugar, usted será mayor ahora que cuando tuvo su primer embarazo. Tal vez nunca tuvo la oportunidad de volver al estado físico que tenía antes de dar a luz. En segundo lugar, tiene otro hijo (o hijos) para cuidar, lo cual puede ser una tarea agotadora aún si no está embarazada.

Durante la visita de atención antes de la concepción, su proveedor de atención médica se asegurará de que se encuentre en el mejor estado de salud posible y que lleve una dieta y un estilo de vida saludables. Por ejemplo, si ha tenido dificultad para regresar al peso que tenía antes del embarazo desde que tuvo su primer bebé, su proveedor de atención médica le podría decir que este es el momento de esmerarse para lograr esa meta. Algunos estudios han revelado que aumentar demasiado de peso entre los embarazos puede provocar complicaciones, como **presión arterial alta** y **diabetes mellitus gestacional**.

También le recordará comenzar a tomar (o seguir tomando) un suplemento vitamínico diario que contenga 400 microgramos de **ácido fólico** para evitar los **defectos del tubo neural**. Además, su proveedor de atención médica se asegurará de que las inmunizaciones que necesite estén al día.

En términos generales, a medida que planifique su próximo embarazo, asegúrese de adoptar los mismos hábitos saludables que adquirió durante el primer embarazo. Comience por examinar las sugerencias del Capítulo 1, "Preparativos para el embarazo".

¡Ya está embarazada!

¿Cómo será su segundo embarazo? Si bien todos los embarazos son distintos, hay varias cosas que puede esperar. Los cambios que ocurrirán en su cuerpo durante el embarazo no la sorprenderán tanto esta vez. Quizá incluso note que no tiene los altibajos drásticos que tuvo durante el primer embarazo. Tenga en cuenta, sin embargo, que la evolución de cada embarazo no es exactamente la misma. Es mejor estar preparada para algunas cosas que serán diferentes.

¿Cómo será diferente?

Ciertas etapas del embarazo tienden a cambiar después de la primera vez. Ningún embarazo es idéntico a otro, por lo tanto, es probable que algunas cosas sean diferentes esta vez.

- Se verá embarazada más pronto esta vez: De hecho, es posible que necesite usar ropa de maternidad antes del cuarto mes. Esto se debe a que los músculos abdominales se estiraron durante el embarazo previo y tal vez no hayan recobrado la fortaleza de antes. Por consiguiente, estos músculos no sostendrán el útero en crecimiento hacia adentro o hacia arriba tan bien como lo hicieron durante el primer embarazo.

- Sentirá al bebé moverse antes: Es posible que sienta los movimientos del bebé unas semanas antes que cuando los sintió con el primer bebé. No es que el bebé se esté moviendo antes. Es que ahora sabe lo que debe sentir.

- Notará antes las contracciones De Braxton Hicks: es posible que las *contracciones de Braxton Hicks* se presenten durante el segundo trimestre en lugar del tercer trimestre, por ejemplo.

- Los cambios en los senos son distintos: Tal vez los senos no se sientan tan sensibles ni crezcan tanto como lo hicieron antes. Si amamantó a su primer bebé, los senos también pueden comenzar a tener pérdidas graduales de leche antes en el embarazo.

Posibles problemas

Aunque cada embarazo es diferente, es posible que presente por lo menos algunas de las mismas molestias que presentó la primera vez. Estar consciente de este hecho puede motivarla a tomar medidas para reducir las molestias o tal vez prevenirlas totalmente. Por ejemplo, si tuvo estreñimiento o hemorroides la última vez, puede tratar de evitar estos problemas desde un principio consumiendo una cantidad abundante de fibras o tomando suplementos con fibra, bebiendo mucha agua y haciendo ejercicios regularmente.

Además de estos síntomas normales del embarazo, si está saludable y no tuvo problemas graves la primera vez, su riesgo de presentar complicaciones en esta ocasión es bajo. No obstante, si padece de ciertos problemas médicos, como presión arterial alta o diabetes, estos problemas médicos pueden causarle dificultades durante el embarazo. Su proveedor de atención médica querrá asegurarse de que estas enfermedades estén bien controladas a medida que evoluciona el embarazo.

Si presentó complicaciones graves durante el primer embarazo, como parto prematuro, *depresión después del parto* o diabetes mellitus gestacional, su riesgo de presentar estos problemas otra vez podría ser mayor. Acuda a su proveedor de atención médica en cuanto se entere de que está embarazada si tiene alguna de estas complicaciones. Podrá enterarse cómo reconocer los síntomas más pronto y también puede haber medidas que puede tomar para reducir sus riesgos:

- Parto prematuro: La probabilidad de las mujeres que han tenido un parto prematuro de volver a tener otro es de casi el doble. Su proveedor de atención médica le podría indicar que no haga actividades físicas rigurosas y estar atenta a las señales y los síntomas de una infección. Además, le podrían ofrecer otras evaluaciones, como un examen por ecografía para medir la longitud cervical y recibir ciertos tratamientos, según su situación.

- *Ruptura prematura de membranas pretérmino*: El riesgo de que ocurra una ruptura prematura de membranas pretérmino en otro embarazo aumenta si le ocurrió anteriormente. Sin embargo, las membranas se pueden desgarrar muy prematuramente aunque no se hayan identificado factores de riesgo. Su proveedor de atención médica le podría recomendar ciertos tratamientos y darle seguimiento si tiene un historial de ruptura prematura de membranas pretérmino.

- Depresión después del parto: Hable con su proveedor de atención médica sobre las medidas que puede tomar para reducir el riesgo de desarrollar depresión después del parto esta vez, idealmente antes de quedar embarazada. Podrían recomendarle comenzar a recibir tratamiento con antidepresivos inmediatamente después del parto para evitar que sufra de depresión después del parto. Si tomaba antidepresivos antes del embarazo, su proveedor de atención médica puede evaluar su situación individual y decidir si debe seguir tomando el medicamento durante el embarazo. Si sigue tomando el medicamento, se pueden cambiar el tipo o la dosis del mismo.

- Diabetes gestacional: Si tuvo diabetes gestacional en su primer embarazo, es más probable que ocurra otra vez. Además, debido a que un 50% de las mujeres con diabetes gestacional desarrollan diabetes posteriormente en la vida, debe esperar a que le examinen el nivel de glucosa en la sangre a partir de 6 a 12 semanas después de dar a luz y por lo menos una vez cada tres años. Su proveedor de atención médica también le hablará sobre algunas maneras de reducir su riesgo por medio de alimentación, ejercicio y posiblemente medicamentos.

- *Preeclampsia*: Si tuvo preeclampsia o eclampsia en un embarazo previo, su riesgo de que vuelva a ocurrir en un embarazo posterior es mayor. Por este motivo, debe acudir a su proveedor de atención médica en las primeras etapas del embarazo, e idealmente antes del embarazo, para conversar y abordarlos si tiene otros factores de riesgo (como obesidad, presión arterial alta o diabetes de tipo 2), hacerse ciertas evaluaciones de referencia y recibir consejos sobre cómo mejorar su salud en todo lo posible. Le podrían recomendar otras evaluaciones e intervenciones durante el embarazo.

Además, debe estar familiarizada con las señales y los síntomas de preeclampsia y saber cómo comunicarse de inmediato con su proveedor de
atención médica si presenta alguno de ellos.

- **Restricción del crecimiento fetal**: Las mujeres que anteriormente dieron
  a luz a un bebé más pequeño de lo normal corren un riesgo mayor de que
  este problema médico ocurra en el próximo embarazo. Su proveedor de
  atención médica podría ordenar exámenes por ecografía en serie durante
  el segundo embarazo para dar seguimiento al desarrollo de su bebé.

Cuándo decírselo a sus otros hijos

Quizás se pregunte cuándo es el mejor momento de anunciarles a sus otros
hijos que va a tener otro bebé. Usted es la persona que conoce mejor a sus
hijos, así que es usted quien debe tomar la decisión. El momento de hacerlo
depende de la edad de sus otros hijos y de cómo usted crea que tomarán la
noticia.

Algunos expertos recomiendan esperar hasta después del primer trimestre,
cuando disminuye el riesgo de aborto natural. Puede también esperar hasta
que se haya confirmado que el embarazo es saludable, es decir, cuando se oigan
los latidos del corazón del bebé o con un examen por ecografía. Con los niños
muy pequeños, podría ser buena idea esperar hasta que se vea físicamente
embarazada. Sus hijos pueden tener dificultad para imaginarse que tiene un
bebé creciendo dentro su cuerpo si se ve igual que antes. Puede ser más fácil
explicarlo cuando muestre un poco de crecimiento en el área abdominal.

Independientemente de cuándo dé la noticia, asegúrese de recordarles a
sus hijos de que los quiere y que el nuevo bebé no cambiará eso. Para evitar
que los niños se sientan ignorados, invítelos a participar en su embarazo lo
más que pueda. La relación entre los hermanos es una de las más largas e
importantes de la vida. Estos consejos pueden promover que se cree un vínculo desde un principio:

- Permita que participen en la selección del nombre del bebé.

- Dígales a sus hijos la función que desempeñarán para ayudar con el nuevo
  bebé.

- Lean libros juntos sobre el embarazo y sobre cómo ser hermanos o hermanas mayores.

- Enséñeles fotos de cuando ellos eran bebés.

- Lleve a sus hijos de compras y déjelos que escojan las cosas del nuevo hermano o la nueva hermana.

Quizás sea buena idea preparar la habitación del bebé con bastante anticipación. Si necesita cambiar a sus hijos de una cuna o a una habitación diferente, hágalo lo antes posible para que no se sientan desplazados a causa del nuevo bebé. Puede pedirles que la ayuden a decorar la habitación o incluso pedirles que elijan algunos de sus propios juguetes para dárselos al bebé.

Recuerde que la bienvenida de otro bebé a la familia puede producir tanto felicidad como ansiedad en los demás hijos. Planifique lo mejor que pueda que pueda la llegada del bebé para que la transición sea lo más llevadera posible.

RECURSOS INFORMATIVOS

Los siguientes recursos ofrecen más información sobre algunos de los temas que se trataron en este capítulo:

Having Another Baby (sobre tener otro bebé)
www.havinganotherbaby.com
Sitio en Internet creado por un psicólogo infantil que explora los asuntos como el orden de nacimiento, la rivalidad entre los hermanos y la preparación de los hijos para la llegada de un hermano, además de ofrecer mucha información para las familias de padrastros y madrastras.

Preconception Health and Health Care (Planificación del embarazo)
http://www.cdc.gov/preconception/spanish/planning.html
Información útil antes de la concepción de los Centros para el Control y la Prevención de Enfermedades que es pertinente para todas las futuras mamás, ya sea que vayan a tener el primer bebé, el segundo y otros más.

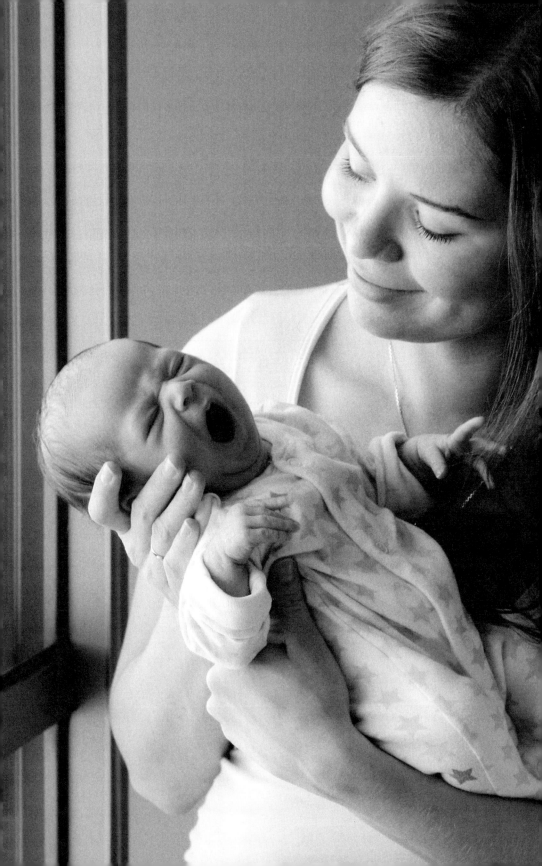

Glosario

A término: Período entre la semana 39 y 0/7 hasta la semana 40 y 6/7 de gestación.

Ablación endometrial: Procedimiento quirúrgico menor mediante el cual se destruye el revestimiento del útero para detener o reducir el sangrado menstrual.

Aborto natural: Pérdida del embarazo que ocurre antes de la semana 20 del embarazo.

Aborto provocado: Terminación planeada del embarazo antes de que el feto pueda sobrevivir fuera del útero.

Abrupción placentaria: Problema médico en el que la placenta se ha comenzado a separar de las paredes internas del útero antes del nacimiento del bebé.

Aceleración: Aumento de la frecuencia cardíaca (o ritmo del corazón) fetal.

Aceleración del trabajo de parto: Uso de medicamentos u otros medios para estimular las contracciones del útero durante el trabajo de parto.

Ácido fólico: Vitamina que se ha demostrado que reduce el riesgo de que ocurran ciertos defectos congénitos cuando toman cantidades suficientes de ella antes y durante el embarazo.

ADN: Material genético que se pasa de los padres a sus hijos. El ADN se encuentra en estructuras que se llaman cromosomas.

Agentes de contraste: Sustancias que se inyectan en el cuerpo (generalmente en una vena o arteria) durante ciertos procedimientos de radiografía para visualizar estructuras o tejidos específicos.

Alelo: Forma alternativa de un solo gen.

Alveolo: Pequeños sacos en los pulmones que permiten que el oxígeno se transfiera de los pulmones a la sangre.

Amamantar exclusivamente: Tipo de alimentación mediante la cual el único alimento que se le proporciona al bebé es leche humana.

Amniocentesis: Procedimiento mediante el cual se emplea una aguja para extraer y analizar una pequeña cantidad de líquido amniótico del saco que rodea al feto.

Amnionicidad: En un embarazo múltiple, la determinación de si los bebés comparten un saco amniótico o tienen sus propios sacos amnióticos.

Amniotomía: Ruptura artificial del saco amniótico.

Analgésico: Medicamento que alivia el dolor sin causar la pérdida del conocimiento.

Anancefalia: Tipo de defecto del tubo neural que ocurre cuando la cabeza y el cerebro del feto no se desarrollan normalmente.

Anemia: Niveles anormalmente bajos de sangre o glóbulos rojos en la sangre. En la mayoría de los casos se debe a una deficiencia o falta de hierro.

Anemia de Fanconi de grupo C: Trastorno recesivo hereditario que causa una reducción del funcionamiento de la médula ósea, anormalidades físicas y un mayor riesgo de ciertos tipos de cáncer.

Anestesia: Alivio del dolor mediante la pérdida de la sensación.

Anestesia general: Uso de medicamentos que producen un estado semejante a la somnolencia para evitar el dolor durante una cirugía.

Anestesia local: Uso de medicamentos para evitar el dolor en una parte específica del cuerpo.

Anestésico: Medicamento que se usa para aliviar el dolor.

Anestesiólogo: Médico que se especializa en aliviar el dolor.

Aneuploidía: Tener un número anormal de cromosomas.

Ano: Abertura del aparato digestivo a través de la cual salen las evacuaciones intestinales del cuerpo.

Anorexia nerviosa: Trastorno de la alimentación en el cual una imagen distorsionada del cuerpo causa que una persona lleve una dieta excesivamente estricta.

Antes de la concepción: Antes del embarazo.

Antibióticos: Medicamentos que tratan ciertos tipos de infecciones.

Anticuerpo: Proteína en la sangre que se produce debido a la reacción que ocurre ante una sustancia extraña, como bacterias o virus que causan infecciones.

Antidepresivos: Medicamentos que se usan para tratar la depresión.

Antígeno: Sustancia, como un organismo que causa infecciones o una proteína en la superficie de las células sanguíneas, que puede inducir una respuesta inmunitaria y causar la producción de un anticuerpo.

Atención antes de la concepción: Atención médica que se proporciona antes del embarazo para mejorar la probabilidad de lograr un embarazo saludable;

consiste en un examen físico, asesoramiento sobre nutrición, ejercicio y medicamentos, además, tratamiento de ciertos problemas médicos.

Atención prenatal: Programa de atención médica para una mujer embarazada antes del nacimiento del bebé.

Atonía uterina: Problema médico en el que los músculos del útero no se contraen normalmente después de que nace el bebé y se expulsa la placenta; es una causa común de hemorragia en el período de postparto.

Autismo: Grupo de trastornos del desarrollo que varían de leves a graves y que causan problemas de comunicación, problemas para interactuar con otras personas, dificultades del comportamiento y conductas repetitivas.

Autosomas: Cualquiera de los cromosomas que no son los cromosomas del sexo; en los seres humanos, hay 22 pares de autosomas.

Autosómico dominante: Trastorno genético que produce un solo gen defectuoso; el gen defectuoso se encuentra en uno de los 22 cromosomas que no son los cromosomas del sexo.

Autosómico recesivo: Trastorno genético que producen dos genes defectuosos, uno se hereda de cada uno de los padres; los genes defectuosos se encuentran en uno de los 22 cromosomas que no son los cromosomas del sexo.

Bacterias: Organismos unicelulares que pueden causar infecciones en el cuerpo humano.

Bajo peso al nacer: Peso de menos de 5 libras y media al nacer.

Bilirrubina: Sustancia amarilla que se forma de la descomposición de glóbulos rojos. Niveles elevados de bilirrubina en la sangre pueden causar ictericia en los recién nacidos.

Blastocisto: Bola de células que se forma al cabo de 4 o 5 días después de la fertilización.

Bloqueo cefalorraquídeo: Tipo de anestesia o analgesia regional en la que se administran medicamentos para el dolor en el líquido de la médula espinal.

Bloqueo cefalorraquídeo y epidural combinados: Forma de anestesia o analgesia regional en la que se administran medicamentos para el dolor en el líquido de la médula espinal (bloqueo cefalorraquídeo) así como a través de un tubo delgado en el espacio epidural (bloqueo epidural).

Bloqueo epidural: Tipo de anestesia o analgesia regional en la que se administran medicamentos para el dolor a través de una sonda o un tubo que se coloca en el espacio de la base de la columna vertebral.

Borramiento: Adelgazamiento del cuello uterino.

Bulimia nerviosa: Trastorno de la alimentación en el que la persona come excesivamente y luego induce el vómito o abusa de laxantes.

Caloría: Unidad de calor que se usa para expresar el valor de combustible o energía de un alimento.

Calostro: Líquido que secretan los senos cuando comienza la producción de leche.

Cariotipo: Imagen de los cromosomas de una persona ordenados según el tamaño.

Catéter: Sonda que se emplea para drenar líquido del cuerpo o administrar líquidos.

Célula: La unidad más pequeña de una estructura en el cuerpo; los componentes básicos de todas las partes del cuerpo.

Células madre: Células con la capacidad para convertirse (o diferenciarse) en células especializadas.

Cerclaje: Procedimiento mediante el cual se cierra la entrada del cuello uterino con suturas para evitar o aplazar un parto prematuro.

Ciática: Dolor o adormecimiento en cualquier parte del nervio ciático, generalmente ocurre desde los glúteos y se desplaza hacia abajo por la parte posterior de las piernas. A veces está asociado con debilidad en los músculos de las piernas que el nervio ciático controla.

Cirugía bariátrica: Procedimientos quirúrgicos que causan la pérdida de peso para el tratamiento de la obesidad.

Citomegalovirus (CMV): Virus que se puede transmitir al feto si una mujer contrae esta infección durante el embarazo. Puede causar pérdida auditiva, discapacidad intelectual y problemas de la vista en los bebés infectados.

Clamidia: Infección de transmisión sexual que la produce una bacteria y puede causar una enfermedad inflamatoria pélvica e infertilidad.

Cloasma: Formación de áreas oscuras en la piel de la cara durante el embarazo.

Coito: Acto de penetración del pene masculino en la vagina de la mujer (también se denomina "tener relaciones sexuales" o "hacer el amor").

Colesterol: Sustancia natural que actúa como uno de los componentes básicos de las células y hormonas y ayuda a transportar la grasa por los vasos sanguíneos para usarse o almacenarse en otras partes del cuerpo.

Conjuntivitis: Inflamación del tejido que recubre el interior de los párpados y la superficie externa de los ojos.

Consejero especialista en genética: Profesional de atención médica con capacitación especializada en genética y asesoramiento que puede brindar asesoramiento profesional sobre trastornos genéticos y pruebas o exámenes prenatales.

Contracciones de Braxton Hicks: Dolores de trabajo de parto falso.

Cordón umbilical: Estructura en forma de cordón que contiene vasos sanguíneos y conecta al feto con la placenta.

Corioamnionitis: Inflamación o infección en la membrana que rodea al feto.

Corion: Membrana externa que rodea al feto.

Corionicidad: En un embarazo múltiple, la determinación de si los bebés comparten un mismo corion o si cada uno tiene su propio corion.

Coronamiento: Fase en la segunda etapa del nacimiento del bebé en el que se observa una parte grande del cuero cabelludo del bebé en la entrada de la vagina.

Corticoesteroides: Hormonas que se administran para promover el desarrollo de los pulmones del feto, para la artritis o para otros problemas médicos.

Cromosomas: Estructuras que se encuentran dentro de cada célula del cuerpo y contienen los genes que determinan la composición física de una persona.

Cuello uterino: El extremo inferior y más estrecho del útero ubicado encima de la vagina.

Daltonismo: Deficiencia hereditaria de la capacidad para ver ciertos colores que generalmente afecta a los varones.

Defecto congénito: Problema físico o discapacidad intelectual que está presente en el nacimiento.

Defecto del tubo neural: Defecto congénito que se produce debido al desarrollo incompleto del cerebro, la médula espinal o sus revestimientos.

Depresión: Sensación de tristeza durante períodos de por lo menos dos semanas.

Depresión después del parto: Sentimientos intensos de tristeza, ansiedad o desesperación después del parto que se interponen en la capacidad de la madre de un recién nacido para funcionar y que no desaparecen al cabo de 2 semanas.

Desproporción cefalopélvica: Problema médico en el que el bebé es demasiado grande para pasar sin riesgo por la pelvis de la madre durante el parto.

Diabetes mellitus: Problema médico en el que los niveles de azúcar en la sangre son demasiado altos.

Diabetes mellitus gestacional: Diabetes que ocurre durante el embarazo.

Diagnóstico genético preimplantatorio: Tipo de prueba genética que se realiza durante la fertilización in vitro. Las pruebas se efectúan en el óvulo fertilizado antes de transferirlo al útero.

Diamniótico–Dicoriónico: Describe a embriones gemelares en los que cada uno tiene su propio saco gestacional rodeado por una capa completa de membranas (el amnios interno y el corion externo) y placentas separadas. Casi siempre se trata de mellizos fraternales (no idénticos, con material genético diferente), pero a veces pueden ser gemelos idénticos (que tienen el mismo material genético).

Diamniótico–Monocoriónico: Describe a embriones gemelares que se forman a partir del mismo óvulo y en los que cada gemelo tiene su propio saco gestacional rodeado por su propia capa de membranas internas (el amnios), pero una sola capa externa de membranas (el corion) que rodea a ambos sacos juntos. Estos gemelos comparten una sola placenta y son idénticos (tienen el mismo material genético).

Difteria: Infección bacteriana en la que se forma una membrana en la garganta que puede bloquear el flujo de aire; la toxina que produce la bacteria también puede afectar adversamente el corazón y los nervios.

Dilatación: Ampliación de la abertura del cuello uterino.

Dilatación y evacuación: Procedimiento que se realiza al cabo de la semana 12 del embarazo mediante el cual se dilata el cuello uterino y se extrae el contenido del útero.

Dilatación y raspado: Procedimiento mediante el cual se abre el cuello uterino para raspar o aspirar con cuidado el tejido del interior del útero.

Disautonomía familiar: Enfermedad autosómica recesiva de la niñez que se hereda y afecta el sistema nervioso y también puede aceptar la percepción del dolor y la temperatura además de la digestión y los movimientos.

Discordante: diferencia considerable en el tamaño de los fetos en un embarazo múltiple.

Dispositivo intrauterino (DIU): Dispositivo pequeño que se introduce y permanece dentro del útero para evitar embarazos.

Distocia de hombros: Situación durante el nacimiento del bebé en la que uno o ambos hombros del bebé no salen fácilmente después de que sale la cabeza.

Doula: Ayudante durante el parto que ofrece apoyo continuo emocional y físico a una mujer durante el trabajo de parto y el nacimiento del bebé.

Eclampsia: Convulsiones que ocurren en el embarazo y están asociadas con presión arterial alta.

Edad gestacional: Edad de un embarazo que se calcula a partir del número de semanas que han transcurrido desde el primer día del último período menstrual normal.

Edema: Hinchazón que se produce por la retención de líquidos.

Embarazo ectópico: Embarazo en el que el óvulo fertilizado comienza a desarrollarse en un lugar fuera del útero, por lo general en las trompas de Falopio.

Embarazo múltiple: Embarazo en el que hay dos o más fetos.

Embarazo posmaduro: Embarazo que ha llegado o durado más de 42 semanas y 0/7 semanas.

Embarazo prolongado: Período entre la semana 41 y 0/7 hasta la semana 41 y 6/7 del embarazo.

Embolización de las arterias uterinas: Procedimiento mediante el cual se bloquean los vasos sanguíneos que van al útero. Se usa para tratar una hemorragia en el período de postparto y otros problemas que causan sangrado uterino.

Embrión: Organismo en desarrollo desde el momento que se implanta en el útero hasta que transcurren ocho semanas completas de embarazo.

Endometrio: El revestimiento del útero.

Endometriosis: Problema médico en el que el tejido que recubre el útero se encuentra fuera del mismo, por lo general en los ovarios, las trompas de Falopio y otras estructuras pélvicas.

Endometritis: Infección del revestimiento del útero.

Endometritis en el período de postparto: Infección en el revestimiento del útero después del nacimiento de un bebé.

Enfermedad de Canavan: Trastorno hereditario que causa daños progresivos a las células del cerebro.

Enfermedad de células falciformes: Trastorno heredado en el que los glóbulos rojos tienen forma de media luna y causa anemia crónica y episodios de dolor. Esta enfermedad ocurre con mayor frecuencia en los afroamericanos.

Enfermedad de Gaucher: Trastorno genético hereditario en el que se acumula una sustancia que se llama glucosilceramidasa en las células del hígado, el bazo, los ganglios linfáticos, los pulmones y la médula ósea que causa un deterioro del hígado y del sistema nervioso. Las señales y los síntomas varían ampliamente y pueden ser de leves a graves.

Enfermedad de Niemann–Pick de tipo A: Trastorno hereditario que afecta el metabolismo y el transporte de la grasa por el cuerpo. Puede hacer que se acumulen cantidades perjudiciales de una sustancia que se llama esfingomielina en las células del hígado, el bazo, los pulmones, la médula ósea y el cerebro. Los niños que nacen con este trastorno mueren antes de los 4 años de edad.

Enfermedad de Tay–Sachs: Defecto congénito heredado que causa discapacidad intelectual, ceguera, convulsiones y la muerte, generalmente antes de los cinco años de edad. Afecta con mayor frecuencia a los descendientes de judíos del este de Europa (judíos asquenazí), los cajúns y los francocanadienses.

Enfermedad hemolítica del recién nacido: Tipo de anemia que puede afectar al feto o recién nacido y que da lugar a la descomposición de glóbulos rojos por los anticuerpos en la sangre de la madre.

Enfermedad inflamatoria pélvica: Infección del útero, las trompas de Falopio y las estructuras pélvicas circundantes.

Enfermedad meningocócica: Inflamación del recubrimiento del cerebro y la médula espinal (las meninges) que la produce una bacteria que se llama meningococo.

Enfermedad neumocócica: Enfermedades que causan pulmonía, una infección de los pulmones.

Enfermedad periodontal: Grupo de enfermedades que afectan los tejidos que rodean y apoyan la dentadura.

Enfermedad trofoblástica gestacional: Trastorno raro del embarazo en el que las células de la placenta se desarrollan anormalmente y forman una masa en el útero.

Enfermedad de los riñones: Término general para una enfermedad que afecta el funcionamiento de los riñones.

Episiotomía: Incisión quirúrgica que se hace en el perineo (la región entre la vagina y el ano) con la finalidad de ensanchar la entrada de la vagina para el parto.

Espermatozoide: Célula que se produce en los testículos del hombre y que puede fertilizar al óvulo de la mujer.

Espina bífida: Defecto del tubo neural que ocurre debido al cierre incompleto de la médula espinal del feto.

Estación: Medida en números que describe la ubicación de la parte del feto que se presenta relativa a una parte de la pelvis de la madre que se conoce como las espinas ilíacas.

Esterilización: Método anticonceptivo permanente.

Esterilización histeroscópica: Procedimiento de esterilización mediante el cual se bloquea la abertura de cada una de las trompas de Falopio con tejido cicatrizante que se forma mediante la colocación de pequeños implantes para evitar que los espermatozoides entren en las trompas de Falopio y fertilicen un óvulo.

Esterilización laparoscópica: Esterilización que se realiza por laparoscopía, un tipo de cirugía que usa instrumentos delgados a través de pequeñas incisiones en el abdomen.

Esterilización posterior al parto: Procedimiento permanente que evita que una mujer quede embarazada y se practica al poco tiempo de dar a luz.

Esterilización tubárica: Método de esterilización en la mujer mediante el cual las trompas de Falopio se atan, se le colocan bandas o pinzas, se sellan con corriente eléctrica o se bloquean con tejido cicatrizante por medio de la colocación de pequeños implantes.

Estreptococos del grupo B: Tipo de bacteria que normalmente vive en los sistemas digestivos y reproductores de los hombres y las mujeres y que se puede transmitir al bebé de una mujer durante el trabajo de parto y el parto si dicha mujer tiene la bacteria en las últimas etapas del embarazo. Los estreptococos del Grupo B pueden causar una infección grave en algunos recién nacidos. Se les pueden administrar antibióticos durante el trabajo de parto y el parto a las mujeres que corren el riesgo de transmitir la bacteria a sus bebés para evitar que el bebé contraiga la infección.

Estrógeno: Hormona femenina que se produce en los ovarios.

Evaluación por monitor con contracciones: Prueba mediante la cual se inducen contracciones leves en el útero de la madre y se registra con un monitor electrónico fetal la frecuencia cardíaca del feto en reacción a las contracciones.

Examen de detección por translucidez nucal: Examen en el que se mide la cantidad de un líquido que se acumula detrás del cuello fetal por medio de ecografía (ultrasonido) para detectar ciertos defectos congénitos, como el síndrome de Down, la trisomía 18 o defectos del corazón.

Examen en reposo: Examen en el que se registran los cambios en la frecuencia cardíaca del feto por medio de un monitor electrónico fetal.

Examen pélvico: Examen físico de los órganos reproductores de la mujer.

Examen por ecografía (ultrasonido): Examen que usa ondas sonoras para examinar estructuras internas. Durante el embarazo, puede usarse para examinar al feto.

Examen transabdominal de ecografía: Tipo de examen por ecografía en el que se desplaza un transductor por el abdomen.

Examen transvaginal de ecografía: Tipo de examen por ecografía que usa un instrumento especialmente diseñado para colocarlo en la vagina.

Extracción por vacío: Uso de un instrumento especial conectado a la cabeza del bebé para ayudar a guiarlo por el canal de parto durante el parto.

Extractor al vacío: Cono de metal o de plástico que se coloca en la cabeza del feto por succión para asistir el parto.

Factor Rh: Proteína que puede estar presente en la superficie de los glóbulos rojos.

Factor V de Leiden: Nombre de una alteración genética específica que puede aumentar la probabilidad de que se formen coágulos de sangre.

Fecha calculada del parto (FCP): La fecha en la que se calcula que nacerá un bebé.

Fertilización: Unión de un óvulo con un espermatozoide.

Fertilización in vitro: Procedimiento mediante el cual se extrae un óvulo del ovario de la mujer, se fertiliza en un laboratorio con espermatozoides del hombre y posteriormente se transfiere al útero de la mujer para producir un embarazo.

Feto: Organismo que se desarrolla en el útero desde la novena semana del embarazo hasta el final del embarazo.

Fibra dietética: La parte de los granos integrales, los vegetales, las frutas y las nueces que el sistema digestivo no digiere.

Fibromas: Tumores benignos que se forman en el músculo del útero.

Fibronectina fetal: Proteína que contribuye a que el saco amniótico permanezca conectado a la parte interior del útero.

Fibrosis quística: Trastorno hereditario que causa problemas digestivos y respiratorios.

Folitropina (FSH): Hormona que produce la glándula pituitaria y que promueve la maduración del óvulo.

Fórceps: Instrumentos especiales que se colocan alrededor de la cabeza del bebé para orientarlo fuera del canal del parto durante el parto.

Gastrosquisis: Defecto congénito en el que se forma un orificio en la pared abdominal del feto a través del cual sobresalen los intestinos. Se puede diagnosticar prenatalmente con ecografía y se trata con cirugía después del parto.

Gemelos idénticos: Gemelos que se desarrollan a partir de un solo óvulo fertilizado y que generalmente son idénticos en términos genéticos.

Gen: Segmentos del ADN que contienen las instrucciones para el desarrollo de los rasgos de una persona y para controlar los procesos del cuerpo. Los genes son las unidades básicas de la herencia que se pueden transmitir de los padres a sus hijos.

Genetista: Especialista en genética.

Gingivitis: Inflamación de las encías.

Glucosa: Azúcar presente en la sangre que es la fuente principal de energía del organismo.

Gonadotrofina coriónica humana (hCG , por sus siglas en inglés): Hormona que se produce durante el embarazo y su detección es la base de la mayoría de las pruebas de embarazo.

Gonorrea: Infección de transmisión sexual que puede causar una enfermedad inflamatoria pélvica, infertilidad y artritis.

Hemofilia: Trastorno que produce un gen mutado que se encuentra en el cromosoma X. Las personas afectadas generalmente son varones que carecen de una sustancia en la sangre que promueve la coagulación y corren el riesgo de sufrir hemorragias graves incluso por lesiones leves.

Hemoglobinopatías: Cualquier trastorno hereditario que surge a causa de alteraciones en la estructura de la hemoglobina, una sustancia en los glóbulos rojos que transporta el oxígeno. Algunos ejemplos son la anemia de células falciformes, la enfermedad de células falciformes y los distintos tipos de talasemia.

Hemorragia: Sangrado intenso

Hemorragia en el período de postparto: Sangrado intenso que ocurre después del parto de un bebé y la placenta.

Hepatitis: Inflamación del hígado.

Herpes genital: Infección de transmisión sexual que la produce un virus y causa llagas dolorosas y sumamente contagiosas en o alrededor de los órganos sexuales.

Herpes zóster (culebrilla): Enfermedad que se produce a causa de la reactivación del virus de la varicela zóster en las personas que han tenido varicela anteriormente. Causa sarpullido y ampollas dolorosas.

Hibridación in situ por fluorescencia: Técnica de laboratorio que se usa para detectar problemas cromosómicos comunes, como la trisomía 21, en células que se obtienen por amniocentesis o muestreo de vellosidades coriónicas. Los resultados se obtienen bastante rápido ya que no es necesario cultivar las células antes de realizar la prueba.

Hidramnios: Problema médico en el que hay una cantidad excesiva de líquido amniótico en el saco alrededor del feto.

Hiperémesis gravídica: Náuseas y vómito intensos durante el embarazo que pueden causar pérdida de peso y de líquidos corporales.

Hipertensión: Presión arterial alta.

Hipertensión crónica: Presión arterial alta que se diagnostica antes del embarazo actual.

Hipertensión gestacional: Presión arterial alta que ocurre por primera vez después de la semana 20 del embarazo.

Hipertiroidismo: Enfermedad en la que la glándula tiroidea produce demasiada hormona tiroidea.

Hipotiroidismo: Enfermedad en la que la glándula tiroidea produce muy poca hormona tiroidea.

Histerectomía: Extracción del útero.

Histerosalpingografía: Procedimiento radiográfico con un medio de contraste que se usa para ver el interior del útero y las trompas de Falopio.

Hormona tiroidea: Hormona que se elabora en la glándula tiroidea.

Hormonas: Sustancias que elaboran las células o los órganos del cuerpo que regulan las funciones de las células o los órganos. Un ejemplo es el estrógeno que se encarga de controlar la función de los órganos reproductores femeninos.

Ictericia: Acumulación de bilirrubina que produce un aspecto amarillento.

Imagen por resonancia magnética (MRI): Método para examinar los órganos y las estructuras internas empleando un campo magnético fuerte y ondas sonoras.

Incontinencia: Incapacidad para controlar las funciones fisiológicas del cuerpo, como la micción (expulsión de orina).

Índice de masa corporal (IMC): Número que se calcula a partir de la estatura y el peso y que se usa para determinar si el peso de una persona se encuentra por debajo de lo normal, si es normal o si la persona tiene sobrepeso o es obesa.

Infección de transmisión sexual: Infección que se propaga mediante el contacto sexual, por ejemplo: clamidia, gonorrea, virus del papiloma humano, herpes, sífilis e infección del virus de inmunodeficiencia humana (VIH, la causa del síndrome de inmunodeficiencia adquirida [SIDA]).

Infección por hongos: Infección que la produce un organismo unicelular que se llama levadura.

Influenza: Infección con el virus de la gripe (o influenza) que casi siempre afecta el sistema respiratorio. Los síntomas consisten en fiebre, dolor de cabeza, dolores musculares, tos, congestión nasal y agotamiento extremo. Pueden ocurrir complicaciones en casos graves, como pulmonía y bronquitis. Hay diferentes tipos de virus de la gripe, como los tipos A, B y C y otras cepas, como los tipos 18 H y 11N, p. ej., el H1N1 o "gripe porcina".

Inmune: Que tiene protección contra enfermedades infecciosas.

Inmunoglobulina contra el Rh (IgRh): Sustancia que se administra para evitar que los anticuerpos de una persona Rh negativa reaccionen ante la presencia de células sanguíneas Rh positivas.

Inmunoglobulina contra la hepatitis B: Sustancia que se administra para proteger temporalmente contra la infección del virus de hepatitis B.

Insulina: Hormona que reduce los niveles de glucosa (azúcar) en la sangre.

Intolerancia a la lactosa: Incapacidad para digerir la lactosa, un azúcar que se encuentra en muchos productos lácteos.

Isotretinoína: Medicamento con receta que se usa para tratar el acné y puede causar defectos congénitos graves si se usa durante el embarazo.

Laminaria: Varillas delgadas hechas de un material natural o sintético que se expanden cuando absorben agua; se introducen por la abertura del cuello uterino para expandirlo.

Lanugo: Vello fino que recubre el cuerpo del feto.

Laparoscopía: Procedimiento quirúrgico mediante el cual se introduce un instrumento que se llama laparoscopio en la cavidad pélvica a través de una incisión pequeña. El laparoscopio se usa para ver los órganos pélvicos. Se podrían usar otros instrumentos para realizar cirugías.

Laparoscopio: Instrumento que se introduce en la cavidad abdominal a través de una pequeña incisión para ver los órganos internos o realizar cirugías.

Laparotomía: Procedimiento quirúrgico en el que se hace una incisión en el abdomen.

Laxante: Producto que se usa para evacuar el contenido de los intestinos.

Línea negra: Línea que va desde el ombligo hasta el vello púbico que se oscurece durante el embarazo.

Líquido amniótico: Agua en el saco que rodea al feto dentro del útero de la madre.

Listeriosis: Tipo de enfermedad transmitida por los alimentos que la produce una bacteria presente en la leche sin pasteurizar, los hot dogs, los fiambres y los mariscos ahumados.

Loquios: Secreción vaginal que ocurre después del parto.

Lupus: Trastorno autoinmunitario que causa alteraciones en las articulaciones, la piel, los riñones, los pulmones, el corazón o el cerebro.

Lupus eritematoso diseminado: Trastorno autoinmunitario que afecta los tejidos conectivos del organismo y puede causar artritis, enfermedades de los riñones, enfermedades cardíacas y trastornos de la sangre además de complicaciones durante el embarazo.

Lutropina (LH): Hormona que produce la glándula pituitaria que promueve la maduración y liberación de un óvulo.

Macrosomía: Problema médico en el que el feto crece muy grande.

Maduración del cuello uterino: Proceso mediante el cual el cuello uterino se ablanda en preparación para el trabajo de parto.

Mala Presentación: Problema médico en el que el feto se encuentra con la cabeza hacia abajo pero flexionada antes del parto.

Maligno: Término que se usa para describir células o tumores que invaden distintos tejidos y se diseminan a otras partes del cuerpo.

Mastitis: Infección en el tejido del seno que puede ocurrir al amamantar.

Meconio: Sustancia de color verdoso que se acumula en los intestinos del feto en desarrollo.

Médicos laboristas: Obstetra–ginecólogo empleado por un hospital o grupo médico cuya función primaria es atender a las pacientes en trabajo de parto y manejar las emergencias obstétricas.

Melanina: Pigmento oscuro que imparte color a la piel y al cabello.

Melasma: Problema médico común de la piel que causa manchas de color marrón o entre marrón y gris en la piel. También se le llama "cloasma" o "máscara del embarazo".

Mellizos (fraternales): Mellizos que se desarrollan a partir de dos óvulos fertilizados y que no son idénticos en términos genéticos.

Membranas amnióticas: Otro término para el saco amniótico; el saco lleno de líquido en el útero de la madre donde se desarrolla el feto.

Metabolismo: Procesos físicos y químicos del cuerpo que mantienen la vida.

Método de amenorrea lactacional (MAL): Método anticonceptivo temporal que se basa en la manera natural que el cuerpo evita que ocurra la ovulación cuando una mujer amamanta. La eficacia de este método puede ser de hasta un 98% si se usa correctamente.

Micromatriz multigénica: Tecnología que examina todos los genes de una persona para identificar ciertos trastornos genéticos o anormalidades. La tecnología de micromatriz puede detectar variaciones genéticas muy pequeñas que no se detectan mediante las pruebas genéticas convencionales.

Miometrio: Capa muscular del útero.

Mola hidatiforme: También se le conoce como embarazo molar; forma de enfermedad trofoblástica gestacional que se produce cuando un espermatozoide fertiliza un óvulo que no contiene material genético. Una mola hidatiforme completa no tiene tejido fetal. Una mola parcial tiene algo de tejido fetal pero este no puede desarrollarse ni sobrevivir.

Monitorización electrónica fetal: Método mediante el cual se usan instrumentos electrónicos para registrar los latidos cardíacos del feto y las contracciones del útero de la madre.

Monoamniótico–Monocoriónico: Describe a embriones gemelares que se forman a partir del mismo óvulo que se desarrolla dentro de un solo saco gestacional rodeado por una capa interna de membranas (el amnios) y una capa externa de membranas (el corion). Estos gemelos comparten una sola placenta y son idénticos (tienen el mismo material genético).

Monosomía: Enfermedad donde falta un cromosoma.

Mucolipidosis IV: Trastorno recesivo autosómico hereditario que también se le conoce como síndrome de Morquio. Afecta principalmente los huesos y el desarrollo esquelético y también causa un impedimento visual. Se produce debido a la alteración en una proteína que promueve el transporte de sustancias hacia dentro y hacia fuera de las células.

Muestreo de sangre fetal: Procedimiento mediante el cual se extrae una muestra de sangre del cordón umbilical y se analiza.

Muestreo de vellosidades coriónicas: Procedimiento mediante el cual se extrae una muestra pequeña de células de la placenta y se analiza.

Mutación: Alteración permanente en un gen que se puede transmitir de uno de los padres a su hijo.

Nacimiento de un niño muerto: Parto de un bebé muerto.

Narcóticos: Medicamentos que causan la pérdida de la sensibilidad o estupor.

Neonatólogo: Médico que se especializa en el diagnóstico y tratamiento de trastornos que afectan a bebés recién nacidos.

Neurofibromatosis: Trastorno dominante autosómico que causa alteraciones del sistema nervioso, los músculos, los huesos y la piel además de tumores que se llaman neurofibromas.

Nutrientes: Sustancias que nutren y que se obtienen de los alimentos, como vitaminas y minerales.

Obesidad: Problema médico que se caracteriza por un exceso de grasa corporal.

Obstetra–ginecólogo: Médico con capacitación, destrezas y educación especiales en la salud de la mujer.

Oligohidramnios: Niveles bajos de líquido amniótico.

Orgasmo: Clímax de la excitación sexual.

Orificio interno: Entrada interna del cuello uterino hacia el útero.

Ovarios: Par de órganos del sistema reproductor de la mujer que contienen los óvulos que se liberan en la ovulación y que producen hormonas.

Ovulación: Liberación de un óvulo de uno de los ovarios.

Óvulo: Célula reproductora femenina que se produce en los ovarios y se libera desde allí.

Oxígeno: Gas necesario para poder vivir.

Oxitocina: Hormona que se elabora en una parte del cerebro que se llama el hipotálamo y que hace que el útero se contraiga y se libere leche en las glándulas mamarias de los senos durante la lactancia. Una forma sintética de la oxitocina se puede administrar como medicamento para provocar las contracciones del parto o intensificarlas.

Parálisis cerebral: Discapacidad a largo plazo del aparato nervioso que afecta a los niños pequeños donde el control de los movimientos o la postura es anormal y no se produce a causa de una enfermedad reconocida.

Parto electivo: Parto que se hace por motivos que no son de índole médica.

Parto instrumentado vaginal: Parto vaginal de un bebé que se realiza con el uso de fórceps o extracción por vacío.

Parto por cesárea: Parto de un bebé a través de incisiones quirúrgicas en el abdomen y útero de la madre.

Parto vaginal después de un parto por cesárea (PVDC): Parto por vía vaginal después de haber tenido un parto por cesárea previamente.

Parvovirus: Virus que se le puede transmitir al feto durante el embarazo. En casos raros, la infección puede causar anemia grave y posiblemente causar insuficiencia cardíaca y muerte fetal.

Patógeno: Cualquier agente que produce una enfermedad, como una bacteria, hongo, protozoo o virus.

Patólogo: Especialista en patología; médico que examina los tejidos y realiza o interpreta los resultados de las pruebas de laboratorio.

Perfil biofísico: Evaluación de la frecuencia cardíaca fetal mediante un monitor electrónico fetal y evaluación de la respiración, los movimientos y el tono muscular fetales, así como la cantidad de líquido amniótico, por ecografía (ultrasonido). El perfil biofísico se puede modificar para que consista solo en algunos de estos exámenes.

Perfil biofísico modificado: Versión modificada del perfil biofísico que se usa para controlar el bienestar fetal; generalmente consiste en una evaluación de la frecuencia cardíaca fetal y una evaluación de la cantidad del líquido amniótico.

Perineo: Área entre la vagina y el recto.

Pica: Deseos intensos de consumir objetos no comestibles.

Placenta: Tejido que sirve para alimentar al feto y eliminar sus desechos.

Placenta adherente: Problema médico en el que parte o toda la placenta se adhiere anormalmente a la pared uterina y no se separa de la misma.

Placenta previa: Problema médico en el que la placenta se encuentra muy abajo en el útero, de manera tal que cubre la abertura del útero ya sea parcial o completamente.

Polihidramnios: Cantidad anormalmente alta de líquido amniótico.

Portador: [Genética] persona que no muestra indicio alguno de un trastorno en particular pero puede transmitir el gen a sus hijos.

Portador: [Infecciones] persona infectada con el organismo de una enfermedad que, aunque no presenta síntomas, puede transmitirle la enfermedad a otra persona.

Preeclampsia: Trastorno que puede presentarse durante el embarazo o después del parto donde ocurre presión arterial alta y otras señales de lesión a los órganos, como una cantidad anormal de proteína en la orina, una cifra reducida de plaquetas, funcionamiento anormal de los riñones o el hígado, dolor en la parte superior del abdomen, líquido en los pulmones, dolor de cabeza intenso o alteraciones de la vista.

Prematuro: Que nace antes de las 37 semanas del embarazo.

Presentación: Término que describe la parte del bebé que se encuentra en la zona más baja de la vagina durante el trabajo de parto.

Presentación de nalgas: Posición en la cual los pies o los glúteos del feto salen primero.

Presentación de vértice: Posición normal que asume el feto, donde la cabeza está orientada hacia abajo y lista para salir primero.

Presión arterial alta: Presión arterial que está más alta del nivel normal; también se llama hipertensión.

Presión arterial diastólica: Fa fuerza que ejerce la sangre sobre las arterias del corazón cuando este se relaja; la lectura inferior de presión arterial.

Presión arterial sistólica: Fuerza que ejerce la sangre sobre las arterias del corazón cuando este se contrae; la lectura superior de presión arterial.

Pretérmino: Período entre la semana 37 y 0/7 hasta la semana 38 y 6/7 del embarazo.

Primeros movimientos fetales: Primera percepción de la madre de los movimientos del feto.

Pródromo: Síntoma que precede el comienzo de una enfermedad.

Progesterona: Hormona femenina que se produce en los ovarios y prepara el revestimiento del útero para el embarazo.

personas que no presentan síntomas.

Prolapso del cordón umbilical: Situación de emergencia en la que el cordón umbilical se sale de la vagina antes del parto del bebé.

Prolapso de los órganos pélvicos: Problema médico en el cual descienden los órganos pélvicos, como el útero o la vejiga. Se origina por la debilidad de los músculos y los tejidos que apoyan estos órganos.

Prostaglandinas: Sustancias químicas que produce el cuerpo y que causan muchos efectos, como provocar la contracción del músculo del útero, por lo que habitualmente ocasionan cólicos.

Proteinuria: Presencia de una cantidad anormal de proteína en la orina.

Prueba de ADN libre celular: ADN del feto que circula libremente en la sangre de una mujer embarazada. Es la base de una prueba prenatal no invasiva.

Prueba de trabajo de parto después de una cesárea: Trabajo de parto en una mujer que ha tenido un parto previo por cesárea con el objetivo de tener un parto vaginal después de un parto por cesárea (PVDC).

Pruebas ampliadas de detección de portadores: Tecnología de prueba de detección de portadores que permite analizar una cantidad extensa de trastornos simultáneamente.

Pruebas de detección: Pruebas que detectan los posibles indicios de una enfermedad en las personas que no tienen síntomas.

Pruebas de diagnóstico: Evaluaciones para detectar la presencia de una enfermedad o la causa de la misma en personas que podrían tener o ya se ha confirmado que tienen un mayor riesgo de tener una enfermedad.

Puntaje Apgar: Medida de la reacción del bebé al parto y a vivir por su cuenta que se toma al cabo de 1 minuto y 5 minutos del parto.

Recto: la última parte del aparato digestivo.

Recuento sanguíneo (hemograma) completo: Análisis de sangre que describe el tamaño, la forma, el aspecto y la cantidad de los distintos tipos de células en la sangre, como los glóbulos blancos, los glóbulos rojos y las plaquetas. También incluye el hematocrito (el porcentaje de la sangre que está compuesto por glóbulos rojos) y la medida del nivel de hemoglobina (la proteína que transporta el oxígeno en los glóbulos rojos).

Reducción del embarazo multifetal: Procedimiento en el primer trimestre o temprano en el segundo trimestre para reducir por uno o más el número total de fetos en un embarazo multifetal.

Respirador: Máquina que sopla aire en los pulmones y le facilita la respiración a una persona.

Restricción del crecimiento fetal: Feto anormalmente pequeño cuyo peso calculado es inferior al de 9 de cada 10 fetos de la misma edad gestacional.

Riñón: Uno de dos órganos que limpian la sangre y eliminan los productos de desecho.

Rubéola: Virus que se puede transmitir al feto si una mujer lo contrae durante el embarazo y que puede causar un aborto natural o defectos congénitos graves.

Ruptura prematura de membranas: Problema médico en el que las membranas que contienen el líquido amniótico se rompen antes del parto.

Ruptura prematura de membranas pretérmino: Ruptura de las membranas amnióticas que ocurre antes de la semana 37 del embarazo y antes del comienzo del trabajo de parto.

Ruptura uterina: problema médico en el que el útero se desgarra durante el trabajo de parto.

Saco amniótico: Saco lleno de líquido en el útero de la madre donde se desarrolla el feto.

Sedante: Medicamento que alivia el nerviosismo o la tensión.

Sensibilización al Rh: Presencia de anticuerpos contra el Rh en la sangre de una persona Rh negativa. Ocurre cuando la sangre de una persona Rh negativa entra en contacto con sangre Rh positiva.

Sepsis: Problema médico en el que hay patógenos presentes en la sangre. Es un estado médico grave que puede ser potencialmente mortal.

Sífilis: Infección de transmisión sexual que la produce un organismo denominado Treponema pallidum y puede causar problemas graves de salud o la muerte en sus etapas más avanzadas.

Síndrome antifosfolípido: Trastorno en el que se producen erróneamente proteínas que se llaman anticuerpos contra ciertas sustancias en la sangre que están implicadas en la coagulación normal de la sangre. Puede causar coagulación anormal de la sangre y complicaciones en el embarazo, como la pérdida del embarazo.

Síndrome de alcoholismo fetal: El trastorno más grave que ocurre a causa del consumo de alcohol durante el embarazo. Puede causar anormalidades en el desarrollo del cerebro, en el crecimiento físico y las facciones.

Síndrome de Bloom: Trastorno hereditario de baja estatura a causa de un gen autosómico recesivo que provoca sensibilidad a la luz, mayor riesgo de padecer ciertos tipos de cáncer y otros problemas médicos.

Síndrome de dificultad respiratoria: Enfermedad que ocurre en algunos bebés en el que los pulmones no han madurado y causa dificultad para respirar.

Síndrome de Down: Trastorno genético que se produce debido a la presencia de un cromosoma adicional y se caracteriza por discapacidad intelectual, facciones anormales y problemas médicos, como defectos del corazón. Muchos niños con síndrome de Down viven hasta llegar a ser adultos.

Síndrome de inmunodeficiencia adquirida (SIDA): Grupo de signos y síntomas, por lo general de infecciones graves, que ocurre en una persona cuyo sistema inmunitario se ha visto afectado debido a una infección del virus de inmunodeficiencia humana (VIH).

Síndrome de la varicela congénita: Problema médico que puede estar presente en el recién nacido después de que el feto contrae el virus de la varicela generalmente durante el primer o segundo trimestre del embarazo. Algunas de las complicaciones a largo plazo pueden consistir en anormalidades de los ojos, daño cerebral y anormalidades en las extremidades.

Síndrome de muerte súbita del lactante: Fallecimiento repentino e inesperado de un bebé por una causa desconocida.

Síndrome de rubéola congénita: Problema médico que puede estar presente en el recién nacido después de que el feto contrae el virus de la rubéola (denominado también sarampión alemán) durante el primer trimestre del embarazo. Algunas de las complicaciones a largo plazo pueden consistir en problemas del corazón y los ojos, sordera y discapacidad intelectual.

Síndrome de transfusión feto fetal (STFF): Problema médico que implica a fetos gemelos idénticos donde se transfiere sangre de un gemelo al otro a través de la placenta que comparten.

Síndrome del túnel carpiano: Problema médico que se produce a causa de la compresión de los nervios medianos del túnel carpiano de la muñeca; los síntomas consisten en dolor y ardor o sensación de hormigueo en los dedos y en la mano que a veces se extiende hasta el codo.

Síndrome de Turner: Enfermedad que afecta a las mujeres en la que falta o está defectuoso un cromosoma X. Esta enfermedad causa pliegues en el cuello, baja estatura y problemas del corazón pero generalmente no produce retrasos del desarrollo.

Síndrome HELLP: Tipo grave de preeclampsia; HELLP son las siglas en inglés de hemólisis, niveles elevados de enzimas hepáticas y cifras reducidas de plaquetas.

Sistema inmunitario: Sistema natural de defensa del cuerpo contra sustancias extrañas y organismos invasores, como las bacterias que causan enfermedades.

Sistema respiratorio: Sistema del organismo que permite que el oxígeno se absorba en la sangre y se elimine el bióxido de carbono. Los órganos principales del sistema respiratorio son la nariz, la laringe, la tráquea y los pulmones.

Subespecialista en medicina maternofetal: Obstetra–ginecólogo con capacitación adicional en el cuidado de mujeres con embarazos de alto riesgo; también se llama perinatólogo.

Sulfato de magnesio: Medicamento que puede evitar que ocurra parálisis cerebral cuando se administra a mujeres en trabajo de parto prematuro que corren el peligro de dar a luz antes de la semana 32 del embarazo.

Surfactante: Sustancia que producen las células en el sistema respiratorio que contribuye a la elasticidad de los pulmones e impide que estos se colapsen.

Talasemia: Grupo de anemias heredadas que se producen a causa de una menor producción de uno o más componentes de la hemoglobina, la molécula que transporta el oxígeno en los glóbulos rojos.

Tecnología de reproducción asistida: Grupo de tratamientos para la infertilidad mediante los cuales se fertiliza un óvulo con un espermatozoide fuera del cuerpo; el óvulo fertilizado se transfiere entonces al útero.

Temperatura corporal basal: Temperatura del cuerpo en reposo.

Teratógenos: Agentes que pueden causar defectos congénitos cuando una mujer se expone a ellos durante el embarazo.

Testículos: Dos órganos masculinos que producen los espermatozoides y la hormona sexual masculina testosterona.

Testosterona: Hormona que producen los testículos del hombre y en cantidades más pequeñas por los ovarios y otros tejidos de la mujer. Es responsable de las características sexuales masculinas, como el crecimiento de vello, el desarrollo muscular y la voz grave.

Tétanos: Enfermedad que produce una bacteria y que entra en el cuerpo a través de una herida penetrante por un clavo de metal, una astilla de madera o una picadura de insecto. La bacteria produce una toxina que puede paralizar los músculos respiratorios. Hay una vacuna disponible que protege contra el tétanos.

Tocolítico: Medicamento que se usa para desacelerar las contracciones del útero.

Tosferina: Infección sumamente contagiosa del sistema respiratorio que causa una tos intensa y puede provocar dificultad respiratoria. Se puede administrar una vacuna que se llama vacuna contra el tétanos, el toxoide diftérico con concentración reducida y la tosferina acelular (en inglés, Tdap) para evitar la tosferina.

Toxina: Sustancia que produce una bacteria y que es tóxica a otros organismos vivos.

Toxoplasmosis: Infección que provoca el Toxoplasma gondii, un organismo que puede estar presente en la carne cruda, la tierra del jardín y las heces de los gatos, y que puede ser perjudicial para el feto.

Trabajo de parto: Proceso mediante el cual el feto, el cordón umbilical y la placenta se expulsan del útero.

Trabajo de parto distócico: Trabajo de parto anormal.

Transductor: Dispositivo que emite ondas sonoras y transforma el eco que se produce en señales eléctricas.

Transfusión: Inyección directa de sangre, plasma o plaquetas en la sangre.

Trastorno autoinmunitario: Problema médico en el que el cuerpo ataca a sus propios tejidos.

Trastorno genético: Término para un trastorno que se produce debido a una alteración en los genes o los cromosomas.

Trastorno ligado al sexo: Trastorno genético que se produce por una alteración en un gen o genes ubicados en los cromosomas del sexo.

Trastornos convulsivos: Cualquier problema médico que produce convulsiones a causa de una actividad eléctrica anormal de las células nerviosas que altera los movimientos, el conocimiento, el estado de ánimo o las emociones. La epilepsia es un tipo de trastorno convulsivo.

Tricomoniasis: Tipo de infección vaginal que la produce un organismo unicelular y que generalmente se transmite mediante las relaciones sexuales.

Trimestre: Cualquiera de los tres períodos de tres meses en el que se divide el embarazo.

Trisomía: Enfermedad donde existe un cromosoma de más.

Trisomía 13 (síndrome de Patau): Trastorno cromosómico que causa problemas graves en el cerebro y el corazón, así como dedos de más en las manos y los pies, hendidura del paladar, labio leporino y otros defectos. La mayoría de los bebés con trisomía 13 mueren antes de cumplir un año de vida.

Trisomía 18 (síndrome de Edwards): Trastorno cromosómico que causa una discapacidad intelectual y problemas físicos graves, como tamaño pequeño de la cabeza, defectos cardíacos y sordera. La mayoría de los bebés con trisomía 18 mueren antes de nacer o antes de cumplir un mes de vida.

Trisomía 21 (síndrome de Down): Trastorno genético en el que ocurren rasgos anormales en la cara y el cuerpo, problemas médicos y discapacidad intelectual. Muchos niños con síndrome de Down viven hasta llegar a ser adultos.

Trombosis venosa profunda: Problema médico en el que se forma un coágulo de sangre en las venas de las piernas u otras partes del cuerpo.

Trompas de Falopio: Conductos a través de los cuales se desplaza un óvulo desde el ovario hasta el útero.

Tuberculosis: Enfermedad que produce una bacteria y que generalmente afecta los pulmones aunque también puede afectar otros órganos del cuerpo. Si no se trata, puede ser mortal.

Último período menstrual: La fecha del primer día del último período menstrual antes del embarazo que se usa para calcular la fecha del parto.

Unidad Neonatal de Atención Intensiva: Área especializada de un hospital donde los recién nacidos enfermos reciben atención médica compleja.

Unto sebáceo: Capa grasa y blancuzca que recubre al recién nacido.

Uretra: Estructura tubular a través de la cual fluye la orina desde la vejiga hacia el exterior del cuerpo.

Útero: Órgano muscular ubicado en la pelvis de la mujer que contiene al feto en desarrollo y lo nutre durante el embarazo.

Vacuna contra el sarampión–paperas–rubéola: Vacuna contra el sarampión, las paperas y la rubéola que contiene virus vivos alterados para que no causen la enfermedad. No se le recomienda a las mujeres embarazadas.

Vacuna contra el tétanos, el toxoide diftérico con concentración reducida y la tosferina acelular (Tdap, por sus siglas en inglés): Vacuna que tiene una combinación del toxoide tetánico, el toxoide diftérico y la tosferina acelular.

Vacuna contra la influenza con organismos vivos atenuados: Vacuna contra la gripe que contiene virus vivos alterados para que no causen la enfermedad. Se administra por rociador nasal. No se les recomienda a las mujeres embarazadas.

Vagina: Estructura tubular rodeada por músculos y ubicada desde el útero hasta la parte externa del cuerpo.

Vaginosis bacteriana: Tipo de infección vaginal que se produce debido a la proliferación excesiva de ciertos organismos que normalmente se encuentran en la vagina.

Varicela: Enfermedad contagiosa que produce un virus y que causa ampollas en la piel llenas de líquido.

Vasectomía: Método de esterilización masculina en el que se extrae una parte de los conductos deferentes.

Vejiga: Órgano muscular donde se almacena la orina.

Vellosidades: Proyecciones que se asemejan a los dedos de las manos con vasos sanguíneos que unen la placenta a la pared uterina de la madre.

Vellosidades coriónicas: Proyecciones microscópicas semejantes a los dedos de las manos que componen la placenta.

Velocimetría Doppler: Prueba que mide el flujo de sangre en un vaso sanguíneo. Se puede usar para medir el flujo de sangre en la arteria umbilical del feto para evaluar el flujo de sangre a través de la placenta. A menudo se usa para evaluar la restricción del crecimiento fetal.

Versión cefálica externa: Técnica que se realiza en las últimas etapas del embarazo mediante la cual el médico intenta manualmente desplazar a un bebé que se presenta de nalgas para permitir la presentación de cabeza.

Vía intravenosa: Sonda o tubo que se introduce en una vena y se usa para administrar medicamentos o líquidos.

Virus: Agente que causa ciertos tipos de infecciones.

Virus de hepatitis A: Virus que causa la hepatitis A.

Virus de hepatitis B (VHB): Virus que causa la hepatitis B.

Virus de hepatitis C: Virus que causa la hepatitis C.

Virus de inmunodeficiencia humana (VIH): Virus que ataca a ciertas células del sistema inmunitario del organismo y causa el síndrome de inmunodeficiencia adquirida (SIDA).

Virus de varicela zóster: Virus que causa la varicela y la culebrilla.

Virus del papiloma humano (VPH): Nombre de un grupo de virus relacionados, algunos de los cuales causan verrugas genitales y otros están asociados con alteraciones cervicales y cáncer de cuello uterino, la vulva, la vagina, el pene, el ano y la garganta.

Vulva: Área genital externa de la mujer.

Para calcular su índice de masa corporal, busque su estatura en pulgadas en la columna de la izquierda. Luego busque en la línea hacia la derecha para encontrar su peso en libras. El número en la parte superior de esa columna es su índice de masa corporal (IMC).

Tabla de índice de masa corporal

	NORMAL						SOBREPESO					OBESIDAD					
BMI	19	20	21	22	23	24	25	26	27	28	29	30	31	32	33	34	35
ESTATURA (pulgadas)	**PESO CORPORAL** (libras)																
58	91	96	100	105	110	115	119	124	129	134	138	143	148	153	158	162	167
59	94	99	104	109	114	119	124	128	133	138	143	148	153	158	163	168	173
60	97	102	107	112	118	123	128	133	138	143	148	153	158	163	168	174	179
61	100	106	111	116	122	127	132	137	143	148	153	158	164	169	174	180	185
62	104	109	115	120	126	131	136	142	147	153	158	164	169	175	180	186	191
63	107	113	118	124	130	135	141	146	152	158	163	169	175	180	186	191	197
64	110	116	122	128	134	140	145	151	157	163	169	174	180	186	192	197	204
65	114	120	126	132	138	144	150	156	162	168	174	180	186	192	198	204	210
66	118	124	130	136	142	148	155	161	167	173	179	186	192	198	204	210	216
67	121	127	134	140	146	153	159	166	172	178	185	191	198	204	211	217	223
68	125	131	138	144	151	158	164	171	177	184	190	197	203	210	216	223	230
69	128	135	142	149	155	162	169	176	182	189	196	203	209	216	223	230	236
70	132	139	146	153	160	167	174	181	188	195	202	209	216	222	229	236	243
71	136	143	150	157	165	172	179	186	193	200	208	215	222	229	236	243	250
72	140	147	154	162	169	177	184	191	199	206	213	221	228	235	242	250	258
73	144	151	159	166	174	182	189	197	204	212	219	227	235	242	250	257	265
74	148	155	163	171	179	186	194	202	210	218	225	233	241	249	256	264	272
75	152	160	168	176	184	192	200	208	216	224	232	240	248	256	264	272	279
76	156	164	172	180	189	197	205	213	221	230	238	246	254	263	271	279	287

Fuente informativa: National Heart, Lung, and Blood Institute. Clinical guidelines on the identification, evaluation, and treatment of overweight and obesity in adults. U.S. Department of Health and Human Services, 1998 June: 139.

Apéndice A
Tabla de índice de masa corporal

				OBESIDAD EXTREMA														
36	37	38	39	40	41	42	43	44	45	46	47	48	49	50	51	52	53	54
172	177	181	186	191	196	201	205	210	215	220	224	229	234	239	244	248	253	258
178	183	188	193	198	203	208	212	217	222	227	232	237	242	247	252	257	262	267
184	189	194	199	204	209	215	220	225	230	235	240	245	250	255	261	266	271	276
190	195	201	206	211	217	222	227	232	238	243	248	254	259	264	269	275	280	285
196	202	207	213	218	224	229	235	240	246	251	256	262	267	273	278	284	289	295
203	208	214	220	225	231	237	242	248	254	259	265	270	278	282	287	293	299	304
209	215	221	227	232	238	244	250	256	262	267	273	279	285	291	296	302	308	314
216	222	228	234	240	246	252	258	264	270	276	282	288	294	300	306	312	318	324
223	229	235	241	247	253	260	266	272	278	284	291	297	303	309	315	322	328	334
230	236	242	249	255	261	268	274	280	287	293	299	306	312	319	325	331	338	344
236	243	249	256	262	269	276	282	289	295	302	308	315	322	328	335	341	348	354
243	250	257	263	270	277	284	291	297	304	311	318	324	331	338	345	351	358	365
250	257	264	271	278	285	292	299	306	313	320	327	334	341	348	355	362	369	376
257	265	272	279	286	293	301	308	315	322	329	338	343	351	358	365	372	379	386
265	272	279	287	294	302	309	316	324	331	338	346	353	361	368	375	383	390	397
272	280	288	295	302	310	318	325	333	340	348	355	363	371	378	386	393	401	408
280	287	295	303	311	319	326	334	342	350	358	365	373	381	389	396	404	412	420
287	295	303	311	319	327	335	343	351	359	367	375	383	391	399	407	415	423	431
295	304	312	320	328	336	344	353	361	369	377	385	394	402	410	418	426	435	443

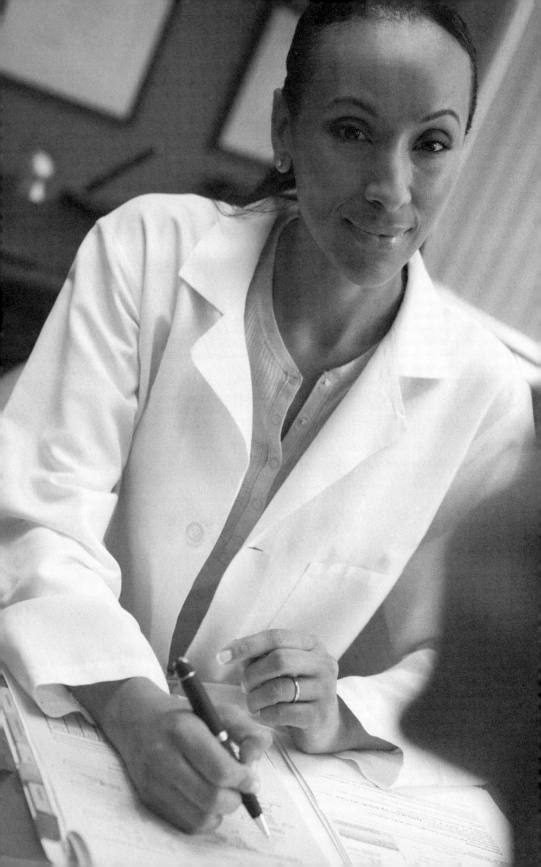

Preguntas médicas para su primera visita de atención prenatal

A ntes de acudir a su primera visita de atención prenatal, asegúrese de que sepa cómo responder a las siguientes preguntas. Si lo desea, puede llenar este formulario, no obstante, tenga en mente que su proveedor de atención médica tal vez tenga uno que usted deberá llenar.

¿Cuál fue la fecha de su último período menstrual? _____

¿Fue un período normal en términos de duración y cantidad? _____

¿Qué síntomas ha tenido desde su último período menstrual?_____

Embarazos previos

Cantidad total de embarazos:

Cantidad de embarazos que:

Llegaron a término _____

Fueron prematuros _____

Resultaron en abortos naturales _____

Resultaron en abortos provocados _____

Fueron embarazos ectópicos _____

Fueron embarazos múltiples _____

Cantidad de hijos vivos _____

Llene la información siguiente sobre cada parto previo de hijos vivos:

Fecha de nacimiento	Edad gestacional al nacer (semanas)	Duración del trabajo de parto (horas)	Peso al nacer	Sexo	Tipo de parto	Anestesia	Lugar del parto	Complicaciones, incluido trabajo de parto prematuros

Su historial médico

Marque si tiene o ha tenido cualquiera de los siguientes problemas médicos:

Reacciones o alergias a medicamentos _____

Alergia o reacción al látex _____

Alergias estacionales, ambientales o a alimentos _____

Enfermedad neurológica o epilepsia _____

Disfunción de la glándula tiroidea _____

Enfermedad de los senos _____

Enfermedades de los pulmones, como asma _____

Enfermedad del corazón _____

Presión arterial alta (hipertensión) _____

Cáncer _____

Trastornos hematológicos _____

Anemia ____

Trastornos gastrointestinales _____

Hepatitis o enfermedad del hígado _____

Enfermedad de los riñones o infección de las vías urinarias _____

Várices o coágulos de sangre en las piernas _____

Diabetes mellitus (de tipo 1 o tipo 2) _____

Diabetes mellitus gestacional _____

Trastornos autoinmunitarios (lupus, esclerosis múltiple, enfermedad inflamatoria del colon) _____

Trastornos dermatológicos _____

Operaciones/hospitalizaciones _____

Cirugía ginecológica _____

Complicaciones por anestésicos _____

Historial de transfusiones de sangre _____

Infertilidad _____

Tratamiento por tecnologías de reproducción asistida _____

Anormalidades uterinas _____

Historial de resultados anormales en la prueba de Papanicolaou _____

Historial de infecciones de transmisión sexual _____

Enfermedades psiquiátricas _____

Depresión, incluida depresión después del parto _____

Traumatismo o violencia _____

Riesgos relacionados con el estilo de vida

Hábito de fumar
¿Fumaba antes de quedar embarazada? ❑ S ❑ N   De ser así, ¿cuánto fumaba?_____

¿Fuma actualmente? ❑ S ❑ N   De ser así, ¿cuánto fuma?_____

Uso de alcohol
¿Bebía alcohol antes de quedar embarazada? ❑ S ❑ N   De ser así, ¿cuánto
    fumaba?_____

¿Bebe alcohol actualmente? ❑ S ❑ N   De ser así, ¿cuánto bebe?_____

Uso de drogas ilegales
¿Usaba drogas ilegales antes de quedar embarazada? ❑ S ❑ N   De ser así, ¿qué tipo de
    droga y cuánto?_____

¿Usa drogas ilegales actualmente? ❑ S ❑ N   De ser así, ¿qué tipo de droga y cuánto?

_____

Su vida en el hogar
¿Se siente segura en su situación familiar actual? ❑ S ❑ N

¿Se siente segura con su pareja actual? ❑ S ❑ N

Si respondió que "No" a cualquiera de estas dos preguntas, tenga cuidado y no deje este
formulario en algún lugar donde pueda encontrarlo su pareja. Tanto usted como su bebé
pueden estar en peligro en esta situación. Es importante que encuentre un lugar seguro
para protegerse y proteger a su bebé.

Antecedentes genéticos

Indique si usted, su bebé, el padre de su bebé o cualquier miembro de sus respectivas familias han tenido cualquiera de los siguientes problemas médicos:

Problema médico	S	N
Talasemia (ascendencia italiana, griega, mediterránea o asiática)		
Defecto del tubo neural (espina bífida, mielomeningocele, anencefalia)		
Defecto cardíaco congénito		
Síndrome de Down		
Enfermedad de Tay–Sachs (judío asquenazí, cajún, francocanadiense)		
Enfermedad de Canavan, (judío asquenazí)		
Disautonomía familiar (judío asquenazí)		
Enfermedad o rasgos de células falciformes (africano)		
Hemofilia u otros trastornos de la sangre		
Distrofia muscular		
Fibrosis quística		
Corea de Huntington		
Discapacidad intelectual/autismo, incluido cromosoma X frágil		
Otro trastorno genético o cromosómico hereditario		
Trastorno metabólico maternal (p. ej., diabetes de tipo 1, fenilcetonuria)		
Trastornos genéticos no indicados anteriormente		
Pérdida recurrente del embarazo o nacimiento de un niño muerto		

¿Ha tenido usted o el padre del bebé algún hijo con un defecto congénito no indicado anteriormente? ❏ S ❏ N   De ser así, ¿qué tipo?

Indique todos los medicamentos que ha tomado o usado desde su último período menstrual (incluya suplementos, vitaminas, hierbas medicinales y medicamentos de venta sin receta). Incluya la potencia y la dosis.

Medicamento	Potencia (p. ej., miligramos)	Dosis

Historial de infecciones

¿Vive con una persona que padece de tuberculosis o ha estado expuesta a la tuberculosis?
❏ S ❏ N

¿Tienen o han tenido usted o su pareja sexual herpes oral o genital? ❏ S ❏ N

¿Ha tenido sarpullido o una enfermedad a causa de un virus desde su último período menstrual? ❏ S ❏ N

¿Ha tenido un hijo previamente con una infección de estreptococos del grupo B? ❏ S ❏ N

¿Ha tenido alguna vez una infección de transmisión sexual como gonorrea, clamidia, infección por el virus de inmunodeficiencia humana (VIH), sífilis o infección por el virus del papiloma humano (VPH)? *Encierre en un círculo todos los que correspondan.* ❏ S ❏ N

¿Tiene una infección del virus de hepatitis B o del virus de hepatitis C? ❏ S ❏ N

Historial de inmunizaciones

Inmunización	Sí (mes/año)	No	Si no es así, ¿se le indicó que recibiera la vacuna después del parto?
Tdap o Td			
Influenza*			
Varicela*			
MMR*			
Hepatitis A			
Hepatitis B			
Enfermedad meningocócica			
Enfermedad neumocócica			

* No se deben administrar vacunas con organismos vivos durante el embarazo. Las vacunas con organismos vivos son las vacunas intranasal contra la gripe, la vacuna contra la varicela y la vacuna MMR. Todas las mujeres que estarán embarazadas durante la temporada de la gripe (de octubre a mayo) deben recibir la vacuna inactivada contra la gripe en algún momento durante el embarazo. Las vacunas contra la varicela y MMR se deben administrar durante el embarazo si fuera necesario.

Abreviaturas: MMR, sarampión–paperas–rubéola; Td, tétanos–difteria; Tdap, tétanos, toxoide diftérico con concentración reducida y tosferina acelular.

Sus preguntas

Haga una lista de todas las preguntas que desee hacerle a su proveedor de atención médica prenatal.

_____

_____

_____

_____

_____

_____

_____

_____

_____

_____

_____

_____

_____

_____

_____

_____

_____

_____

_____

_____

_____

_____

_____

_____

_____

_____

Adaptado del Colegio Americano de Obstetras y Ginecólogos. ACOG Antepartum Record. Versión 6. ACOG: Washington, DC; 2007.

Índice

Los números de páginas seguidos por las letras *c*, *f* y *t* indican cuadros, figuras y tablas, respectivamente.